全国高等医学院校护理学本科规划教材

供本科护理学类专业用

康复护理学

主　　编　马素慧　林　萍

副 主 编　李桂玲　陈晓莉　史淑杰

编　　委（按姓名汉语拼音排序）

安子薇（华北理工大学护理与康复学院）　　林　萍（佳木斯大学护理学院）
陈晓莉（武汉大学护理学院）　　　　　　　柳明仁（延边大学护理学院）
窦　娜（华北理工大学护理与康复学院）　　马素慧（华北理工大学护理与康复学院）
黄燕南（北京天坛医院）　　　　　　　　　孟宪梅（武汉大学护理学院）
孔祥颖（佳木斯大学护理学院）　　　　　　史淑杰（哈尔滨医科大学附属第二临床医学院）
李桂玲（齐齐哈尔医学院护理学院）　　　　王海丽（哈尔滨医科大学附属第五医院）
廖春莲（重庆医科大学附属第二医院）　　　杨小春（甘肃省人民医院）

编写秘书　窦　娜

北京大学医学出版社

KANGFU HULIXUE

图书在版编目（CIP）数据

康复护理学 / 马素慧，林萍主编 . —北京：北京大学医学出版社，2016.6

全国高等医学院校护理学本科规划教材

ISBN 978-7-5659-1298-6

Ⅰ . ①康… Ⅱ . ①马… ②林… Ⅲ . ①康复医学 - 护理学 - 医学院校 - 教材 Ⅳ . ① R47

中国版本图书馆 CIP 数据核字（2015）第 322296 号

康复护理学

主　　编：马素慧　林　萍
出版发行：北京大学医学出版社
地　　址：（100191）北京市海淀区学院路 38 号　北京大学医学部院内
电　　话：发行部 010-82802230；图书邮购 010-82802495
网　　址：http://www.pumpress.com.cn
E-mail：booksale@bjmu.edu.cn
印　　刷：北京东方圣雅印刷有限公司
经　　销：新华书店
责任编辑：靳新强　刘陶陶　　责任校对：金彤文　　责任印制：李　啸
开　　本：850mm×1168mm　1/16　　印张：21.25　　字数：597 千字
版　　次：2016 年 6 月第 1 版　2016 年 6 月第 1 次印刷
书　　号：ISBN 978-7-5659-1298-6
定　　价：39.00 元
版权所有，违者必究

（凡属质量问题请与本社发行部联系退换）

全国高等医学院校护理学本科规划教材目录

序号	教材名称	版次	主编
1	护理学导论	1	赵小玉　马小琴
2	护理学基础†	2	尚少梅　郑一宁　邢凤梅
3	健康评估	2	吴光煜　孙玉梅　张立力
4	内科护理学*	2	姚景鹏　吴瑛　陈垦
5	外科护理学*△	2	路潜　张美芬
6	妇产科护理学	2	陆虹　柳韦华
7	儿科护理学	2	洪黛玲　梁爽
8	急危重症护理学*	2	李文涛　张海燕
9	康复护理学	1	马素慧　林萍
10	精神科护理学*	2	许冬梅　杨芳宇
11	临床营养护理学	2	刘均娥　范旻
12	社区护理学	2	陈长香　侯淑肖
13	健康教育	1	李春玉　王克芳
14	中医护理学概要	1	孙秋华
15	护理管理学	1	谢红　王桂云
16	老年护理学	1	刘宇　赵雅宁　郭宏
17	护理心理学*	2	娄凤兰　徐云　厉萍
18	护理研究	2	章雅青　王志稳
19	护理教育学*	2	孙宏玉　孟庆慧
20	护理伦理学	2	孙宏玉　唐启群
21	护理礼仪与人际沟通	1	赵爱平　单伟颖
22	护理人文关怀	1	李惠玲

注：
* 为普通高等教育"十一五"国家级规划教材
△ 为普通高等教育精品教材
† 为北京高等教育精品教材建设立项项目

全国高等医学院校护理学本科规划教材编审委员会

主 任 委 员 郑修霞（北京大学护理学院）

副主任委员 娄凤兰（山东大学护理学院）
孙秋华（浙江中医药大学）
章雅青（上海交通大学护理学院）
孙宏玉（北京大学护理学院）

委 员 （按姓名汉语拼音排序）
陈 垦（广东药学院护理学院）
陈晓莉（武汉大学HOPE护理学院）
李春卉（吉林医药学院护理学院）
李春玉（延边大学护理学院）
李存保（内蒙古医科大学）
李惠玲（苏州大学护理学院）
李荣科（甘肃中医药大学护理学院）
李文涛（大连大学护理学院）
林 萍（佳木斯大学护理学院）
刘 娟（宁夏医科大学护理学院）
刘彦慧（天津中医药大学护理学院）
柳韦华（泰山医学院护理学院）
牟绍玉（重庆医科大学护理学院）
单伟颖（承德医学院护理学院）
宋印利（哈尔滨医科大学大庆校区）
田喜凤（华北理工大学护理与康复学院）
王桂云（山东协和学院）
王克芳（山东大学护理学院）
温小军（贵州医科大学）
吴 瑛（首都医科大学护理学院）
杨立群（齐齐哈尔医学院护理学院）
仰曙芬（哈尔滨医科大学护理学院）
张立力（南方医科大学护理学院）
赵 岳（天津医科大学护理学院）
赵小玉（成都医学院护理学院）

序

随着医药卫生事业的发展、健康观念的转变，社会亟需大批高质量的护理学专业人才。这对护理教育提出了严峻的挑战，同时也提供了崭新的发展机遇。现代护理学理论与实践、技术与技能，以及教育与教学理念的更新，直接关系到护理学专业人才培养质量的提升，在健康服务，治疗、预防及控制疾病中具有不可替代的作用。

北京大学医学出版社组织编写的第一轮护理学专业本科教材一经出版，即获得广大医学院校师生的欢迎。其中7个品种被教育部评为普通高等教育"十一五"国家级规划教材，《外科护理学》被评为普通高等教育精品教材。在新一轮医药卫生体制改革逐步推进的大背景下，为配合即将到来的教育部"十三五"普通高等教育本科国家级规划教材建设，贯彻教育部教育教学改革和教材多元化的精神，北京大学医学出版社于2014年成立了新一届全国高等医学院校护理学专业规划教材编审委员会，组织国内40余所医学院校编写了第二轮护理学本科教材。

本轮教材在编写中着力转变传统观念，坚持理论与实践相结合，人文社科与临床护理相结合，强化学生动手实践能力、独立分析问题和解决问题的评判性思维能力。推进教材先进编写理念，创新编写模式和教材呈现形式，特别是首创性地在护理学专业教材中运用二维码扫描技术，以纸质教材为入口，展现立体化教材全貌，贴近数字化教学理念。相信本套教材将能更好地满足培养从事临床护理、社区护理、护理教育、护理科研及护理管理等复合型人才的需求。

在本轮教材建设中，得到了各参编院校的鼎力支持，在此深致谢意！希望这套教材在教师、学生和护理工作者的关爱下，于同类教材"百花齐放、百家争鸣"的局面中脱颖而出，得到读者的好评。

前 言

根据护理学专业本科人才培养目标，紧密结合护理学本科教学质量国家标准，基于临床实践需要，以学生为中心的自主学习为核心，强调理论与实践相结合，以"基本理论、基本知识、基本技能"和"思想性、科学性、先进性、启发性和适用性"为目标编写了本教材。

教材具有以下特点：

第一，教材编排遵循循序渐进的原则，由浅入深，内容层次分明，做到康复护理技术与临床护理技术紧密衔接，且重点突出康复护理新理论和新知识。

第二，教材从临床工作需要出发，强调理论与实践相结合，临床常见疾病和重点难点内容插入了大量案例，案例形式由浅入深，从基础医学知识、相关专业知识、康复护理技术三个步骤递进展开，启发学生勤于思考，善于分析，以情境案例为主线，以线带面，使知识体系有机融合。

第三，教材采用"布鲁姆教学目标"，按难度从低到高的层次区分了三大类认知水平，重点难点突出，能够指导教师制订恰当的课程教学目标，并为不同的目标设计不同的教学策略和教学模式。

第四，教材中插入了大量的"知识链接"，涵盖了已有定论的新理论、新进展、新技术及扩展阅读内容，以开阔学生视野，促进学科发展。

第五，教材中在内容设计、板块设计上充分考虑本科生的心理特点，对难以理解又必须掌握的康复护理技术配备了大量的图片和微视频，既可以提高学习效率，又做到了教材立体化。

第六，每个章节后编写了"小结"和"自测题"，"小结"按条目式以总结性语言列出、覆盖主要知识点，便于学生总结自学。"自测题"主要为各章节的主要知识点，并备有参考答案和案例解析，便于学生复习和记忆。

本教材的编写引用了许多康复医学和护理学前辈和同行的学术成果，编写过程中，也得到了各编者所在院校的鼎力支持，在此深表谢意！

本教材作为全国高等医学院校护理本科教材，由于编者的知识水平及编写经验有限，不足或错误之处在所难免，敬请使用教材的师生和各位同行提出宝贵意见和建议。

马素慧

二维码资源索引

资源名称	资源类型	页码
第一章自测题参考答案	文本	12
关节运动	视频	19
第二章第一节自测题参考答案	文本	20
第二章第二节自测题参考答案	文本	26
第二章第三节自测题参考答案	文本	32
徒手肌力检查标准	视频	34
肌张力评价	视频	35
上肢关节活动度测量	视频	37
下肢关节活动度测量	视频	37
第三章第一节自测题参考答案	文本	44
第三章第二节自测题参考答案	文本	50
第三章第三节自测题参考答案	文本	57
第三章第四节自测题参考答案	文本	62
第三章第五节自测题参考答案	文本	66
第三章第六节自测题参考答案	文本	70
第三章第七节自测题参考答案	文本	77
第三章第八节自测题参考答案	文本	81
第三章第九节自测题参考答案	文本	85
第四章第一节自测题参考答案	文本	99
第四章第二节自测题参考答案	文本	107
第四章第三节自测题参考答案	文本	112
第四章第四节自测题参考答案	文本	117
第四章第五节自测题参考答案	文本	122
第四章第六节自测题参考答案	文本	125
第五章第一节自测题参考答案	文本	130
仰卧位到患侧卧位翻身	视频	132
仰卧位到健侧卧位翻身	视频	132
从健侧坐起	视频	133
从患侧坐起	视频	133

续表

资源名称	资源类型	页码
床椅45°角转移	视频	135
坐位辅助转移	视频	135
第五章第二节自测题参考答案	文本	139
第五章第三节自测题参考答案	文本	143
第五章第四节自测题参考答案	文本	148
第五章第五节自测题参考答案	文本	152
第五章第六节自测题参考答案	文本	156
穿脱上衣	视频	158
穿脱裤子	视频	158
第五章第七节自测题参考答案	文本	160
肢体被动活动训练	视频	166
三级平衡训练	视频	167
第六章第一节自测题参考答案	文本	170
第六章第二节自测题参考答案	文本	178
第六章第三节自测题参考答案	文本	187
第六章第四节自测题参考答案	文本	198
第六章第五节自测题参考答案	文本	207
第六章第六节自测题参考答案	文本	217
第六章第七节自测题参考答案	文本	226
颈椎牵引	视频	233
第七章第一节自测题参考答案	文本	235
第七章第二节自测题参考答案	文本	241
第七章第三节自测题参考答案	文本	250
第七章第四节自测题参考答案	文本	257
第七章第五节自测题参考答案	文本	263
第七章第六节自测题参考答案	文本	270
第七章第七节自测题参考答案	文本	275
第七章第八节自测题参考答案	文本	284
第八章第一节自测题参考答案	文本	293
腹式呼吸	视频	299
第八章第二节自测题参考答案	文本	303
第九章第一节自测题参考答案	文本	312
第九章第二节自测题参考答案	文本	319

目 录

第一章 总论 … 1
第一节 康复与康复医学 … 1
一、康复 … 1
二、康复医学 … 3
三、多学科康复团队 … 4
第二节 康复护理学 … 5
一、概述 … 5
二、康复护理的特点 … 6
三、康复护理实践环境 … 7
第三节 社区康复 … 8
一、社区康复的概念 … 8
二、社区康复的特点 … 9
三、社区康复的工作内容 … 9

第二章 康复护理学基础理论 … 13
第一节 运动学基础 … 13
一、概述 … 13
二、肌肉运动学 … 15
三、骨关节运动学 … 17
第二节 神经系统基础 … 21
一、神经系统结构和功能 … 21
二、中枢神经系统的可塑性和功能代偿 … 23
三、周围神经系统的可塑性 … 25
第三节 残疾学基础 … 26
一、慢性病及残疾的理论框架 … 27
二、残疾的分类 … 28

第三章 康复护理评定 … 33
第一节 运动功能评定 … 33
一、肌力评定 … 33
二、肌张力评定 … 34
三、关节活动范围评定 … 35
四、平衡功能评定 … 38
五、协调功能评定 … 39
六、步态分析 … 40
第二节 心肺功能评定 … 45
一、心功能评定 … 45
二、呼吸功能评定 … 47
第三节 感知、认知功能评定 … 51
一、感知功能评定 … 51
二、认知功能评定 … 54
第四节 言语功能评定 … 58
一、语言障碍类型 … 58
二、失语症评定 … 59
三、构音障碍评定 … 60
第五节 吞咽功能评定 … 63
一、概述 … 63
二、评定方法 … 64
第六节 心理评定 … 67
一、概述 … 67
二、评定方法 … 68
第七节 日常生活能力和生存质量评定 … 70
一、日常生活能力评定 … 71
二、生存质量评定 … 73
第八节 排泄障碍评定 … 77
一、排尿障碍评定 … 78
二、排便障碍评定 … 79
第九节 其他常见问题评定 … 81
一、疼痛评定 … 82
二、压疮评定 … 84

第四章 康复治疗技术 … 87
第一节 物理治疗 … 87
一、运动疗法 … 87
二、物理因子疗法 … 93
第二节 作业治疗 … 100

目录

　　一、概述 …………………………… 100
　　二、作业治疗常用技术 …………… 101
　第三节　言语疗法 …………………… 108
　　一、概述 …………………………… 108
　　二、言语障碍的训练方法 ………… 109
　第四节　心理康复 …………………… 113
　　一、伤残后心理变化阶段 ………… 113
　　二、病、伤、残者的心理特点 …… 114
　　三、心理康复的方法 ……………… 115
　第五节　辅助技术 …………………… 117
　　一、矫形器 ………………………… 118
　　二、假肢 …………………………… 118
　　三、助行器 ………………………… 119
　　四、助行架 ………………………… 120
　　五、轮椅 …………………………… 121
　第六节　日常生活环境与改造 ……… 123
　　一、概述 …………………………… 123
　　二、居家环境无障碍要求 ………… 124

第五章　康复护理技术 ……………… **126**
　第一节　体位摆放 …………………… 126
　　一、概述 …………………………… 126
　　二、体位摆放技术 ………………… 127
　第二节　体位转移 …………………… 131
　　一、概述 …………………………… 131
　　二、转移技术 ……………………… 132
　第三节　体位引流与排痰技术 ……… 140
　　一、概述 …………………………… 140
　　二、常用技术 ……………………… 140
　第四节　吞咽训练 …………………… 144
　　一、概述 …………………………… 144
　　二、吞咽训练方法 ………………… 145
　第五节　神经源性膀胱的康复护理 … 149
　　一、概述 …………………………… 149
　　二、膀胱训练技术 ………………… 150
　第六节　神经源性肠道的康复护理 … 153
　　一、概述 …………………………… 153
　　二、肠道训练技术 ………………… 154
　第七节　日常生活活动能力训练 …… 157
　　一、概述 …………………………… 157

　　二、训练方法 ……………………… 158

第六章　神经系统疾病的康复护理 …**162**
　第一节　脑卒中 ……………………… 162
　　一、概述 …………………………… 162
　　二、主要功能障碍 ………………… 163
　　三、康复护理评估 ………………… 164
　　四、康复护理措施 ………………… 165
　　五、康复护理指导 ………………… 169
　第二节　颅脑损伤 …………………… 171
　　一、概述 …………………………… 171
　　二、主要功能障碍 ………………… 172
　　三、康复护理评估 ………………… 174
　　四、康复护理措施 ………………… 176
　　五、康复护理指导 ………………… 178
　第三节　脑性瘫痪 …………………… 179
　　一、概述 …………………………… 180
　　二、主要功能障碍 ………………… 181
　　三、康复护理评估 ………………… 182
　　四、康复护理措施 ………………… 183
　　五、康复护理指导 ………………… 187
　第四节　脊髓损伤 …………………… 188
　　一、概述 …………………………… 188
　　二、主要功能障碍 ………………… 189
　　三、康复护理评估 ………………… 191
　　四、康复护理措施 ………………… 194
　　五、康复护理指导 ………………… 197
　第五节　周围神经病损 ……………… 199
　　一、概述 …………………………… 199
　　二、主要功能障碍 ………………… 200
　　三、康复护理评估 ………………… 201
　　四、康复护理措施 ………………… 202
　　五、常见周围神经损伤的康复护理
　　　　　　　　　　　　　　　　 204
　　六、康复护理指导 ………………… 206
　第六节　帕金森病 …………………… 208
　　一、概述 …………………………… 208
　　二、主要功能障碍 ………………… 210
　　三、康复护理评估 ………………… 211
　　四、康复护理措施 ………………… 212

五、康复护理指导 ………………… 215
第七节　老年期痴呆 …………………… 218
　　一、概述 …………………………… 218
　　二、主要功能障碍 ………………… 219
　　三、康复护理评估 ………………… 220
　　四、康复护理措施 ………………… 223
　　五、康复护理指导 ………………… 224

第七章　骨骼肌肉系统疾病的康复护理 ……………………………… **227**
第一节　颈椎病 ………………………… 227
　　一、概述 …………………………… 227
　　二、主要功能障碍 ………………… 229
　　三、康复护理评估 ………………… 229
　　四、康复护理措施 ………………… 231
　　五、康复护理指导 ………………… 233
第二节　肩周炎 ………………………… 236
　　一、概述 …………………………… 236
　　二、主要功能障碍 ………………… 237
　　三、康复护理评估 ………………… 237
　　四、康复护理措施 ………………… 239
　　五、康复护理指导 ………………… 240
第三节　腰椎间盘突出症 ……………… 242
　　一、概述 …………………………… 243
　　二、主要功能障碍 ………………… 244
　　三、康复护理评估 ………………… 244
　　四、康复护理措施 ………………… 246
　　五、康复护理指导 ………………… 248
第四节　骨性关节炎 …………………… 251
　　一、概述 …………………………… 251
　　二、主要功能障碍 ………………… 253
　　三、康复护理评估 ………………… 253
　　四、康复护理措施 ………………… 254
　　五、康复护理指导 ………………… 256
第五节　骨折 …………………………… 258
　　一、概述 …………………………… 258
　　二、主要功能障碍 ………………… 259
　　三、康复护理评估 ………………… 260
　　四、康复护理措施 ………………… 260
　　五、康复护理指导 ………………… 262

第六节　手外伤 ………………………… 264
　　一、概述 …………………………… 264
　　二、主要功能障碍 ………………… 265
　　三、康复护理评估 ………………… 265
　　四、康复护理措施 ………………… 266
　　五、康复护理指导 ………………… 269
第七节　截肢 …………………………… 271
　　一、概述 …………………………… 271
　　二、主要功能障碍 ………………… 272
　　三、康复护理评估 ………………… 272
　　四、康复护理措施 ………………… 273
　　五、康复护理指导 ………………… 275
第八节　关节置换术后 ………………… 276
　　一、概述 …………………………… 277
　　二、主要功能障碍 ………………… 277
　　三、康复护理评估 ………………… 278
　　四、康复护理措施 ………………… 280
　　五、康复护理指导 ………………… 283

第八章　常见心肺疾病的康复护理 … **285**
第一节　冠状动脉粥样硬化性心脏病 … 285
　　一、概述 …………………………… 285
　　二、主要功能障碍 ………………… 287
　　三、康复护理评估 ………………… 287
　　四、康复护理措施 ………………… 289
　　五、康复护理指导 ………………… 292
第二节　慢性阻塞性肺疾病 …………… 294
　　一、概述 …………………………… 294
　　二、主要功能障碍 ………………… 296
　　三、康复护理评估 ………………… 297
　　四、康复护理措施 ………………… 298
　　五、康复护理指导 ………………… 302

第九章　其他疾病的康复护理 ……… **304**
第一节　糖尿病 ………………………… 304
　　一、概述 …………………………… 304
　　二、主要功能障碍 ………………… 306
　　三、康复护理评估 ………………… 307
　　四、康复护理措施 ………………… 308
　　五、康复护理指导 ………………… 311

目录

第二节 肿瘤 ………………………… 313
　一、概述 …………………………… 313
　二、主要功能障碍 ………………… 314
　三、康复护理评估 ………………… 314
　四、康复护理措施 ………………… 315
　五、康复护理指导 ………………… 318

中英文专业词汇索引 …………………**320**

主要参考文献 …………………………**323**

第一章 总 论

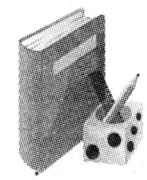

学习目标

通过本章内容的学习，学生应能够：
◎ **识记**
1. 陈述康复、康复护理、社区康复的定义。
2. 回忆多学科康复团队的组成及作用。
3. 呈现社区康复的特点及工作内容。
◎ **理解**
1. 解释康复护理的特点。
2. 比较康复护士的角色。
◎ **运用**
1. 举例说明康复团队合作的重要性。
2. 分析我国康复护理实践环境的可行性。

第一节 康复与康复医学

一、康复

（一）康复发展史

1. 国外康复发展史 康复（rehabilitation）最早记载可以追溯到古埃及时期对脊髓损伤患者病情的记录和拐杖的使用。前400—前300年间，古希腊人和古罗马人利用日光浴、水疗等物理因子方式防治疾病，古希腊"医学之父"希波克拉底（Hippocrates）就是第一个利用日光治病的医生。16世纪的瑞士，有医生利用磁石为患者治疗的记载，护士在康复发展中发挥了重要作用。1854年10月21日，南丁格尔（Nightingale）率领38位护士开赴克里米亚战争前线的野战医院，为受伤的英军士兵提供照顾，协助他们进行伤后适应和恢复，使英军伤员的死亡率迅速从42%下降到2%左右。

现代康复医学是历经两次世界大战之后形成和发展起来的。战争所导致的留有残疾的幸存者迫切需要改善功能障碍，提高生存质量，这促成了康复医学的兴起。1917年，美国红十字会残疾和残疾人研究所（American Red Cross Institute for Crippled and Disabled Men）成立，为受伤军人提供职业康复训练。到20世纪50年代，康复医学开始得到广泛认可，并逐渐发展成为一门医学专科。1974年，美国康复护士协会（Association of Rehabilitation Nurses，ARN）成立，并于1976年被正式认定为专科护理学组织。1978年，国际初级卫生保健大会召开，发表了《阿拉木图宣言》，明确了"人人享有初级卫生保健"的目标；在此之后，世界卫生组织（WHO）大力倡导以社区为基础的康复（community-based rehabilitation，CBR），以帮助发展中国家的广大残障者获得康复服务。1994年，国际劳工组织（International Labor Organization, ILO）、联合国教科文组织（United Nations Educational, Scientific and Cultural Organization, UNESCO）和世界卫生组织（WHO）联合发表了《社区康复——残疾人参与、残疾人受益》意见书；2006年12月，联合国大会颁布《残疾人权利国际公约》；WHO于1980年制定《国际残疾分类》，并在2001年的世界卫生大会上修订并通过了《国际功能、残疾与健康分类》（International Classification of Functioning, Disability and Health, ICF）新标准，使用中性词汇作为术语，摒弃了含有歧视意义的用语，形成了被业内外人士广泛接受的评定工具。

2. 我国康复发展史　我国传统医学自古以来便认识到康复的重要性，有"三分治七分养"之说。1949年新中国成立后，创办了一批服务于伤残革命军人的荣军疗养院和荣军康复院，并按军级制定了优抚政策；同时，国内还开设了福利院、聋哑学校等机构供残疾人康复。各级医院内的理疗科、针灸科及私人中医康复诊所也是重要的康复机构。在各医学院校，先后开设了物理治疗和物理医学等康复相关课程。

20世纪80年代，现代康复医学的理念引入到我国，并迅速发展起来。原卫生部曾提出，要求二级以上医院，尤其是综合性医院必须设置康复医学科。在医学院校内，各类康复医学相关学科建设也不断完善，培养了大批康复医学人才。目前，国内多学科康复团队基本成型，成为我国康复医学的重要工作方式。1983年4月，中国康复医学研究会成立；后于1988年定名为中国康复医学会。为了支持康复医学的发展，国家制定相应的政策与法规。1988年，国务院出台《中国残疾人事业五年工作纲要（1988—1992）》，其中包含小儿麻痹后遗症矫治、白内障复明、聋儿听力言语训练三项康复内容，效果理想，引起国内外的广泛关注；同年，建设部、民政部和中残联提出《方便残疾人使用的城市道路和建筑物设计规范》，对无障碍设计提出要求。1990年12月28日，《中华人民共和国残疾人保障法》诞生，这是我国第一部专门保障残疾人权益的法律；随后，国家陆续颁布了多项法令来推动康复医学发展。2011年，国家开始把康复项目纳入医保覆盖范围内，并将康复治疗师纳入重点培养计划，使我国康复医学的发展更具活力。

（二）康复的定义

1981年，WHO将康复定义为采用一切可行方式以减轻疾病和伤残引起的后果，从而帮助慢性病患者和残疾人重返社会。

康复既可以是暂时性的，也可以是长期性的。例如，一位脚踝轻度扭伤的足球运动员在经1周康复治疗后可以恢复到伤前水平，重返赛场；而一位因脊髓损伤导致截瘫的患者则需要持久、甚至终身的康复治疗。

（三）康复的内涵

1. 康复的对象　涵盖广大遭受疾病、损伤和残疾等健康问题困扰的人群，可能是由先天性因素所致，如先天畸形、先天性精神障碍等，也可能是由后天性因素所致，如感染、意外伤害等；可以是短期的，也可以是长期甚至终生的。随着医学和健康理念的不断进步及社会老龄化，康复对象的范围逐渐扩大到亚健康人群和老年人。

2. 康复的范畴

（1）医疗康复（medical rehabilitation）：也称医学康复，是采用如物理治疗、作业治疗、语言治疗、心理治疗、传统中医药及康复护理等各种方式，为功能受损或残障者提供服务，从而达到康复目的。医疗康复涉及医学各个范畴，尤其以临床为重点，手段包括手术和非手术两类。区别于临床医学，医疗康复更重视指导经治疗后病情得到控制的患者进行日常生活活动训练，改善机体功能，从而提高其自我照顾能力和独立性。

（2）康复工程（rehabilitation engineering）：借助现代工程学原理和方法，针对功能受损或残障者的诸多不便，设计具备现代科学技术水平的辅助工具，如助行器、人工假体、矫形器等,以代偿缺失的功能,解决他们的困难;此外,家居环境改造也属于该范畴。

(3) 社会康复(social rehabilitation):通过社会工作,如制定相关政策、法规等,为功能受损或残障者创造良好社会环境,促进其重新适应及融入社会,提高社会参与能力和参与度,并不断发掘自身潜力,实现自我价值。社会康复需要康复服务对象自身、家庭、社区,以及各相关机构和部门共同努力来实现。

(4) 教育康复(educational rehabilitation):通过文化教育方式提高功能受损或残障者的综合素质及能力,形成从幼儿到成人的完整特殊教育体系,对功能受损或残障者的智力、日常生活能力、社会适应能力和职业技能等方面实施个体化教育,从而帮助他们回归到社会生活和工作中。

(5) 职业康复(vocational rehabilitation):对成年后发生功能障碍或残疾者进行职业评定,根据其现有功能及自身潜能制订和实施有针对性的恢复训练,使其掌握一定工作技能,获得合适的工作岗位,通过劳动获得收入,保障其经济权益,最终自食其力。

3. 康复的目标 康复目标是康复患者所期待的结果,也是指导康复计划和康复实施的重要因素,可归为十个方面:增强自我照顾能力,最大程度实现自理,维持或恢复机体功能,预防并发症、保障安全,发掘最大潜能,提高适应能力,改善生存质量,维护尊严,再教育和再就业,回归家庭、重返社会。通过康复,个体能够在疾患无法完全消除的情况下达到一种相对稳定的平衡,保持自身生理、心理和社会功能和谐的理想状态。

二、康复医学

(一) 康复医学的定义

康复医学(rehabilitation medicine)是临床医学的重要分支,是一门以研究功能障碍的预防、诊断、评估、治疗、训练和处理的医学学科。康复、医疗康复和康复医学是三个不同的概念:康复是较大的概念,是一项事业的名称;医疗康复属于康复事业中的一个领域;康复医学则是一门具体的专业学科。因此,临床上习惯将康复医学简称为康复是欠妥的。

(二) 康复医学的服务对象

随着人类社会的发展,医学与健康的理念不断进步,康复对象的范围逐渐扩大,涵盖了各类具有康复需求的人群。

1. 各种因素引发的功能障碍者 是指所有生理、心理、精神和社会等功能无法正常发挥的人群。引发这些人群功能障碍的原因是多方面的,包括先天和后天的,意外伤害造成和医学治疗产生的,已经出现和潜在的,以及可逆性和不可逆性的。近年来,慢性病逐渐替代传染病成为威胁我国人民健康的首要因素,长期慢性病会导致人体各种功能的下降,使得慢性病患者成为康复人群的重要组成部分;同时,医学的发展降低了许多急危重症的死亡率,而被救治成功的患者往往也存在着不同程度的功能障碍,成为康复医学的服务对象。

2. 亚健康人群 是指身体状况处于健康和疾病之间,虽然无明显临床表现,或有不适感而无确切临床诊断证据,但是存在身心状态失衡和潜在发病风险的一类人群。他们往往在生理方面会有不明原因的疲劳、乏力、内分泌失调、性功能下降及免疫力降低;在心理和认知方面出现情绪不稳定、记忆力减退等;在社会方面表现为适应能力下降、人际关系恶化等。由于现代社会过快的工作和生活节奏,加之城市化带来的生存压力和环境恶化,大量人口暴露在持续的紧张状态下,他们的健康情况不容乐观,需要介入适当的干预措施进行改善,否则将会向疾病方向发展。

3. 老龄化人群 联合国指出,目前全球60岁以上老年人约占世界总人口数的10%,到2040年时,这一比例将会上升至21%。当前,我国已经迈入老龄化社会;预计到2020年,60岁以上老年人所占全国人口比例将达到16%~17%。而作为最大的发展中国家,我国正面临着"未富先老"的严峻形势。在整个老年人群中,约有60%的老年人健康状况堪忧,他们也成为康复医学的一个重要服务对象。

(三)康复医学的内容

1. 康复预防 康复预防是康复医学的首要内容,是指通过系统的方式预防各类功能损害或残障的发生,并延缓其发展进程,包括一级预防、二级预防,以及三级预防。有效的一级预防是康复预防的关键,包括健康咨询和健康教育,产前检查,宣传健康生活方式,预防意外伤害,防治老年病、慢性病和职业病等。二级预防的关键在于早发现、早治疗,具体措施为尽早发现并及时处理能够引起功能障碍的疾病或损伤。三级预防是指最大程度地维持和提高残存功能,减小残疾带来的不利影响,保障患者的社会参与性,如医疗康复、康复工程、社会康复、教育康复和职业康复等。

2. 康复评定 康复评定又称为功能评定,是指通过临床体检,对个体的整体功能进行评估,并对结果做出判定。康复评定是制订康复治疗计划和评价康复治疗效果的基础,并为康复治疗方案的修正和康复治疗措施的改进提供科学依据,贯穿整个康复治疗过程。除判定功能障碍的病因和性质、部位和范围、严重程度、发展和预后等方面,康复评定还包括对患者的生理、心理、认知、语言、社会等能力的评估。

3. 康复治疗 运用各种专业康复治疗措施改善患者的功能障碍状况,是康复医学的重要内容。康复治疗的原则为早期介入、循序渐进、综合实施、主动参与、因人而异。

三、多学科康复团队

(一)多学科康复团队的组成

康复医学是一个全面医疗服务体系,涉及面广,因此需要多学科的专业人员组成,为服务对象提供全面的康复服务。多学科康复团队是当前康复医学的工作模式,团队成员之间在设定康复目标、做出决策、实施治疗的整个过程中密切合作,以保证康复服务的连续性和整体性。虽然不同成员各司其职,但他们的目标是一致的,即帮助服务对象达到康复治疗目的。多学科康复团队主要由以下成员组成:

1. 康复医师(physiatrist) 康复医师通常作为多学科康复团队的领导者,管理和组织团队各成员的工作,为患者提供诊断,制订康复治疗计划,并对康复治疗结果进行整体评价。

2. 康复护士(rehabilitation nurse,RN) 康复护士协调康复团队各成员间的合作,为患者提供照顾,对患者及其家庭进行健康教育和自我护理技术指导,满足患者各种需求,改善其营养状况,并保障患者安全,预防并发症的发生。同时,康复护士还充当患者及其家庭代言人的角色,维护其权益。

3. 物理治疗师(physical therapist) 物理治疗师协助患者进行功能锻炼,促进患者移动能力、平衡能力及肢体肌力的训练,提高患者的大运动技能,并负责患者的疼痛管理。

4. 作业治疗师(occupational therapist) 作业治疗师与物理治疗师共同训练患者的躯体功能,帮助患者恢复和改善生活自理、学习和职业能力,并对患者的家居和工作环境进行改造。

5. 言语治疗师(speech therapist) 言语治疗师评定并训练患者言语功能和沟通交流能力,包括认知功能、构音功能、吞咽功能和听觉功能等。此外,言语治疗师和康复医师、康复护士、营养师一起为患者安排合理膳食,确保患者进食时的安全。

6. 心理治疗师(psychologist) 心理治疗师解决患者及其家庭由于疾病和残障产生的心理问题,提高患者和家庭的适应性和对治疗的依从性;也为康复团队各成员提供心理支持和指导,促进各成员间的相互理解与合作。

7. 假肢及矫形器师(certified prosthetist and orthotist,CPO) 为有需要的残疾者设计

和制作临时假肢和永久假肢，为有功能障碍的老年人和慢性病患者制作矫形器和生活自助具。

8．**中医师**（doctor of traditional Chinese medicine） 包括针灸师和按摩师在内的中医医师为患者提供传统医学治疗和养生保健指导。

9．**社会工作者**（social worker） 社会工作者提供各种心理社会支持，帮助患者及其家庭与各类社会资源之间建立联系，为他们谋求福利，减轻负担。

多学科康复团队是当前康复医学的工作模式，团队成员之间从设定康复目标、做出决策、到实施治疗的整个过程中密切合作，以保证康复服务的连续性和整体性。虽然不同成员各司其职，但目标一致，就是帮助服务对象达到康复治疗目的。

（二）**多学科康复团队的服务形式**

多学科康复团队的服务可分为机构康复和社区康复两种形式。

机构康复（institutional-based rehabilitation，IBR） 机构康复是以特定的机构为依托的康复工作，如综合医院的康复科、专科康复医院、康复中心以及专科康复门诊。这些机构中康复设施完善，专业人员配备齐全，具有理想的康复医疗水平。但不足之处在于需要患者前去就诊，且数量有限，无法满足广大社区患者的康复需求。

社区康复（community-based rehabilitation，CBR） 社区康复通过整合社区可利用资源为患者提供因地制宜的服务，从而促进患者全面康复。但由于社区康复的设施和专业人员有限，需要建立良好的转介服务，才能实现"医院—社区—家庭"的延续性康复服务。

机构康复和社区康复相辅相成，完善的社区康复需要有良好的机构康复作为后盾；而完善社区康复的后续延伸才能实现人人享有康复服务的目标。

第二节 康复护理学

一、概述

1．**定义** 康复护理学（rehabilitation nursing）源于护理学和康复医学，是指通过康复护理技术帮助各类具有康复需求的人群恢复最佳功能和获得良好适应的综合性学科；是护理学的一个分支，也是康复医学的重要组成部分。

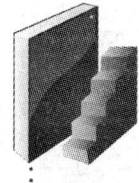

知识链接

美国康复护士协会对康复护理的定义

美国康复护士协会（Association of Rehabilitation Nurses，ARN）指出：康复护理就是"康复护士协助那些受慢性病或躯体功能障碍的个体去适应不良的身体状况，发掘最大潜能，努力重建独立且富有创造性的生活。康复护士需要采取整体性的措施来满足康复服务对象在医疗、职业、教育、环境及精神等方面的需求。"

2．**康复护理的对象** 康复护理是康复和康复医学的重要组成部分，它们的服务对象是一致的，即所有遭受疾病、损伤和残疾等健康问题困扰的人群。社会和康复医学的发展使人们对康复的认识逐步加深，康复的概念得到更大扩展。随着慢性病患者、老龄化人群和亚健康人群的不断增加，他们也成了康复和康复医学服务的重要服务对象。康复和康复医学的范围也从传统的康复医学科扩大到医院其他相关科室以及社区。由此可见，康复护理的服务对象是十分广泛的。

3. 康复护理的目的 康复护理包括护理和康复两方面的目的：在护理方面，要实现"促进健康、预防疾病、恢复健康和减轻痛苦"，以及满足各方面需求的目的；在康复方面，要实现预防残疾发生、减轻残疾的影响、恢复最佳功能水平、提高生存质量和回归家庭与社会的目的。

二、康复护理的特点

（一）康复护理的内容

康复护理包含了护理和康复两方面的工作内容，具有跨学科和多领域的特点，体现了康复护理的专科特色。

1. 护理内容 涉及基础护理的相关内容，包括：对康复对象进行健康评估（如评估体温、脉搏、呼吸、血压和疼痛等生命体征，测量身高、体重等身体指标，检查皮肤完整性，了解既往健康情况和病史等）；观察康复对象的病情变化，做好观察记录；按医嘱完成诊疗措施（如完成各种相关临床检查，实施药物和非药物治疗等）；满足康复对象生理、刺激、安全、爱与归宿感、尊重和自我实现等不同层次的基本需求；进行健康教育，制订出院计划等。

2. 康复内容 这是康复护理的专科特色，以帮助康复对象达到改善或恢复最佳功能的康复目的。

（1）预防继发性功能损害：康复服务对象在发生疾病或损伤后，若不进行适当的康复治疗和康复护理，往往会导致个体功能进一步下降，如脑卒中患者发生偏瘫肢体挛缩和足下垂，脊髓损伤患者发生肠道和膀胱功能紊乱等，都属于继发性功能损害。及时的康复护理干预能够很好地预防继发性功能损害，为后续康复计划的实施打好基础。

（2）实施及协调康复治疗：康复护士需要熟练掌握各种康复治疗技术，如体位摆放、体位转换、肢体主动或被动活动、肠道和膀胱功能训练，以及言语和沟通训练等，以配合康复治疗师和康复医师的工作，并指导和督促康复服务对象完成自我治疗活动。

（3）提供心理支持：康复护士是康复对象的主要照顾者，良好的护患关系、及时的沟通和疏导、适宜的心理咨询，能够为康复对象及其家庭提供良好的心理支持，帮助他们认识疾病或功能障碍的现状，积极面对困难，配合治疗，争取实现身心功能的全面康复。

（4）提高自主参与性："共同参与"是适用于康复护理的护患关系模式，即"护士帮助服务对象实现自我照顾"。护士在保证安全的前提下，充分调动康复服务对象及其家庭成员的主观能动性，积极参与到康复的全过程中，护士适时给予支持，帮助康复服务对象在最大程度上实现自理。这是康复护理的显著特征。

（二）康复护理的原则

1. 积极预防 康复医学的首要内容是康复预防，因此康复护理首先关注的是预防各种继发性功能损害。

2. 主动参与 康复护理的重点在于帮助康复服务对象实现自理，增强康复服务对象及其家庭的主动参与是提高自我护理能力，最终实现自理的关键。

3. 身心并重 "生物—心理—社会"医学模式将人看作一个整体，重视人的生理、心理和社会适应等全面健康。康复护理既重视躯体功能的恢复，也关注心理方面的健康，同时还要实现帮助康复服务对象重返家庭和社会的目标，这需要始终坚持身心并重的原则。

4. 团队协作 康复医学的工作模式是多学科康复团队服务，而康复护士在这个团队中发挥着协调各成员工作的重要作用，保障着整个康复团队的正常运转，使各项治疗顺利进行。所以，团队协作也是康复护理的一项重要原则。

（三）康复护理技术

康复护理技术是帮助康复服务对象实现康复目标所必须掌握的技能，包括独立性和合作性两方面。独立性康复护理技术有体位摆放和变换、肢体主被动运动训练、肠道和膀胱护理、呼吸道护理、皮肤护理、健康教育和心理指导等；合作性康复护理技术是指康复护士需要熟悉康复治疗技术，用以合理安排适宜康复治疗的环境，配合康复医师和康复治疗师的治疗工作，如物理治疗技术、作业治疗技术、传统中医药康复治疗技术、言语治疗技术等。详见本书第四章和第五章内容。

（四）康复护理管理

1. **康复病房管理**　机构康复中的良好康复环境需要通过合理的康复病房管理来实现。由于康复服务对象存在各方面的躯体功能障碍，因此康复病房的设计需要满足由功能障碍而产生的各种特殊需求，如方便轮椅移动的门、走廊、台阶斜坡等设计，卫生间和洗浴间的防滑设计，浴池和马桶的坐式设计，多处安装扶手和呼叫器的设计等。

2. **社区康复管理**　涉及公共设施和公共服务等多方面的管理，旨在为社区中有康复需求的广大人群提供良好的康复环境和康复服务。

三、康复护理实践环境

（一）康复护理实践环境

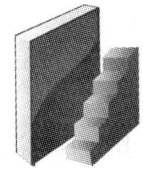

知识链接

ARN 康复护士实践环境

ARN 认为，康复护士的工作环境非常广泛，具体包括在医院、康复中心及疗养机构为患者提供康复护理服务；在学校、公司等场所为有康复需求的人群提供服务；在社区或家庭内提供社区康复护理服务；在行政部门、卫生组织或保险公司充当康复服务对象的代言人。

引起康复服务对象功能障碍的原因千差万别，所存在的健康问题也各不相同，因此他们对康复服务的需求是多样化的。为了满足不同的康复需求，康复护理实践的环境也随之不断变化，以提供丰富多样的康复护理服务。

1. **急性期康复环境**（acute rehabilitation settings）　主要指医院范围内的康复护理环境，包括综合医院的康复医学科和独立的专科康复医院或康复中心。该环境中的康复服务对象往往因严重的身心功能障碍而需入院数周，并在病情稳定后尽早开始接受康复治疗，期间康复护士为服务对象提供 24h 康复专科护理。经短期院内康复治疗可转入后急性期康复环境中进行后续康复治疗。

2. **长期/亚急性期康复环境**（long-term/subacute rehabilitation settings）　通常是在独立的或附属于医院的疗养院和护理院等机构中。在这类康复环境中的康复服务对象通常存在急性功能障碍，或是因手术治疗而导致活动受限，需要在全天候的康复环境中进行康复，其康复治疗时间和恢复时间相对于急性期康复服务对象来说要更长一些。在此环境中康复服务对象的康复治疗周期为数天至数月不等，康复护士为其提供 24h 护理照顾，并协调安排更多的社会性和娱乐性治疗措施，营造一种家庭式的温馨康复环境，提高服务对象的主动参与性。

3. **社区/家庭康复环境**（community/home health rehabilitation settings）　社区康复环境包括独立的康复训练机构和附属于医院的康复机构。经治疗后病情稳定而出院，但仍存在一定程度功能障碍者；或未经住院治疗，但存在功能障碍，需要门诊康复治疗者，都需要在社区康复环境中进行康复。家庭康复环境则是指直接在家中为有康复需求但无法离家的服务对象提供康复治疗和康复护理。

（二）康复护士的角色

康复护士承担着诸多任务，扮演着多种角色，在整个多学科康复团队中起着重要的作用。目前，我国还没有专科康复护士，在康复领域实践的护士承担着以下角色。

1. **直接照顾者** 在康复治疗中，护士根据对康复服务对象的护理评估和康复医师的医嘱制订护理计划，运用康复护理技术完成各种护理治疗和预防措施，指导服务对象进行康复训练，为存在不良情绪的服务对象及其家庭提供心理支持。

2. **病情观察者** 护士在康复治疗过程中为服务对象提供整体护理，彼此接触时间多，关系密切，护士可以持续关注服务对象的心理状态、康复训练情况、功能恢复程度，以及各方面需求的满足情况，并依据观察结果进行全面评价，为调整和完善治疗措施提供信息。

3. **健康教育者** 服务对象及其家庭在康复过程中往往会有各方面不同程度的知识欠缺，对康复治疗有不利影响。康复护士针对服务对象及其家庭进行适宜的健康教育，提供充分的信息来帮助其实现自我照顾，提高依从性，保证治疗效果。

4. **团队协调者** 多学科康复团队是康复医疗的工作方式，康复团队中各成员的密切配合是发挥良好治疗效果、实现康复治疗目标的重要保证。康复护士通过协调来自不同学科专业成员的工作使康复团队合理运转，根据特定情况准备适宜的康复环境、安排有序的康复治疗措施。

5. **护理管理者** 康复护士负责管理服务对象的治疗情况、康复病房环境及其他各方面的资源运用。

6. **康复代言人** 护士在康复护理实践中要维护服务对象的合法权益，呼吁社会各方为康复事业和康复服务对象提供帮助，并积极为康复相关政策法规的制定建言献策。

7. **护理研究者** 除了提供各项康复护理服务，护士还要搜集和分析资料，进行康复护理领域的研究，为循证护理实践提供信息，不断提高护理质量，为康复护理学科发展做出贡献。

第三节 社区康复

一、社区康复的概念

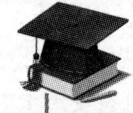

案例 1-1A

李女士今年29岁，在青少年时期患上了精神分裂症，尽管她一直试图过正常的生活，但却在三十多岁时因抑郁而不得不经常入院治疗。她开始对生活感到绝望，近2年来社区居委会的李主任经常来家中探望她，告诉她一些国家对残疾人的法律、法规，并建议她去楼下的社区康复中心看看，并介绍说社区康复中心有很多康复设备和康复专业人员，可以提供很多方面的帮助。李女士及家属在李主任的陪同下去了社区康复中心，看完后，李女士及家属非常高兴。

问题与思考：
1. 李女士及家属会得到什么帮助？
2. 李女士在社区康复与在医院康复会有哪些区别？

1. **社区康复的定义** 于1976年WHO提出社区康复（community-based rehabilitation, CBR）的新概念。在1978年召开国际初级卫生保健大会及《阿拉木图宣言》发表之后，社区康复得到大力倡导，以帮助广大发展中国家康复需求者获得康复服务。社区康复是以社区为依托，充分利用社区资源，由相关各方共同参与，根据需求和现实条件，为服务对象，即生活在社区中的广大病、伤、残者及其家庭提供有效、实惠，且易获得的综合性康复服务。

2. **社区康复的目标** 社区康复是一个多层次、宽领域的策略。就服务对象方面而言，它旨在通过医疗保健、教育、职业和社会等多种服务为病、伤、残者及其家庭谋求福利，满足他们的各种需求，提高其生存质量，并保障和增强他们的社会参与性，以达到帮助病、伤、残者改善身心功能，适应现实改变，实现生活自理，恢复创造性，保持社会参与的目的。就社区乃至整个社会而言，它力求创造包容性社区，进而构建一个没有歧视的社会，使病、伤、残者能够在教育、就业、经济等各方面享受公平的待遇和均等的机会。

二、社区康复的特点

1. **因地制宜** 社区康复以社区范围内可利用的人力、物力、财力为基础，通常无需特殊且昂贵的设备，多采用方法简单、实用，效果显著及成熟的康复技术，如偏瘫患者的肢体功能锻炼、脑性瘫痪儿童的认知练习等。服务项目和方式按照社区的实际情况和特点进行设计，在实施过程中充分调动社区的力量，融合社区的文化特色，从物质和精神两方面来满足服务对象的康复需求。

2. **多方互动** 社区康复离不开全社区的参与和支持。病、伤、残者及其家庭是社区康复的核心，政府行政部门和公益组织在社区康复中发挥着组织、协调和推动作用，医疗人员、社会工作者、志愿者是提供社区康复的骨干力量。各方积极互动，密切合作，为病、伤、残者及其家庭提供医疗、教育、职业、社会等全面、综合的康复服务。

3. **政府参与** 政府具有领导和社会管理的职能。社区康复涉及社会多个部门的工作，任务繁重，政府的积极参与能够为社区康复提供良好的规划设计和财政支持，动员和组织社会各方力量，将资源合理分配，充分发挥社区康复事业的整体效益。

4. **结构复杂** 由于社区康复是多方参与，具有多层次、宽领域的特点，参与各方来自不同的专业，甚至不同的文化，而且拥有不同的文化程度，这使得社区康复的结构较为复杂。

三、社区康复的工作内容

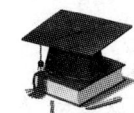

案例 1-1B

社区康复中心帮助李女士认识精神分裂症的服药规则，预防措施及康复方法，教其乐观思考，指导其识别和控制疾病带来的恐惧。社区康复中心王医生和刘护士为她制订了个案治疗计划，李女士渐渐喜欢上了这一切，尤其是社区康复中心组织的祷告和志愿者活动是她最热衷的项目，同时对康复中心提供给她的生活居所感到很满意。在社区康复中心的帮助下，李女士的病情得到了控制，也不用常常往医院跑了。她木讷愁苦的表情没有了，变得爱笑了，她参加了个案治疗志愿者，并在与病友的沟通中找到了她的爱情。

问题与思考：
该案例体现了社区康复的哪些工作内容？

（一）开展社区病情普查

对社区内进行调查，确定具有康复需求的病、伤、残者在社区中的分布，并根据伤病人数、伤病情况和伤病原因进行统计分析，做好记录归档，作为制订社区康复计划的依据。

（二）制定社区康复工作计划

各社区根据国家提出的总要求，结合本地的实际情况，如经济、文化等，对自身现有的力量（strengths）与弱点（weaknesses），以及外在的机遇（opportunities）与风险（threats）进行系统的 SWOT 分析，在此基础上制订社区康复工作计划，明确预期目标、具体措施、工作流程、财政预算、质量控制、监督管理等，使社区康复工作顺利开展，及时解决实施过程中存在的问题，不断提高工作质量。

（三）组建社区康复团队

社区康复需要多方面的参与和支持，因此团队合作至关重要。社区康复团队包括管理者、医护人员、技术人员、社会工作者、志愿者，以及社区中的病、伤、残者及其家庭等来自不同专业和层次的成员，为了提高他们之间的协作能力，需对他们提供适当的培训和指导，并建立起良好的沟通联络和绩效考评机制，保证社区康复的质量和效果。

（四）整合社区康复资源

相对于专业康复机构而言，社区是一个较大的范围，资源比较分散，需要将各方可利用资源整合起来，并合理引导公共资源和私有资源交流互利，使之发挥最大效能，为尽可能多的服务对象提供最优化的社区康复服务。

（五）提供康复医疗服务

1．康复预防　主要是凭借社区力量，开展健康和安全宣传教育，指导社区居民预防各种致残性的疾病和损伤；提供康复指导，开展心理咨询，为已出现身心功能障碍的服务对象提供专业帮助，防止二次损害的发生；增强服务对象的自我效能感和适应性，减轻残疾造成的影响，提高服务对象的社会参与度，避免残疾进一步发展为残障。

2．康复治疗　根据社区康复工作计划制订个性化康复方案，在社区康复机构或家庭中为服务对象提供必要且可行的社区康复治疗服务，包括肢体功能训练、姿势矫正、认知功能训练、日常生活活动能力训练、心理咨询和指导、言语沟通交流训练、辅助器械使用训练等多种内容，并对康复治疗进行效果评估，对存在问题和不足进行分析、改进。

3．康复护理　社区康复护理贯穿于整个社区康复之中，是社区康复医疗服务的重要内容，旨在帮助社区服务对象及其家庭应对疾病、损伤和残疾带来的不利影响，指导他们进行康复训练，并采取措施保障服务对象的安全，预防压疮、泌尿系统感染、呼吸道及骨关节等方面的并发症，防止坠床、跌倒、烫伤等意外伤害，最大程度减轻服务对象及其家庭的痛苦，促进服务对象身心功能改善或恢复，帮助他们不断适应并融入社区。此外，社区康复护理还起到了在参与社区康复服务的各方之间建立联系，协调团队合作的作用，以及为服务对象及其家庭代言，维护其权益的作用。

4．生活支持　存在疾病、损伤和残疾等健康问题的服务对象，尤其是低收入者、空巢老人、单亲家庭儿童等往往存在多个方面不同程度的生活服务需求。社区康复能够组织力量为服务对象提供健康咨询、生活互助、上门服务、权益保障和技能训练等生活支持。

5．转介服务　转介服务是连接社区康复和机构康复的桥梁，它是一个双向性的服务，既帮助经入院治疗和机构康复达到稳定状态的服务对象转入社区，接受后续康复服务；又负责将社区康复效果不理想、社区康复难以解决的服务对象及时转入上级医疗机构进行治疗。转介服务是整个康复体系有效运转和健康发展的重要保障，随着转介服务的发展，它所涉及的范围不断扩大，还包含了教育、职业、养老等非医疗转介服务。

（六）协调非医疗康复服务

非医务康复服务主要包括教育、职业、社会等方面的康复服务。

1. 教育康复 社区同教育部门和学校等教学机构合作，解决存在残疾问题的儿童和成人的入学问题，保障其受教育的权利，使他们能够获得实现独立和发展的知识和技能。

2. 职业康复 就业和再就业是保障服务对象的社会参与度及其经济权利的主要措施。职业康复可以对社区中仍有劳动能力或劳动潜能的成年残疾者进行职业评估，根据评估结果为其提供适当的职业技能培训和就业咨询，使他们重新获得自食其力的能力。在拓展就业渠道方面，社区可以同上级部门和相关企业合作，就地提供合适的就业岗位；此外，社区还可以引导和帮助一些有残疾的服务对象自主创业。

3. 社会康复 为服务对象创造一个良好的社区康复环境，包括无障碍的基础设施建设和消除歧视的精神文明建设，提供丰富的社区文体活动和交流平台，促进康复对象融入社区，使社区向和谐、包容的方向发展。

非医疗康复服务是社区康复的重要组成部分，目的在于提高服务对象的社会参与能力和参与度，帮助服务对象回归家庭、融入社区、重返社会，发掘最大潜能，发挥创造性，实现自我价值。

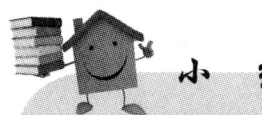

小 结

1. 康复涵盖了多个范畴，其目的是消除或减轻疾病、损伤和残疾对个体的生理、心理以及社会功能的危害，使其逐渐恢复到最佳功能水平，并最终实现回归家庭、重返社会的目标。康复的服务对象涵盖所有存在长期健康问题的人群，包括慢性患者、残疾人、亚健康人群、老年人以及其他有康复需求的人群，他们对康复的需求可能是短期的，也可能是长期的，甚至终生的。

2. 康复医学是经两次世界大战之后发展起来的一门新兴学科，属于临床医学的一个分支，包括康复预防、康复评定和康复治疗三方面内容。康复医学通常以多学科康复团队的形式在专业机构内或者在社区为服务对象提供康复医疗服务。

3. 康复护理学是护理学和康复医学相结合而形成的一个护理学专业学科，包括专业理论知识和专业技能。康复护理是以康复护理学为理论指导发展起来的一门专科护理技术，它和康复医学的服务对象是一致的，其目的在于为服务对象提供全面的康复专科护理服务，帮助服务对象预防继发损伤，尽可能地重建和恢复功能，最终实现重返家庭和社会。康复护士是康复护理的实践者，在整个康复过程和多学科康复团队中扮演着多种重要的角色，如直接照顾者、病情观察者、健康教育者、康复代言人、护理管理者、团队协调者等。

4. 社区康复是以社区为依托，旨在为生活在社区中的广大服务对象提供康复服务的策略，具有因地制宜、多方互动、政府参与，以及结构复杂等特点。社区康复的目标是构建和谐、包容的社区，使"人人享有康复服务"。

自 测 题

一、选择题

1. 多学科康复团队的成员有（多选）
   A. 康复护士
   B. 物理治疗师
   C. 外科医生
   D. 社会工作者
   E. 作业治疗师
2. 下列哪些是社区康复的特点（多选）
   A. 多方参与
   B. 多层次
   C. 宽领域
   D. 前沿性
   E. 创新性
3. 康复护士的实践场所包括（多选）
   A. 社区卫生服务中心
   B. 残疾人家中
   C. 学校
   D. 政府部门
   E. 居委会

二、简答题

1. 简述康复护理与临床护理的不同点。
2. 简述康复护士的角色，并谈谈自己的观点。
3. 简述社区康复的特点。

三、案例分析

张奶奶年过七旬，是一位空巢老人，儿子和女儿远在外省发展事业，老伴过世得早，因此不得不长期一个人生活。一个月前，张奶奶不慎摔伤，造成左腿股骨颈骨折，被120急救中心送入医院进行救治，效果理想，医生决定让她出院，到社区进行康复。回到社区以后，社区卫生服务中心接管了张奶奶的后续康复，包括上门为她提供运动训练，并讲解骨折相关的康复知识；由于张奶奶骨折而行动不便，社区还安排人员为张奶奶提供送餐上门和家政服务。经过半年的康复服务，张奶奶能够借助拐杖独立行走了，并且能够洗衣做饭，照顾自己的生活。除此之外，张奶奶还对社区康复产生了浓厚的兴趣，成为了社区康复的宣传者和代言人，加入到社区康复服务的队伍当中。

1. 试问在此案例中，为张奶奶提供社区康复服务的人员有哪些？各自的职责是什么？
2. 为张奶奶提供的社区康复服务涉及哪几个方面？

（陈晓莉）

第二章 康复护理学基础理论

第一节 运动学基础

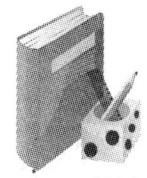

学习目标

通过本节内容的学习，学生应能够：
◎ **识记**
识别人体运动的空间分析（运动轴和运动平面）。
◎ **理解**
归纳运动的种类和骨骼的功能。
◎ **运用**
举例说明骨、关节、肌肉的相互关系及在运动中的作用。

一、概述

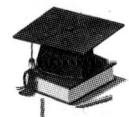

案例 2-1A

患者，女，53岁。因双膝关节疼痛伴活动受限十余年入院。诊断：双膝骨性关节炎。近几年无明显诱因，感上述症状逐渐加重，活动明显受限。查体：双膝关节活动差，屈曲挛缩位，双下肢肌力3级。

问题与思考：
该患者怎样进行肌力训练？

（一）运动学的定义

运动学（kinesiology）是康复医学的重要组成部分，是运用力学方法和原理来观察和研究人体节段运动和整体运动时所产生的各种功能活动以及生理、生化和心理的改变，并阐述其变化的原理、规律或结果，以指导健康或患病人群，使其达到增强体质、改善残损功能、提高生活质量、预防或治疗疾病的目的。

（二）运动平面与运动轴

基本解剖位是分析和解释人体各结构部位位置关系时采用的体位，即身体直立，双目平视，双足并立，足尖向前，双手下垂于身体两侧，掌心向前。

用三维坐标系来记录人体运动时体表和体内某些点的空间位置以及这些点的运动轨迹，这个坐标系按照人体解剖学姿势将人体分为三个互相垂直的运动平面和三个互相垂直的运

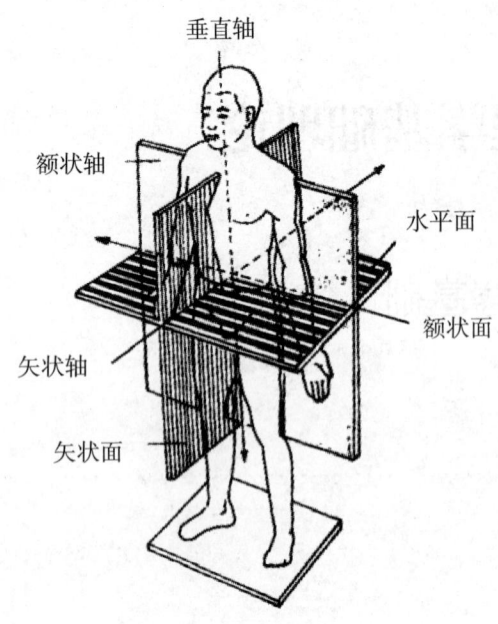

图 2-1 运动平面与运动轴

动轴,作为人体的基本标志(图 2-1)。

1. 运动平面

(1)矢状面:通过躯干纵轴、前后位的垂直平面,将人体分为左右两半。

(2)额状面:又称冠状面。与矢状面成直角的垂直平面,将人体分为前后(背侧与腹侧)两部分。

(3)水平面:又称横切面。通过人体与地平面平行的任一平面,将人体分为上下两部分。

2. 运动轴

(1)矢状轴(X轴):矢状面与水平面交叉所形成的前后向轴,即在水平面向后贯穿人体的线。

(2)额状轴(Y轴):额状面与水平面交叉所形成的左右侧向轴,即在水平面上由左向右贯穿人体的线。

(3)垂直轴(Z轴):矢状面与额状面交叉所形成的轴,即上下贯穿于人体、垂直于水平面的线。

(三)运动的种类

1. 按动力来源分类

(1)被动运动(passive movement):是指完全依靠外力帮助来完成的运动。外力可以是机械的,也可以是由他人或本人健康肢体协助完成。

(2)助力运动(assisted movement):是指运动时患者肢体没有足够力量完成主动运动时,部分由患者主动收缩,由医务人员、患者本人的健侧肢体或利用器械提供辅助力量,协助患肢进行的一种运动。助力要与主动用力配合一致,避免以助力代替主动用力。遵循主动运动为主,助力运动为辅的原则。

(3)主动运动(active movement):是指在没有辅助情况下,由肌肉主动收缩完成的运动。

(4)抗阻运动(resistance movement):是指肌肉在克服外来阻力时进行的主动运动。阻力的大小根据患肢肌力而定,以经过用力后能克服阻力完成运动为度。

2. 按供能方式分类

(1)有氧运动(aerobic exercise):是指人体在氧气充分供应的情况下进行的体育锻炼。即在运动过程中,人体吸入的氧气与需求相等,达到生理上的平衡状态。它的特点是强度低,有节奏,持续时间较长。比如慢跑、打羽毛球、跳舞等情况下,机体能量的供应主要来源于脂肪的有氧代谢。

(2)无氧运动(anaerobic exercise):是指肌肉在"缺氧"的状态下高速剧烈的运动。无氧运动大部分是负荷强度高、瞬间性强的运动,所以很难持续长时间,而且疲劳消除的时间也长。例如举重、百米冲刺、摔跤等,此时机体在瞬间需要大量的能量,而在正常情况下,有氧代谢是不能满足身体此时的需求的,于是依靠糖代谢迅速产生能量。由于速度过快及爆发力过猛,人体内的糖分来不及氧化分解,从而产生过多的乳酸,导致肌肉疲劳,不能持久运动,并于运动后感到肌肉酸痛,呼吸急促。

3. 按运动部位分类

(1)全身运动(general movement):是指需要上、下肢及躯干同时参与的运动。全身运动的动作幅度较大,参与运动的关节和肌肉比较多。

(2) 局部运动（local movement）：是指对身体特定部位进行锻炼，以达到维持局部关节活动能力，改善局部骨骼、肌肉功能的目的。

4．按肌纤维收缩形式分类

(1) 等张收缩（isometric contraction）：又称动力性收缩。肌纤维紧张持续时间短，收缩和放松不断交替，经常改变拉力角度、方向及骨杠杆的位置。

等张收缩又可进一步分为向心收缩、离心收缩和等动收缩（图2-2）。向心收缩是指肌肉收缩克服阻力，肌力大于阻力，使运动环节朝肌肉拉力方向运动的收缩称为向心收缩。如屈肘的肱二头肌收缩。离心收缩：肌肉在阻力作用下逐渐被拉长，阻力大于肌力，使运动环节朝肌肉拉力相反方向运动的收缩，如下楼时的股四头肌收缩。等动收缩是指在整个关节运动范围内，肌肉以恒定速度进行的最大收缩，如自由泳手臂划水动作（图2-3）。

(2) 等长收缩（isometric contraction）：又称静力性收缩。肌肉收缩产生的张力等于外力时，肌肉虽然积极收缩，但长度并不发生变化，这种收缩称为等长收缩。生活中端、提、拉、举、抗、推、蹲等动作基本都属于等长收缩，等长收缩起支持、固定和保持某一姿势的作用（图2-4）。

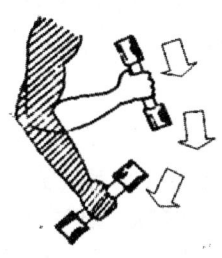
图2-2　等张收缩

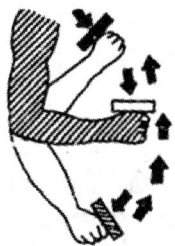
图2-3　等动收缩

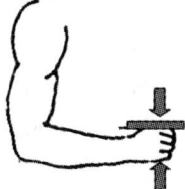
图2-4　等长收缩

二、肌肉运动学

案例 2-1B

该患者查体：双膝关节活动差，屈曲挛缩位，步行中度疼痛，于2014年2月在麻醉下行双侧膝关节表面置换手术，术后第2天开始功能锻炼，术后4天持腋杖下地站立，术后7天患者伤口愈合良好，请求出院，在社区中坚持康复训练。

问题与思考：

1．分析该患者膝关节周围肌的协调性。

2．根据肌肉的物理特性分析该患者肌肉的变化。

肌肉分为骨骼肌、心肌和平滑肌三类。平滑肌主要构成内脏和血管，具有收缩缓慢、持久、不易疲劳等特点，心肌构成心壁，两者都不随人的意志收缩，故称不随意肌。骨骼肌跨过关节，附着在关节两端的骨面上，肌肉的收缩和舒张是由人的意识支配的，骨骼肌收缩牵动着骨产生运动，做出各种动作和姿势。

(一) 肌纤维的类型

肌肉是由许多肌纤维组成的，每个肌纤维是一个独立的功能结构单位，接受神经末梢支配，其主要功能是收缩。骨骼肌的肌纤维分为两类，红肌纤维和白肌纤维；红肌纤维对刺激产生较缓慢的收缩反应,称为慢肌纤维。慢肌纤维收缩速度慢、力量小,但不易疲劳。白肌纤维对刺激产生快速的收缩反应,称为快肌纤维。红肌纤维较白肌纤维有较丰富的血液供应,因而能够承受长时间的连续活动。而白肌纤维能在短时间内爆发巨大的张力,但随后很快陷入疲劳。

(二)骨骼肌的结构

人体骨骼肌共有600余块,分布广,约占体重的40%(女性为35%),不同年龄、性别的人,骨骼肌占人体体重的比例不同。

1. 肌肉的基本结构 每块肌肉都可分为中部的肌腹和两端的肌腱两部分(图2-5)。

(1)肌腹:由肌纤维组成,有舒缩功能。位于肌肉中间部,能收缩,主要由肌纤维构成。

(2)肌腱:由致密结缔组织组成,无收缩功能。位于肌腹两端,由胶原纤维束构成,没有收缩能力,但能抵抗很大的张力。

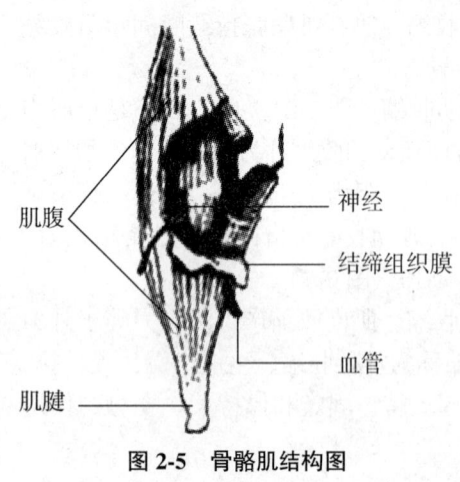

图2-5 骨骼肌结构图

2. 辅助结构 是指肌肉周围的结缔组织膜在肌肉活动的影响下所形成的结构,有协助肌肉活动的作用,主要包括筋膜、腱鞘和籽骨等。

3. 血管分布 肌肉是活动性很强的器官,新陈代谢极为旺盛,血管分布丰富,以保证肌肉内有充分的血液供应。

4. 神经分布 分布在骨骼肌的神经有感觉神经、运动神经和交感神经。感觉神经起于肌梭和腱梭,主要向神经中枢(脑或脊髓)传递肌肉收缩的感觉。运动神经支配骨骼肌的运动。一个α运动神经原和受其支配的肌纤维所组成的收缩单位,称为运动单位(motor unit, MU)。运动单位是骨骼肌的基本机能单位,其大小取决于运动神经元轴突末梢所支配的肌纤维数目。一块肌肉力量的大小与参与收缩的肌纤维数目有关,参与的运动单位愈多则力量愈大。

(三)肌肉的物理特性

1. 收缩性 是肌肉的重要特性,表现为长度的缩短和张力的变化。肌肉收缩时肌纤维长度可缩短1/3~1/2。当肌肉收缩,长度不变时,被称为等长收缩。即使在静息状态下,也有少量运动单位轮流收缩,使肌肉保持一定的紧张度,以维持人体姿势。

2. 伸展性与弹性 骨骼肌具有伸展性和弹性,在外力的作用下可以被拉长,当外力去除后又会恢复到原长度。适当地提高肌肉的伸展性和弹性,对肌肉工作很有利。因此,加强肌肉柔韧性训练和力量训练都非常重要。

3. 黏滞性 肌肉被拉长或力被撤销后回弹的难易程度。肌肉的黏滞性是由肌肉内部胶状物(原生质)所造成的,在肌肉收缩时产生一种阻力。肌肉的黏滞性越大,越不容易拉长,回弹时也较慢,此时,肌肉的收缩与舒张速度减慢。肌肉不是一个完全的弹性体,而是一个黏弹性体。

骨骼肌的物理特性受温度影响较大。当温度下降时,肌肉各分子之间的摩擦力加大,肌肉的黏滞性增加,伸展性和弹性下降;反之,当温度升高时,肌肉的黏滞性下降,伸展性和弹性增加。在训练或比赛前做准备活动,其作用之一就是使肌肉温度升高,降低肌肉的黏滞性,提高伸展性和弹性。

(四)肌肉在运动中的协调作用

人们的动作有的很简单,但更多是复杂的动作。即使一个简单的动作,也不是单块肌肉所能完成的,而复杂的动作,则在数块或数群肌肉的协调工作下完成。根据肌肉在运动中所起的作用不同,将肌肉分为原动肌、拮抗肌、固定肌及中和肌。

1. 原动肌 直接完成某动作的肌肉称为原动肌。如肱肌、肱二头肌、肱桡肌和旋前圆肌4块肌肉是屈肘关节的原动肌,其中前两块在原动肌中起主要作用,后两块起次要作用。

2. 拮抗肌 与原动肌功能相反的肌肉称为拮抗肌。如肱三头肌就是屈肘关节肌的拮抗肌,当肘关节做伸的动作时,肱三头肌则为原动肌。

3. 固定肌 将原动肌定点附着的骨固定起来的肌肉称为固定肌。如做前臂弯举动作时,肩关节周围的肌肉必须固定肱骨,才能更好地完成这一动作,这时肩关节周围的肌肉就是固定肌。

4. 中和肌 有的原动肌具有数种功能,如斜方肌除了可使肩胛骨后缩外,还能使它上回旋。在进行扩胸运动时,只要求肩胛骨后缩,不要求上回旋。这时有另一些肌肉(如菱形肌和胸小肌)参与工作以抵消斜方肌上回旋的作用,使斜方肌充分发挥肩胛骨后缩的功能。这些限制或抵消原动肌发挥其他功能的肌肉就叫做中和肌。

三、骨关节运动学

(一)骨骼运动学

骨(bone)主要由骨组织构成。具有固有的血管和神经,不但能生长发育,且有自身重建和修复的能力。骨骼系统是人体重要的力学支柱,为肌肉提供动力联系和附着点。

1. 骨的形态和分类 成人约206块骨,可分为躯干骨、颅骨和附支骨三部分。根据骨的外形分为长骨、短骨、扁骨和不规则骨。

2. 骨的构造 骨由骨质、骨髓和骨膜等构成。

(1)骨质(bone substance):由骨组织构成。分骨密质和骨松质,骨密质在成骨的表层,致密坚实,能承受较大的压力;骨松质在成骨的内部,由片状和针状的骨小梁交织排列而成,结构疏松,呈海绵状。

(2)骨髓(bone marrow):在骨髓腔与骨松质的间隙内,质柔软,有血管。分红骨髓和黄骨髓。红骨髓是造血器官,有造血功能;黄骨髓由脂肪构成,有造血潜能,在需要时可转变为红骨髓进行造血。

(3)骨膜(periosteum):由致密结缔组织构成的薄膜,有丰富的血管、神经和一些幼稚的骨髓。骨膜分为骨内膜和骨外膜,骨外膜内层在生长期细胞活跃,可分裂繁殖分化,参与骨的生长再生;成年的骨细胞为静止状态,但有造骨潜能,骨折时会激活造骨潜能变为造血细胞,参与修复过程。

3. 骨的化学成分 骨是由有机物和无机物组成的,有机物主要是蛋白质,使骨具有一定的韧度,而无机物主要是钙和磷,使骨具有一定的硬度。人体的骨是由一定比例的有机物以及无机物组成,所以人骨既有韧度又有硬度,只是所占的比例有所不同;人在不同年龄,骨的有机物与无机物的比例也不同,以儿童及少年的骨为例,有机物的含量比无机物为多,因此骨的柔韧度及可塑性比较高;老年人的骨无机物的含量比有机物为多,因此骨的硬度比较高,容易折断。

4. 骨的可塑性 骨由神经和血管支配。因环境因素、锻炼、营养、内分泌和神经系统作用等因素可通过骨的新陈代谢对骨产生影响,从事锻炼和体力劳动的正常骨质坚实粗厚;长期卧床的患者骨质较细弱疏松。不正常的坐立姿势,久之会引起变形。

5. 骨的功能

(1)保护功能:保护内部器官,如颅骨保护脑,肋骨保护胸腔。

(2)支持功能:构成骨架,维持身体姿势。

(3)造血功能:在长骨的骨髓腔和海绵骨的空隙,通过造血作用制造血细胞。

(4)贮存功能:贮存身体重要的矿物质,例如钙和磷。

(5) 运动功能：骨、骨骼肌、肌腱、韧带和关节一起产生力并传递力使身体运动。大部分的骨或多或少可以执行上述的所有功能，但是有些只负责其中几项。

6．骨组织的生物力学特性

(1) 各向异性：骨的结构为中间多孔介质的各向异性体，其不同方向的力学性质不同，即各向异性。

(2) 弹性和坚固性：骨的有机成分组成网状结构，使骨具有弹性，并具有抗张能力。骨的无机物填充在有机物的网状结构中，使骨具有坚固性和抗压力。

(3) 抗压力强、抗张力差：骨对纵向压缩的抵抗最强，即在压力情况下不易损坏，在张力情况下易损坏。

(4) 耐冲击力和持续力差：骨对冲击力的抵抗比较小。同其他材料相比，其持续性、耐疲劳性较差。

(5) 应力强度的方向性：骨皮质与骨松质的结构不同，承受的力量及两者的刚度也不同。骨皮质的刚度比骨松质大，变形程度则较之要小。两者的各向异性对应力的反应在不同方向各不相同。

(6) 骨的强度和刚度：①骨强度，是指骨在承受载荷时所具有的足够的抵抗破坏的能力，以致不发生破坏。②骨的刚度，是指骨具有足够的抵抗变形的能力。在某种载荷作用下，骨虽不发生断裂，但如果变形过大，往往会影响骨结构与功能。

(7) 机械应力对骨的影响：机械应力与骨组织之间存在着生理平衡。骨对生理应力刺激的反应是处于动态平衡状态，机械应力越大，骨组织增生和骨密质增厚越明显。

(8) 骨是人体理想的结构材料：骨具有强度大、质量轻的特点。

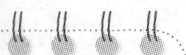

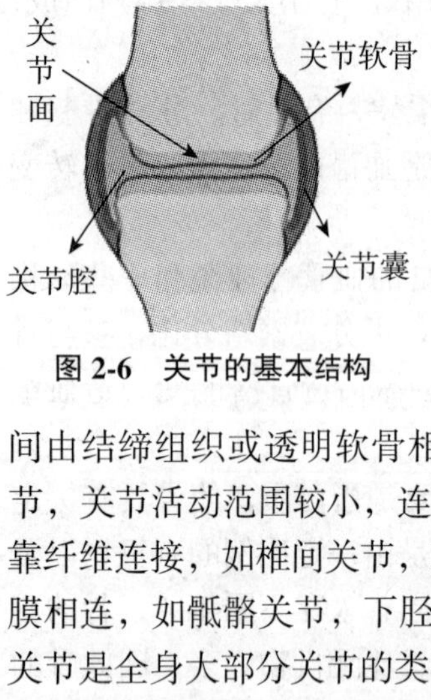

图 2-6　关节的基本结构

（二）关节运动学

1．关节的组成　骨与骨之间借结缔组织相连接称为关节或骨连接。关节包括基本结构和辅助结构两部分。基本结构包括关节面与关节软骨、关节囊和关节腔，是关节必须具备的结构（图 2-6）。辅助结构有韧带、关节内软骨、关节唇、滑膜囊和滑膜襞等。

2．关节的分类

(1) 根据关节的运动情况分类：①不动关节，为相邻骨之间由结缔组织或透明软骨相连，相连方式为缝和软骨联合两种，无关节运动功能。②少动关节，关节活动范围较小，连接方式可分为两种，一种是两骨的关节面覆盖一层透明软骨，其间靠纤维连接，如椎间关节，耻骨联合；另一种是两骨之间仅仅有一定间隙，其间借韧带和骨间膜相连，如骶髂关节，下胫腓关节。人体中最主要的少动关节是椎间关节（椎间盘）。③活动关节是全身大部分关节的类型，具有典型的关节构造，关节可自由活动。

(2) 根据关节运动轴数目分类：①单轴运动，只能绕一轴运动，包括滑车关节和圆柱关节。如肱尺关节和指间关节，只有一个运动轴，它只有屈伸运动。②双轴运动，可绕两个运动轴运动，包括椭圆关节和鞍状关节。如桡腕关节和拇指腕掌关节，可以绕两个运动轴运动，产生屈和伸、内收外展运动。③三轴运动也称多轴关节，这种关节可绕三个运动轴运动，可做屈伸、内收外展、环转运动，包括球窝关节和平面关节，如盂肱关节和骶髂关节。

3．关节的运动（图 2-7）

(1) 屈曲和伸展：屈曲是指关节绕额状轴运动，使相关关节的两骨彼此接近，其间的角度变小；伸展是指关节绕额状轴运动，使相关关节的两骨彼此离开，其间的角度变大。

(2) 外展和内收：外展是指关节绕矢状轴运动，该部分离开指定线（如身体中线、手或前臂的正中线）向外侧运动；内收是指关节绕矢状轴运动，该部分离开指定线（如身体中线、手或前臂的正中线）向内侧运动。

（3）旋转：关节的一部分绕其轴运动或移动，其中向身体前方旋转为内旋，向身体后方旋转为外旋。但在上肢，屈肘90°、前臂置于体侧时，前臂旋转而使手掌朝下称旋前，使手掌朝上称旋后。在下肢，足向内旋转，足底倾向于面对内侧称为内翻；足向外旋转，足底倾向于面对外侧称为外翻。

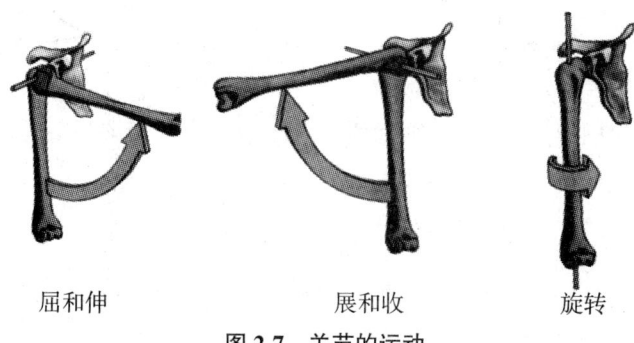

屈和伸　　　　　展和收　　　　　旋转

图 2-7　关节的运动

使用手机浏览器扫此二维码可以进入关节运动视频

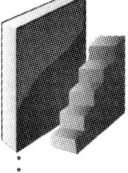 知识链接

骨与关节损伤后引起功能障碍的原因

关节损害常造成关节内和关节周围粘连，骨骼损害常造成承重失衡和关节退行性改变，引发多种功能障碍。常见的原因有关节内和临近关节部位的损伤造成关节内和关节周围粘连；韧带损伤造成的关节不稳；关节软骨病变造成的关节炎；骨折不愈或畸形愈合；骨骼发育障碍，复合性损伤造成的组织缺损；肌肉挛缩、粘连和变性；神经受损造成的支配性运动障碍。因此骨关节损伤后应早期进行功能锻炼，消除肿胀，防止关节粘连，加速骨折愈合。

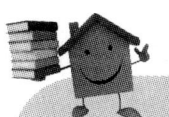

小　结

1. 运动学是运用力学方法和原理来观察和研究人体节段运动和整体运动时所产生的各种功能活动，以及生理、生化和心理的改变，并阐述其变化的原理、规律或结果，以指导健康或疾患人群，使其达到增强体质、改善残损功能、提高生活质量、预防或治疗疾病的目的。

2. 运动轴包括冠状轴、矢状轴和垂直轴；运动平面包括冠状面、矢状面和水平面。

3. 关于运动的种类有以下几种：①根据动力来源分为被动运动、助力运动、主动运动和抗阻运动；②根据供能方式分为有氧运动和无氧运动；③根据运动部位分为全身运动和局部运动；④根据肌纤维收缩形式分为等张收缩、等长收缩。

4. 肌肉的物理特性包括收缩性、伸展性与弹性、黏滞性。

5. 骨的功能具有保护、支持、造血、贮存、运动等。

6. 关于关节的分类按照关节的运动情况分为不动关节、少动关节和活动关节；按照关节运动轴的数目分为单轴运动、双轴运动、三轴运动；关节运动包括屈曲、伸展、内收、外展和旋转。

自 测 题

一、选择题

1. 矢状轴是
   A．前后平伸并与地平面平行的轴
   B．左右平伸并与地平面平行的轴
   C．与身体长轴平行，并与地平面垂直的轴
   D．左右平面并与地平面垂直的轴
   E．左右旋转与地面垂直的轴
2. 等长运动，除外（多选）
   A．固定体位和维持姿势
   B．力的大小不变
   C．起止点距离不变
   D．不做功
   E．肌纤维长度不变
3. 肌肉的物理特性是指（多选）
   A．收缩性
   B．伸展性
   C．黏滞性
   D．弹性
   E．肌力
4. 第一腕掌关节属于
   A．鞍状关节
   B．球窝关节
   C．滑车关节
   D．椭圆关节
   E．三角关节
5. 对髋关节的描述，错误的是
   A．是三轴关节
   B．是球窝关节
   C．可以在三个平面上进行运动
   D．不可以进行旋转运动
   E．可做屈伸和内收外展运动

二、简答题

1. 根据肩关节、肘关节、腕关节的运动分析其运动轴。
2. 按照下图分析肌肉在运动中的协调。

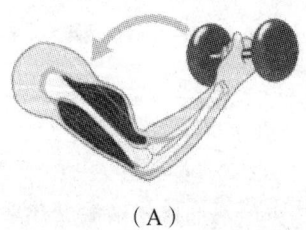
（A）

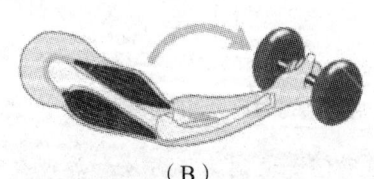
（B）

（窦　娜）

第二节 神经系统基础

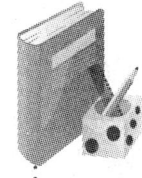

学习目标

通过本章内容的学习,学生应能够:
◎ **识记**
陈述神经系统的结构和功能。
◎ **理解**
分析中枢神经损伤后的系统内功能重组和系统间功能重组。
◎ **运用**
举例说明丰富的环境在中枢神经康复中的作用。

一、神经系统结构和功能

(一)细胞水平

从细胞水平看,神经系统由神经细胞和神经胶质细胞组成。

1. 神经细胞(nerve cell) 又称为神经元(neuron),是构成神经系统结构和功能最基本的单位,其主要功能是接受和传递神经冲动。神经元(图2-8)由胞体和突起两部分组成。胞体由细胞膜、细胞质和细胞核构成,结构与一般细胞相近,是神经元的代谢和营养中心。突起由胞体延伸而来,根据形态和功能不同,又分为树突和轴突。一个神经元可有一至多个树枝状的树突,结构与胞体相似,是神经元的信号接收部分,可接受来自其他神经元的神经冲动,并将其传递至胞体;一个神经元只有一根长长的轴突,主要有神经原纤维分布,是神经元的信号

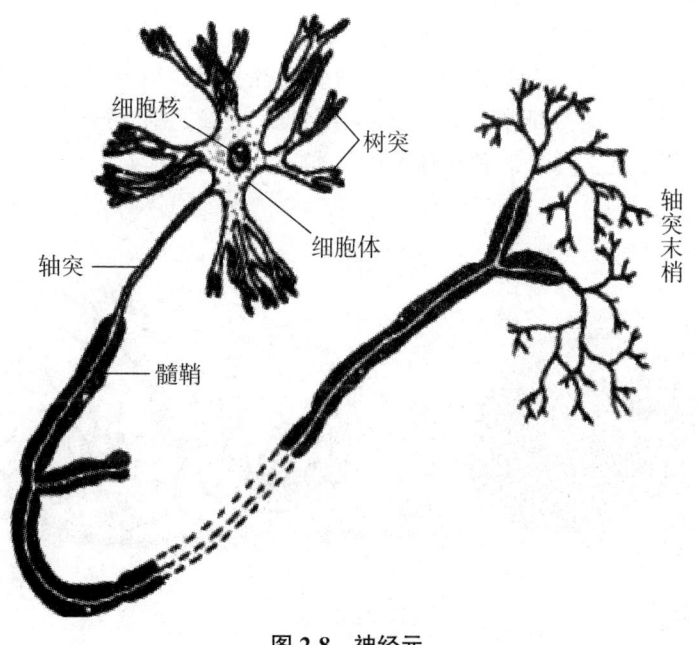

图2-8 神经元

传递部分，可将神经冲动自胞体传递出去。轴突的末梢经过多次分支，最后每个分支的末端膨大呈杯状或球状，称为突触小体或突触结。通过突触小体，神经元之间或神经元与效应器细胞之间相接触，形成突触，从而完成相互间神经冲动的传递。神经元按功能和神经传导方向，可分为感觉神经元（传入神经元）、运动神经元（传出神经元）和中间神经元（位于感觉和运动神经元之间起联络作用的联络神经元）三种。

2. **神经胶质细胞**（neurogliocyte） 简称神经胶质（neuroglia）（图2-9），数量为神经元的10～50倍，广泛分布于中枢和周围神经系统中。神经胶质细胞具有终身分裂增殖功能，除对神经元起着支持、保护、营养和隔离、绝缘作用外，还参与神经损伤的修复和再生、引导发育神经元迁移、调节神经元功能以及参与血脑屏障组成。以神经元的轴突或长树突为轴，外包神经胶质细胞，形成神经纤维。根据神经纤维有无髓鞘包裹，分为有髓和无髓神经纤维。许多神经纤维集聚成束，外包致密结缔组织膜形成神经。

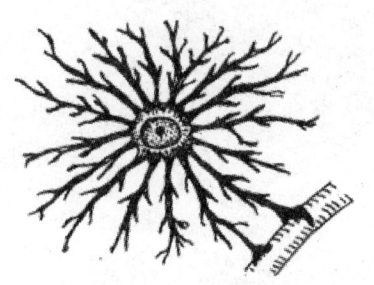
原浆性星形胶质细胞

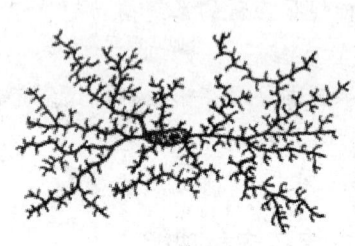
小胶质细胞

图2-9 神经胶质细胞

（二）系统水平

从系统水平看，神经系统由中枢神经系统和周围神经系统组成。

1. **中枢神经系统**（central nervous system，CNS） 由脑（brain）和脊髓（spinal cord）组成。脑是中枢神经系统最重要的组成部分，包括大脑、小脑和脑干三部分。大脑由左、右两个半球组成，其外层是密集的神经元胞体，即大脑皮层；其内部是包裹髓鞘的神经纤维，称为大脑白质。以沟和回为界线，可把大脑皮层分为额叶、顶叶、枕叶、颞叶和岛叶五个部分（图2-10）。大脑皮层的不同区域有不同的功能，大致可分为3个功能区，即感觉区、运动区和联络区。大脑是控制运动、产生感觉及实现高级脑功能的高级神经中枢。小脑位于大脑的后下方，主要是维持肌张力，保持身体平衡，使运动协调、准确。脑干位于颅后窝内，有许多重要的神经中枢，能调节心跳、呼吸、血压等人体基本的生命活动。

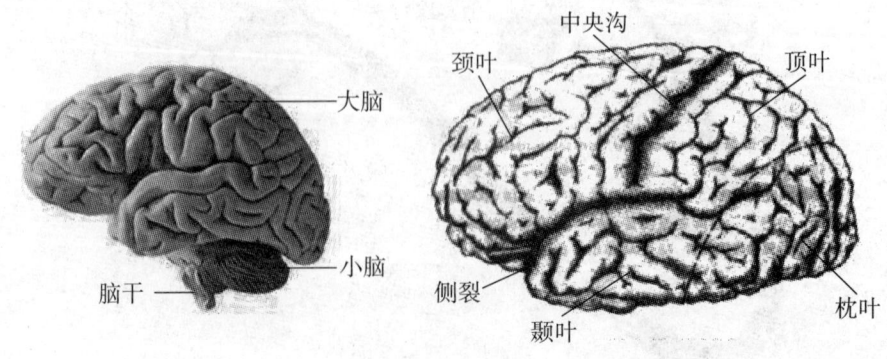

图2-10 脑

脊髓位于椎管内（图2-11），上端与延髓相连，下端呈圆锥形，终于第一腰椎下缘。脊髓是神经系统的重要组成部分，其活动受脑的控制。来自身体器官、皮肤和肌肉的各种深、浅感觉，以及大部分内脏感觉，通过脊髓上行纤维束传导到脑；脑通过脊髓下行纤维束对躯体和四肢的运动，以及部分内脏运动进行控制。脊髓是脑与躯干、内脏之间的联系通路。脊髓除传导功能外，还有反射功能。脊髓固有的反射，其反射弧不经过脑。

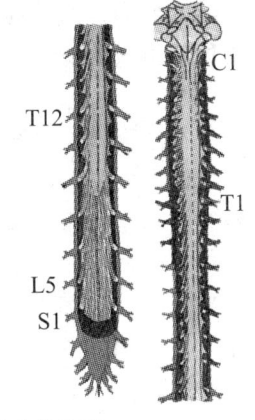

图2-11 脊髓的外形

2. 周围神经系统（peripheral nervous system, PNS） 由脑发出的脑神经（cranial nerves）和脊髓发出的脊神经（spinal nerves）组成，主要成分是神经纤维。其功能是联系脑与头面部，脊髓与身体器官、皮肤和肌肉的感觉输入和运动输出有关。按神经分布区域不同，周围神经系统可分为躯体神经系统及自主神经系统。躯体神经系统分布于皮肤、骨骼肌肉和关节等处；自主神经系统由交感神经和副交感神经组成，分布于内脏、血管、平滑肌和腺体，不受主观意志控制，自主调节、支配内脏器官的活动。按功能不同，周围神经系统又可分为传入（感觉）神经系统及传出（运动和自主）神经系统。

二、中枢神经系统的可塑性和功能代偿

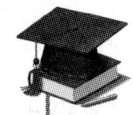
案例2-2

患者，女性，67岁，因"左侧肢体无力伴言语障碍"1天入院，查体：神志清楚，发音不清，反应迟钝，对答切题，左侧鼻唇沟浅，伸舌左偏，咽壁反射消失，左侧肢体完全不能活动，右侧正常，双侧巴宾斯基征阳性。头颅磁共振共像（MRI）提示：右侧基底核区片状梗死灶。临床诊断：缺血性脑卒中。经临床药物治疗和康复训练4周，患者左侧上肢可以活动，但较病前灵活性差，下肢呈轻度画圈步态。

问题与思考：
分析该患者肢体功能恢复的机制。

在各种内、外环境因素刺激下，中枢神经系统发生结构和功能的改变，并且维持一定的时间，这种改变就是中枢神经系统的可塑性。可塑性是神经系统的重要特性，是损伤后重要的功能代偿机制，决定了机体对各种刺激产生的行为改变和适应能力。

（一）系统间功能重组

在中枢神经系统中，当某一部分损伤后，它所支配的功能可由另一部分代替。系统内功能重组是指在功能相近的系统内，通过重新组织，由原来的系统或损伤部分以外的系统承担损伤部分的系统功能。具体形式有：①古、旧皮层的代偿：古、旧皮层位于脑的中央，血运丰富，且有明显的双侧支配。在新皮层损伤后，其较粗糙和低级的功能可由相应的古、旧皮层完成。②对侧半球的代偿：磁共振成像已经证实，受损大脑对侧相应区域活性增强，可以控制该侧的功能，对侧大脑半球和同侧皮质运动前区活性也相应提高，从而实现功能重组。③再训练理论：科学研究已经证明，一种感觉功能完全丧失时，为了适应环境，脑拥有重新组织其他代偿

功能的能力。如触觉视觉取代系统，此系统为利用仪器将视觉信号转化为触觉刺激，通过训练来代偿盲人的视觉。

（二）系统内功能重组

神经元作为神经系统最基本的结构单位，其可塑性是神经系统可塑性的基础。

1．**轴突长芽** 在适宜的环境中，中枢神经系统受损的神经元能通过轴突长芽的方式，使轴突再生，重建或代偿机体丧失的功能。再生强调功能方面的重建，长芽则只注重结构的重建，并不一定建立了真正的功能联系。轴突长芽有三种方式：①侧支长芽，损伤导致神经元死亡后，周围未受损神经元的轴突从侧支上长出新芽；②代偿性长芽，轴突的一些侧支受损，未受损的侧支长出新芽代偿受损的侧支；③再生性长芽，受损神经元轴突近胞体端长出新芽。

2．**突触的可塑性** 突触是神经元之间或神经元与效应器细胞之间完成神经冲动传递的结构基础，是神经回路的基本结构和功能单位。突触的可塑性在很大程度上反映了神经回路的可塑性。突触的可塑性表现为突触结合和传递的可塑性，可塑性强的突触大多为化学性突触。

（1）突触更新：中枢损伤可以引起大量的突触更新。研究证明，损伤后最靠近损伤区的优先更新，细胞型相仿的优先更新，简单突触优先更新。电镜证实，新突触的形状、大小与原有突触相似，数量比原来多，但难以形成新的神经通路。

（2）失神经过敏：是指在失去神经支配后突触后细胞对其神经化学递质的敏感性增强，表现为失去神经支配的肌肉兴奋性异常增高。失神经过敏最常出现在骨骼肌，也可见于平滑肌和腺体。失神经过敏可能与肌细胞膜或突触后膜上的受体数量增多、神经递质破坏或灭活机制失效、细胞兴奋性改变有关。

（3）轴突上离子通道的改变：研究证实，在脱髓鞘区重新形成 Na^+ 通道，从而引发了突触效率的改变，加速了神经损伤后的功能重组。

（4）长时程增强：是指单突触接头上突触效益的一种持久性改变，表现为突触兴奋性持久增强。普遍认为，长时程增强与脑学习、记忆等功能相关。长时程增强形成的机制可能与神经递质释放增加、突触后受体有效性增加、突触后树突的改变，以及蛋白质合成有关。

（三）内环境对中枢神经可塑性的影响

1．**年龄** 年龄是影响脑损伤后功能恢复的一个关键因素。脑功能的可塑性随年龄的增长而减少，年龄越小可塑性越强，功能恢复越好。

2．**性别** 一侧脑部损伤后，女性功能缺陷往往比男性轻，恢复较快。

3．**损伤的情况** 中枢神经受损的部位、范围、程度、原因、进程等是影响预后的重要因素，且重复损伤比单次性损害更难恢复。

（四）外环境对中枢神经可塑性的影响

1．**康复训练** 研究发现，脑卒中后第3天开始患手运动训练可使未受累半球的激活明显增加，到第14天未受累半球的激活逐渐减少，但梗死灶周围的激活明显增加。因此，卒中后应早期进行康复训练，如果条件允许，病情平稳后72h就可开始康复训练，康复训练开始的越早，康复效果越好。

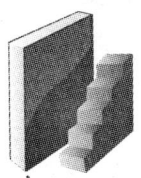

知识链接

丰富的环境对中枢神经系统可塑性的影响

丰富的环境可以促进中枢神经损伤患者的神经支配。丰富的环境中动物大脑皮质重量和体积增加、大脑皮质及皮质下的重量比增大、神经元胞体和细胞核变大、树突分支增多、轴突密度增强。动物实验证实，将创伤性脑损伤大鼠置于丰富环境中，并给予运动和行为等综合康复训练更有利于神经功能的恢复。丰富环境可促进运动及学习记忆功能的恢复，可能与丰富环境本身是一种外界刺激模式有关，能增加大鼠多感官刺激、运动和相互间交往的机会。综合康复训练不仅可以促进运动及学习记忆功能恢复，还可缩短神经功能恢复的时间窗。

2．环境 研究证实，脑损伤后的修复是中枢神经系统再学习的过程。复杂环境生活1个月后，大鼠空间学习能力明显提高。复杂环境对原本学习能力较差的个体效果更明显。

3．药物 神经营养因子是一类多肽因子，可促进神经细胞的存活、诱导突起的生长，对受损神经组织发挥营养、支持、保护和再生等多种作用；包括神经生长因子、脑源性神经营养因子、神经营养素3、成纤维细胞生长因子和胶质细胞源性神经营养因子。除此之外，还有钙离子拮抗剂、γ-氨基丁酸（GABA）受体激动剂、抗氧化剂、白细胞黏附抑制剂、神经节苷脂类药物等应用于临床。

三、周围神经系统的可塑性

周围神经系统的基本组成单位是神经纤维，血液供应来自局部动脉，除非广泛的大动脉病变，否则很难引起周围神经的梗死。神经纤维受到各种因素的影响所出现的病变统称为变性。周围神经系统损伤分为三类：神经失用、轴突断裂和神经断裂。神经失用为暂时性的神经功能传导阻滞，不出现失用和营养障碍，一般6周内神经功能可以恢复。轴突断裂为轴突在鞘内发生断裂，神经鞘膜完整。由于神经鞘膜保存完整，神经功能恢复接近正常。神经断裂为神经束或神经干的断裂，必须经过神经缝合或移植，否则功能不能恢复。

小 结

1. 从细胞水平看，神经系统由神经细胞和神经胶质细胞组成。神经细胞是构成神经系统结构和功能的最基本单位，其主要功能是接受和传递神经冲动。神经胶质细胞对神经元起着支持、保护、营养和隔离、绝缘等作用。从系统水平看，神经系统由中枢神经系统和周围神经系统组成。中枢神经系统由脑和脊髓组成。脑是中枢神经系统最重要的组成部分，脊髓是脑与躯干、内脏之间的联系通路。周围神经系统由脑神经和脊神经组成，联系脑与头面部、脊髓与身体器官、皮肤和肌肉的感觉输入和运动输出。

2. 在各种内外环境因素刺激下，中枢神经系统能发生结构和功能的改变，并且维持一定的时间，这种改变就是中枢神经系统的可塑性。可塑性是神经系统的重要特性，是损伤后重要的功能代偿机制，决定了机体对各种刺激发生的行为改变和适应能力。中枢神经系统的可塑性包括系统间功能重组，系统内功能重组，内、外环境对中枢神经可塑性的影响。

使用手机浏览器扫此二维码可以进入第二章第二节自测题参考答案

自 测 题

一、选择题

1．神经系统结构和功能的基本单位是
   A．神经胶质细胞
   B．神经元
   C．突触
   D．胞体
   E．树突

2．接受神经冲动的是
   A．树突
   B．轴突
   C．突触
   D．胞体
   E．突起

3．传递神经冲动的是
   A．树突
   B．轴突
   C．突触
   D．胞体
   E．突起

4．调节心跳、呼吸、血压等人体基本生命活动的是
   A．大脑
   B．小脑
   C．脑干
   D．脊髓
   E．脑

5．轴突长芽的方式不包括（多选）
   A．侧枝长芽
   B．代偿性长芽
   C．再生性长芽
   D．轴突延长
   E．近端长芽

二、简答题

1．简述系统内功能重组中轴突长芽的模式。
2．简述中枢神经损伤后的系统间功能重组模式

（杨小春）

第三节　残疾学基础

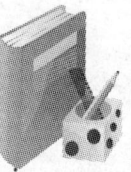

学习目标

通过本节内容的学习，学生应能够：

◎ 识记
1．陈述国际功能、残疾、健康分类模式的结构。
2．识别我国的残疾的类型。

◎ 理解
1．解释国际残损、残疾、残障三个水平的转化过程。
2．归纳 ICF 的内容及双向互动关系。

◎ 运用
1．举例说明慢性病及残疾领域中不同理论框架在实际中的应用。
2．论证国际功能、残疾、健康分类模式与康复之间的关联。

一、慢性病及残疾的理论框架

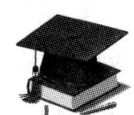

案例 2-3

1998年7月22日,桑兰在第四届美国友好运动会的一次跳马练习中不慎受伤,桑兰受伤后,中国康复研究中心组成专家组,为其制订了缜密的康复计划。她刻苦训练,借助轮椅达到了生活自理,创造了人生奇迹。2002年9月,桑兰加盟世界传媒大亨默多克新闻集团下属的"星空卫视",担任一档全新体育特别节目《桑兰2008》的主持人,继续着自己的奥运之路。在2002年9月,桑兰被北京大学新闻与传播学院新闻系破格免试录取,就读广播电视专业。2014年4月14日,桑兰成为一位母亲。

问题与思考:
1. 通过案例分析残疾的理论框架。
2. 结合案例分析ICF的结构。

慢性病和残疾之间存在着内在关联,但两者的概念和界限较为模糊,它们都是长期困扰着患者及其家庭的健康问题,影响着患者的生存质量。理论框架对认识慢性病和残疾具有指导作用,而如何认识慢性病和残疾决定着康复医疗、护理及其他相关服务措施的制订。当前,学术界存在着四种主要的理论框架,这些理论框架相互关联,旨在构想和阐释在疾病或残疾无法消除的状态下如何提高患者的生存质量,但它们又各具特点。

1. **生物-医学理论框架**(bio-medical frameworks) 涉及慢性病和残疾的病因、症状、病理生理、流行病学特征、转归及其治疗和预后,认为慢性病和残疾是由于个体器官和系统的结构与功能紊乱,而导致的躯体和心理功能障碍。生物-医学理论框架遵循医学模式(图2-12),以医学诊断为核心来制订相应的治疗措施、卫生法规及福利政策等,这种模式存在着明显的弊端。首先,它仅注重改善或治愈慢性病和残疾患者躯体功能上的问题,却忽视了患者内在的心理社会因素,患者只是被动地接受治疗;其次,它把患者看作是受害者(victims),认为残疾是一种不正常(abnormal)的状态,从而损害了患者的社会性,不利于患者生存质量和社会参与度的提高。

2. **社会理论框架**(social frameworks) 对传统的医学模式提出了挑战,强调社会环境的作用,指出需要结合特定的社会和文化背景来认识残疾,认为这些社会因素能够通过对信仰、社会期望和角色等方面的影响来形成个体对残疾的认知和感受。在这一理论框架下,社会模式(social model)(图2-13)的观点最为突出,它更加强调残疾的社会起源,如社会歧视和排斥等,将残疾视为整个社会结构中的一部分,而不仅仅是个人问题。社会结构模式(social construction model)也是社会理论框架中的一个重要内容,它注重的是语言、社会交流、价值

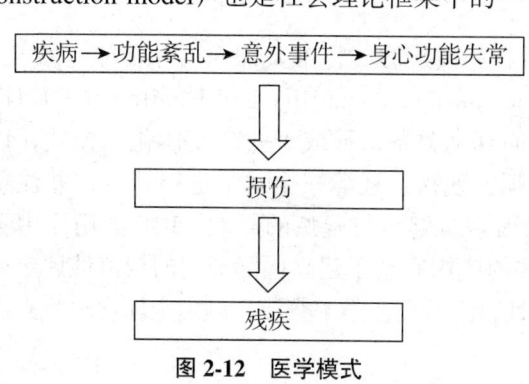

图2-12 医学模式

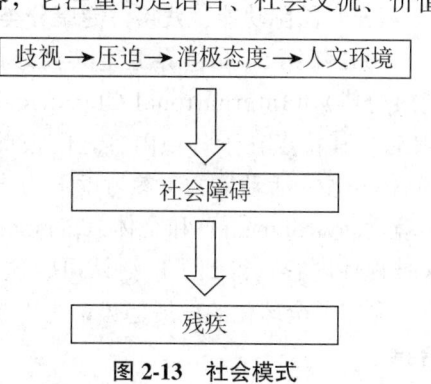

图2-13 社会模式

观和信仰、人际关系及文化等社会因素对残疾的影响作用。和生物医学模式一样，单纯的社会理论框架仍然较为片面，不足以涵盖生理、心理、情感与社会等各个方面。

3．心理-社会理论框架（psychosocial frameworks） 关注的是在日常生活中个体对疾病和残疾的自我感受，认为社会因素和心理因素是影响人们的感知觉和对事物做出反应的关键，并由此进一步影响人们对疾病或残疾的理解和感受。心理-社会理论框架的提出是一个巨大的进步，为生物-心理-社会理论框架的形成奠定了基础。

4．生物-心理-社会理论框架（biopsychosocial frameworks） 近年来随着人类社会和现代医学的发展，人们对慢性病和残疾的认识也发生了深刻的改变，逐渐形成了生物-心理-社会理论框架。该理论框架认为两者是由病理生理改变、心理障碍、社会问题、环境变化等多方面因素通过不同方式起作用的结果。

二、残疾的分类

（一）残疾的概念

残疾的概念比较广泛，包括各种原因引起的身心功能障碍，导致日常生活、学习、工作等方面能力不同程度地下降或丧失，主要分为残损、残疾、残障三个水平层面的内容。

1．残损（impairment） 指人体解剖结构及身心功能短时期或者永久性异常或丧失，如截瘫、肢体挛缩等，属器官水平的残疾。

2．残疾（disability） 指残损引起的功能障碍使个体作为一个整体的各方面行为能力，如日常生活活动能力、沟通能力、学习能力、劳动能力等下降或丧失，属个体水平的残疾。

3．残障（handicap） 指较为严重的残损或残疾限制了个体的生活自理能力和各种社会参与能力，使个体失去应有的社会作用，属社会水平的残疾。

（二）国际残损、残疾和残障分类

1980年，WHO根据残疾的性质和影响程度颁布了《国际残损、残疾和残障分类》（International Classification of Impairment, Disability and Handicap, ICIDH）。ICIDH参照对个体身心状态、整体功能和社会参与三个方面，将残疾划分为残损、残疾、残障三个水平，并描述了这三个不同水平残疾的发展和相互转化过程，认为采取合理的预防措施和康复服务可以减轻或消除残疾带来的负面影响，为残疾的认识和预防，以及康复服务的开展提供了理论指导，推动了现代医学模式的发展，在临床上得到了推广应用。ICIDH的特点在于它是一个平面型模式，各项内容之间是单向关系（图2-14）。

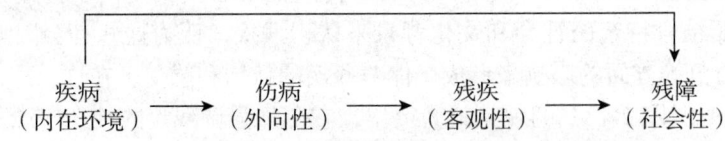

图2-14 国际残损、残疾和残障分类（ICIDH）模式图

（三）国际功能、残疾、健康分类

2001年第54届世界卫生大会修订并通过了新的残疾分类标准，即《国际功能、残疾、健康分类》（International Classification of Functioning, Disability and Health, ICF）（图2-15），其特点在于各项内容之间彼此关联的双向互动关系，形成了一个立体化的模式，以"躯体功能-活动能力-参与度"为主线，对残损、残疾、残障三个水平进行评定，并注重环境（environment）和个体（personal）等情景因素对健康与残疾的影响。ICF的用语中不含歧视性内容，得到了广泛认可，这一理论模式的应用有利于建立国际通用的规范性评定体系，顺应了全球化的发展趋势，为未来开展国际性科学研究、学术交流及制定全球化政策提供指导。

1. ICF 的结构

(1) 功能与残疾：涵盖了身体功能与结构、活动和参与等方面的内容。身体功能不等同于身体结构。身体结构的损伤包括畸形、残缺或明显异常，它可能与身体功能或结构失常有关，也可能与疾病或其他生理功能障碍有关。个体采取某种行为或行动，称为活动；融入到生活场景中的活动，称为参与。个体进行活动时遇到困难导致活动被迫中断，称为活动受限；参与受限则是个体在生活中遇到问题导致相关活动终止。

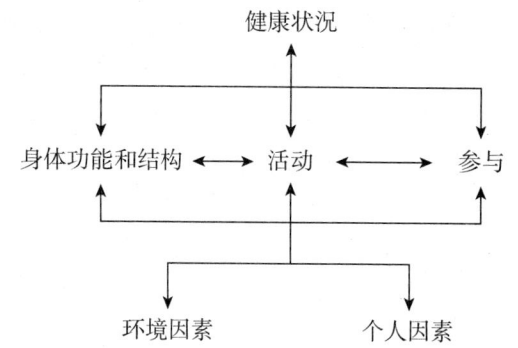

图 2-15 国际功能、残疾与健康分类（ICF）模式图

(2) 背景性因素：指个体生活和生存所处的整个环境，分为环境因素和个人因素。环境因素是人们赖以生存的自然和社会环境，属于外在因素，能够对个体的活动及身体功能与结构起到积极或消极的作用。个人因素包括年龄、性别、种族、生活习惯、文化和教育背景、职业、阅历、行为和性格特征及心理状况等能影响不同层次残疾的因素。

2. ICF 的应用

ICF 采用量化评定的方式对身体功能和结构、活动和参与、环境因素等三个构成成分进行评定。对存在的问题用损伤、活动受限、参与受限或障碍等术语来描述。WHO 通过网络对应用人员进行培训，还编制出临床检查表以方便使用，并正在对 ICF 的临床应用做进一步研究。

（四）我国残疾的分类

1987 年我国残疾人抽样调查确定为五类残疾，包括视力残疾、听力语言残疾、智力残疾、肢体残疾和精神病残疾。2006 年第二次残疾人抽样调查对其进行了修订，2011 年 5 月 1 日正式实施《残疾人残疾分类和分级》国家标准，将残疾确定为六类：即视力残疾、听力残疾、言语残疾、智力残疾、肢体残疾和精神残疾。

1. 视力残疾

(1) 定义：视力残疾是指由于各种原因导致双眼视力障碍或视野缩小，通过各种药物、手术及其他疗法而不能恢复视功能者（或暂时不能通过上述疗法恢复视功能者），以致不能进行一般人所能从事的工作、学习或其他活动。

(2) 分级标准：视力残疾包括盲及低视力两类。分级标准见表 2-1。

表2-1 视力残疾分级标准

类型	级别	最佳矫正视力	视野半径
盲	一级	< 0.02	< 5°
	二级	等于或优于 0.02，而低于 0.05	< 10°
低视力	一级	等于或优于 0.05，而低于 0.1	
	二级	等于或优于 0.1，而低于 0.3	

注：①盲或低视力均是针对双眼而言，若双眼视力不同，则以视力较好的一眼为准；②如仅有一眼为盲或低视力，而另一眼的视力达到或优于 0.3，则不属于视力残疾范围；③最佳矫正视力是指以适当镜片矫正所能达到的最好视力，或以针孔镜所测得的视力；④视野 < 5° 或 < 10° 者，不论其视力如何均属于盲。

2. 听力残疾

(1) 定义：听力残疾是指由于各种原因导致双耳不同程度的听力丧失，听不到或听不清周围环境声及言语声（经治疗一年以上不愈者）。

(2)分级标准:听力残疾包括听力完全丧失及有残留听力但辨音不清,不能进行听说交往两类。分级标准见表2-2。

表2-2 听力残疾分级标准

等级	听力损失程度(dB HL)	言语识别度
一级	>91	<15%,不能交流,几乎听不到声音
二级	81~90	13%~30%,交流严重受限,只听到鞭炮声
三级	61~80	31%~61%,交流中度受限,能听到较大声音
四级	41~60	61%~70%,交流轻度受限,能听到言语声但辨音不清

注:本标准适用于3岁以上儿童或成人听力丧失经治疗一年以上不愈者。

3. 言语残疾

(1)定义:言语残疾指由于各种原因导致的言语障碍(经治疗一年以上不愈者),而不能进行正常的言语交往活动。

(2)分级标准:言语残疾包括言语能力完全丧失及言语能力部分丧失,不能进行正常言语交往两类。分级标准见表2-3。

表2-3 言语残疾分级标准

级别	语音清晰度(%)	言语表达能力
一级	<10%	未达到一级测试水平
二级	10%~30%	未达到二级测试水平
三级	31%~50%	未达到三级测试水平
四级	51%~70%	未达到四级测试水平

注:本标准适用于3岁以上儿童或成人,明确病因,经治疗一年以上不愈者。①一级指只能简单发音而言语能力完全丧失者;②二级指具有一定的发音能力,语音清晰度在10%~30%,言语能力等级测试可通过一级,但不能通过二级测试水平;③三级指具有发音能力,语音清晰度在31%~50%,言语能力等级测试可通过二级,但不能通过三级测试水平;④四级指具有发音能力,语音清晰度在51%~70%,言语能力等级测试可通过三级,但不能通过四级测试水平。

4. 智力残疾

(1)定义:智力残疾是指人的智力明显低于一般人的水平,并显示适应行为障碍。

(2)分级标准:智力残疾包括在智力发育期间,由于各种原因导致的智力低下;智力发育成熟以后,由于各种原因引起的智力损伤和老年期的智力明显衰退导致的痴呆。分级标准见表2-4。

表2-4 智力残疾分级标准

智力水平	分级	IQ(智商)范围	适应行为水平
重度	一级	<20	极度缺陷
	二级	20~34	重度缺陷
中度	三级	35~49	中度缺陷
轻度	四级	50~69	轻度缺陷

注:①智商(intelligence quotient,IQ)范围,WeChsler儿童智力量表;②智商(IQ)是指通过某种智力量表测得的智龄和实际年龄的比,不同的智力测验,有不同的IQ值,诊断的主要依据是社会适应行为。

5．肢体残疾

(1) 定义：肢体残疾是指人的肢体残缺、畸形、麻痹所致人体运动功能障碍。

(2) 分级标准：肢体残疾包括①脑性瘫痪：四肢瘫、三肢瘫、二肢瘫、单肢瘫；②偏瘫；③脊髓疾病及损伤：四肢瘫、截瘫；④小儿麻痹后遗症；⑤先天性截肢；⑥先天性缺肢、短肢、肢体畸形、侏儒症；⑦两下肢不等长；⑧脊柱畸形：驼背、侧弯、强直；⑨严重骨、关节、肌肉疾病和损伤；⑩周围神经疾病和损伤。

重度（一级）包括：①四肢瘫或严重三肢瘫；②截瘫、双髋关节无主动活动能力；③严重偏瘫，一侧肢体功能全部丧失；④四肢均截肢或先天性缺肢；⑤三肢截肢或缺肢（腕关节和踝关节以上）；⑥双大腿或双大臂截肢或缺肢；⑦双上肢或三肢功能严重障碍。

中度（二级）包括：①截瘫、二肢瘫或偏瘫，残肢有一定功能；②双下肢膝关节以下或双上肢肘关节以下截肢或缺肢；③一上肢肘关节以上或一下肢膝关节以上截肢或缺肢；④双手拇指伴有食指（或中指）缺损；⑤一肢功能严重障碍，两肢功能重度障碍，三肢功能中度障碍。

轻度（三级）包括：①一上肢肘关节以下或一下肢膝关节以下截肢或缺肢；②一肢功能中度障碍，二肢功能轻度障碍；③脊柱强直；驼背畸形大于70°，脊柱侧凸大于45°；④双下肢不等长大于5cm；⑤单侧拇指伴食指（或中指）缺损；单侧保留拇指，其余四指截除或缺损；⑥侏儒症（身高不超过130cm的成人）。具体分级标准见表2-5。

表2-5 肢体残疾分级标准

分级	程度	生活自理情况	分值
一级	重度	完全不能或基本上不能完成日常生活活动	0～4
二级	中度	能够部分完成日常生活活动	4.5～6
三级	轻度	基本上能够完成日常生活活动	6.5～7.5

注：下列情况不属于肢体残疾范围：①保留拇指和食指（或中指），而失去另三指者；②保留足跟而失去足前半部者；③双下肢不等长，相差小于5cm；④小于70°驼背或小于45°的脊柱侧凸。

6．精神残疾

(1) 定义：精神残疾是指精神病患者持续患病一年以上未痊愈，同时导致其对家庭、社会发挥应尽职能时出现一定程度的障碍。

精神残疾可由以下精神疾病引起：①精神分裂症；②情感性、反应性精神障碍；③脑器质性与躯体疾病所致的精神障碍；④精神活性物质所致的精神障碍；⑤儿童、少年期精神障碍；⑥其他精神障碍。

(2) 分级标准：对于患有上述精神疾病持续一年以上未痊愈者，应用"精神残疾分级的操作性评估标准"评定精神残疾的等级：①重度（一级），五项评分中有三项或多于三项评为2分；②中度（二级），五项评分中有一项或两项评为2分；③轻度（三级），五项评分中有两项或多于两项评为1分。分级标准见表2-6。

表2-6 精神残疾分级标准

社会功能评定项目	正常或有轻度异常（分）	确有功能缺陷（分）	严重功能缺陷（分）
个人生活自理能力	0	1	2
家庭生活职能表现	0	1	2
对家人的关心与责任心	0	1	2
职业劳动能力	0	1	2
社交活动能力	0	1	2

注：无精神残疾，五项总分为0或1分。

小 结

1. **慢性病和残疾** 慢性病和残疾是相互关联的，它们都是长期影响着患者生存质量的健康问题，两者的概念和界限较为模糊，需要运用适当的理论框架来指导患者及其家庭对慢性病和残疾的认识，从而制订适宜的康复医疗与护理措施及其他相关服务。

2. **残疾的概念和分类** 残疾是指各种原因引起的身心功能障碍，导致日常生活、学习、工作等方面能力不同程度的下降或丧失的状况，包括残损、残疾和残障三个水平。对于残疾，国内外均有明确的分类和分级，如：WHO提出的国际残损、残疾和残障分类（ICIDH）和国际功能、残疾、健康分类（ICF），以及我国的残疾人分类和分级标准。

3. 2006年第二次残疾人抽样调查我国将残疾分为六类：即视力残疾、听力残疾、言语残疾、智力残疾、肢体残疾和精神残疾。

自测题

一、选择题

1. 下面哪项不是国际功能、残疾、健康分类（ICF）的特点
   A．术语不含歧视性内容
   B．呈立体化模式
   C．各项内容之间是单向关系
   D．注重情景因素的影响
   E．注重个人感受

2. 对于听力残疾的解释哪项不正确
   A．双耳不同程度的听力丧失
   B．双耳听不到周围环境声音
   C．双耳听不清周围环境声音
   D．经治疗一年以上痊愈者
   E．经治疗一年以上不愈者

3. 对于残疾的描述正确的是
   A．个体水平的残疾
   B．器官水平的残疾
   C．由外环境造成的残疾
   D．社会水平的残疾
   E．以上均是

二、简答题

1. 简述慢性病及残疾的主要理论框架。
2. 简述ICF的结构。

（孟宪梅　马素慧）

第三章 康复护理评定

第一节 运功功能评定

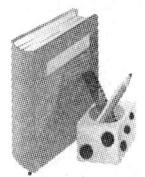

学习目标

通过本节内容的学习,学生应能够:
◎ **识记**
1. 陈述肌力、肌张力、关节活动度、平衡和协调的定义。
2. 回忆步行周期、步幅、步长和步速。
◎ **理解**
1. 列举肌力、肌张力、平衡和协调评定的方法。
2. 归纳临床常见的异常步态。
◎ **运用**
举例说明运动功能评定的方法。

一、肌力评定

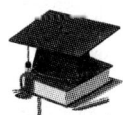

案例 3-1

患者,女,45岁,2周前感冒病史,近3天出现四肢远端疼痛,肌力自肢体远端逐渐下降,现已经不能行走。该患者现一般状态尚可,既往健康,无药物过敏史。

问题与思考:
1. 该患者主要功能障碍是什么?
2. 如何进行肌力评价?

(一)概述

肌力评定是运动功能评定的重要内容之一,是康复护理评定的基础。准确、有效的肌力评定是患者康复的关键。

1. **定义** 肌力(muscle strength)又称绝对肌力,是肌肉收缩产生的最大力量。
2. **评定目的** 判断肌力减弱的部位和程度,协助某些神经肌肉系统疾病的定位诊断,预防肌力失衡引起的损伤和畸形,评价肌力增强训练的效果。

肌力评定的常用测定方法有徒手肌力测试(manual muscle test, MMT)、等长肌力测试、等张肌力测试、等速肌力测试。

（二）评价方法

1. 徒手肌力测试 MMT因简便、易行、科学、实用而在临床中得到广泛应用，是根据肌肉肌群的功能，选择不同的体位，根据抗重力和抗阻力情况及动作的活动范围进行分级的方法，通常采用六级分级法，各级肌力的具体标准见表3-1。

表3-1 MMT肌力分级标准

级别	名称	标准
0	零（zero, O）	无可测知的肌肉收缩
1	微缩（trace, T）	有微弱肌肉收缩，但不能引起关节活动
2	差（poor, P）	在减重状态下，关节能做水平方向运动
3	尚可（fair, F）	能抗重力完成关节全范围运动，但不能抗阻力
4	良好（good, G）	能抗重力及轻度阻力完成关节全范围运动
5	正常（normal, N）	能抗重力及最大阻力完成关节全范围运动

检查时注意先检查健侧，以便对比患侧；注意采用正确的体位，以防止协同肌代替主动肌引起代偿运动；重复检查同一块肌肉时，每次检查应间隔2min为宜；给予阻力的大小要根据被检者的个体情况来决定；阻力的施加方向应与运动方向相反；阻力的施加点应在肌肉附着点的远端部位。

使用手机浏览器扫此二维码可以进入徒手肌力检查标准视频

2. 等长肌力测试 测定肌肉等长收缩的能力，适用于3级以上肌力的检查，通常采用专门的器械进行测试，常用方法有握力测试、捏力测试、背肌力测试、四肢肌群肌力测试等。

3. 等张肌力测试 测定肌肉克服阻力收缩做功的能力，通常测出1次全关节活动范围运动过程中所抵抗的最大的阻力值称为被测者该关节运动的最大负荷量（1 repeatic maximum, 1RM）；完成10次全关节活动范围运动所能抵抗的最大阻力值称为10RM。

4. 等速肌力测试 是在整个运动过程中运动速度（角速度）保持不变的一种肌肉收缩方式，是公认的进行肌肉功能评价及肌肉力学特性研究的最佳方法。等速肌力测试需要借助特定的等速测试仪来完成，能提供肌力、肌肉做功量和功率输出、肌肉爆发力和耐力等多种数据，测试参数全面、精确、客观。

二、肌张力评定

案例 3-2A

患者，男，60岁，因脑出血住院治疗，3周后转入康复科。患者3周前与家人争吵后突然出现左侧肢体偏瘫，头痛伴呕吐入院，头颅CT诊断为"脑出血"，经脱水降颅压、脑保护等对症支持治疗2周后，现病情稳定，肌力已达3级，但左下肢体肌张力增高，活动困难，步态异常。

问题与思考：
1. 如何区分肌力与肌张力？
2. 应采用哪些方法进行康复护理评定？

（一）概述

1. 定义 肌张力（muscular tension）是指肌肉组织的紧张度，是维持身体各种姿势和正常活动的基础。

2. 异常肌张力　主要包括以下两种形式：

（1）肌张力增高：其状态有痉挛和强直。痉挛指被动活动患者肢体时，起始感觉阻力较大，但会在运动过程中突然感到阻力减小，此现象称折刀现象，常见于锥体束病变；强直表现为在肢体的被动运动过程中，各方向上的阻力均匀一致，与弯曲铅管的感觉类似，称为铅管样强直，常见于锥体外系病变。

（2）肌张力减低：对关节进行被动运动时感觉阻力降低或消失，常表现为关节活动范围增加。肌张力减低常见下运动神经元疾病、小脑病变，脑卒中软瘫期、脊髓损伤的休克期等。

（二）评定方法

通过观察患者有无异常运动姿态，触摸肌肉的硬度，以及是否存在腱反射亢进等现象初步检查肌张力；该方法是被动运动检查，即用检查者的手来感觉肌肉的抵抗，也是最常用的检查方法。此外，还可通过等速测力技术来评价痉挛的严重程度，通过电生理评定方法，定量评价运动神经元的兴奋性。

（三）评价标准

正常肌肉外观应具有特定形态和一定的弹性。痉挛的准确量化评定比较困难，临床上多采用量表进行评定，最常用的评定量表是改良Ashworth痉挛评定量表（表3-2）。

表3-2　改良Ashworth痉挛评定量表

等级	评定标准
0级	无肌张力增加，被动活动患侧肢体在整个运动范围内均无阻力
1级	肌张力稍增加，被动活动患侧肢体到终末端时有轻微的阻力
1^+级	肌张力稍增加，被动活动患侧肢体时在前1/2的运动范围内有轻微的"卡住"感觉，后1/2的运动范围中有轻微的阻力
2级	肌张力轻度增加，被动活动患侧肢体在大部分运动范围内均有阻力，但仍可以活动
3级	肌张力中度增加，被动活动患侧肢体在整个运动范围内均有阻力，活动比较困难
4级	肌张力高度增加，患侧肢体僵硬，阻力很大，被动活动十分困难

使用手机浏览器扫此二维码可以进入肌张力评价视频

（四）注意事项

因肌张力呈动态变化，且其影响因素较多，因此在肌张力评定中需注意评价同一肌肉或肌群时被动运动速度要相同，再次评定时，应注意尽量选择相同的时间段和其他评定条件。

三、关节活动范围评定

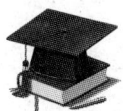

案例 3-2B

经医生会诊，患者转入康复科继续治疗。康复科医师查体，发现患者除上述临床表现外，存在肩、膝关节活动受限并伴有轻度疼痛。

问题与思考：

1. 引起关节活动范围异常的原因有哪些？
2. 如何进行肩、膝关节活动范围评定？

（一）概述

1. 定义　关节活动范围（range of motion，ROM）是指关节活动时可达到的最大弧度，亦称关节活动度,分为主动关节活动度和被动关节活动度,前者是由肌肉的主动收缩产生的,后者则完全由外力产生,无随意的肌肉活动。评定关节活动度的目的主要是判断关节活动受限的程度,分析其产生原因,为选择治疗方法提供参考,并作为治疗过程中评定疗效的手段。

2. 引起关节活动范围异常的原因 关节活动受限的常见原因可概括为两类:一是关节本身的疾病,如关节内骨折或软骨损伤、类风湿关节炎、骨关节炎可引起疼痛、肌肉痉挛或软组织粘连,导致关节活动度减少;关节外的疾病,如关节周围软组织损伤及粘连、骨折、肌肉痉挛等可引起关节活动度减低。

(二)评定方法

关节活动度有多种具体评定方法,也有多种测量工具,如通用量角器、电子角度测量计、皮尺等,必要时可通过 X 线片或摄像机拍摄进行测量分析。这里介绍通用量角器检查法。

1. 通用量角器的组成和选择 通用量角器是由一个带有半圆形或圆形角度计的固定臂和一个普通长度尺(称移动臂)组成,两臂交点用铆钉固定,为量角器轴心。检查者根据所测关节的大小,选择合适的量角器。一般颈、腰椎关节活动度常采用方盘或圆盘量角器,四肢常采用通用量角器(图 3-1)。

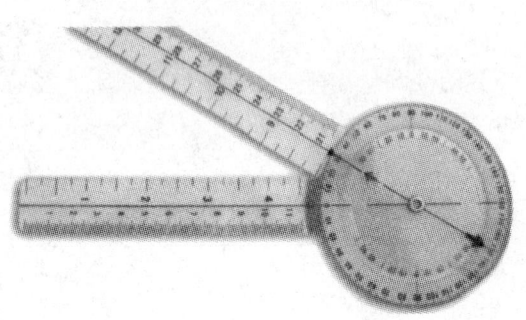

图 3-1 通用量角器

2. 通用量角器的使用方法 测量时,通过采用解剖学中立位时关节角度为"0"起始点,测量旋转度时则选正常旋转范围的中点作为"0"起始点,同时要保证检查者体位舒适,在全关节活动范围不受限的解剖位上进行。量角器轴心应对准关节的运动轴中心,固定臂与构成关节的近端骨的长轴平行,借助体重、体位及测量者所施加的外力等充分固定近端骨,移动臂与构成关节的远端骨的长轴,并随远端骨移动达到最大活动范围,读出度数,获得关节活动度。

3. 躯干 ROM 的测量方法(表3-3)

表3-3 躯干ROM测量方法

运动		受检者体位	量角器放置方法			正常活动范围
			轴心	固定臂	移动臂	
颈椎	前屈、后伸	坐位或立位,在侧面测量	肩峰	在矢状面上与通过肩峰的垂直线一致	与头顶和耳孔连线一致	屈:0~60° 伸:0~50°
	左旋、右旋	坐位或仰卧位,在头顶测量	头顶	与通过头顶的矢状轴一致	与鼻梁和枕骨粗隆的连线一致	0~70°
	左侧屈、右侧屈	坐位或立位,防止胸腰椎侧屈	第7颈椎棘突	与通过第5颈椎到第7颈椎棘突连线一致	与枕骨粗隆到第7颈椎棘突的连线一致	0~50°
胸、腰椎	前屈,后伸	立位	第5腰椎棘突侧面投影	与通过第5腰椎棘突的垂线一致	与第7颈椎到第5腰椎棘突的连线一致	屈:0~80° 伸:0~30°
	左旋、右旋	坐位	头部上面中点	与后背的平行线一致	与两侧肩峰连线一致	0~45°
	左侧屈、右侧屈	坐或立位	第5腰椎棘突	与通过第5腰椎棘突的垂线一致	与第7颈椎到第5腰椎棘突的连线一致	0~35°

4. 上肢 ROM 的测量方法（表3-4）

表3-4　上肢ROM测量方法

运动		受检者体位	量角器放置方法			正常活动范围
			轴心	固定臂	移动臂	
肩	屈、伸	坐位或立位，臂置于体侧，肘伸直	肩峰	与腋中线平行	与肱骨纵轴平行	前屈：0～180° 后伸：0～50°
	外展	坐位，臂置于体侧	肩峰	与身体正中线平行	与肱骨纵轴平行	0～180°
	内旋、外旋	仰卧位，肩外展90°，肘屈90°	尺骨鹰嘴	与地面垂直	与尺骨平行	0～90°
肘	伸、屈	臂取解剖位	肱骨外上髁	与肱骨纵轴平行	与桡骨平行	0～150°
	旋前、旋后	坐位，上臂置于体侧，屈肘90°	中指尖	与地面垂直	与手掌面平行	0～90°
腕	屈、伸	坐或立位，前臂完全旋前	尺骨茎突	与前臂纵轴平行	与第2掌骨纵轴平行	掌屈：0～80° 背伸：0～70°
	尺侧偏、桡侧偏	坐位，屈肘，前旋旋前，腕中立位	腕背侧第三掌骨根部	与第三掌骨平行	第三掌骨纵轴	桡偏：0～20° 尺偏：0～30°

5. 下肢 ROM 测量方法（表3-5）

使用手机浏览器扫此二维码可以进入上肢关节活动度测量视频

表3-5　下肢ROM测量方法

运动		受检者体位	量角器放置方法			正常活动范围
			轴心	固定臂	移动臂	
髋	屈	仰卧位或侧卧位，对侧下肢伸直（屈膝时）	股骨大转子	与身体纵轴平行	与股骨纵轴平行	0～120°
	伸	侧卧位，被测下肢在上	股骨大转子	与身体纵轴平行	与股骨纵轴平行	0～15°
	内收、外展	仰卧位	髂前上棘	左右髂前上棘连线的垂直线	髂前上棘到髌骨中心的连线	0～45°
	内旋、外旋	坐位，两小腿悬于床外	髌骨下端	与地面垂直	与胫骨纵轴平行	0～45°
膝	屈、伸	俯卧位，髋膝伸展	腓骨小头	与股骨纵轴平行	与胫骨纵轴平行	屈：0～135° 伸：0
踝	背屈、跖屈	仰卧位或坐位屈膝90°	外踝中点下2.5cm处	与腓骨纵轴平行	与第五跖骨纵轴平行	背屈：0～20° 跖屈：0～45°
	内翻、外翻	仰卧位或坐位屈膝90°	踝后方，内外踝中点	与小腿后纵轴平行	轴心与足跟中点的连线	内翻：0～35° 外翻：0～25°

使用手机浏览器扫此二维码可以进入下肢关节活动度测量视频

四、平衡功能评定

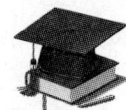

案例 3-3A

患者，女性，72岁，1周前因左侧偏瘫入院，临床诊断：右侧基底核区脑梗死；经临床治疗患者病情稳定，现右侧肢体不能活动，上肢肌张力 Ashworth1 级，下肢肌张力 Ashworth1$^+$ 级，不能保持坐位。

问题与思考：
1. 如何进行坐位平衡功能评定？
2. 分析造成平衡功能障碍的机制。

（一）概述

1. 定义 平衡（balance）是指身体保持一种姿势，以及在运动或受到外力作用时自动调整并维持姿势的能力。

2. 分类 分为静态平衡和动态平衡。静态平衡是指人体处于某种特定的姿势时保持稳定的状态；动态平衡包括自动态平衡和他动态平衡：自动态平衡是指人体在进行各种自主运动时能重新获得稳定状态的能力，如由坐到站或由站到坐的姿势转换，他动态平衡是指人体对外力作用产生反应，建立新的稳定状态的能力，如被推或拉。静态平衡是动态平衡的基础，没有静态平衡的稳定，就没有动态平衡的发展。

3. 支撑面与平衡的关系 支撑面是指人体在各种体位下（卧、坐、站立、行走）所依靠的接触面。人体站立时的支撑面为两足及两足之间的面积。支撑面的改变直接影响着维持平衡的能力，支撑面大，体位稳定性好，则容易维持平衡；反之，随着支撑面的变小，身体重心的提高，体位的稳定就需要较强的平衡能力来维持，例如坐位比立位更稳定。

4. 人体平衡的维持机制 保持平衡需要三个环节的参与：感觉输入、中枢整合和运动控制。

（1）感觉输入：与平衡有关的感觉主要有视觉系统、躯体感觉系统和前庭系统，在躯体感觉系统和视觉系统正常的情况下，前庭系统控制人体重心位置的作用很小，只有在躯体感觉和视觉信息输入均不起作用时，前庭系统的感觉输入才在维持平衡中变得至关重要。正常时视觉系统感知周围环境中物体的运动，以及眼睛和头部的视空间定位；当平衡受到干扰或破坏时，颈部肌肉收缩使头保持向上直立位，并保持视线水平，从而使身体保持或恢复原来的平衡。正常人与支撑面相接触的皮肤的触压觉感受器，感知体重分布和重心位置的信息，肌肉、关节及肌腱等处的本体感受器，感知支撑面面积、硬度、稳定性、空间定位及运动方向等信息，通过深感觉传导通路向上传递。

（2）中枢整合：三种感觉信息在脊髓、前庭核、内侧纵束、脑干网状结构、小脑及大脑皮质等多级平衡神经中枢中进行迅速整合加工，下达运动指令。

（3）运动控制：运动系统接收中枢下达的运动指令，以不同的协同运动模式控制姿势变化，将身体重心调整到原来的范围内，或重新建立新的平衡。当平衡发生变化时，人体通过三种调节机制或姿势性协同运动模式来应变，包括踝调节机制、髋调节机制及跨步调节机制。①踝调节机制，是指人体站在一个坚固和较大的支撑面上，受到一个较小的外界干扰时，身体重心以踝关节为轴进行前后转动或摆动，以调整重心，保持身体的稳定；②髋调节机制，是指正常人站立在小于双足的支撑面上（如横木），受到一个较大的外界干扰时，机体将以髋关节为轴，通过躯干的屈伸来调整身体重心和保持平衡；③跨步调节机制，是指当外干扰过大，重心走出其稳定极限时，人体将启动跨步调节机制，自动向用力方向跨出一步，来重新建立身体重心支撑点，以免跌倒。

5．**目的和适应证** 评定平衡功能的目的是判断是否存在平衡功能障碍，分析引起平衡障碍的原因，确定是否需要治疗，评价治疗效果，预测患者可能发生跌倒的危险性。主要适应证有：

（1）中枢神经系统损害患者，如脑卒中、脑外伤、小脑疾病、脑性瘫痪、脊髓损伤、帕金森病、多发性硬化等患者。

（2）骨科疾病或损伤患者，如骨折及骨关节疾病、关节置换、颈椎病、周围神经损伤、各种运动损伤等患者。

（3）耳鼻喉科疾病患者，如各种眩晕症者。

（4）其他人群，如老年人、运动员、飞行员等。

（二）评定方法

评定方法包括主观评定和客观评定。主观评定以观察法和量表法为主，客观评定多用平衡测试仪评定。

1．**观察法** 观察评定对象能否保持坐位或站立位平衡，以及在活动状态下能否保持平衡，观察法简单粗略，可以对具有平衡功能障碍的患者进行初步筛查。

2．**量表法** 因不需专门设备，评分简单，应用方便，故临床普遍使用。信度和效度较好的量表主要有 Berg 平衡量表（Berg Balance Scale，BBS）、"站起－走"计时测试（the timed "Up & Go"test）。Berg 平衡量表既可以评定静态和动态平衡功能，也可用来预测摔倒的可能性，内容包括站起、坐下、独立站立、闭眼站立、上臂前伸、转身一周、双足交替踏台阶、单腿站立等 14 个项目，满分 56 分，低于 40 分预示有摔倒的危险。"站起－走"计时测试主要为被测试者从座椅站起，向前走 3m，折返回来的时间，以及在行走中的动态平衡。此外，还有用于脑卒中偏瘫患者的 Fugl-Meyer 平衡功能测试、运动功能评估量表（MAS）平衡功能测试等方法。

3．**平衡测试仪** 采用压力传感器和电子计算机技术，可以实时记录分析反映身体摇摆情况的数据，并将结果以数据及图的形式显示，反映平衡功能，还可以通过视觉反馈进行平衡训练。

五、协调功能评定

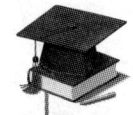

案例 3-3B

该患者经 4 周的康复训练，上肢 Brunnstrom 3 级，下肢 Brunnstrom 4 级，坐位平衡 3 级，站位平衡 2 级，但患者行走时协调性较差。

问题与思考：

1．该患者协调障碍属于哪一类？

2．如何进行协调功能评定？

（一）概述

1．**定义** 协调（coordination）是指人体完成平滑、准确、有控制的运动的能力，同时协调还必须要有适当的速度、距离、方向、节奏和肌力来配合进行。协调功能的产生需要功能完整的深感觉、前庭、小脑和锥体外系的参与，其中小脑对协调运动起着重要的作用。

2. 分类 协调与平衡密切相关。协调功能障碍又称共济失调，根据中枢神经中不同病变部位分为：

（1）小脑共济失调：症状以四肢与躯干失调为主，出现辨距不良、动作不稳、蹒跚步态。

（2）基底核共济失调：主要是肌张力发生改变和随意运动功能障碍，表现为震颤、肌张力过高或低下、随意运动减少或不自主运动过多。

（3）脊髓后索共济失调：以深感觉障碍为主，表现为迈步不知远近，落地不知深浅，抬足过高、跨步宽大、踏地加重，需要视觉补偿，看着地走路，闭目或黑夜步行易跌倒。

（二）评定方法

评定协调主要是判断有无协调障碍，为制订治疗方案提供依据，评定方法主要是观察被测试者在完成指定动作的过程中有无异常。常用的检查方法有：

1. 指鼻试验 指示患者用自己的示指触及自己的鼻尖。

2. 对指试验 指示患者用自己的示指触及另一只手的示指指尖。

3. 轮替试验 患者双手张开，一手向上，一手向下，交替运动，也可以一只手在另一侧手背上交替转动。

4. 跟膝胫试验 患者仰卧，抬起一侧下肢，先将足跟放在对侧下肢的膝盖上，再沿着胫骨前缘向下推移。

5. 拍地试验 患者足跟触地，足尖抬起做拍地动作，可以双足同时做或分别做。

6. 旋前旋后试验 患者坐位，双手放在大腿上，指示患者快速旋转前臂。

上述检查主要观察动作完成是否直接、准确，时间是否正常，在完成过程中有无辨距不良、震颤或僵硬，增加速度或闭眼时有无异常。评定时注意两侧对比。

六、步态分析

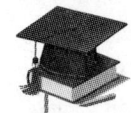

案例 3-3C

该患者经康复治疗与护理，1 周后可在他人陪同下行走，但行走时左下肢髋关节屈曲、伸张不足，外展外旋；膝关节屈曲困难，呈伸直状态，廓清不足。

问题与思考：

1. 该患可能为何种步态？
2. 分析该患者在支撑期和摆动期可能出现哪些功能障碍？

（一）正常步态

1. 正常步态参数

（1）步态周期（gait cycle） 人行走时一侧足跟着地到该侧足跟再次着地的过程被称为一个步态周期，通常用时间秒（s）表示。一般成人的步态周期为 1～1.32 s。根据下肢在步行时的空间位置分为支撑期和摆动期。支撑期是在步行中足与地面始终有接触的阶段，占步行周期的 60%。支撑期开始于首次触地、承重反应、地面反作用力的调整、足跟抬起，结束于足跟离地。摆动期开始于足廓清地面、屈髋带动屈膝，加速肢体向前摆动，结束于下肢前向运动减速，足落地之前，占整个步态周期的 40%（图 3-2、图 3-3）。

（2）步长（step length） 行走时一侧足跟着地到紧接着的对侧足跟着地所行进的距离称为步长，又称单步长，通常用 cm 表示。健康人平地行走时，一般步长为 50～80cm。个体步长的差异主要与腿长有关，腿长，步长也大。

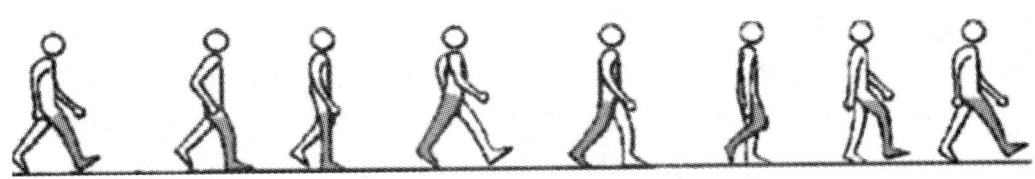

右双支撑期（10%）	右单支撑期（40%）	左双支撑期（10%）	左单支撑期（40%）
左步（50%)		右步（50%)	
右站立相（60%)			右迈步相（40%)

图 3-2 步行周期

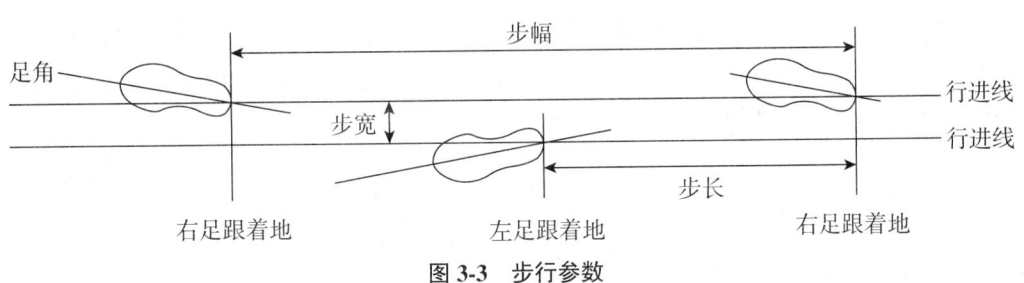

图 3-3 步行参数

(3) 步幅（stride length） 行走时，由一侧足跟着地到该侧足跟再次着地所行进的距离称为步幅，又称跨步长，用 cm 表示，通常是步长的两倍。

(4) 步宽（stride width） 在行走中左、右两足间的距离称为步宽，通常以足跟中点为测量参考点，通常用 cm 表示，健康人为 8±3.5cm。

(5) 足角（foot angle） 在行走中前进的方向与足的长轴所形成的夹角称为足角，健康人约为 6.75°。

(6) 步频（cadence） 行走中每分钟迈出的步数称为步频，又称步调，通常用 steps/min 表示。健康人通常步频是 95～125 steps/min。

(7) 步速（walking velocity） 行走时单位时间内在行进的方向上整体移动的直线距离称为步速，即行走速度，通常用 m/min 表示。一般健康人通常行走的速度为 65～95m/min，也可以用步行 10m 所需的时间来计算。

2. 正常周期中的肌群活动 步行的动力主要来源于下肢及躯干的肌肉作用，在一个步行周期中，肌肉活动具有保持平衡、吸收震荡、加速、减速和推动肢体运动的功能。步态异常通常与肌肉活动的异常有密切关系（表 3-6），因此分析肌肉的功能是步态分析的重要组成部分。

表3-6 正常步态周期中主要肌肉的作用

肌肉	步态周期及作用
腓肠肌和比目鱼肌	踝跖屈，支撑期首次触地、支撑期承重到足跟抬起
臀大肌	大腿后伸，摆动期下肢前向运动减速，支撑期首次触地到承重
腘绳肌	屈膝，摆动期中后期，支撑期首次触地到承重反应结束
髂腰肌和股内收肌	屈髋，大腿内收，足离地至抬起
股四头肌	伸膝，首次触地到承重，足离地至抬起，摆动期下肢前向运动减速，准备触地
胫前肌	踝背屈，首次触地至承重反应结束

(二)临床步态分析

首先了解病史,明确诱发步态异常和改善步态的相关因素,进行体格检查,尤其是生理反射和病理反射、肌力和肌张力、关节活动度、感觉、压痛、肿胀、皮肤状况等。其次是步态观察,内容包括自然步态下步行周期时相是否合理,行进是否稳定和流畅,步行节律是否匀称,是否有疼痛等干扰因素,肩、髋、膝、踝关节运动的稳定性及是否存在活动过度或不足。目前临床常进行三维步态分析,包括运动学分析、动力学分析及动态肌电图分析,其中运动学分析是研究步行时肢体运动时间和空间变化规律的方法,包括人体重心分析、廓清机制、时间-空间参数测定(步长、步幅、步频等)和肢体运动测定等;动力学分析是研究步行作用力和反作用力的强度、方向和时间的方法;动态肌电图用于检测步行肌肉活动与步的关系。

(三)常见异常步态

1. **偏瘫步态** 为单侧病变。病侧上肢通常为屈曲、内收姿势,腰部向健侧倾斜,下肢伸直、外旋,向外前划弧迈步(代偿髋、膝屈肌及踝背屈肌无力导致的拖脚),也称划圈步态(图3-4);轻症患者只表现为下肢拖曳步态。见于脑卒中后遗症等。

2. **剪刀步态** 双侧严重痉挛性肌张力增高,患者双下肢强直内收,伴代偿性躯干运动,行走费力,呈剪刀样步态。常见于脑瘫患儿、脊髓外伤等(图3-5)。

3. **帕金森步态** 患者肌张力呈持续性增高,肌肉僵硬为特征,表现为步行启动困难,下肢摆幅度小,髋膝关节轻度屈曲、重心前移、步频加快的慌张步态,见于帕金森病(图3-6)。

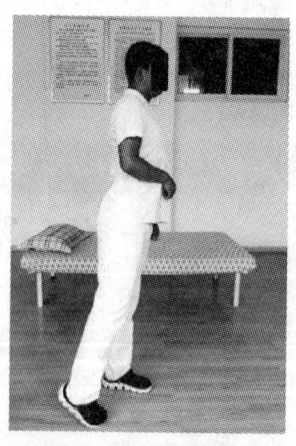
图3-4 偏瘫步态

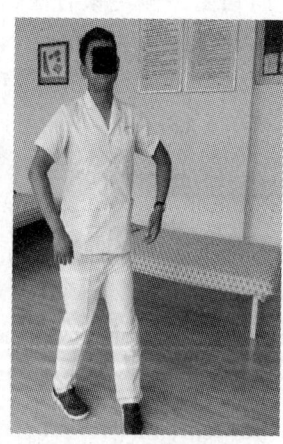
图3-5 剪刀步态

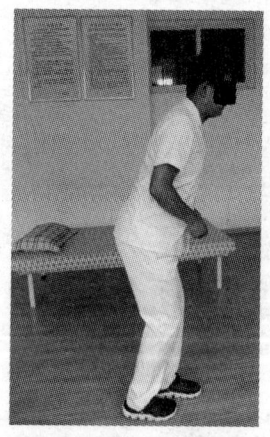
图3-6 帕金森步态

4. **臀大肌无力步态** 表现为支撑期躯干前后摆动显著增加,是由于臀大肌伸髋功能及稳定脊柱的功能减弱引起的(图3-7)。

5. **臀中肌无力步态** 一侧臀中肌麻痹时,患侧骨盆不能固定,无力提起、外展和旋转大腿,髋关节侧方不稳定,行走中患腿站立期时,为避免健侧骨盆下降过多,躯干向患侧侧弯来维持平衡。两侧臀中肌受损时,其步态特殊,步行时上身左右交替摇摆,状如鸭步。常见于脊髓灰质炎(图3-8)。

6. **股四头肌无力步态** 由于股四头肌无力,不能维持膝关节的稳定性,支撑期膝出现后伸,躯干前倾,重力线落在膝前,整个行走过程重心在垂直位移动的幅度较大(图3-9)。

7. **垂足步态** 胫前肌麻痹者,因足下垂,患者在摆动期通过屈髋和屈膝来防止足尖拖地(图3-10)。

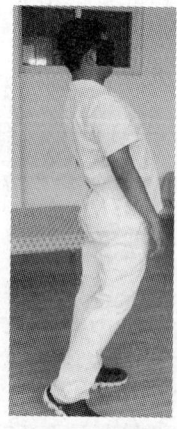
图3-7 臀大肌无力步态

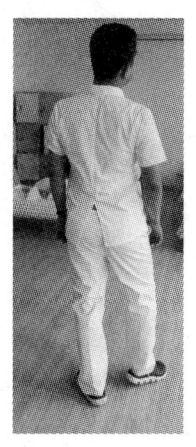 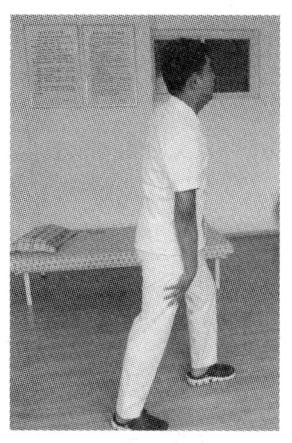 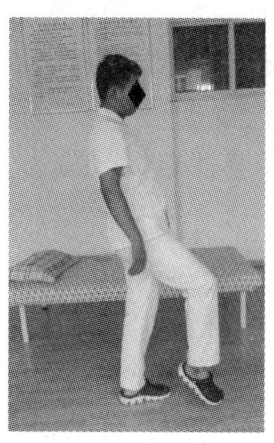

图 3-8　臀中肌无力步态　　　　图 3-9　股四头肌无力步态　　　　图 3-10　垂足步态

 小　结

　　1. 肌力是在肌肉骨骼系统负荷的情况下，肌肉为维持姿势、启动或控制运动而产生一定张力的能力。评价常采用徒手肌力检查、器械检查和等速肌力测试。

　　2. 肌张力是指肌肉组织在静息状态下的一种不随意、持续、微小的收缩。正常肌张力可分为静止性肌张力、姿势性肌张力、运动性肌张力三种。评级方法常用 Ashworth 分级。

　　3. 关节活动范围是指关节运动时所通过的运动弧。人体关节的活动度应该在一定的范围内。发生病变时会造成关节活动度的改变，临床常采用通用量角器、电子角度计、皮尺等进行测量。电子角度计的固定臂和移动臂由两个电子压力传感器构成。

　　4. 平衡能力评定是指身体所处在的一种姿势状态以及在运动或受到外力作用时自动调整并维持姿势的一种能力。评价方法包括三级平衡能力评价和量表评价。

　　5. 协调是指人体产生平滑、准确、有控制的运动能力。协调功能障碍又称为共济失调。根据中枢神经系统中不同的病变部位分为小脑共济失调、基底核共济失调和脊髓后索共济失调。评价方法分非平衡性实验和平衡性实验两种。

　　6. 正常步态参数包括步态周期、步长、步幅、步宽、足角、步频、步速及正常周期中的肌群活动。临床步态分析的方法首先了解生理反射和病理反射、肌力和肌张力、关节活动度、感觉、压痛、肿胀、皮肤状况等。其次是步态观察，内容包括自然步态下步行周期时相是否合理，行进是否稳定和流畅，步行节律是否匀称，是否有疼痛等干扰因素，肩、髋、膝、踝关节运动的稳定性及是否存在活动过度或不足。目前临床常采用三维步态分析进行评价。常见异常步态包括偏瘫步态、剪刀步态、帕金森步态、臀大肌无力步态、臀中肌无力步态、股四头肌无力步态、垂足步态，由于损伤部位不同，步态特征各异。

自测题

一、选择题

1. 在肌力评定中,根据肌肉抗重力和抗阻力情况及动作的活动范围进行分级的方法是
   A. 徒手肌力测试
   B. 等长肌力测试
   C. 等张肌力测试
   D. 等速肌力测试
   E. 定点肌力测试法

2. 应用徒手肌力测试法测试肱二头肌的肌力时,肱二头肌可在抗重力情况下完成屈肘,而在轻微阻力下不能屈肘,可判定肱二头肌的肌力为
   A. 1级
   B. 2级
   C. 3级
   D. 4级
   E. 5级

3. 肌张力是指
   A. 肌肉收缩产生的最大力量
   B. 肌肉组织的紧张度
   C. 关节活动时可达到的最大弧度
   D. 身体保持一种姿势以及在运动或受到外力作用时自动调整并维持姿势的能力
   E. 肌肉收缩时达到的最大弧度

4. 下列既可做屈伸、外展内收,还可做旋转动作的关节是(多选)
   A. 肩关节
   B. 膝关节
   C. 肘关节
   D. 踝关节
   E. 髋关节

5. 人体保持平衡的环节不包括
   A. 感觉输入
   B. 中枢整合
   C. 运动控制
   D. 前庭控制
   E. 皮质参与

6. 协调功能障碍又称共济失调,根据中枢神经中不同病变部位分类不包括(多选)
   A. 小脑共济失调
   B. 基底核共济失调
   C. 脊髓后索共济失调
   D. 深感觉共济失调
   E. 脊髓前角性共济失调

7. 在步行中,主要作用是使大腿后伸,摆动期下肢前向运动减速,支撑期首次触地到承重的肌群是
   A. 腓肠肌和比目鱼肌
   B. 臀大肌
   C. 腘绳肌
   D. 髂腰肌
   E. 股内收肌

二、简答题

1. 简述 MMT 肌力分级标准。
2. 简述改良 Ashworth 痉挛分级法及标准。
3. ROM 的测定的主要目的是什么?
4. 简述影响人体平衡功能的因素。
5. 步态分析的常用参数有哪些?

(史淑杰 马素慧)

第二节 心肺功能评定

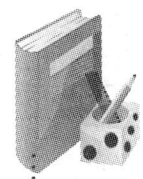

学习目标

通过本节内容的学习,学生应能够:
◎ 识记
陈述肺功能测定的具体内容。
◎ 理解
列举心功能评定和肺功能评定的分级方法。
◎ 运用
举例说明心电运动试验的方法评估心脏病康复患者。

心功能评定可以对各种心脏病的严重程度做出评定,判断预后,指导心脏疾病的康复,评定患者运动的安全性及康复效果。肺功能评定可以对呼吸生理状况做出质与量的评估,明确肺功能障碍的程度及类型,判断康复疗效,制订康复护理计划。

一、心功能评定

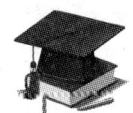

案例 3-4

男,60岁,冠状动脉粥样硬化性心脏病史10年,高血压病史20年,近月余自觉活动后呼吸困难住院治疗。诊断为冠心病、心力衰竭。经治疗症状减轻,但上楼仍感呼吸困难,无心绞痛发作。为使患者早日康复,医生考虑行心脏康复训练。

问题与思考:
1. 心功能如何分级?
2. 心电运动试验如何进行?
3. 怎样对该患者进行呼吸功能的评定?

运动可诱发出心血管异常反应,常用运动试验对心功能进行评定。在运动试验中,通过一些重要的参数变化来反映心脏和整个身体的情况,包括症状、体征、心脏电生理指标和以耗氧量和二氧化碳排出量等为基础的一系列代谢指标,如代谢当量。

（一）心功能容量

心功能容量（functional capacity, FC）又称心脏有氧能力,其单位是代谢当量（metabolic equivalent of energy, MET）,一个代谢当量是指机体在坐位休息时,摄氧3.5ml/（kg·min）。心功能容量是指在有氧运动范围内,机体所能完成的最大运动时的MET值,是和最大耗氧量相当的MET值。即心功能容量是机体进行最大强度活动时的耗氧量,但其单位常以MET值来表示。据研究，正常人的心功能容量为：为17.6-0.13×年龄（岁）（MET），对于有冠心病危险的人，其FC降至12.0-0.08×年龄（岁）（MET），即同为60岁，健康人和有冠心病危险的人的FC分别为9.8 MET和7.2MET。

（二）心功能分级

心功能分四级（表3-7）。

表3-7 心脏功能分级（美国心脏学会）

功能分级	临床情况	持续-间歇活动的能量消耗（千卡/分）	最大代谢当量（METs）
Ⅰ	患有心脏病，其体力活动不受限制。一般体力活动不引起疲劳、心悸、呼吸困难或心绞痛	4.0～6.0	6.5
Ⅱ	患有心脏病，其体力活动稍受限制，休息时感到舒适。一般体力活动时，引起疲劳、心悸、呼吸困难或心绞痛	3.0～4.0	4.5
Ⅲ	患有心脏病，其体力活动大受限制，休息时感到舒适，较一般体力活动为轻时，即可引起疲劳、心悸、呼吸困难或心绞痛	2.0～3.0	3.0
Ⅳ	患有心脏病，不能从事任何体力活动，在休息时也有心功能不全或心绞痛症状，任何体力活动均可使症状加重	1.0～2.0	1.5

（三）心电运动试验

1．定义　心电运动试验又称递增负荷运动试验，是让患者利用定量准确的心脏功能检测仪进行负荷递增运动的同时进行心电、血压、脉搏的测定，直至患者出现预定的终止运动的指征为止，以测定患者心功能容量（FC）的方法。

2．目的　①为制订运动处方提供依据：通过了解受试者可耐受的运动负荷，可判断其心功能，指导日常生活活动和工作强度，并制订运动处方；②冠心病的早期诊断：以往运动试验曾是冠心病早期诊断最有效和最常用的方法，有较高的灵敏性和特异性；③判定冠状动脉病变的严重程度及预后：运动中发生心肌缺血的运动负荷越低、心肌耗氧水平越低（即心率、血压越低）、ST段下移的程度越大，冠心病的严重程度就越重，预后也越差。

3．分类　按试验终点可以分为三类：①极量运动试验（maximal exercise test）：要求患者运动到筋疲力尽、心率达到按年龄预测的最大心率，最大心率为220－年龄。②症状限制性试验（symptom limited maximal exercise test）：要求患者运动到出现指定的、具有一定的危险讯号意义的症状或体征时为止，故又称体征限制性运动试验。在心脏康复中，症状限制性试验应用很普遍。③低水平运动试验（low level exercise test）：以预定较低水平的运动负荷、心率、血压和症状为终止指标的试验方法，适用于急性心肌梗死或病情较重者的出院前评定。

4．试验的禁忌证　①绝对禁忌证：未控制的心力衰竭、严重的左心功能障碍、严重的心律失常、不稳定型心绞痛、急性心包炎、心肌炎、心内膜、严重而未控制的高血压（高于210/110mmHg）、急性肺动脉栓塞、急性全身性感染等。②相对禁忌证：严重的高血压、中度瓣膜病变和心肌病、明显的心动过速或过缓、完全性房室传导阻滞及高度窦房传导阻滞、严重冠状动脉左主干狭窄或类似病变、严重的肝肾疾病、严重贫血、未能控制的糖尿病、甲状腺功能亢进（甲亢）和精神疾病发作期间。

5．常用试验方法　活动平板实验：改良Bruce方案（表3-8）应用最广泛，以增加速度和坡度来增加运动强度。

表3-8　改良Bruce方案

阶段	坡度（%）	速度（km/h）	时间（min）	心功能容量（METs）
0	0	2.7	3	1.7
1/2	5	2.7	3	2.9
1	10	2.7	3	4.7
2	12	4.0	3	7.1
3	14	5.5	3	10.2
4	16	6.8	3	13.5
5	18	8.0	3	17.3
6	20	8.9	3	20.4
7	22	9.7	3	23.8

安排好监测仪器和准备好安全措施后，即可按方案中规定的阶段、选定坡度、速度和时间，逐级连续地进行，直到出现停止试验的指征，如心肌缺血或循环不良的症状、心电图异常、血压异常、运动诱发严重心律失常等，立即停止试验，让患者休息。在实验中监测：①心电图，为避免运动妨碍和干扰导联线，常采用特殊的双极导联，最简单常用的是CM5导联；CM5导联的正极在常规V5位置，负极在胸骨柄上，地极在正常V5R处；心电监测在运动中可于每2~3min描记一次，达终点时维持描记1~2min，停止运动后描记停止后2min、4min、6min心电图，如6min仍不恢复，每2min再描记一次，直到恢复为止，有时为了方便也可只描记运动停止后1min、5min、10min、15min的心电图；②血压，每级最后的1min测一次，运动停止后，测第1min、3min、5min、10min、15min的血压；③脉搏：每级最后1min测10s的脉搏，乘以6，求出1min的脉搏。

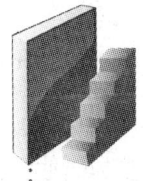

知识链接

6min步行试验

6min步行试验主要用于体能无法进行活动平板或踏车试验的患者，具体方法为测试前先让患者熟悉测试方法，在安静的环境下，于20~30m的长廊上用尽可能快的速度来回走动，必要时调整步速，最后测定6min步行的距离。实验中若出现头晕、心绞痛、气短等不适应症状则终止实验。判定标准为患者行走的距离越长，其体力活动能力越好。

二、呼吸功能评定

（一）气促程度分级

根据患者在体力活动中气促的程度对呼吸功能做出初步评定。

表3-9　气促程度分级

功能分级	判定标准
0	日常生活能力和正常人无区别
1	一般劳动较正常人容易出现气短
2	登楼、上坡时出现气短
3	慢走100m以内即感气短
4	讲话、穿衣等轻微动作便感到气短
5	安静时就有气短，不能平卧

(二)肺功能测定

1. 肺容积和肺容量的测定

(1)肺容积:包括潮气量、补吸气量、补呼气量和残气量四种基本容积,它们互不重叠,全部相加等于肺的最大容量。①潮气量:是指平静呼吸时每次呼出或吸入的气量,正常值为500ml;②补吸气量:是指平静吸气末再尽力吸气所能吸入的气量,正常成年人为1500~2000ml;③补呼气量:是指平静呼气末再尽力呼气所能呼出的气量,正常成年人为900~1200ml;④残气量:是指最大呼气末尚存留于肺中不能再呼出的气量,只能用间接方法测定,正常成年人为1000~1500ml。支气管哮喘和肺气肿患者,残气量增加。

(2)肺容量(图3-11):

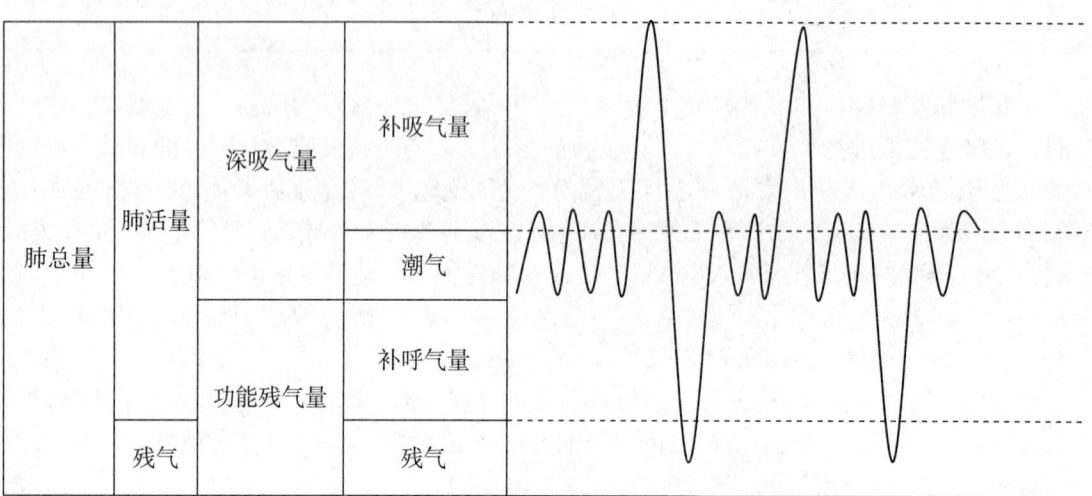

图3-11 基本肺容积和肺容量图解

深吸气量是指从平静呼气末做最大吸气时所能吸入的气量,是潮气量和补吸气量之和;是衡量最大通气潜力的一个重要指标,正常成年男性为2600 ml,成年女性为1900 ml,占肺活量的75%。深吸气量减少,提示限制性通气功能障碍,如胸廓、胸膜、肺组织和呼吸肌的病变。

功能残气量是指平静呼气末尚存留于肺内的气量,是残气量和补呼气量之和。正常成年人约为2500 ml。临床中检测方法是让患者在5000 ml纯氧中呼吸7min,根据氧吸收情况计算而得。功能残气量增加,表示平静呼气后肺泡充气过度,肺弹性减退、气道阻塞等疾病等,功能残气量减少见于肺间质纤维化、肺切除术后。

肺活量是指最大吸气后从肺内所能呼出的最大气量,是潮气量、补吸气量和补呼气量之和。正常成年男性约为3500 ml,女性为2500 ml。肺活量是反映通气功能的基本指标,阻塞性通气功能障碍,肺活量可正常或轻度降低,而限制性通气障碍则明显降低。

肺总(容)量是指肺所能容纳的最大容量,是肺活量和残气量之和。正常成年男性约为5000 ml,女性约为3500 ml。肺总量增加见于阻塞性肺疾病,如肺气肿等,肺总量减少见于限制性肺疾病,如弥漫性肺间质性纤维化。

2. 通气功能的测定

(1)每分钟静息通气量(minute ventilation, VE):是指平静呼吸时每分钟进或出肺的气体总量。VE=呼吸频率×潮气量。平静呼吸时,成人呼吸频率如每分钟12次,潮气量为500ml,则每分钟静息通气量为6L。

(2)最大通气量(maximal ventilatory volume, MVV):是指尽力做深快呼吸时,每分钟所能吸入或呼出的最大气量。它反映单位时间内充分发挥全部通气能力所能达到的通气量,是估计一个人能进行多大运动量的一个生理指标。测定时,一般只测量10s或者15s的最深最快的呼出或吸入气量,再换成每分钟的,一般可达 70~120L。

(3) 用力肺活量 (forced vital capacity, FVC): 是指尽力最大吸气后, 尽力尽快呼气所能呼出的最大气量。该指标是指将测定肺活量的气体用最快速呼出的能力。其中, 开始呼气第一秒内的呼出气量为一秒钟用力呼气容积 (forced expiratory volume in one second, FEV1.0), 常以 FEV1.0/FVC% 表示。正常人 3s 内可将肺活量全部呼出, 第 1s、2s、3s 所呼出气量各占 FVC 的百分率正常分别为 83%、96%、99%。

FEV1.0 的男性正常值为 3179±117ml, 女性为 2314±48ml, FEV1.0/FVC% 正常为 >80%。正常人大于 80%, 低于 80% 表明气道阻塞性通气障碍的存在。

3. 通气功能障碍的分型

通气功能障碍 (ventilation disturbance) 可分为三种类型, 即阻塞型、限制型和混合型。临床上需结合病史资料与肺功能各项测定指标进行综合分析, 方能做出准确评定。以下是三种类型通气功能障碍的肺功能表现 (表 3-10)。

表3-10 三种类型通气功能障碍分型

	项目	阻塞型	限制型	混合型
肺容量	肺活量 (VC)	正常或下降	明显下降	下降
	功能残气量 (FRC)	明显下降	明显下降	不一定
	肺总量 (TLC)	正常或上升	明显下降	不一定
	残气量/肺总量 (RV/TLC)	上升	不一定	不一定
通气功能	时间肺活量 (FVC)	正常或下降	明显下降	明显下降
	第一秒用力呼气量 (FVC1)	明显下降	下降	明显下降
	FVC1/FVC%	明显下降	正常或上升	正常或下降
	最大通气量 (MVV)	明显下降	下降	明显下降
	最大呼气中期流速 (MMEF)	明显下降	下降	明显下降

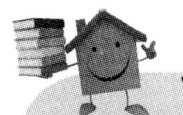

小 结

1. 心功能容量又称心脏有氧能力, 其单位是代谢当量 (metabolic equivalent of energy, MET), 一个代谢当量是指机体在坐位休息时, 摄氧 3.5ml/(kg·min)。心功能分级常采用美国心脏学会的心脏功能分级; 心电运动试验又称递增负荷运动试验, 是让患者利用定量准确的心脏功能检测仪进行负荷递增运动的同时进行心电、血压、脉搏的测定, 直至运动到患者出现预定的终止运动的指征为止, 以测定患者心功能容量 (FC) 的方法。按试验终点可以分为三类: ①极量运动试验, ②症状限制性试验, ③低水平运动试验, 但应严格掌握适应证和禁忌证。

2. 呼吸功能评级包括气促程度分级和肺功能测定。临床常采用肺容积和肺容量的测定及通气功能的测定呼吸功能。其中肺容积包括: ①潮气量, 是指平静呼吸时每次呼出或吸入的气量, 正常值为 500ml; ②补吸气量, 是指平静吸气末再尽力吸气所能吸入的气量, 正常成年人为 1500~2000ml; ③补呼气量, 是指平静呼气末再尽力呼气所能呼出的气量, 正常成年人为 900~1200ml; ④残气量, 是指最大呼气末尚存留于肺中不能再呼出的气量, 只能用间接方法测定, 正常成年人为 1000~1500ml。

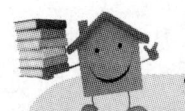

小 结

3. 通气功能的测定包括：①每分钟静息通气量（VE），是指平静呼吸时每分钟进或出肺的气体总量；②最大通气量（MVV），是指尽力作深快呼吸时，每分钟所能吸入或呼出的最大气量；③用力肺活量（FVC），是指尽力最大吸气后，尽力尽快呼气所能呼出的最大气量；该指标是指将测定肺活量的气体用最快速呼出的能力。

自测题

一、选择题

1. 患有心脏病，其体力活动稍受限制，休息时感到舒适，一般体力活动时，引起疲劳、心悸、呼吸困难或心绞痛。按美国心脏学会对心功能的分级方法下列情况应为
   A. Ⅰ级
   B. Ⅱ级
   C. Ⅲ级
   D. Ⅳ级
   E. Ⅴ级

2. 通过心电运动试验不能测到的是
   A. 心电 ST 段的变化
   B. 血压的变化
   C. 心率的变化
   D. 潮气量的变化
   E. QRS 波群的变化

3. 下列不属于心电运动试验的禁忌证的是
   A. 中度瓣膜病变
   B. 明显的心动过速或过缓
   C. 急性全身性感染
   D. 高血压，但已控制到 150/90mmHg
   E. 心肌病

4. 慢走 80m 即感到气短按呼吸功能的初步判断应为
   A. 1 级
   B. 2 级
   C. 3 级
   D. 4 级
   E. 5 级

5. 下列属于阻塞型通气功能障碍的是
   A. 肺活量明显下降，第一秒用力呼气量下降不明显
   B. 功能残气量明显下降，第一秒用力呼气量明显下降
   C. 功能残气量正常，第一秒用力呼气量明显下降
   D. 残气量正常，第一秒有力呼气量明显下降
   E. 功能残气量明显下降，第一秒用力呼气量明显上升

二、简答题

1. 简述代谢当量的概念。
2. 简述通气功能的测定指标。

（史淑杰　窦　娜）

第三节 感知、认知功能评定

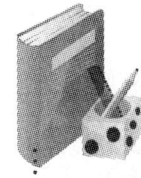

学习目标

通过本节内容的学习,学生应能够:
◎ 识记
陈述感知、认知的定义。
◎ 理解
归纳感知功能障碍的分类。
◎ 运用
应用认知功能评定的方法对认知障碍的患者进行康复护理评定。

一、感知功能评定

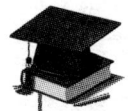

案例 3-5A

患者,男性,65岁,头晕、头痛,肢体麻木,力弱1周,今日晨起突然出现因肢体瘫痪急诊入院,神经科查体:左侧肢体瘫痪,左侧感觉障碍,双眼同向性偏盲,结合症状和查体临床诊断为"基底核区脑干死"。

问题与思考:
1. 该患者感觉障碍的类型属于哪种?
2. 怎样进行感觉检查?

(一)概述

感知是指将视、听、触等感觉信息综合为有含义的认识,包括感觉和知觉。感觉是大脑对当前直接作用于感觉器官的客观事物的个别属性的反应,包括触觉、听觉、视觉、味觉、嗅觉、运动觉、位置觉。知觉是大脑对感觉器官所得到的信息进行分析和综合所形成的客观事物的整体形式的反映。因此说,感觉是客观的,知觉是主观的。

(二)感觉检查

由于感觉检查的结果主要根据患者表述,所以检查前应告诉患者检查的全过程和方法,以取得患者的合作。检查时被检者宜闭目,切忌暗示性提问,以免影响患者的判断,检查中要注意左右侧、远近侧的对比。一般从感觉缺失部位查到正常侧。

1. 浅感觉

(1) 触觉:用一束棉絮在皮肤上轻轻划过,有毛发处可轻触其毛发,嘱患者说出感受接触的次数(图3-12)。

(2) 痛觉:用针尖轻刺皮肤,询问患者有无疼痛的感觉,两侧对比(图3-13)。

(3) 温度觉：用盛有冷水（5～10℃）及热水（40～45℃）的试管交替接触患者皮肤，让其辨出冷、热感觉（图3-14）。

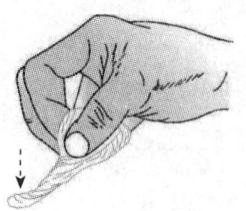 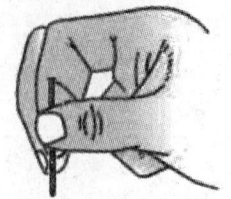 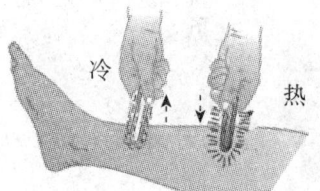

图 3-12　触觉检查　　　　　图 3-13　痛觉检查　　　　　图 3-14　温度觉检查

2．深感觉

(1) 运动觉：患者闭目，检查者轻轻夹住患者的手指或足趾两侧，上下运动5°左右，令患者说出"向上"或"向下"（图3-15）。

(2) 位置觉：患者闭目，将患者一侧肢体摆成某一姿势，让患者说出所放位置，或用另一肢体模仿。

(3) 振动觉：将音叉置于骨突起处（如内踝、外踝、膝盖、胫骨等），询问有无振动感觉和持续时间，判断两侧有无差别（图3-16）。

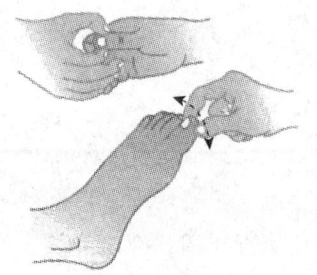 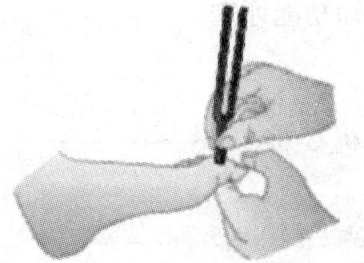

图 3-15　运动觉检查　　　　　　　　图 3-16　振动觉检查

3．复合感觉

(1) 两点辨别觉：患者闭目，以钝角分规刺激皮肤上的两点，检查患者有无能力辨别，再逐渐缩小两脚间距，直到患者感觉为一点为止。正常身体各部位辨别两点的能力不尽一致：指尖掌侧为2～8mm，手背为2～3cm，躯干为6～7cm（图3-17）。

(2) 图形觉：患者闭目，用笔或竹签在其皮肤上画图形（方形、圆形、三角形等）或一些简单的数字（1、2、3等），让患者分辨。左、右分别测试（图3-18）。

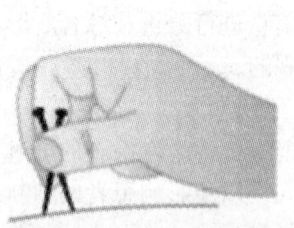 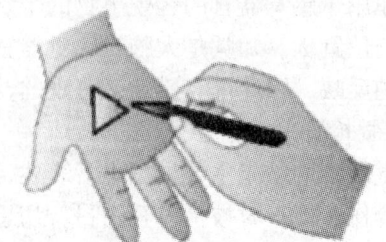

图 3-17　两点辨别觉检查　　　　　　图 3-18　图形觉检查

(3) 实体觉：患者闭目，令其用单手触摸熟悉的物体，如钢笔、纽扣等，嘱其说出物体的大小、形状、硬度、轻重及名称。左、右分别测试。

（三）知觉障碍评定

案例 3-5B

该患者经临床溶栓、扩血管治疗 5 天后病情稳定，转入康复科进行功能训练，治疗过程中，患者诉口渴，治疗人员给患者一个一次性纸杯、一包茶叶和水壶，患者却不知怎样完成。

问题与思考：
1．该患者的知觉障碍属于哪种类型？
2．如何进行康复护理评价？

1．失认症评定　失认症（agnosia）是指患者在无感觉障碍、智力减退、意识模糊、注意力不集中等情况下丧失了对物品、人、声音、形状或者气味的识别能力。

（1）单侧忽略：是指脑损伤患者各种初级感觉正常，不能对大脑损伤灶对侧身体或空间呈现的刺激做出反应。评定方法常采用线段二等分试验、字母删除测试、临摹试验和双侧同时刺激检查。

（2）躯体失认：是指对身体部位、位置、各部位相邻关系，以及和周围物体关系的认识障碍，多见于优势大脑半球的损害。主要包括躯体部位失认、左右分辨困难、单侧忽略、手指失认和疾病失认。检查方法有身体部位识别及命名测试、手指识别及命名测试、拼图、画人像、动作模仿、左右分辨、双手操作、线段二等分试验、字母删除测试、临摹试验、空间表象试验等。

（3）视觉失认：是指在没有以失语症为首的语言障碍、智力障碍、视觉障碍等情况下，不能认知、肯定眼前的视觉对象为何物的一种状态，即可以看到眼前的客观实体，却不知是什么，不知其特质内容（如形状、材质、用途等），即不能识别视觉刺激的意义。检查方法有形态辨别、辨认和挑选物品、图片辨别、涂颜色试验、相片辨认等。

（4）听觉失认：是指听力保留，但对所能听到的原本知道的声音的意义不能辨识和肯定的一种状态。这里的声音是指言语音或有意义的非言语音。检查方法有无意义声音配对、声源匹配、音乐匹配等。

（5）触觉失认：是指在触觉、温度觉、本体感觉，以及注意力均无障碍的情况下，不能通过触摸来辨识从前早已熟悉的物体的意义，如不能命名，不能说明该物品的用途等。检查方法有对物品的质觉、形态、实体的辨认等测验。

2．失用症评定　失用症（apraxia）是指执行器官在没有异常的情况下，不能执行有目的的动作行为。即在临床所能诊断的限度内没有麻痹、肌张力异常、共济失调、不随意运动、听力障碍、理解障碍等情况下，不能按要求完成有目的的运动，不能正确地运用后天习得的技能完成活动。

（1）意念性失用：是指无法正常使用日常惯用的物品，其特点为对复杂精细的动作失去应有的正确观念，以致各种基本动作的逻辑次序紊乱，患者只能完成一套动作的一些分解动作，但不能将各个组成部分合乎逻辑地连贯结合为一套完整的动作。例如知道物体是何物，不会使用；系列动作完成障碍等。评定方法可用日常用具使用试验、活动逻辑试验。

（2）意念运动失用：言语命令或视觉模仿的动作实现困难，其特点为无意识下能做到的动作，而随意时完成困难，如让患者刷牙时能自动去刷牙，但口头指示其刷牙，却不能完成。评定方法常采用模仿动作试验、口头命令动作试验。

(3) 运动性失用：双侧或对侧运动区及其纤维或胼胝体前部病变，引起对侧肢体尤其是上肢远端的运动障碍。一般简单动作无困难，表现为动作笨拙，失去执行精巧、熟练动作的能力，患者被动执行口令、模仿及主动自发动作仅限于上肢远端，失去执行精巧、熟练动作能力，患者执行口令模仿及自发动作均受影响，如患者不能书写、系衣扣和弹琴等。

(4) 穿衣失用：日常穿衣能力丧失，衣服的各个部分与患者身体各部位空间关系障碍，评价方法是给玩具娃娃穿衣或患者给自己穿衣。

(5) 结构性失用：将物体构件组合成一定形状的能力障碍，主要类型有物体构成障碍和身体构成障碍。评价方法有画空心十字试验、火柴棒拼图试验、砌积木试验、拼图案试验、几何图形临摹试验。

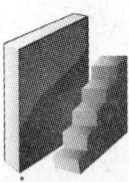

> **知识链接**
>
> **失认证、失用症与损伤部位**
>
> 大脑分为左、右两个半球和功能分区，不同的损伤部位与失认证、失用症的类型有关。双侧后枕叶病变引发视觉失认；左侧颞叶受损引发听觉失认；右侧顶叶病变出现体像障碍；单侧忽略的病灶多位于右侧大脑半球顶枕部。失用症主要见于左侧顶叶缘上回、胼胝体和额叶病变。

二、认知功能评定

（一）概述

认知是指人脑在对客观事物的认识过程中，对感觉输入信息的获取、编码、操作和使用的过程，是输入、输出之间发生的内部心理过程，这一过程包括直觉、注意、记忆及思维等。各种原因引起的脑损伤导致不同形式和程度的认知功能障碍，影响患者的生活活动能力。一般包括注意力、记忆力、思维能力的障碍。

（二）评定方法

1. Rancho Los Amigos 认知功能评定量表（表3-11）是由 Rancho Los Amigos 医疗中心建立，是对神经行为恢复阶段的评估。

表3-11 Rancho Los Amigos认知功能评定量表

分级	特点	认知与行为表现
Ⅰ级	没有反应	患者处于深昏迷，对任何刺激完全无反应
Ⅱ级	一般反应	患者对无特定方式的刺激呈现不协调和无目的的反应，与出现的刺激无关
Ⅲ级	局部反应	患者对特殊刺激起反应，但与刺激不协调，反应直接与刺激的类型有关，以不协调延迟方式（如闭着眼睛或握着手）执行简单命令
Ⅳ级	烦躁反应	患者处于躁动状态，行为古怪，毫无目的，不能辨别人与物，不能配合治疗，词语常与环境不相干或不恰当，可以出现虚构症，无选择性注意，缺乏短期和长期的回忆
Ⅴ级	错乱反应	患者能对简单命令产生相当一致的反应，但随着命令复杂性增加或缺乏外在结构，反应呈无目的性、随机性或零碎性；对环境可表现出总体上的注意，但精力涣散，缺乏特殊注意能力，用词常常不恰当并且是闲谈，记忆严重障碍常显示出使用对象不当；可以完成以前结构性的学习任务，如借助帮助可完成自理活动，在监护下可完成进食，但不能学习新信息

分级	特点	认知与行为表现
Ⅵ级	适当反应	患者表现出与目的有关的行为,但要依赖外界的传入与指导,遵从简单的指令,过去的记忆比现在的记忆更深更详细
Ⅶ级	自主反应	患者在医院和家中表现恰当,能自主进行日常生活活动,很少有差错,但比较机械,对活动回忆肤浅,能进行新的活动,但速度慢,借助结构能够启动社会或娱乐性活动,判断力仍有障碍
Ⅷ级	有目的反应	患者能够回忆并且整合过去和最近的事件,对环境有认识和反应,能进行新的学习,一旦学习活动展开,不需要监视,但仍未完全恢复到发病前的能力,如抽象思维,对应激的耐受性,对紧急或不寻常情况的判断等

2. 痴呆筛选量表 简明精神状态检查量表(mini-mental status examination,MMSE)由Folstein等于1975年编制,是当前国际上最具影响力的标准化智力状态检测工具之一(表3-12)。

表3-12 简明精神状态检查表

项目	对	错	项目	对	错
1. 今年是哪年?	1	0	16. 86−7 =?	1	0
2. 现在是什么季节?	1	0	17. 79−7 =?	1	0
3. 现在是几月?	1	0	18. 72−7 =?	1	0
4. 今天是星期几?	1	0	19. 辨认物品:铅笔	1	0
5. 今天是几号?	1	0	20. 复述:四十四只石狮子	1	0
6. 你现在在哪个省?	1	0	21. 按卡片指令做动作(闭眼睛)	1	0
7. 你现在在哪个市?	1	0	22. 口头指令:用右手拿纸	1	0
8. 你现在在哪个医院?	1	0	23. 口头指令:将纸对折	1	0
9. 你现在在哪个楼层?	1	0	24. 口头指令:放在大腿上	1	0
10. 你现在在哪个病床?	1	0	25. 说一完整的句子	1	0
11. 复述:皮球	1	0	26. 回忆复述过的物品:皮球	1	0
12. 复述:国旗	1	0	27. 回忆复述过的物品:国旗	1	0
13. 复述:树木	1	0	28. 回忆复述过的物品:树木	1	0
14. 100−7 =?	1	0	29. 辨认物品:手表	1	0
15. 93−7 =?	1	0	30. 按样画图	1	0

注:文盲<17分,小学文化者<20分,中学以上文化程度者<24分,可考虑为痴呆。

3. Loewenstein作业治疗认知评定(LOTCA) 该法最先是用于脑损伤患者的认知评定,在康复医学科一般用于脑血管病、脑外伤和中枢神经系统发育障碍等疾病导致的认知障碍检测。该方法简便、实用、可靠,评定的目的更侧重于对以后的治疗进行指导。其内容分为四类:定向检查、知觉检查、视运动组织检查和思维运作检查。测量时间为30~40min,也可分2~3次完成(表3-13)。

表3-13 Loewenstein作业治疗认知评定量表

测试项	分数 低　　　　　　　高	备注
定向		
1. 地点定向（OP）	1　2　3　4　5　6　7　8	
2. 时间定向（OT）	1　2　3　4　5　6　7　8	
视知觉		
3. 物体识别（OI）	1　2　3　4	
4. 形状识别能力（SI）	1　2　3　4	
5. 图形重叠识别（OF）	1　2　3　4	
6. 物体一致性识别（OC）	1　2　3　4	
空间知觉		
7. 身体方向（SP1）	1　2　3　4	
8. 与周围物体的空间关系（SP2）	1　2　3　4	
9. 图片中的空间关系（SP3）	1　2　3　4	
动作运用		
10. 动作模仿（P1）	1　2　3　4	
11. 物品使用（P2）	1　2　3　4	
12. 象征性动作（P3）	1　2　3　4	
视运动组织		
13. 重复绘制几何图形（GF）	1　2　3　4	
14. 重复绘制二维图形（TM）	1　2　3　4	
15. 插孔拼图（PC）	1　2　3　4	
16. 彩色方块拼图（CB）	1　2　3　4	
17. 无色方块拼图（PB）	1　2　3　4	
18. 碎图复原（RP）	1　2　3　4	
19. 画钟（DC）	1　2　3　4	
思维操作		
20. 物品分类（CA）	1　2　3　4　5	
21. Riska无组织的图形分类（RU）	1　2　3　4　5	
22. Riska有组织的图形分类（RS）	1　2　3　4　5	
23. 图片排序A（PS1）	1　2　3　4	
24. 图片排序B（PS2）	1　2　3　4	
25. 几何图形排序推理（GS）	1　2　3　4	
26. 逻辑问题（LQ）	1　2　3　4	
注意力及专注力	1　2　3　4	

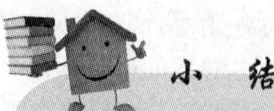

小　结

1. 浅感觉包括触觉、痛觉、温度觉。深感觉包括运动觉、位置觉、振动觉。复合感觉包括触觉定位觉、两点辨别觉、形体觉、体表图形觉。

小 结

2. 失认症是不能通过知觉认识熟悉的事物，是由于大脑半球中某些部位的损害，使患者对来自感觉通路中的一些信息丧失准确的分析和鉴别能力的一种症状。

3. 失用症是在运动、感觉、反射均无障碍的情况下，患者由于脑部损伤而不能按指令完成以前所能完成的有目的或精细的动作，即通过后天学习获得的生活技能的运用障碍。

4. 认知是指人脑在对客观事物的认识过程中对感觉输入信息的获取、编码、操作和使用的过程，是输入、输出之间发生的内部心理过程，这一过程包括直觉、注意、记忆及思维等。常用评定方法有 Rancho Los Amigos 认知功能评定量表、MMSE、Loewenstein 作业治疗认知评定。

自 测 题

使用手机浏览器扫此二维码可以进入第三章第三节自测题参考答案

一、选择题

1. 单侧忽略评定的方法
   A. 音乐匹配
   B. 物品实体觉辨认
   C. 字母删除试验
   D. 常用用具失用
   E. 画空心十字试验

2. 听觉失认评定的方法
   A. 音乐匹配
   B. 物品实体觉辨认
   C. 字母删除试验
   D. 常用用具失用
   E. 画空心十字试验

3. 结构性失用评定的方法
   A. 音乐匹配
   B. 物品实体觉辨认
   C. 字母删除试验
   D. 常用用具失用
   E. 画空心十字试验

4. 触觉失认评定的方法
   A. 音乐匹配
   B. 物品实体觉辨认
   C. 字母删除试验
   D. 常用用具失用
   E. 画空心十字试验

5. 意念性失用评定的方法
   A. 音乐匹配
   B. 物品实体觉辨认
   C. 字母删除试验
   D. 常用用具失用
   E. 画空心十字试验

6. 下列哪项不是认知功能评级的方法
   A. Rancho Los Amigos 认知功能评定量表
   B. 韦氏成人智力测验
   C. Ashworth
   D. MMCE
   E. Loewenstein 作业治疗认知评定

7. 患者脑出血术后恢复期，将笔放入健手，患者可画图，但患者不能执行画图的指令，患者应为
   A. 结构性失用
   B. 意念性失用
   C. 意念运动性失用
   D. 失写症
   E. 单侧忽略

8. 下列哪项检查不属于神经行为认知状况检查表检查范围
   A. 意识水平

B. 注意力
C. 定向力
D. 记忆能力
E. 动作运用
9. 脑卒中术后患者可用健手自行梳头，但康复护士要求其模仿梳头动作，患者不能完成，患者可能存在的问题
A. 意念运动性失用
B. 意念性失用
C. 物体失认
D. 视觉失认
E. 结构失用
10. 护理单侧忽略患者下列方法不正确的是
A. 进食时将食物放在患者忽略侧
B. 将彩色气球放在患者忽略侧
C. 翻身时提醒患者注意偏瘫侧
D. 尽量在健侧与患者交流
E. 按摩患者偏瘫侧

二、简答题
1. 如何区别意念性失用、运动性失用及意念运动性失用？
2. 简述浅感觉检查的方法。

（史淑杰　窦　娜）

第四节　言语功能评定

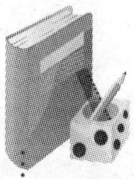

学习目标

通过本节内容的学习，学生应能够：
◎ 识记
陈述言语、语言、失语症和构音障碍的定义。
◎ 理解
1. 列举失语症的评定方法。
2. 归纳语言障碍的类型，失语症的分类，构音障碍的分类。
◎ 运用
举例说明失语症的评定方法。

一、语言障碍类型

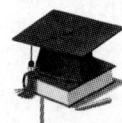

案例 3-6A

王某，女，55岁，因右侧肢体瘫痪，言语不灵2周后，转康复科住院治疗。该患者2周前无诱因于清晨起床时发现右侧肢体瘫痪，言语笨拙，侧经头颅MRI检查，诊断为"左侧大脑中动脉栓塞"，经临床治疗，现一般状态良好，右上、下肢肌力3级，肌张力略增高，语言理解部分障碍，言语表达不能。

问题与思考：
该患者属于哪种类型的语言障碍？

言语（speech）是人们通过相应的神经肌肉活动，运用语言材料和语法规律以表达思想的工具，即说话的能力。语言是一种交流工具，是词汇和规则的表达方式。除了口语交流外，还包括用书面、手势和表情表达信息的交流形式。人类的言语行为由三部分组成：认知能力，对符号系统的识别和运用、交流的态度。认知指知觉、注意、记忆、思维。

语言障碍是指在口语和非口语的过程中，词语的应用出现障碍。表现为在形成语言的各个环节中，如听、说、读、写单独或多个部分受损导致的交流障碍。根据美国语言听力协会（American Speech Ianguage Hearing Association）将语言障碍分为失语症、构音障碍、言语失用、言语错乱以及广泛智力损伤性言语五个类型。

1. **失语症**（aphasia） 是因脑损伤引起的，非痴呆、聋或发音器官功能障碍所致，与智力损伤不成比例的理解和运用言语符号能力的损伤。脑卒中和脑外伤所致的失语症是最具代表性的语言障碍。

2. **构音障碍**（dysarthria） 是由于神经系统损害导致言语肌肉本身和（或）中枢对言语肌肉的控制紊乱而引起的一组发音障碍。

3. **言语失用** 由脑损伤引起，由于随意发音时言语肌肉位置的安排和运动次序方面的紊乱而造成的发音障碍。

4. **言语错乱** 由脑损伤引起，以失定向、记忆缺陷、思维损伤、言语混乱，但句法正常为特征的言语损伤。在自言自语中常有离题和虚构。

5. **广泛智力损伤性言语** 是伴发于痴呆的所有言语形式的效率的降低。损伤程度与智力的损伤成正比。

二、失语症评定

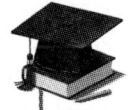

案例 3-6B

该患者言语特点为口语不流利，语言理解部分障碍，复述较差，对物品的命名不能说出，朗读和书写障碍。

问题与思考：
1. 该患者属于哪种类型的失语？
2. 常用评定的方法有哪些？

（一）失语的常见原因

造成失语的最常见原因是脑卒中，还有颅脑损伤、脑部肿瘤、脑组织炎症、阿尔茨海默病等。失语症的表现形式取决于脑损害的部位；损害部位不同，临床表现各异；需要注意的是由于智力减退，意识障碍，听觉、视觉、书写等感觉和运动器官损害引起的语言、阅读和书写障碍不属于失语症的范畴。

（二）失语症的常见症状

1. **听觉理解障碍** 指对口语的理解能力减低或丧失，包括语义理解障碍（指患者能辨认语音，但不明词义）和语音辨识障碍（有听到声音，但不能辨认，给人一种似乎听不见的感觉），常表现为答非所问、复述困难等。

2. **口语表达障碍** 指语言流畅度和韵律的障碍，流畅度以每分钟说出多少个词来表示。每分钟少于50个词为非流畅型口语。

3. **阅读障碍** 包括朗读障碍和文字理解障碍，表现为患者不能朗读，但可理解文字的意思；或能够正确朗读，但不理解文字的意思；或即不能朗读，也不能理解文字的意思。

4. 书写障碍 表现为书写不能、书写障碍、镜像书写、书写过多、惰性书写、错误语法。

（三）失语症的分类

失语症的分类方法有多种，常见的几种失语症的特点见表3-14。

表3-14 常见失语症的病灶部位和言语障碍特征

名称	病灶	自发言语	口语理解	复述	命名	阅读	书写
运动性失语（Broca）	优势侧额下回后部皮质或皮质下	不流利	部分障碍	差	部分或全部障碍	朗读困难，理解好	中度障碍
感觉性失语（Wernicke）	优势侧颞上回后1/3及其周围	流利，错乱	完全障碍	差	部分或全部障碍	朗读困难，理解差	差
传导性失语	优势侧颞叶峡部、岛叶皮质下的弓状束和联络纤维	流利，错乱	几乎正常	很差	常有严重障碍	朗读困难，理解好	中度障碍
命名性失语	优势侧颞枕，顶结合区	流利	正常	正常	完全障碍	稍差或正常	轻度障碍
经皮质运动性失语	优势侧额叶内侧面运动辅助区，或额叶弥散性损害	不流利，费力	正常	正常	部分障碍	部分障碍	中度障碍
经皮质感觉性失语	优势侧颞顶分水岭区主要累及角回和颞叶后下部	流利、言语错乱	严重障碍	正常	部分障碍	严重障碍	差
完全性失语	颈内动脉或大脑中动脉分布区	不流利	完全障碍	完全障碍	完全障碍	完全障碍	差

（四）失语症的评定方法

目前公认的失语症的评定方法很多，可根据实际情况选择应用。

1. 波士顿失语诊断检查（Boston diagnostic aphasia examination，BDAE） 是目前最常使用的检查方法，由17个分测验组成，分为5个大项目，包括会话和自发性言语、听觉理解、口语表达、书面语言理解，以及书写；此检查能全面详细地检验语言能力，但检查需要的时间较长。

2. 西方失语成套试验（western aphasia battery，WAB） 是Kertesz根据BDAE修改缩短制定的，于1982年发表，根据流畅度、听理解和复述三指标将常见失语分类，其流程思路清晰，检查时间只需1h；且可按需要评出失语商（AQ）、皮质商（CQ）、操作商（PQ），因而该试验日益受到欢迎。

3. 汉语标准失语症检查 亦称中国康复研究中心失语症检查法（CRRCAE），只适合成人失语症患者。

4. 汉语失语成套测验（aphasia battery of Chinese，ABC） 此检查包括自发谈话、复述、命名、理解、阅读、书写、结构与视空间、运用和计算九大项目，并有具体评分标准。1988年开始用于临床，也是目前国内较常用的失语症检查方法之一。

三、构音障碍评定

构音障碍（dysarthria）是由于发音器官神经肌肉的器质性病变而引起发音器官的肌肉无

力、肌张力异常，以及运动不协调等，产生发声、发音、共鸣、韵律等言语运动控制障碍。患者通常听觉理解正常并能正确选择词汇和按语法排列，但在说话时，轻者发音、言语不清，重者完全不能讲话或丧失发声能力。

（一）构音障碍的分类

由于神经系统损害的部位和言语受损程度不同可分为下列类型（表3-15）。

表3-15 构音障碍的分类和言语特征

分类	运动障碍的性质	言语特征
弛缓型（周围性运动障碍）	弛缓型瘫痪、肌肉萎缩、舌肌震颤	呼吸音、鼻音重、辅音不准、语句短促
痉挛型（中枢性运动障碍）	痉挛性瘫痪、运动缓慢、活动范围受限	发音增强及说话费力，中断，元音、辅音不准，鼻音重
共济失调型（小脑系统障碍）	运动不协调、运动缓慢、肌张力低下	韵律失常为主，发音中断明显，不规则的言语中断，初始发声困难、声音大，重音和语调异常
运动过少型（锥体外系障碍）	运动缓慢、活动范围受限	单音调，单音量，重音少，有呼吸音或失声现象
运动过多型（锥体外系障碍）	异常的不随意运动	元音辅音歪曲，变调，音量变化过度和声音终止，产生费力音
混合型（运动系统的多重障碍）	痉挛型与弛缓型，痉挛型、弛缓型与共济失调型	各种症状的混合

（二）构音障碍的评定

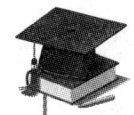

案例 3-6C

该患者出院后在康复科门诊进行言语治疗，治疗2个月后，该患者又因饮水呛咳，强哭强笑二次住院，再次检查发现，除口语不流利、语言理解部分障碍、复述和朗读困难外，还伴有发音无力，呼吸时常叹气，咽反射亢进。

问题与思考：
1. 该患者是否合并构音障碍？
2. 应从哪些方面进行评价？

构音障碍的评定涉及发音器官的神经反射、运动功能及言语功能障碍。通过询问家属和观察患者的咳嗽反射、吞咽动作和流涎情况来判断反射是否正常。观察患者平静呼吸、口唇在静止和发音时的位置，颌、软腭、喉和舌在静止状态和发音时的动作是否异常。通过读字和会话，评定发音、语速和口腔动作是否有异常。评定时分别对构音器官和构音两部分进行评定。

1. 构音器官的评定

（1）呼吸情况：呼吸类型，次数，最长呼气时间，能否出现快吸气。

（2）喉功能：最长发音时间，音质、音调和音量情况及音调和音量匹配情况。

（3）面部功能：左右是否对称，是否有痉挛、流涎等异常情况。

（4）口部肌肉功能：口唇是否能够闭合及力量如何，口角是否对称。

（5）腭咽机制：软腭运动情况，扁桃体是否正常，是否存在鼻漏气及口漏气，呕吐反射情况。

(6) 舌功能：舌运动及灵活性。

(7) 下颌：咀嚼功能及下颌反应是否正常。

2．构音的评定

(1) 会话：通过会话观察其是否可以发声、讲话，有无气息音、鼻音、震颤等，一般需录音5min。

(2) 单词检查：有50个单词卡和与之相对应的50张图片，检查时首先向患者出示图片，让其命名，不能自述可采用复述引出，做出正确、置换、省略、歪曲等标记，记录发音的性质和部位，如送气、鼻音等。

(3) 音节复述检查：设计共112个常用的音节，检查者说一个音节后让患者复述，标记方法同单词检查。

(4) 文章水平检查：观察患者的音调、音量、韵律、呼吸运用，记录方法同前。

(5) 构音类似运动：选用代表性的15个音（f、b、p、m、s、x、sh、r、d、t、n、l、g、k、h）的构音类似运动，检查者示范，患者模仿，用"能"与"不能"标记。

此外，依靠现代化的仪器设备，如鼻流量计、纤维喉镜、电子喉镜、电声门图、肌电图等对说话时发音器官的情况直接观察，对各种声学参数进行适时分析。

小　结

1．言语是人们通过相应的神经肌肉活动，运用语言材料和语法规律以表达思想的工具，即说话的能力。语言是一种交流工具，是词汇和规则的表达方式。语言障碍分为失语症、构音障碍、言语失用、言语错乱，以及广泛智力损伤性言语五个类型。

2．失语症是由于大脑功能受损所引起的语言功能丧失或受损。常见症状包括听觉理解障碍、口语表达障碍、阅读障碍和书写障碍。失语症的分类包括运动性失语、感觉性失语、传导性失语、命名性失语、经皮质运动性失语、经皮质感觉性失语以及完全性失语。失语症的评定方法包括波士顿失语诊断检查、西方失语成套试验、汉语标准失语症检查、汉语失语成套测验。

3．构音障碍是由于发音器官神经肌肉的器质性病变而引起发音器官的肌肉无力、肌张力异常，以及运动不协调等，产生发声、发音、共鸣、韵律等言语运动控制障碍。根据神经系统损害的部位和言语受损程度不同可分为弛缓型、痉挛型、共济失调型、运动过少型、运动过多型、混合型构音障碍。其评定方法包括构音器官的评定以及构音的评定。

自测题

一、选择题

1．患者能辨认语音，但不明词义为
　A．听觉理解障碍
　B．口语表达障碍
　C．阅读障碍
　D．书写障碍
　E．感觉性失语

2．患者自发言语不流利，复述差，病灶在优势侧额下回后部皮质或皮质下，

临床分类为哪种失语症

A．运动性失语

B．感觉性失语

C．传导性失语

D．命名性失语

E．完全性失语

3. 评定中包括自发谈话、复述、命名、理解、阅读、书写、结构与视空间、运用和计算九大项目，并有具体评分标准的是

A．波士顿失语诊断检查

B．西方失语成套试验

C．汉语标准失语症检查

D．汉语失语成套测验

E．日本标准失语症检查

4. 发音时表现为韵律失常为主，发音中断明显，不规则的言语中断，初始发声困难、声音大，重音和语调异常，属于构音障碍的哪种类型

A．弛缓型

B．痉挛型

C．共济失调型

D．运动过少型

E．混合型

二、简答题

1. 失语症与构音障碍有何不同？
2. 我国失语症的评定方法有哪些？

（王海丽　马素慧）

第五节　吞咽功能评定

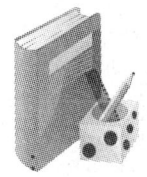

学习目标

通过本节内容的学习，学生应能够：

◎ 识记

回忆正常吞咽功能的分期。

◎ 理解

1. 列举吞咽功能的评定方法。
2. 归纳吞咽功能评定前的准备内容。

◎ 运用

举例说明吞咽功能评定的方法。

一、概述

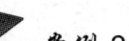 **案例 3-7**

患者，男性，47 岁，因"特发右侧额纹消失，不能进食，左侧肢体无力 1 天"入院。伴有眩晕，恶心，血压高。MRI 提示：右侧延髓外侧梗死灶。舌肌功能异常，不能吞咽，有误吸。

问题与思考：

1. 该患者吞咽障碍发生在哪个时期？
2. 如何进行吞咽功能评价？

正常的吞咽过程分为三个阶段：口腔期、咽喉期和食管期（图3-19），口腔期推食团至口咽部，触发吞咽反射，咽喉期食团进入咽，向下传送至环咽括约肌处，此时软腭上提封闭鼻咽，喉抬高，会厌封闭喉入口，呼吸中断，食团由环咽括约肌处送到胃为食管期。由于下颌、唇、舌、软腭、咽喉、食管括约肌或食管功能受损，引起的进食困难，称吞咽障碍，多见于脑损伤患者，如脑卒中、脑外伤和帕金森病等，临床表现为饮水呛咳，液体或固体食物滞留口腔。

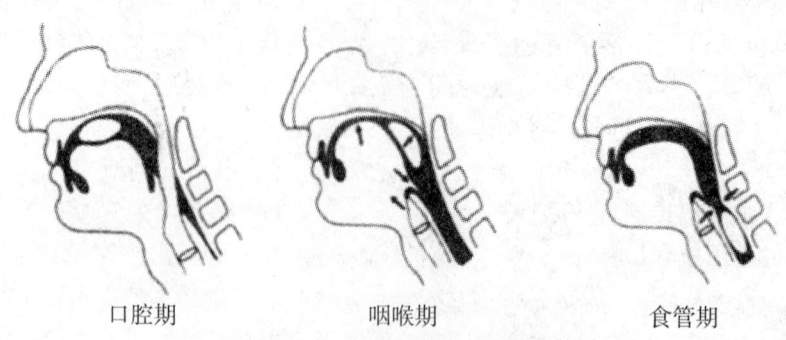

图3-19 正常吞咽过程（白色部分为食团）

二、评定方法

吞咽功能评定的目的是了解是否存在吞咽障碍以及吞咽障碍的类型、严重程度、预后，分析吞咽障碍的原因，预防并发症，制订治疗方案，评定康复治疗效果。

吞咽功能评定前先进行临床检查，以及与吞咽有关的口颜面功能评估，了解患者意识状态、认知能力、吞咽困难发生的时间及持续时间、频率、加重和缓解的因素、继发表现等，了解患者目前的进食方式、食物类型和营养状态。了解唇、舌、下颌、软腭、喉等结构和运动情况。

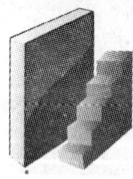知识链接

控制吞咽的脑神经支配

吞咽障碍与脑神经中的三叉神经、面神经、舌咽神经、迷走神经和舌下神经受损有关。在进行构音障碍的评价时要对这些脑神经进行评定。三叉神经主司咀嚼和张口运动；面神经支配表情肌和管理舌前2/3味觉；舌咽和迷走神经共同支配软腭、咽、喉和食管上部的横纹肌，完成吞咽动作；舌下神经支配舌肌运动。

1. 饮水试验 患者取坐位，水杯盛30ml水，嘱其将水饮下，观察饮水过程并记录时间、有无呛咳等，进行分级与判断，此试验可作为吞咽功能障碍的筛选试验（表3-16）。

表3-16 饮水试验分级及判断标准

分级	评级方法	评价标准
Ⅰ级	可一次喝完，无噎呛	正常：Ⅰ级，5s内完成
Ⅱ级	分两次以上喝完，无噎呛	可疑：Ⅰ级，5s以上完成；Ⅱ级
Ⅲ级	能一次喝完，但有噎呛	异常：Ⅲ、Ⅳ、Ⅴ级
Ⅳ级	分两次以上喝完，且有噎呛	
Ⅴ级	常常噎呛，难以全部喝完	

2．**反复唾液吞咽试验**　是评定由吞咽反射诱发吞咽功能的方法。患者取坐位，检查者将手指放在患者的喉结及舌骨处，观察在30s内患者吞咽的次数和活动度。

3．**电视X线透视检查**（video fluoroscopic swallowing study，VFSS）　利用VFSS可详细观察吞咽各期的运动情况，评定吞咽障碍的部位及程度，是吞咽障碍评定的"金标准"。方法是在X线透视的条件下，让患者吞咽钡剂（50g硫酸钡加水100ml调成糊状，每次吞咽5ml），观察钡剂由口腔通过咽到食管的整个运动过程，可较准确地了解吞咽是否安全和有效，是否有误咽。但由于存在一定风险并需要一定条件和熟练的技术人员，且要求患者应处于清醒状态，能配合医生指令，有一定坐位或立位的耐力。因此在临床应用方面受到一定限制。评分标准10分——正常，9～7分——轻度异常，6～2分——中度异常，0分——重度异常（表3-17）。

表3-17　VFSS吞咽障碍的程度分级

分期	评分	内容
准备期和口腔期	0	不能把口腔内食物送入咽喉，从口唇流出，或者仅能依靠重力作用送入咽
	1	不能形成食团，只能把食物形成零碎状流入咽
	2	不能一次把食物完全送入咽喉，一次吞咽动作后，有部分食物残留在口腔内
	3	一次吞咽就可把食物送入咽喉
咽期	0	不能引发喉上抬与软腭弓上抬闭合，吞咽反射不充分
	1	在会厌谷和梨状隐窝存有多量的食物残渣
	2	少量存留食物残渣，且反复几次吞咽可把食物残渣全部咽入咽喉下
	3	一次吞咽就可把食物送入食管
误咽	0	大部分误咽，无呛咳
	1	大部分误咽，有呛咳
	2	少部分误咽，无呛咳
	3	少部分误咽，有呛咳
	4	无误咽

4．**纤维内镜吞咽检查**　使用喉镜经过咽腔或鼻腔直接观察会厌、杓状软骨、声带等咽及喉的解剖结构和功能状态，如梨状陷窝的唾液存留情况等，还可在患者吞咽不同黏稠度的食物的情况下，观察吞咽启动的速度、吞咽后咽腔的残留情况，以及是否有误吸入气道情况，来评估吞咽功能及误吸风险。

5．**测压检查**　使用带有环周压力感应器的固体测压管对吞咽过程进行检查，压力传感器将感受到的信息传导到电子计算机进行整合及分析，得到咽收缩峰值压及时间、食管上段括约肌静息压、松弛率及松弛时间。根据数据，分析有无异常的括约肌开放、括约肌的阻力和咽推进力，测压检查是目前唯一能定量分析咽部和食管力量的检查手段。

6．**表面肌电图检查**　将电极贴于吞咽活动肌群的表面，包括腭咽肌、腭舌肌、舌后方肌群、舌骨肌、颏舌肌等，检测吞咽肌群活动的生物电信号。

7．**其他检查**　放射线核素扫描检查和超声检查也用于吞咽功能评定，放射线核素扫描检查可对吞咽的有效性和吸入量做定量分析，观察到不同病因所致的吞咽障碍的吞咽模式。超声检查可对不同吞咽时间食物残留情况进行定性分析，尤其对发现舌的异常运动有明显的优越性，因此常用于儿童患者中。

小 结

1. 正常的吞咽过程分为三个阶段：口腔期，咽喉期和食管期，口腔期推食团至口咽部，触发吞咽反射，咽期食团进入咽，此时软腭上提封闭鼻咽，喉抬高，会厌封闭喉入口，呼吸中断，食团由环咽括约肌处送到胃为食管期。由于下颌、唇、舌、软腭、咽喉、食管括约肌或食管功能受损，引起的进食困难，称吞咽障碍。

2. 吞咽功能评定是为了解是否存在吞咽障碍及确定吞咽障碍的类型、严重程度、预后，临床常用饮水试验进行筛查，电视X线透视检查是目前较公认的吞咽功能评定的"金标准"，但因对患者和评定者要求较高，临床推广受限。除此之外，吞咽功能评定方法还有反复唾液吞咽试验，利用仪器进行纤维内镜检查、测压检查、表面肌电图检查等方法。

自 测 题

一、选择题

1. 吞咽运动功能分期中不属于随意运动阶段的是
   A．准备期
   B．口腔期
   C．咽期
   D．食管期
   E．胃肠期

2. 嘱患者饮30ml水，患者能一次喝完，但有噎呛，按饮水试验判断该患者为
   A．Ⅰ级，吞咽功能正常
   B．Ⅱ级，可疑吞咽功能异常
   C．Ⅲ级，吞咽功能异常
   D．Ⅳ级，吞咽功能异常
   E．Ⅴ级，常常噎呛，难以全部喝完

3. 应用电视X线透视检查患者吞咽功能，患者表现为一次吞咽就可把食物送入咽喉，在会厌谷和梨状隐窝存有多量的食物残渣，少部分误咽，无呛咳，则判断其吞咽功能为
   A．正常
   B．轻度异常
   C．中度异常
   D．重度异常
   E．梨状隐窝皱缩

二、简答题

1. 简述饮水试验的方法。
2. 简述吞咽障碍评价的方法。

（王海丽　窦娜）

第六节 心理评定

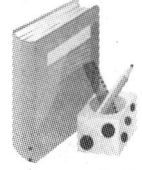

学习目标

通过本节内容的学习,学生应能够:
◎ 识记
陈述心理功能评估、智力、人格、情绪的定义。
◎ 理解
1. 列举智力测验、人格测验的方法。
2. 归纳心理功能评定的内容。
◎ 运用
举例说明智力测验的方法。

一、概述

案例 3-8

患者,男性,22岁,自从高三考入大学后,郁郁寡欢已经四年了。他总是对身边的人和事都不感兴趣,时常心烦意乱,学习吃力,对未来也毫无信心,和同学相处不融洽,看见同学们凑在一起说话也会觉得烦躁。最近几个月,出现了失眠、焦虑、神疲乏力,有时还感到气短、心悸、胸闷,心情极为痛苦烦闷,心情低落,自觉前途渺茫,不止一次考虑从阳台上跳下去。

问题与思考:
1. 该患者是否出现了心理问题?
2. 心理评价的方法有哪些?

心理功能评估(psychological evaluation)是运用晤谈、调查、心理测量、观察和实验室检查等方法对患者的心理和行为进行系统评定的过程。在康复医学中常用的几种心理功能评定包括智力测验、人格测验和情绪测验。

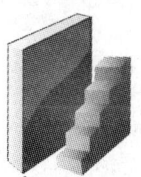

知识链接

心理测验的原则及类型

心理测验应遵循标准化原则、保密原则和客观性原则。

心理测验根据功能、测验方法及测验材料有不同的分类,临床实践中常根据功能和测验方法进行分类。根据功能分为智力测验、人格测验、神经心理学测验和评定精神症状的量表。根据测验方法分为问卷法测验、作业法测验、投射法测验。

二、评定方法

（一）智力测验

一个人的精神状态应该保持在稳定的状态才会发挥良好的智力水平，出现心理障碍会造成精神状态不稳，会影响到智力，甚至会影响一个人的成长和发展，特别是有先天遗传性疾病和代谢性疾病的儿童，这是由于精神心理因素会使智力水平不同程度地降低。

1. 韦氏智力量表（Wechsler intelligence scale，WIS） 是由美国心理学家韦克斯勒（D.Wechsler）编制的一组智力测验量表。适用于4岁到74岁的被试，是国际上通用的权威性智力测验量表。共有三套：分韦氏成人智力量表（Wechsler adult intelligence scale，WAIS）、韦氏儿童智力量表（Wechsler intelligence scale for children，WISC）、韦氏幼儿智力量表（Wechsler preschool and primary scale of intelligence，WPPSI），我国心理学家在20世纪对韦氏表进行了修订，适合于16岁以上的成人。

2. 斯坦福-比奈智力量表 是一种个别测验式的量表，包括30个测量一般智力的项目，其中既有对较低级的感知觉方面的测量，也有比较高级的判断、推理、理解等方面的测量。

（二）人格测验

人格是指一个人比较稳定的心理活动特点的总和，它代表着个体对现在稳定的态度和与之相应的习惯化的行为方式，包括性格、兴趣、爱好、气质、价值观等。人格测验则是测量个体在一定情境下经常表现出来的典型行为和情感反应，评定方法大致可分为两类：问卷法和投射法，临床常用问卷法进行人格评定。

1. 艾森克人格问卷（Eysenck personality questionnai，EPQ） 是一种自陈量表，有成人和少年两种形式，各包括4个量表：E-内外向；N-神经质，又称情绪性；P-精神质，又称倔强、讲求实际；L-谎造或自身隐蔽。经艾森克等人的因素分析计算，前3个量表代表人格结构的3种维度，它们是彼此独立的，L则是效度量表，代表假托的人格特质，也表现社会性朴实、幼稚的水平。

2. 明尼苏达多相人格问卷（Minnesota multiphasic per-sonality inventory，MMPI） 由美国明尼苏达大学心理学家哈兹威（S.P.Hathaway）与精神科医生麦今利（J.C.Mckinley）编制的自我报告式的个性量表。中国科学院心理研究所宋维真等于20世纪80年代对MMPI进行修订，在广泛试用的基础上，探索出适合我国国情的人格调查表。具体内容见表3-18。

表3-18 MMPI题目内容及数量

内容	题数	内容	题数
（1）一般健康状况	9	（14）性的态度	16
（2）一般神经系统检查	19	（15）宗教的态度	19
（3）脑、神经系统检查	11	（16）对政治、法律等态度	46
（4）运动及动作协调	6	（17）对社会的态度	72
（5）敏感性	5	（18）抑郁情感	32
（6）心血管活动、营养、言语、内分泌等	10	（19）躁狂情感	24
（7）呼吸系统	5	（20）强迫症状	15
（8）消化系统	11	（21）思维、感知觉障碍	31
（9）泌尿生殖系统	5	（22）恐惧症	29
（10）习惯	19	（23）施虐狂、受虐狂	7
（11）对家庭、婚姻态度	26	（24）志气	33
（12）职业方面	18	（25）男子气、女子气	55
（13）教育方面	12	（26）表现自己好的态度	15

（三）情绪测验

情绪（emotion）是个体对外界刺激的主观的有意识的体验和感受，具有心理和生理反应的特征。情绪无法直接观测内在的感受，但可能够通过其外显的行为或生理变化来进行推断。残疾可使人的情绪发生很大变化，常出现焦虑、抑郁，甚至悲观失望。

1．焦虑（anxiety） 是指一种缺乏明显客观原因的内心不安或无根据的恐惧，是人们遇到某些事情如挑战、困难或危险时出现的一种正常的情绪反应。焦虑通常情况下与精神打击，以及可能造成的威胁或危险相联系，主观表现为感到紧张、不愉快，甚至痛苦以至于难以自制，严重时会伴有自主神经系统功能的变化或失调。常用汉密尔顿焦虑量表（Hamilton anxiety scale，HAMA）及焦虑自评量表法（self-rating anxiety scale，SAS）进行评定。

2．抑郁（depression） 是指显著而持久的情绪低落，包括忧郁、悲观、缺少主动语言、自责、食欲减退，甚至有自杀念头或行为等。常用汉密尔顿抑郁量表（Hamilton depression scale，HAMD）及抑郁自评量表法（self-rating depression scale，SDS）进行评定（表3-19）。

表3-19　自评抑郁量表（SDS）

内容	偶或无	有时	经常	持续
1. 我感到情绪沮丧，郁闷	1	2	3	4
2. 我感到早晨心情很好	4	3	2	1
3. 我要哭或想哭	1	2	3	4
4. 我夜间睡眠不好	1	2	3	4
5. 我吃饭像平常一样多	4	3	2	1
6. 我的性功能正常	4	3	2	1
7. 我感到体重减轻	1	2	3	4
8. 我为便秘烦恼	1	2	3	4
9. 我的心跳比平时快	1	2	3	4
10. 我感到无比疲劳	1	2	3	4
11. 我的头脑像往常一样清楚	4	3	2	1
12. 我做事情像平时一样不感到困难	4	3	2	1
13. 我坐卧不安，难以保持平静	1	2	3	4
14. 我对未来感到有希望	4	3	2	1
15. 我比平时更容易激怒	1	2	3	4
16. 我觉得决定什么事很容易	4	3	2	1
17. 我感到自己是有用和不可缺少的人	4	3	2	1
18. 我的生活很有意思	4	3	2	1
19. 假如我死了别人会过得更好	1	2	3	4
20. 我仍旧喜欢自己平时喜欢的东西	4	3	2	1

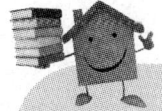

小　结

1．心理评定是指利用心理测验、观察、描述、调查、评定等，对人的各种心理特征进行量化概括和推断，做出综合判断的过程。

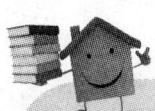

小 结

2. 方法心理评定可通过直接观察形式或心理学测验来获取患者的心理状况，还可以根据患者及家庭的生活经历进行判断，包括患者过去从事，对其起强化作用的活动种类，以及业余时间患者喜欢的各种娱乐活动，评定方法包括智力测验、情绪测验、人格测验。

自测题

一、选择题

1. 韦氏智力测验共有三套，不包括（多选）
   A. 韦氏成人智力量表
   B. 韦氏儿童智力量表
   C. 韦氏幼儿智力量表
   D. 韦氏老人智力量表
   E. 韦克斯勒智力量表
2. 用因素分析法提出了神经质、内倾性-外倾性，以及精神质三维特征的理论的是
   A. 艾森克
   B. 哈瑟韦
   C. 麦金力
   D. 韦克斯勒克
   E. 斯坦福-比奈

二、简答题

简述智力、人格和情绪三者的区别。

（王海丽　窦娜）

第七节　日常生活能力和生存质量评定

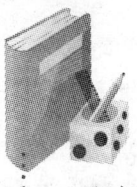

学习目标

通过本节内容的学习，学生应能够：

◎ 识记

陈述日常生活活动、生存质量的定义。

◎ 理解

列举日常生活活动的评定方法和生活质量的评定方法。

◎ 运用

举例说明 Barthel 指数、FIM 的评定方法。

一、日常生活能力评定

案例 3-9A

患者，男，54岁，脑出血术后3个月，左上下肢瘫痪，经康复训练后患者现可扶助下行走，为指导患者出院后生活，要对患者进行日常生活能力评定。

问题与思考：
该患者其评定内容和方法包括哪些？

（一）定义

日常生活活动（activities of daily living，ADL）是指人们在每日生活中，为了照料自己的衣、食、住、行，保持个人卫生和独立的社区活动所必需的一系列的基本活动。其内容包括运动（床上运动、轮椅上运动和转移、室内或室外行走、公共或私人交通工具的使用）、自理（进食、更衣、如厕、洗漱、修饰等）、交流（打电话、阅读、书写、使用电脑、识别环境标志等）及家务活动（购物、备餐、洗衣、使用家具）等。

ADL能力是人们在家庭和社区中的最基本能力，是康复医学中最基本和最重要的内容，康复工作的最重要目标之一就是恢复人们日常生活活动能力。ADL评定对判定患者能否独立生活及独立的程度、判定预后、制订和修订治疗计划、评价治疗效果、安排出院或就业都十分重要。

（二）ADL分类

1. **基本或躯体日常生活活动能力** 基本或躯体ADL（basic or physical activities of daily living，BADL）是指每日生活中与穿衣、进食、保持个人卫生等自理活动，以及与坐、站、行走等身体活动有关的基本活动，以粗大的运动功能为主。

2. **复杂性日常生活活动能力** 复杂性ADL（instrumental activities of daily living ADL，IADL）是指人们在社区中独立生活所需的较高级的关键性技能，如家务杂事、炊事、采购、骑车或驾车、处理个人事务等，大多需借助工具进行，以精细的运动功能为主。

（三）ADL评定方法

ADL评定包括BADL评定和IADL评定。BADL评定有Barthel指数、Katz指数、Kenny指数、功能独立性评定量表（functional independence measure，FIM）等，常用的IADL评定为功能活动问卷（the functional activities questionary，FAQ）、Frenchay活动指数等。

1. **Barthel指数**（the Barthel index of ADL） 由美国Mahoney和Barthel于1965年设计并应用于临床，评定方法简单，可信度和灵敏度高，不仅可用来评定患者治疗前后的功能状态，也可预测治疗效果、住院时间和预后。

Barthel指数总分100分，60分以上者为良，生活基本自理；40～60分者为中度残疾，有功能障碍，生活需要帮助；20～40分者为重度残疾，生活依赖明显；20分以下者为完全残疾，生活完全依赖（表3-20）。

表3-20 Barthel指数项目和评分

ADL项目	评分			
	自理（分）	稍依赖（分）	较大依赖（分）	完全依赖（分）
进食	10	5	0	0
洗澡	5	0	0	0

续表

ADL项目	评分			
	自理（分）	稍依赖（分）	较大依赖（分）	完全依赖（分）
修饰（洗脸、梳头、刷牙、刮脸）	5	0	0	0
穿衣（包括系鞋带）	10	5	0	0
控制大便	10	5	0	0
控制小便	10	5	0	0
如厕	10	5	0	0
床椅转移	15	10	5	0
行走（平地45m）	15	10	5	0
上下楼梯	10	5	0	0

注：0分指患者在任何帮助下都不能达到说明的标准①大便控制，10分指能控制，如果需要，能使用灌肠剂或栓剂；5分指偶尔失控或需要灌肠剂或栓剂帮助；②小便控制，10分指能控制，如果使用便具，要能照护；5分指偶尔失控或需借助便具；③行走，15分指独立行走45m，可能使用助行器（不包括带轮子步行器）；10分指在帮助下走45m；5分指用轮椅行45m。

2. 功能独立性评定量表（functional independence measurement，FIM） FIM是一个用于比较康复结局的常用的测量量表，共有18个项目，其中13个身体方面的项目，5个认知方面的项目，见表3-21。每个项目计分从1~7分，最高分为126分（运动功能评分91分，认知功能评分35分），最低分18分。126分为完全独立；108分~125分为基本独立；90~107分为有条件的独立或极轻度依赖；72~89分为轻度依赖；54~71分为中度依赖；36~53分为重度依赖；19~35分为极重度依赖；18分为完全依赖。

表3-21 功能独立性评定（FIM）量表

项 目			
运动功能	自理能力	1	进食
		2	梳洗修饰
		3	洗澡
		4	穿裤子
		5	穿上衣
		6	上厕所
	括约肌控制	7	膀胱管理
		8	直肠管理
	转移	9	床、椅、轮椅间
		10	如厕
		11	盆浴或淋浴
	行走	12	步行/轮椅
		13	上下楼梯
	运动功能评分		
认知功能	交流	14	理解
		15	表达
	社会认知	16	社会交往
		17	解决问题
		18	记忆
	认知功能评分		

3. **功能活动问卷**（functional activites questionnaire，FAQ） FAQ 是 Pfeiffer 于 1982 年提出的，于 1984 年进行了修订（表 3-22）。FAQ 评定分值越高表明障碍程度越重，正常标准为 < 5 分，≥ 5 分为异常。

表3-22 功能活动问卷（FAQ）

项目	正常或从未做过，但能做（0分）	困难，但可单独完成或从未做过（1分）	需要帮助（2分）	完全依赖他人（3分）
每月平衡收支的能力，算账的能力				
工作能力				
能否到商店买衣服、杂物和家庭用品				
有无爱好？会不会下棋和打扑克				
会不会做简单的事情，如泡茶等				
会不会准备饭菜				
能否了解最近发生的事件（时事）				
能否参加讨论和了解电视、书和杂志的内容				
能否记住约会时间、家庭节目和吃药				
能否拜访邻居、自己乘公共汽车				

4. **Frenchay 活动指数** Frenchay 活动指数主要用于社区脑卒中患者的评定，共有 15 个项目，每个项目活动均为 0～3 分，分数越高表示病情越轻。

二、生存质量评定

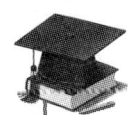

案例 3-9B

该患者回到家庭后，6 个月后，肢体运动功能接近正常，但自感全身无力，不愿意参加购物及家务劳动，干事情敷衍不认真，不愿意与朋友和家人交流。

问题与思考：
1. 该患者发生了什么情况？
2. 如何进行评价？

生存质量（quality of life，QOL）是个体的主观评价，是指不同文化和价值体系中的个体对与他们的目标、期望、标准，以及与所关心的事情有关的生存状况的体验。生存质量评定适用于健康人群和意识清醒、能自己完成或在评定者的帮助下完成量表填写的非健康人群。常用的评定方法有访谈法、自我报告、观察法和量表评定法，临床上多采用生存质量测定量表评定，例如，健康状况调查问卷（the MOS item short from health survey，SF-36）、世界卫生组织生存质量测定量表（world health organization quality of life with 100 quesitons，QOL-100）、世界卫生组织生存质量测定简表（WHO quality of life-BREF，WHOQOL-BREF）等。

1. **SF-36 量表** 又叫健康调查简表，是美国医学局研究组开发的一个普适性测定量表。包括躯体功能、躯体角色、躯体疼痛、总体健康状况、活力、社会功能、情绪角色和心理卫生等 8 个领域，具体内容见表 3-23。

表3-23 SF-36量表

评价标准

1．总体来讲，您的健康状况是：
①非常好　②很好　③好　④一般　⑤差（得分依次为5、4、3、2、1）

2．跟1年以前比您觉得自己的健康状况是：
①比1年前好多了　②好一些　③差不多　④差一些　⑤差多了（得分依次为5、4、3、2、1）

健康和日常活动

3．以下这些问题都和日常活动有关。请您想一想，您的健康状况是否限制了这些活动？如果有限制，程度如何？
（1）重体力活动，如跑步举重、参加剧烈活动等：
①限制很大　②有些限制　③毫无限制（得分依次为1、2、3，下同）
（2）适度的活动，如移动一张桌子、扫地、打太极拳、做简单体操等：
①限制很大　②有些限制　③毫无限制
（3）手提日用品。如买菜、购物等：①限制很大　②有些限制　③毫无限制
（4）上几层楼梯：①限制很大　②有些限制　③毫无限制
（5）上一层楼梯：①限制很大　②有些限制　③毫无限制
（6）弯腰、屈膝、下蹲：①限制很大　②有些限制　③毫无限制
（7）步行1500m以上的路程：①限制很大　②有些限制　③毫无限制
（8）步行1000m的路程：①限制很大　②有些限制　③毫无限制
（9）步行100m的路程：①限制很大　②有些限制　③毫无限制
（10）自己洗澡、穿衣：①限制很大　②有些限制　③毫无限制

4．在过去4个星期里，您的工作和日常生活有无因为身体健康的原因出现以下这些问题？
（1）减少了工作或其他活动时间：①是　②不是（得分依次为1、2，下同）
（2）本来想要做的事情只能完成一部分：①是　②不是
（3）想要干的工作或活动种类受到限制：①是　②不是
（4）完成工作或其他活动困难增多（比如需要额外的努力）：①是　②不是

5．在过去4个星期里，您的工作和日常生活有无因为情绪的原因（如压抑或忧郁）而出现以下这些问题？
（1）减少了工作或活动时间：①是　②不是（得分依次为1、2，下同）
（2）本来想要做的事情只能完成一部分：①是　②不是
（3）干事情不如平时仔细：①是　②不是

6．在过去4个星期里，您的健康或情绪不好在多大程度上影响了您与家人、朋友、邻居或集体的正常社会交往？
①完全没有影响　②有一点影响　③中等影响　④影响很大　⑤影响非常大（得分依次为5、4、3、2、1）

7．在过去4个星期里，您有身体疼痛吗？
①完全没有疼痛　②稍微有一点疼痛　③有一点疼痛　④中等疼痛　⑤严重疼痛　⑥很严重疼痛
（得分依次为6、5、4、3、2、1）

8．在过去4个星期里，您身体的疼痛影响您的工作和家务吗？
①完全没有影响，有一点影响　③中等影响　④影响很大　⑤影响非常大（得分依次为5、4、3、2、1）

9．以下这些问题是关于1个月里您自己的感觉，对每一条问题所说的事情，您的情况是什么样的？
（1）您觉得生活充实：
①所有的时间　②大部分时间　③比较多时间　④一部分时间　⑤小部分时间　⑥没有这种感觉
（得分依次为6、5、4、3、2、1）
（2）您是一个敏感的人：
①所有的时间　②大部分时间　③比较多时间　④一部分时间　⑤小部分时间　⑥没有这种感觉
（得分依次为6、5、4、3、2、1）

续表

评价标准
（3）您的情绪非常不好，什么事都不能使您高兴起来： ①所有的时间　②大部分时间　③比较多时间　④一部分时间　⑤小部分时间　⑥没有这种感觉 （得分依次为6、5、4、3、2、1） （4）您的心里很平静： ①所有的时间　②大部分时间　③比较多时间　④一部分时间　⑤小部分时间　⑥没有这种感觉 （得分依次为1、2、3、4、5、6） （5）您做事精力充沛： ①所有的时间　②大部分时间　③比较多时间　④一部分时间　⑤小部分时间　⑥没有这种感觉 （得分依次为1、2、3、4、5、6） （6）您的情绪低落： ①所有的时间　②大部分时间　③比较多时间　④一部分时间　⑤小部分时间　⑥没有这种感觉 （得分依次为1、2、3、4、5、6） （7）您觉得筋疲力尽： ①所有的时间　②大部分时间　③比较多时间　④一部分时间　⑤小部分时间　⑥没有这种感觉 （得分依次为1、2、3、4、5、6） （8）您是个快乐的人： ①所有的时间　②大部分时间　③比较多时间　④一部分时间　⑤小部分时间　⑥没有这种感觉 （得分依次为6、5、4、3、2、1） （9）您感觉厌烦： ①所有的时间　②大部分时间　③比较多时间　④一部分时间　⑤小部分时间　⑥没有这种感觉 （得分依次为1、2、3、4、5、6）
10. 不健康影响了您的社会活动（如走亲访友）： ①所有的时间　②大部分时间　③比较多时间　④一部分时间　⑤小部分时间　⑥没有这种感觉 （得分依次为1、2、3、4、5、6）
总体健康状况
11. 请看下列每一条问题，哪一种答案最符合您的情况？ （1）我好像比别人容易生病： ①绝对正确　②大部分正确　③不能确定　④大部分错误　⑤绝对错误　（得分依次为1、2、3、4、5） （2）我跟周围人一样健康： ①绝对正确　②大部分正确　③不能确定　④大部分错误　⑤绝对错误　（得分依次为5、4、3、2、1） （3）我认为我的健康状况在变坏： ①绝对正确　②大部分正确　③不能确定　④大部分错误　⑤绝对错误　（得分依次为1、2、3、4、5） （4）我的健康状况非常好： ①绝对正确　②大部分正确　③不能确定　④大部分错误　⑤绝对错误　（得分依次为5、4、3、2、1）

注：得分越高，所代表的功能损害越轻，生活质量越好。

2．WHOQOL-BREF量表　是在WHOQOL-100基础上研制的简化量表。包含生理、心理、社会关系和周围环境四个领域，共有24个条目（表3-24）。

表3-24　WHOQOL-BREF量表的结构

领域	条目	内容
Ⅰ．生理领域	1	疼痛与不适
	2	精力与疲倦
	3	睡眠与休息

续表

领域	条目	内容
	4	走动能力
	5	日常生活能力
	6	对药物及医疗手段的依赖性
	7	工作能力
Ⅱ.心理领域	8	积极感受
	9	思想、学习、记忆和注意力
	10	自尊
	11	对身材和相貌的感受
	12	消极感受
	13	精神支柱
Ⅲ.社会关系领域	14	个人领域
	15	所需社会支持的满意程度
	16	性生活
Ⅳ.环境领域	17	社会安全保障
	18	住房环境
	19	经济来源
	20	医疗服务于社会保障：获取途径与质量
	21	获取新信息、知识、技能的机会
	22	休闲娱乐活动的参与机会与参与程度
	23	环境条件（污染、噪声、交通、气候）
	24	交通条件

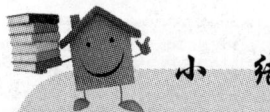

小 结

1. ADL 是指人们为了维持生存以及适应生存环境而每天必须反复进行、最基本、最具有共同性的活动，生活能力包括运动、自理、交流、家务活动及娱乐活动，其分类包括躯体的日常生活能力和工具性日常生活活动能力两大类。评定方法包括直接观察、间接评定、ADL 能力测试、问卷调查。常用评定量表有 Barthel 指数、功能独立性评定量表（FIM）和 ADL 评定有功能活动问卷。

2. 生存质量（QOL）是个体的主观评价，是指不同文化和价值体系中的个体对与他们的目标、期望、标准，以及与关心的事情有关的生存状况的体验。常用的评定方法有访谈法、自我报告、观察法和量表评定法，临床上多采用生存质量测定量表评定，例如，健康状况调查问卷（SF-36）、世界卫生组织生存质量测定量表（QOL-100）、世界卫生组织生存质量测定简表（WHO QOL-BREF）等。

自 测 题

使用手机浏览器扫此二维码可以进入第三章第七节自测题参考答案

一、选择题

1. 下列不属于 BADL 评定的量表为
   A．Barthel 指数
   B．Katz 指数
   C．FIM 评定
   D．FAQ 问卷
   E．Kenny 指数
2. 下列属于基本日常生活活动的有
   A．穿衣
   B．采购
   C．家务
   D．炊事
   E．骑车
3. 下列哪一个是具有 8 个人维度的健康状况调查量表
   A．SF-36 量表
   B．QOL-10 量表
   C．QOL-WHBREF 量表
   D．FAQ 问卷
   E．MMPI 问卷

二、简答题

简述日常生活活动能力的分类。

（王海丽）

第八节 排泄障碍评定

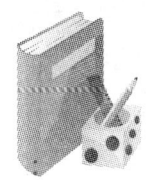

学习目标

通过本节内容的学习，学生应能够：

◎ 识记

回忆膀胱尿道的神经支配。

◎ 理解

1. 列举神经源性排尿障碍和神经源性排便障碍的评定方法。
2. 归纳神经源性排尿障碍的特点和分类。

◎ 运用

举例说明尿流动力学检查的方法。

一、排尿障碍评定

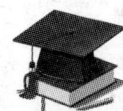

案例 3-10A

患者，男，28岁，建筑工人，因高空作业不慎跌落造成 T_6 脊髓损伤，现患者没有膀胱充盈感，不能自主排尿，频发尿失禁，每天通过家人或护士手法加压，才能排空膀胱内残余尿。

问题与思考：
1. 该患者膀胱排尿障碍的类型属于哪一种？
2. 如何进行膀胱排尿障碍的评定？

《ICF国际功能、残疾和健康分类》中将排尿功能定义为尿液从膀胱中排泄出的功能。神经源性膀胱功能障碍在康复临床中最常见。神经源性排尿障碍是指控制膀胱和尿道的中枢或周围神经发生病变引起排尿功能障碍。

（一）膀胱尿道的神经支配

1. **大脑支配中枢** 大脑皮质、基底神经核、脑干网状结构等对排尿均有控制调节作用。如果排尿部分或完全失去随意性控制，就会出现膀胱无抑制性收缩。

2. **脊髓支配中枢** 脊髓支配中枢包括交感神经、副交感神经和躯体运动神经。贮尿期交感神经兴奋膀胱逼尿肌使其松弛，尿道内括约肌收缩，副交感神经兴奋时膀胱逼尿肌收缩，尿道内括约肌松弛使膀胱排空，贮尿期尿道周围横纹肌保持强直性收缩，排尿期尿道周围横纹肌及尿道外括约肌松弛。

3. **周围神经支配** 盆神经、腹下神经和阴部神经。盆神经主要为副交感神经，腹下神经为交感神经，阴部神经为躯体神经。

（二）神经源性排尿障碍的特点

1. **上运动神经元损伤** 发生在颈髓、胸髓以及腰髓的损伤，是一种痉挛性的神经源性膀胱，由于膀胱处于痉挛性收缩的状态，膀胱容量往往少于300ml，而膀胱内的压力比较高，患者会有不自主排尿的症状。

2. **下运动神经元损伤** 发生在骶髓和马尾神经的损伤，是一种松弛的神经源性膀胱，由于膀胱肌肉失去收缩能力，尿液积存在膀胱中，使膀胱不断充盈，当充盈到一定程度时部分尿液由尿道溢出。

（三）神经源性排尿障碍的分类

神经源性膀胱目前有多种分类方法，以尿流动力学为基础制定的Wein's分类法（表3-25），因其较实用而在临床广泛应用。

表3-25 Wein's分类

临床表现	病变部位	尿流动力学特点
尿失禁	由膀胱引起	膀胱逼尿肌无抑制性收缩，膀胱容量减少，膀胱顺应性降低，逼尿肌正常（因认知、运动等原因引起）
	由尿道出口引起	膀胱颈功能不全，尿道外括约肌松弛
尿潴留	由膀胱引起	神经源性逼尿肌松弛，肌源性逼尿肌松弛，膀胱容量增大，顺应性增加膀胱逼尿肌正常（因认知、运动等原因引起）
	由尿道出口引起	机械性因素，尿道内括约肌功能性梗阻，尿道外括约肌功能性梗阻
潴留和失禁混合	由膀胱引起	无抑制性收缩合并膀胱逼尿肌活动下降

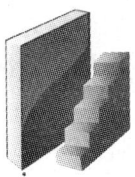

知识链接

冰水试验和球海绵体肌反射试验

为了进一步判断神经源性膀胱的类型可常用冰水试验和球海绵体肌反射试验。①冰水试验：向膀胱中注入 60ml 无菌冰水，如能引起反射性收缩，将尿管排出，说明是上运动神经元性膀胱；②球海绵体肌反射：刺激男性龟头和女性的阴蒂，若出现肛门收缩，则为上运动神经元性膀胱，如不出现肛门收缩，说明是下运动神经元性膀胱。

（四）神经源性排尿障碍的评定

临床常用的评定方法包括了解病史、体格检查、症状评估、实验室检查和尿流动力学分析。

1．体格检查 除一般体格检查外还应重视神经系统检查，尤其是会阴部鞍区感觉及肛诊检查。

2．实验室检查 包括尿液分析、腹部及盆腔平片、静脉尿路造影、内镜检查及超声波检查，以判断结石、畸形、前列腺增生等情况。

3．症状评估 记录 24h 的排尿次数、出现失禁的次数、时间及量、伴随症状及程度、饮水量、包含结构、尿垫使用情况等，了解排尿功能障碍的类型和严重程度。还可采用症状评分的方法，如国际尿失禁咨询委员会尿失禁问卷表等，此量表包括五个部分的问卷，包括与尿失禁相关问题，可用于对临床治疗效果的评估。

4．尿流动力学检查 包括尿流率测定（单位时间内自尿道外口排出的尿量）、膀胱压力容积测定、尿道功能测试、膀胱括约肌肌电图、复合尿动力学检查等。通过检查了解尿路排送尿液的功能机制，以及排尿功能障碍性疾病的病理生理学变化，此检查可为排尿功能障碍性疾病的诊断、治疗方法的选择及疗效评定提供客观依据。

二、排便障碍评定

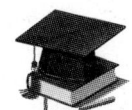

案例 3-10B

该患者除排尿障碍外，自发病以来没有便意，2～3天需要家属进行人工取便，大便干燥，硬结。

问题与思考：
1. 该患者便秘类型属于哪一种？
2. 如何进行排便障碍的评定？

《ICF 国际功能、残疾和健康分类》将排便功能定义为以粪便形式将废弃物从直肠中排出体外的功能。临床常见的排便功能障碍有便秘、腹泻、排便次数异常、括约肌功能或失禁。神经源性排便功能障碍是由于大脑、脊髓和周围神经病变引起的排便的随意控制功能障碍，在脊髓损伤时多见。

（一）排便功能的生理过程

正常人直肠肠腔通常并无粪便。当肠蠕动将粪便推入直肠时刺激直肠壁内的感受器发生冲动，经盆神经和腹下神经传至脊髓腰骶段的初级排便中枢，同时上传到大脑皮质，引起便意和排便反射，通过盆神经传出冲动，使降结肠、乙状结肠和直肠收缩，肛门内括约肌扩张；同时，阴部神经冲动减少，肛门外括约肌舒张。此外支配腹肌和膈肌的神经兴奋，腹肌、膈肌收缩，腹内压增加，使粪便排出。

（二）神经源性排便障碍的临床分型

1. 无抑制性直肠 由于大脑无法理解并抑制排便冲动，即产生无意识的排便行为。由大脑上运动神经元损伤引起，如脑卒中、多发性硬化、脑肿瘤及外伤等。

2. 反射性直肠 即上运动神经源性直肠，指当直肠充盈刺激直肠黏膜时即引起反射性松弛，即反射性排便。原因是骶反射中枢以上脊髓的运动神经元及感觉通路受损，有完整的低反射弧存在，则直肠功能是属于反射性的，常见于四肢瘫痪、多发性硬化、血管性疾病及脊髓空洞症患者。

3. 自主性直肠 即无反射性直肠，表现为大便硬结、便秘，大便潴留，是由于脊髓或周围神经损伤致使骶反射弧受损，肠道蠕动减少，肠内容物推进缓慢，水分过度吸收。

（三）常用的评估方法

1. 肛门指诊 是一个基本而简单的检查，它可以除外痔疮、肛门狭窄、便血等器质性疾病。通过检查患者模拟排便和缩紧肛门的动作，对其肛门直肠肌肉的力量及协调与否有一个评估。

2. 肛门直肠测压 是一个最常用的检查来测定肛门内、外括约肌的功能，同时还可测定直肠壁的感觉功能和顺应性等。常用的方法是将气囊或灌注式测压导管置入肛管、直肠内，通过压力转换器将信号传导到生理测压仪或电子计算机，测定内容包括肛门括约肌的静息压、最大收缩压、收缩时限；直肠顺应性，肛门直肠抑制反射，模拟排便时压力变化，直肠感知阈值、最大容量阈值等。

3. 临床检查 可通过盆底肌电图检查来了解肛门内外括约肌、耻骨直肠肌的功能，区分肌肉功能的异常是由于神经源性损害、肌源性损害还是混合性损害。通过纤维结肠镜来排除大肠器质性疾病，通过排粪造影观察肛管直肠形态及排粪过程、速度和粪便排空率，并可用于评估肛门直肠功能紊乱，但因花费昂贵、缺乏统一的诊断标准，限制了其应用范围。

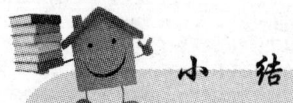

小 结

1. 神经源性排尿障碍是指控制膀胱和尿道的中枢或周围神经，发生病变引起排尿功能障碍；包括上运动神经元损伤的主要症状和下运动神经元损伤主要症状，上运动神经元损伤常发生在颈髓、胸髓以及腰髓，由于膀胱处于痉挛性收缩的状态，膀胱容量往往少于300ml，而膀胱内的压力比较高，患者会有不自主排尿的症状。下运动神经元损伤常发生在骶髓和马尾神经的损伤，由于膀胱肌肉失去收缩能力，尿液积存在膀胱中，当尿液充盈到一定程度时部分尿液由尿道溢出。目前有多种分类方法，以尿流动力学为基础制定的Wein's分类法。神经源性排尿障碍的评定有体格检查、实验室检查、症状评估、尿流动力学检查。

2. 神经源性排便功能障碍是由于大脑、脊髓和周围神经病变引起的排便的随意控制功能障碍。临床分型包括无抑制性直肠、反射性直肠、自主性直肠三型。常用的评估方法包括肛门指诊、肛门直肠测压和通过盆底肌电图检查。

自 测 题

使用手机浏览器扫此二维码可以进入第三章第八节自测题参考答案

一、选择题

1. 下列症状不属于上运动神经元损害所致神经源性膀胱障碍的是
   A. 膀胱感觉缺失
   B. 可能出现逼尿肌过度活跃
   C. 反射性的排尿
   D. 括约肌松弛
   E. 膀胱内容积小于 300ml
2. 下列症状不属于下运动神经元损害所致神经源性膀胱障碍的是
   A. 膀胱感觉缺失
   B. 膀胱逼尿肌过度松弛
   C. 排尿表现为尿道溢出
   D. 括约肌痉挛
   E. 膀胱内容积大于 300ml
3. 神经源性排便障碍的临床分型不包括
   A. 无抑制性直肠
   B. 反射性直肠
   C. 自主性直肠
   D. 感觉性直肠
   E. 无反射性直肠

二、简答题

1. 简述尿流动力学检查的内容。
2. 简述肛门直肠测压检查的内容。

（王海丽　窦娜）

第九节　其他常见问题评定

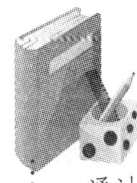

学习目标

通过本节内容的学习，学生应能够：

◎ 识记

1. 陈述疼痛、压疮的定义，疼痛的分型。
2. 回忆压疮的影响因素。

◎ 理解

1. 列举疼痛评定的常用方法。
2. 归纳压疮的分级方法。

◎ 运用

举例说明疼痛评定的方法。

一、疼痛评定

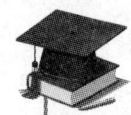

案例 3-11

高某，男，45 岁，下楼开车拧钥匙时突然出现腰痛，不能直腰活动，咳嗽、喷嚏等腹内压动作痛剧，临床检查直腿抬高试验（＋），4 字试验（－），跟臀试验（－），$L_4 \sim L_5$ 棘突间压痛，余无异常。

问题与思考：
1. 该患者疼痛属于哪种类型？
2. 如何进行疼痛的评定？

1986 年国际疼痛学会将疼痛定义为"一种与实际的或潜在的损害有关的不愉快的情绪体验"。这一定义概括了主观和客观的感受，即疼痛是由于多因素如躯体、行为、心理、认知造成的。慢性疼痛常伴有精神、心理的改变。

（一）临床分型

国际疼痛学会将疼痛分为神经性疼痛、中枢性疼痛和外周性疼痛。神经性疼痛是由于神经系统任何部位的原发损伤或功能异常诱发导致的疼痛，可分为急性疼痛和慢性疼痛。中枢性疼痛是与中枢神经系统损伤相关的疼痛，最常见的中枢性疼痛是中枢性脑卒中疼痛和脊髓损伤后疼痛。外周性疼痛是指由外周神经系统原发损伤或功能异常诱发或导致的疼痛，最常见的是糖尿病导致感觉运动多发神经病变。

（二）常用的评定方法

疼痛的评定，包括评定疼痛的部位、程度、性质，治疗疼痛的反应，精神痛苦程度，患者对疼痛的感受程度等。

1. 数字评分法（numerical rating scale，NRS）　是一种数字直观的表达方法，用 0～10 代表不同程度的疼痛，让患者自己圈出一个最能代表其疼痛程度的数字，0 为无痛，1～3 为轻度疼痛（疼痛不影响睡眠），4～6 为中度疼痛，7～9 为重度疼痛（不能入睡或者睡眠中痛醒），10 为剧痛（图 3-20）。这是一种简单、有效和最为常用的评价方法，但缺点是分度不精确，有时患者难以对自己的疼痛定位，不能用于没有数字概念的患儿。

```
0  1  2  3  4  5  6  7  8  9  10
没有疼痛                    极度疼痛
```
图 3-20　疼痛程度数字评分法（NRS）

2. 视觉模拟评分法（verbal analogue scale，VAS）　无痛/剧痛之间画一条 10cm 长的水平线或垂直线，不做标记、数字或词语，以免影响评估结果。一端代表无痛，另一端代表剧痛，让患者指在线上最能反应自己疼痛程度之处。评估者根据患者指的位置估计患者的疼痛程度（图 3-21）。优点是更为直观，患者易于理解和表达，已成为应用最广和简单、有效的疼痛评价方法。不足之处是精确度稍差，部分患者包括老年人和文化教育程度低的患者使用此评分法可能有困难。

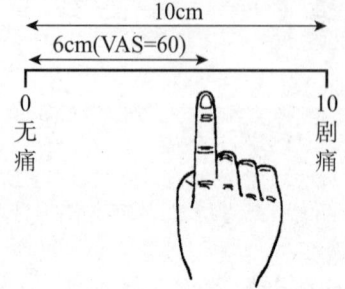

图 3-21　疼痛程度视觉模拟评分法（VAS）

3. 口述描绘评分法（verbal rating scale，VRS） VRS常用六级评分法（BRS-6），此方法多用于头痛的定量测定，也用于对疼痛患者的对比研究。用疼痛对行为的影响来表达疼痛度，贴近患者的生活，有一定的客观性，便于理解，也适合于出院后随访。BRS-6疼痛分为六级：无疼痛为1分；有疼痛但常被忽视为2分；有疼痛，无法忽视，不干扰日常生活为3分；有疼痛，无法忽视，干扰注意力为4分；有疼痛，无法忽视，所有日常活动都受影响，但能完成基本生理需求，如进食和排便等为5分；存在剧烈疼痛，无法忽视，所有日常活动都受影响，需休息和卧床休息为6分（图3-22）。

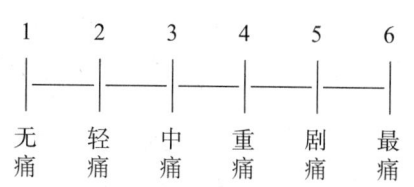

图3-22 疼痛程度口述描绘评分法（BRS-6）

4．Wong-Baker面部表情评分法（Wong-Baker faces pain rating scale） 用六种面部表情从微笑至悲伤至哭泣来表达疼痛程度（图3-23）。此法适合任何年龄，没有特定的文化背景或性别要求，易于掌握，不需任何附加设备，急性疼痛、老人、表达能力丧失者特别适用。

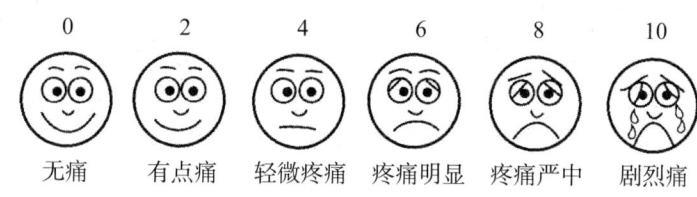

图3-23 疼痛程度Wong-Baker面部表情评分法

5．疼痛问卷表

（1）McGill问卷表（McGill pain questionnaire，MPQ）：MPQ是从生理及心理学角度，将疼痛的性质分为感觉、情绪与评价三维结构组成，各制成一个分量表。将其包括的78个词汇分为3大类20个组，该3大类分别是：①感觉类，包括疼痛的时间、空间、压力、温度等特点；②情感类，包括描述与疼痛相关的紧张、自主感受和恐惧等；③评价类，包括一组评价疼痛强度的词。检测者根据患者的感觉程度，对每一个词的强度按照1~5级给予评定。

（2）简明疼痛问卷表（brief pain questionnaire，BPQ）：是将感觉、情感、和评价这3个因素分别量化。此表包括了有关疼痛原因、疼痛性质、对生活的影响、疼痛的部位等描述词，以及NRS（0~10级）描述疼痛程度，从多方面进行评价。

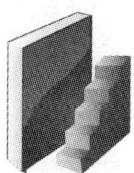

疼痛的生理生化测定法

在疼痛的急性期，尤其是损伤或伤害性刺激时可出现显著的生理变化，可通过生理测定和生化测定阐明疼痛的机制。常用的生理测定指标有心率、血压、皮肤的点活动、肌电图和皮层诱发电位。生化测定的指标包括血浆皮质醇含量、血浆和脑脊液β-AQA内啡肽变化等。急性疼痛时血浆和脑脊液β-AQA内啡肽升高，慢性疼痛时血浆和脑脊液β-AQA内啡肽降低。

二、压疮评定

2007年美国国家压疮咨询委员会（national pressure ulcer advisory panel，NPUAP）对压疮（pressure sores）的定义是皮肤或皮下组织由于压力或复合剪切力和（或）摩擦力作用而发生在骨隆突处的局限性损伤；多见于脊髓损伤、颅脑损伤、年老体弱等长期卧床者，好发部位有骶尾部、足跟、股骨大粗隆、枕骨粗隆、坐骨结节等处，也可发生于身体任何软组织受压部位，包括夹板、矫形器的压迫。压疮若长期不愈合，可引起局部脓肿、菌血症、脓毒血症、骨髓炎等，严重影响患者的功能恢复，甚至危及生命。

（一）压疮的影响因素

1．内在因素 营养不良、运动障碍、感觉障碍、急性疾病、年龄、体重、血管病变、脱水等。

2．外在因素

（1）垂直压力：长时间垂直作用于皮肤表面的机械压力是导致压疮的主要原因，局部组织受到持续的垂直压力，当压力超过局部毛细血管压时，血流阻断，造成组织坏死。因此，及时改变患者的体位是预防压疮的最有效措施。

（2）剪切力：当皮肤保持不动而其下的组织移动时会产生剪切力，产生局部剪切力的常见原因有痉挛、坐姿不良、转移时滑动而不是抬起等，骶部压疮的发生常包含剪切力的因素。

（3）摩擦力：若皮肤在其承重面上移动则会产生摩擦力，轻的摩擦可引起局部皮肤的损害，在合并有压力和剪切力时，摩擦力会进一步加重受累皮肤的损害。

（4）潮湿：出汗、伤口引流及大小便失禁可引起潮湿，潮湿可促进压疮的形成，若控制不良会使皮肤软化，继而皮肤张力降低，伴随压力和摩擦力因素时皮肤易出现破损。

3．诱发因素 长时间坐或卧的姿势不良、移动患者的方法不正确、大小便失禁和环境因素等。

（二）压疮评定方法

1．美国压疮协会压疮分级 见表3-26。

表3-26　美国压疮协会压疮分级

评定分级	评定标准
Ⅰ度	局部皮肤有红斑但皮肤完整
Ⅱ度	损害涉及皮肤表层或真皮层可见皮损或水疱
Ⅲ度	损害涉及皮肤全层及皮下脂肪交界处可见较深创面
Ⅳ度	损害涉及肌肉、骨骼或结缔组织（肌腱、关节、关节囊等）

2．Shea分级 见表3-27。

表3-27　Shea分级

评定分级	评定标准
1级	损害涉及表皮包括表皮红斑或脱落
2级	损害涉及皮肤全层及其皮下脂肪交界的组织
3级	损害涉及皮下脂肪和深筋膜
4级	损害涉及肌肉或深达骨骼
5级	损害涉及关节或体腔（直肠、小肠、阴道或膀胱）形成窦道

3. Yarkony-Kirk 分级 见表 3-28。

表3-28　Yarkony-Kirk分级

评定分级	评定标准
1级	红斑区：①呈现时间超过 30min，但不超过 24h ②呈现时间超过 24h
2级	表皮损害不涉及皮下组织和脂肪
3级	损害涉及皮下组织和脂肪
4级	损害涉及肌肉，但未累及骨骼
5级	损害涉及骨骼，但未累及关节腔
6级	涉及关节腔
7级	压疮愈合，但容易复发

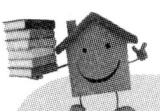

小　结

1. 疼痛是与实际或潜在的组织损伤相关联的不愉快的感觉和情绪体验，其成分包括痛感觉和痛反应。疼痛强度的评定方法包括数字评分法、视觉模拟评分法、口述描绘评分法、Wong-Baker 面部表情评分法。疼痛性质强度的评估常采用 McGill 问卷表、简明疼痛问卷表。

2. 压疮评定发生的主要原因是垂直压力和剪切力。常用评定方法包括美国压疮协会压疮分级、Shea 分级、Yarkony-Kirk 分级。

自　测　题

使用手机浏览器扫此二维码可以进入第三章第九节自测题参考答案

一、选择题

1. 在 1 根直尺上有 0～10 共 11 个点，0 表示无痛，有疼痛时和疼痛较强时增加点数，10 表示最剧烈疼痛，这种评定疼痛的方法称
   A．视觉模拟评分法
   B．数字评分法
   C．压力测痛法
   D．口述分级评分法
   E．描述评分法

2. 下列影响压疮的外在因素不包括
   A．压力
   B．剪切力
   C．潮湿
   D．运动障碍
   E．摩擦力

3. 应用美国压疮协会压疮分级方法判定损害涉及皮肤全层及皮下脂肪交界处可见较深创面为
   A．Ⅰ度
   B．Ⅱ度
   C．Ⅲ度
   D．Ⅳ度
   E．Ⅴ度

4. 应用 Shea 分级对压疮损害涉及皮下脂肪和深筋膜，则判定为
   A．1级

B. 2级   D. 4级
C. 3级   E. 5级

二、简答题

简述压疮最常发生的部位。

（王海丽　窦娜）

第四章 康复治疗技术

第一节 物理治疗

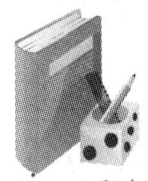

学习目标

通过本节内容的学习，学生应能够：
◎ 识记
1. 列举运动疗法的分类和治疗原则。
2. 陈述关节活动度训练的方法。
◎ 理解
1. 说明呼吸训练和平衡协调训练的训练方法。
2. 比较各种理疗方法的治疗原理和治疗作用。
3. 归纳神经生理学疗法的核心理论。
4. 比较步态训练的步骤及方法。
◎ 运用
1. 应用徒手肌力检查的分级指导患者进行肌力训练。
2. 结合患者的不同运动障碍能够制订运动处方。
3. 针对临床常见疾病选择性采用理疗方法。

物理治疗（physical therapy，PT）是指应用各种物理因素作用于人体，以预防、治疗及处理因疾病或伤害所造成的躯体功能障碍的一门技术，通常包括运动疗法和物理因子疗法。

一、运动疗法

（一）概述

1. **定义** 运动疗法（therapeutic exercise）指以生物力学和发育学为基础，通过主动和被动运动，采用改善、代偿和替代的方式，改变运动组织（骨骼、肌肉、关节、韧带等）的循环和代谢，促进神经肌肉的功能，提高肌力、耐力、关节活动度、心肺功能和平衡能力，减轻异常压力或施加必要的治疗压力，缓解躯体畸形和功能障碍。

2. **分类**

（1）生物力学技术：常用的有关节活动训练、关节松动术、肌力训练、耐力训练、牵张训练、协调性训练、平衡训练、呼吸训练、心肺功能训练、牵引疗法、医疗体操、步态训练、移乘训练。

（2）神经生理学技术：常用的有 Brunnstrom 技术、Bobath 技术、Rood 技术、本体感觉促进技术（proprioceptive neuromuscular facilitation，PNF）、引导式教育、运动再学习技术、强制

性运动训练及运动想象等。

(3) 代偿和替代：常用的有假肢、矫形器、辅助工具、能量节约技术。

3．基本原则

(1) 因人而异：根据患者疾病情况、功能障碍的特点和康复需求等制订康复目标和方案，并根据治疗进展及时修订方案。

(2) 循序渐进：逐步建立应激适应性，康复计划的安排符合量变到质变的积累过程，动作复杂性由易到难，运作组合由简到繁，运动时间由短到长，运动强度应该由小到大，休息次数和时间由多到少、由长到短，重复次数由少到多。

(3) 持之以恒：康复训练需要持续一定的时间，停止训练则效应将逐步消退。因此康复训练需要积极配合，坚持不懈，甚至持续终生。

(4) 主动参与：患者积极主动参与，才能获得最佳的康复效果。运动功能的恢复不可能依靠被动治疗取得最好效果。

(5) 全面锻炼：患者的功能障碍是多组织、多器官、多系统的功能障碍的综合，因此康复目标也应包括职业、心理、教育、娱乐等多方面。

案例 4-1A

患者，男，54 岁，脑梗死后 2 周，左侧上下肢瘫痪，最近 1 周患者自述左肩部疼痛，活动时疼痛加重，关节被动活动度测量：肩关节前屈 165°，后伸 40°，旋前旋后 20°，外展 150°。

问题与思考：

该患者应怎样选择关节活动训练？

(二) 关节活动训练

关节活动训练（range of motion training）指通过患者的主动和被动运动，以及治疗者的牵引和手法治疗，改善和维持关节活动范围的治疗方法；用于预防制动时（长期卧床、瘫痪、固定）发生关节挛缩，治疗由于骨关节外伤和疾病、神经系统疾病或其他原因导致的关节活动障碍等。

1．被动活动　用外力牵拉和移动功能障碍的关节，或由他人进行关节被动活动。应用比较广泛。

2．主动活动　患者采用医疗体操和器械活动进行主动关节活动。由于运动由患者主动完成，所以安全性好，同时有训练肌力的作用。缺点是训练强度一般不大，对于严重关节活动限制的患者效果不好。

3．手法牵引　由治疗者沿关节活动方向进行牵拉，可以采用推拿或关节松动术。

4．器械牵引　利用器械施加牵引力或推拉力。

5．悬吊训练　利用滑轮、绳索和固定带，悬吊治疗肢体进行摆动活动，也可利用健肢带动患肢活动。

6．持续性被动活动（continuous passive motion，CPM）　采用 CPM 机使被治疗的关节以缓慢的速度，在限定的范围内进行长时间的持续活动，目前广泛应用于关节手术后的早期活动。

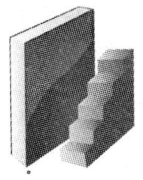知识链接

关节松动技术

关节松动技术是澳大利亚Maitland创立，其基本原理是利用关节的生理运动和附属运动作为治疗手段，用于治疗关节功能障碍，如：疼痛、活动受限或僵硬。手法共分4级：Ⅰ级：治疗者在关节活动的起始端，小范围、节律性地来回推动关节。Ⅱ级：治疗者在关节允许范围内，大范围、节律性地来回推动关节，但不接触关节活动的起始端和终末端。Ⅲ级：治疗者在关节活动允许范围内，大范围、节律性来回推动关节，每次均接触到关节活动的终末端，并能感觉到关节周围组织的紧张。Ⅳ级：治疗者在关节活动的终末端，小范围、节律性来回推动关节，每次均接触到关节活动的终末端，并能感觉到关节周围组织的紧张。

（三）牵伸训练

牵伸训练（stretching exercise）是对肌肉和韧带进行牵伸延长的康复方法，用于治疗肌痉挛、肌腱、韧带或关节囊挛缩、痉挛性疼痛等。牵伸也有助于刺激肌梭，调整和提高肌张力，加强肌收缩力。

（四）肌力训练

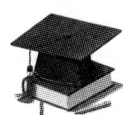案例4-1B

该患者经4周的康复训练，肩关节活动度已经改善，疼痛消失。但上肢肌力2级，下肢肌力3级，站立10min左右即感疲劳，呼吸急促，心率100次/分。

问题与思考：
1. 怎样为该患者制订肌力训练处方？
2. 该患者是否应配合进行全身耐力训练？

1. **被动运动** 采用被动或电刺激的方式诱发肌肉收缩活动，以预防肌肉萎缩和关节粘连，为主动运动做准备。适用于肢体瘫痪，肌力0~1级无法运动者。

2. **助力运动** 借助外力辅助和患者主动肌肉收缩共同完成的肢体活动。外力包括器械（如滑轮和滑板）、他人或健侧肢体帮助。助力运动是被动运动向主动运动的过渡形式，适用于肌力1~2级的患者。

3. **主动运动** 指患者主动独立完成，无外力辅助的肢体活动。以增强肌力和耐力、改善关节功能活动、心肺功能和全身状况。适用于肌力3级的患者。

4. **抗阻运动** 指患者进行对抗阻力的活动。阻力来自器械或他人，以提高肌力和肌肉耐力。适用于肌力4~5级的患者。抗阻运动在形式上介于静力性与动力性运动之间，多数日常活动的性质与之相似。体位转化的过程常由静力性收缩启动，动力性收缩主导实施过程，最后以静力性收缩完成。在强调肌肉耐力和力量的综合训练方面，抗阻运动是比较好的方式。

（五）全身耐力训练

全身耐力指进行全身运动的持续能力，全身耐力的决定因素是机体有氧代谢的能力，取决

于心肺功能和骨骼肌代谢能力,所以常把全身耐力训练称为有氧训练;主要根据患者的临床和功能状况评估结果,以处方形式为患者安排运动治疗方案,又称为运动处方;基本内容包括运动方式、运动量(强度、时间、频率)、疗程和注意事项。

1. **运动方式** 常用的方式包括步行、健身跑、游泳、自行车、划船、滑雪、跳绳、登山等。

2. **运动量** 指运动过程中所做的功或消耗的能量,基本要素包括强度、时间和频度。

(1) 运动强度:指单位时间的运动量,常用吸氧量(V_{O_2})、代谢当量(METs)和心率来表示。训练时将基本目标强度称为靶强度。一般选择 50%～80% 的 V_{O_2}max 的强度作为靶强度。METs 与 V_{O_2} 相关,是运动强度的相对指标,没有个体差异,不受血管活性药物的影响,靶强度一般为 50%～80%METs。心率和运动强度之间存在线性关系,靶心率一般为最大心率的 70%～85%。

(2) 运动时间:除去准备活动和整理活动外,靶强度的运动时间为 15～40 min。运动时间与运动强度成反比。在特定运动总量的前提下,运动强度越大,所需要的时间越短。在没有医学监护的条件下,一般采用减小运动强度和延长时间的方法,提高训练安全性。

(3) 运动频度:一般为每天或隔天一次(3～5次/周),运动频度少于 2 次/周效果不佳。

3. **训练程序** 指每次训练的安排。通常将一次训练课分为三部分:准备运动、训练运动和整理运动。

(1) 准备活动:指训练运动之前进行的活动,逐渐增加运动强度以提高肌肉、肌腱和心肺组织对即将进行的较大强度运动的适应和准备,防止因突然的运动应激导致肌肉损伤和心血管意外。强度一般为训练运动的 1/2 左右,时间 5～10min,方式包括医疗体操、关节活动、肌肉牵张、呼吸练习或小强度的有氧训练。

(2) 训练运动:指达到靶强度的训练。一般为 15～40 min,是耐力运动的核心部分。根据训练安排的特征可以分为持续训练、间断训练和循环训练法。

(3) 整理运动:指靶强度运动训练后进行较低强度的训练,以使肌体从剧烈运动应激逐步"冷却"到正常状态,其强度、方法和时间与准备活动相似。

(六)呼吸训练

呼吸训练(breath training)是指保证呼吸道通畅、提高呼吸肌功能、促进排痰和痰液引流、改善肺和支气管组织血液代谢、加强气体交换效率的锻炼方法。

1. **腹式呼吸训练** 指强调膈肌呼吸为主的方法,以改善异常呼吸模式,用于慢性支气管炎肺气肿患者。患者取卧位或坐位,腹部放松,用双手置于腹部,经鼻缓慢深吸气,吸气时将气体吸往腹部,双手随腹部膨隆而向外扩张。呼气时噘唇将气缓慢吹出,同时双手逐渐向内加压,以增加腹内压,促进横膈上抬,把气体尽量呼出;也可将两手置放于肋弓,在呼气时加压以缩小胸廓,促进气体排出。呼气与吸气的时间比例大致为 1∶1,强调适当深呼吸,以减慢呼吸频率,提高通气效率。

2. **局部呼吸训练** 指在胸部加压的呼吸方法。治疗者或患者把手放于需加强部位,在吸气时施加压力,用于增加胸部局部的呼吸能力。

3. **抗阻呼气法** 指在呼气时施加阻力的方法,适用于慢性阻塞性肺气肿患者,以增加气道阻力,减少或防止气道在呼气时塌陷,改善呼气过程,可以采用缩唇呼气(吹笛样呼气)、吹瓶呼吸、吹球呼吸和发音呼吸等。

(七)平衡训练

平衡训练(balance training)就是维持和发展平衡能力的锻炼方法,用于脑损伤或病变、脊髓损伤或病变、外周神经损伤、骨关节疾病患者,也用于内耳病变等。基本原则如下:

1. 从最稳定的体位逐步过渡到最不稳定的体位,即从静态平衡(Ⅰ级平衡)训练开始,过渡到自动态平衡（Ⅱ级平衡），再过渡到他动态平衡（Ⅲ级平衡）。

2．逐步缩小人体支撑面积和提高身体重心，在保持稳定性的前提下，逐步增加头颈和躯干运动，从睁眼训练逐步过渡到闭眼训练。

3．训练时注意患者安全，避免意外损伤。

（八）协调训练

协调训练（coordination training）是指恢复准确、平稳、高效的运动能力的锻炼方法，即利用残存部分的感觉，以及利用视觉、听觉和触觉来促进随意运动的控制能力。主要用于深感觉障碍、小脑性、前庭迷路性和大脑性运动失调、震颤性麻痹等疾病的康复治疗。训练要点如下：

（1）上肢协调训练：轮替动作练习、指鼻练习、对指练习、敲桌练习、节律性动作练习和手眼协调练习。

（2）下肢协调训练：交替屈髋、交替伸膝、坐位交替踏步、拍地练习。

（3）整体协调训练：原地踏步走、原地高抬腿跑、跳绳、踢毽子等。

协调训练开始时在睁眼的状态下进行，待功能改善后根据具体情况将有些训练项目改为闭眼状态下进行，以增加训练难度。

（九）牵引治疗

牵引治疗（traction）是将牵拉力施加于患者颈部或腰部，以减轻或去除体重对椎间盘的压力、松解粘连、缓解肌肉痉挛等症状的治疗方法，临床上用于治疗颈、腰椎间盘突出症和神经压迫，纠正关节挛缩等。常用牵引方法有滑轮牵引、电动牵引、手法牵引、倒立牵引、自动牵引等。临床上常根据牵引部位，分为颈椎牵引、腰椎牵引、关节牵引等。

（十）步行训练

案例 4-1C

该患者住院康复6周，站位平衡3级，下肢肌力4级，Ashworth1$^+$级，髋、膝、踝有一定的自主运动，准备进行步态训练。

问题与思考：

该患者步态训练的步骤有哪些？

1．**分解动作训练** 先完成站立平衡训练，患者达到2～3级平衡后，进行身体重心转移训练、原地向前后和两侧移步的训练；开始以健腿支撑，患腿进行重心转移和台阶训练；然后以患腿支撑，健腿进行上述训练。

2．**平行杠步行训练** 分解动作能完成后，开始在平行杠内进行步行训练。平行杠非常稳定、安全，因此有利于患者克服心理障碍。训练的基本步态包括：

（1）四点步行训练：健侧手先向前伸出扶杠，患侧下肢向前迈步，患侧手再向前扶杠，最后健侧下肢跟上。如果是双侧下肢障碍，则可根据此原则，选择任意的启动动作。适用于严重瘫痪或双侧下肢瘫痪。

（2）三点步行训练：先身体前倾，将双手向前扶杠，然后患侧下肢向前，最后健侧下肢跟上。适用于偏瘫或单侧下肢障碍。

（3）二点步行训练：右手和左下肢先向前，然后左手和右下肢跟上。

（4）双下肢瘫痪者平衡杠内步行训练：双手向前，然后双下肢同时向前；两下肢向前落在双手支撑的同一平面，称为摆至步，比较安全；落在双手支撑面的前面称之为摆过步，速度

3. 扶拐步行训练 扶拐步行和平行杠步行的方式基本一致。区别在于用拐的方式，拐杖又分为单拐和双拐，单拐包括手杖、腋杖、肘杖、四脚拐等。拐杖不如平行杠稳定，因此需经过适当的训练，才可安全有效地应用。对偏瘫或单侧下肢功能障碍的患者，持拐一般为健侧手，先出拐，再由患腿向前迈，然后是健腿跟上。对于两下肢障碍的患者则需要用双拐。上肢控制能力不佳的患者不能扶拐步行。拐杖和助行器均可选择。

4. 独立步行训练 患者在下肢支撑能力达到100%体重，同时站立平衡能力达到Ⅲ级，可以开始独立步行训练。训练步骤是先分解动作，然后综合训练，最后增加行走距离、速度和地面的复杂度。

（十一）神经生理学疗法

神经生理学疗法是以神经生理学和神经发育学为理论基础，促进中枢性瘫痪患者的神经肌肉功能的恢复，通过促进和抑制的方法调节肌张力，促进肌肉随意、协调收缩的能力。常用的有Bobath技术、Brunnstrom技术、Rood技术、本体感觉促进技术（PNF）等和运动再学习技术等。

1. Bobath技术 通过控制关键点，运用反射性抑制模式，利用生理或病理反射，调节肌肉的收缩反应。各种功能性技能的建立都是以姿势控制、翻正反应、平衡反应和保护性反应，以及伸手、抓握和松开等基本模式为基础。治疗中枢性瘫痪的关键是控制异常运动模式，因此通过姿势与运动的基本模式，诱发出非随意反应，从而达到调节肌张力或引出所需要运动的目的。该技术普遍应用于脑瘫和偏瘫患者。

2. Brunnstrom技术 该技术的核心为中枢神经兴奋扩散原理，瘫痪早期利用协同运动和反射模式作为促进模式，诱发肢体的运动反应，再从异常模式中促进正常运动成分的分离，最终脱离异常模式，形成正常模式，恢复运动控制能力。主要用于评估和治疗成年偏瘫患者。

3. Rood技术 该技术又称多感觉刺激技术，由美国物理治疗师和作业治疗师Margaret Rood创立。Rood对脑损伤患者康复的主要贡献在于强调选用可控制的感觉刺激，按照个体的发育顺序，通过应用某些动作引出有目的的反应。基本技术与手法包括触觉刺激、温度刺激、牵拉肌肉、轻叩肌腱或肌腹、挤压、特殊感觉刺激、远端固定、近端活动等。

4. 本体感觉促进技术（proprioceptive neuromuscular facilitation，PNF） 通过刺激人体本体感受器，来激活和募集最大数量的运动肌纤维参与活动，促进瘫痪肌肉收缩，同时通过调整感觉神经的兴奋性以改变肌肉的张力，缓解肌痉挛。其解剖学基础为：螺旋或对角线运动是正常动作发育的最后阶段，这是因为所有的对角线模式中总有旋转成分，而旋转是肢体发挥正常功能所不可缺少的，例如洗脸、梳头、吃饭、行走。对角线运动都越过中线，也利于身体双侧运动的发展。

5. 运动再学习技术 运动再学习法（motor relearning program，MRP）是由澳大利亚学者Janet H. Cart等提出的一种运动疗法，把中枢神经损伤后运动功能恢复训练视为再学习或再训练的过程；主要以运动科学、生物力学、神经生理学、行为科学等为理论依据，以作业或功能活动为导向，强调患者主观参与和认知重要性，按照科学的运动学习方法对患者进行再教育，以恢复其运动功能的一种方法。主张通过多种反馈，如视、听、体位、皮肤、手的引导等来强化训练效果，充分利用反馈在运动控制中的作用。

第四章 康复治疗技术

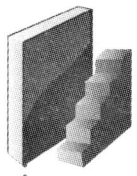

知识链接

现代康复治疗新技术

随着康复医学的快速发展，经过临床证实的疗效确切的康复治疗技术不断涌现，其中运动想象、减重步行训练、上下肢康复机器人、强制性运动疗法、主动性肌电生物反馈、功能性电刺激、双侧训练、虚拟体感游戏等不断应用于神经系统疾病及其他系统疾病的临床及社区康复中，在临床康复实践中可根据患者的功能障碍特点有针对性地应用，以最大限度地挖掘患者残存的潜力，使患者重返家庭和社会。

二、物理因子疗法

物理因子疗法，简称"理疗"，利用人工或自然界物理因素作用于人体，调整血液循环，改善营养代谢，提高免疫功能，调节神经系统功能，促进组织修复，达到预防和治疗疾病的方法。

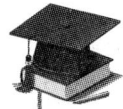

案例 4-2

患者，男，71岁，不慎跌倒造成尺桡骨骨折，内固定手术后3周，现患者诉前臂疼痛，医生换药室发现，伤口周围及前部肿胀。

问题与思考：
1. 促进骨折愈合的理疗项目有哪些？
2. 缓解疼痛肿胀的理疗项目有哪些？
3. 预防肌肉萎缩的理疗项目有哪些？

（一）直流电疗法

1. 定义 直流电是一种方向不随时间变化的电流，用直流电治疗疾病的方法称为直流电疗法（galvanization）。

2. 治疗作用

（1）对神经系统功能的影响：改善和调节脑治疗部位的血液循环，对中枢神经系统、自主神经等均能引起兴奋或抑制作用。

（2）消炎作用：直流电有改善局部血液循环的作用，能促进炎性产物的排出。阳极可用于治疗水肿；阴极可治疗慢性炎症、溃疡；还可用于治疗神经、关节、肌肉、血管等方面的炎症。

（3）促进骨折愈合：用微弱直流电阴极刺激骨折处，有加速骨折愈合的作用。机制可能是由于直流电的电解作用，使阴极下组织内环境发生低氧、偏碱和高钙，有利于促进骨质生长。

（4）治疗冠心病：微弱直流电置于心前区，阴极置于背后，治疗冠心病效果良好，微弱直流电接近生物电的电流强度，刺激心脏皮肤反射区，反射性地调节冠状动脉的舒缩功能。

（5）治疗静脉血栓：较大电流强度直流电可促使静脉血栓机化、退缩，离开阳极，退向阴极，使血管重新开放。

(6) 治癌作用：改变肿瘤组织的微环境，促使肿瘤变性坏死。

3. **适应证与禁忌证**

(1) 适应证：浅静脉血栓、营养不良性溃疡、骨折延迟愈合、冠心病、癌症等。

(2) 禁忌证：恶性肿瘤（局部电化学疗法除外）、高烧、昏迷、活动性出血、心力衰竭、妊娠、急性化脓性炎症、急性湿疹、局部皮肤破损、安装心脏起搏器、直流电过敏等。

(二) 直流电药物离子导入疗法

1. **定义** 用直流电将药物离子导入体内进行治疗疾病的方法称直流电药物离子导入疗法。

2. **治疗作用** 兼有直流电和导入药物的综合作用，其优点是局部浅表组织浓度较高，作用持续时间长，导入的是药物有效成分，缺点是导入药量少。

3. **适应证与禁忌证**

(1) 适应证：临床应用范围广泛，是直流电疗法和所导入药物的适应证的相加，如神经炎、周围神经损伤、慢性溃疡、伤口和窦道、慢性前列腺炎、慢性盆腔炎、血栓性静脉炎、瘢痕粘连、角膜混浊、骨折等。

(2) 禁忌证：同直流电疗法，导入药物过敏者。

(三) 低频脉冲电疗法

1. **定义** 应用频率 1000 Hz 以下的各种脉冲电流治疗疾病的方法，称低频脉冲电疗法。常用的低频脉冲疗法包括神经肌肉电刺激（neuromuscular electrical stimulation，NMES）、功能性电刺激（functional electrical stimulation，FES）、经皮电刺激神经（transcutaneous electrical nerve stimulation，TENS）等。低频电疗法具有兴奋神经肌肉、止痛作用，改善血液循环和抗炎消肿等作用。

2. **分类**

(1) 神经肌肉电刺激（NMES）：低频脉冲电流刺激神经肌肉以治疗疾病的方法称神经肌肉电刺激（neuromuscular electrical stimulation，NMES），又称电体操疗法（electmgymnastic therapy）。对失神经支配的肌肉进行合适的电刺激，可以引起肌肉收缩，改善血液循环及营养代谢，延缓肌肉萎缩，防止纤维化和挛缩，能促进神经再生，恢复神经传导功能。①适应证：下运动神经元损伤所致的弛缓性瘫痪、失用性肌萎缩者。②禁忌证：上运动神经元损伤引起的痉挛性瘫痪、安装心脏起搏器者。

(2) 功能性电刺激（functional electrical stimulation，FES）：是用低频电流刺激丧失功能或功能不全的器官或肢体，以其所产生的即时效应来替代或纠正器官或肢体的功能的治疗方法。

功能性电刺激多用于中枢性瘫痪。当上运动神经元受损时，下运动神经元通路存在，有应激功能，但由于失去来自中枢的运动信号，肢体不能产生随意运动。如给予适当的电刺激，可产生相应的肌肉收缩，用以补偿所丧失的肢体运动。同时电刺激通过传入神经，经脊髓传到中枢，对促进肢体功能重建及心理状态的恢复有作用。①适应证：脑卒中、脊髓损伤、脑瘫后的下肢、上肢运动功能障碍（进行站立、步行功能训练、手功能训练）、马尾或脊髓损伤后的排尿功能障碍、脊柱侧弯、多发性硬化等。②禁忌证：安装心脏起搏器者、意识不清、肢体骨关节挛缩畸形、下运动神经元受损、神经应激性不正常者。

3. **经皮电刺激神经**（transcutaneous electrical nerve stimulation，TENS） 是通过皮肤将特定的低频脉冲电流输入人体，刺激神经达到镇痛目的的治疗方法。

TENS 的治疗作用认为是关闭了疼痛传入的闸门，从而缓解了疼痛症状。一定的低频脉冲电流刺激，可能激活了脑内的内源性吗啡样多肽能神经元，引起内源性吗啡样多肽释放而产生镇痛效果。除镇痛外，对局部血液循环也有一定的促进作用。①适应证：各种急慢性疼痛，如头痛、偏头痛、神经痛、灼性神经痛、幻肢痛、颈椎痛、关节痛、腹痛、牙痛、腰痛、胃痛、痛经、软组织或关节急性扭伤、损伤所致肿痛、术后痛、产痛、癌痛等，也可用以治疗骨折后骨连接不良。②禁忌证：安装心脏起搏器、刺激颈动脉窦、早孕妇女的腰和下腹部、局部感觉缺失和对电过敏患者。

（四）中频电疗法

1．定义 应用 1～100 kHz 的电流治疗疾病的方法称中频电疗法（medium frequency electrotherapy）。

2．治疗作用

（1）镇痛作用：经中频电疗的局部，皮肤痛阈明显增高，临床上有良好的镇痛作用。尤其是低频调制的中频电作用最明显。

（2）促进血液循环：50～100Hz 的低频调制中频电流，有明显的促进局部血液和淋巴循环的作用，可使皮肤温度上升，小动脉和毛细血管扩张，开放的毛细血管数目增多。

（3）锻炼骨骼肌：能使骨骼肌收缩。

（4）软化瘢痕：音频电有软化瘢痕和松解粘连的作用。

3．分类

（1）干扰电疗法（interferential therapy）：以两组频率相差 0～100 Hz 的中频正弦交流电流交叉输入人体，在人体内电流交叉处形成干扰场，产生差频 0～100 Hz 的低频调制的中频电流，即干扰电流。以这种干扰电流治疗疾病的方法称干扰电疗法。

1～10 Hz 差频电流可提高平滑肌和横纹肌的张力；50～100 Hz 有明显的促进局部血液循环的作用；90～100 Hz 具有镇痛作用。①适应证：坐骨神经痛、关节疾病、骨折、软组织损伤、软组织及内脏纤维增生、粘连、平滑肌张力低下、肌无力、肌萎缩、雷诺病及早期闭塞性动脉内膜炎等。②禁忌证：同直流电疗。

（2）音频电疗法（audiofrequency current therapy）：应用 1.20 kHz 音频段的等幅正弦电流治疗疾病的方法称为音频电疗法。该疗法能镇痛、促进局部血液循环，软化瘢痕，松解粘连，消散炎症及其残留浸润硬结，提高细胞膜的通透性，促进药物透入人体。①适应证：治疗纤维结缔组织增生、肥厚、机化、粘连，神经痛，慢性炎症，平滑肌张力低下疾病与尿路结石。②禁忌证：同低频电疗。

（3）调制中频电疗法（modulated medium frequency eletrotherapy）：调制中频电流兼有低频电与中频电两种电流各自的特点和治疗作用，作用深，人体易于接受，不易产生适应性。主要治疗作用有镇痛，促进局部组织血液循环，引起肌肉收缩，可锻炼肌力，防止肌肉萎缩，增加平滑肌张力，调节自主神经系统功能。适应证和禁忌证同低、中频电疗法。

（五）高频电疗法

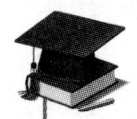

案例 4-3

患者，女，35 岁，右侧卵巢囊肿切除术后 2 周，患者右腹部疼痛，触之有手掌大小的包块，质硬，超声波检查为炎症。

问题与思考：

1．该病例能否采用高频电进行治疗？

2．分析其治疗的原理及作用。

1. **定义** 应用高频电流（大于 l00 kHz）治疗疾病的方法称高频电疗法（high frequency electrothempy）。

2. **治疗作用**

(1) 无电解作用：高频电流是交流电，是一种正负交替变化的电流，在正半周内，离子向一方向移动；负半周内，离子又向反方向移动，所以，不产生电解作用。

(2) 对神经肌肉组织无兴奋作用：高频电频率很高，在正常情况下，无论通过多少个周期，一般均不引起神经肌肉兴奋而产生收缩反应。

(3) 热效应和非热效应：中等以上剂量的高频电流主要产生热效应，其治疗作用如下：①镇痛作用：高频电流降低感觉神经的兴奋性，干扰痛冲动传导；缓解肌痉挛性疼痛；血液循环增强，渗出物及致痛物质吸收，组织张力下降；②改善血液循环：热作用可以使血管、淋巴管扩张，血流加快，组织细胞的通透性升高，改善组织的营养代谢；③消炎：血液循环改善，可增强免疫功能，促进慢性炎症消散（温热作用会促进肿胀和渗出增加，不适用于急性炎症）；④治疗癌症：大剂量高频电流可对肿瘤组织进行选择性加热，起到治疗作用；⑤其他作用：降低肌肉张力及加速组织生长修复。

小剂量及脉冲高频电流的治疗作用为非热效应，又称高频电磁振荡效应。使用无热量高频电流治疗，虽无热感，但机体组织仍会产生一系列明显生物效应，对急性炎症产生消炎作用，促进神经组织与肉芽组织再生。

(4) 治疗时电极可离开皮肤。

3. **分类**

(1) 短波、超短波疗法：应用短波电流治疗疾病的方法称短波疗法（shortwave therapy）。应用超短波电流治疗疾病的方法称超短波疗法（uhrashortwave therapy）。短波疗法及超短波疗法具有高频电疗共有的生物学效应及治疗作用。中等以上剂量的短波及超短波电流具有明显温热效应，小剂量的脉冲短波、超短波电流主要产生非热效应。两种疗法作用相似，但超短波作用更深。①适应证：皮下组织、骨关节、胸腔、盆腔内脏器官和五官的感染，关节软组织扭伤，神经炎、神经痛，关节炎、颈椎病、肩周炎、腰背筋膜炎，急性肾衰竭、恶性肿瘤（大剂量）。②禁忌证：恶性肿瘤（Ⅰ～Ⅲ级剂量）、妊娠、出血倾向、心肺衰竭，安装心脏起搏器及金属异物者。

(2) 微波疗法（microwave therapy）：用微波电流治疗疾病的方法称微波疗法（microwave therapy）。微波疗法又分为分米波疗法（decimeterwave therapy）、厘米波疗法（centimeterwave therapy）和毫米波疗法（millimeter wave thempy）。分米波、厘米波克服了短波和超短波共有的皮下脂肪过热的缺点，使较深肌层产生显著的热作用。①适应证：微波疗法适用于炎症性浸润、软组织损伤、伤口溃疡、关节炎、坐骨神经痛等；分米波、厘米波高热疗法适用于体表及体腔内的恶性肿瘤，如皮肤癌、乳癌、恶性淋巴瘤、宫颈癌、直肠癌等；凝固疗法适用于体表赘生物治疗及经内腔镜治疗胃出血、胃息肉、鼻息肉、宫颈炎等。②禁忌证：与短波、超短波疗法相似，但微波禁用于眼部；分米波、厘米波禁用于阴囊及小儿骨骺部。

（六）超声波疗法

1. **定义** 超声波是指频率在 2000Hz 以上，不能引起正常人听觉反应的机械振动波。常用的频率一般为 800～1000kHz。

2. **治疗作用**

(1) 神经系统具有对超声波敏感的特性，小剂量的超声波对神经系统有抑制作用，可使神经的传导速度减慢，从而具有明显的镇痛作用。

(2) 超声波可使皮肤发热充血，皮肤的血液循环加快，可以改善皮肤麻木等感觉异常。

(3) 有效地解除肌肉痉挛，使肌肉放松，达到减轻肌肉及软组织疼痛的目的。

(4) 超声波可使胃肠道蠕动增加，胃肠分泌增加；可使心脏的冠状动脉扩张，改善心肌的血液供应；可使肾血管扩张，增加肾血流量。

3．适应证和禁忌证

(1) 适应证：软组织扭、挫伤、劳损、瘢痕组织、注射后硬结、冻伤、乳腺炎、肢体溃疡、颈椎病、肩关节周围炎、腱鞘疾病（狭窄或囊肿）、骨关节病、脊柱炎、腰椎间盘突出症、骨折、前列腺炎、冠心病、肋间神经痛、雷诺病、带状疱疹、硬皮病、颞颌关节功能紊乱症、输卵管闭塞等。

(2) 禁忌证：活动性肺结核，严重支气管扩张，化脓性炎症，持续性高热，出血倾向，消化道大面积溃疡，孕妇的腹和腰骶部，小儿骨骺，放射线或同位素治疗期间及随后的半年内，恶性肿瘤（超声治癌技术除外），皮肤破溃、有出血倾向等。

(七) 光疗法

案例 4-4

患者，女，51岁，3天前腰部疼痛，瘙痒，用手抓痒时发现出现疱疹，近日来，疱疹增多，结痂并伴有电击样疼痛。

问题与思考：
治疗该病的理疗项目有哪些？

1．定义　光疗法（light therapy）是利用阳光或人工光线（红外线、紫外线、可见光、激光）防治疾病和促进机体康复的方法。

2．分类

(1) 红外线疗法（infrared therapy）：应用红外线治疗疾病的方法称为红外线疗法。红外线可分为两段：波长 1.5～1000μm 的波段为远红外线（长波红外线），波长 1.5～760μm 的波段为近红外线（短波红外线）。①治疗作用：其基础是温热效应，具有改善血液循环，促进吸收，缓解痉挛，消散慢性炎症及镇痛等作用。②适应证：软组织扭、挫伤恢复期，肌纤维组织炎，关节炎，神经痛，软组织炎症感染吸收期，伤口愈合迟缓，慢性溃疡，压疮，烧伤，冻伤，肌痉挛，关节纤维性挛缩等。③禁忌证：凡有出血倾向、高热、活动性肺结核、恶性肿瘤、急性化脓性炎症、急性扭伤早期、闭塞性脉管炎、重度动脉硬化、局部感觉或循环障碍者。

(2) 紫外线疗法（ultraviolet therapy）：应用紫外线防治疾病的方法称为紫外线疗法。①治疗作用：抗炎，加速组织再生，镇痛，脱敏，预防和治疗佝偻病和骨软骨病，加强免疫功能。②适应证：治疗急性化脓性炎症［如疖、痈、急性蜂窝织炎、急性乳腺炎、丹毒、急性淋巴（腺）管炎、急性静脉炎］，以及某些非化脓性急性炎症（肌炎、腱鞘炎）；伤口及慢性溃疡；急性风湿性关节炎、肌炎；神经（根）炎及一些皮肤病，如玫瑰糠疹、带状疱疹、脓胞状皮炎等。全身无红斑量紫外线常用于预防和治疗佝偻病和骨罗软骨病，长期卧床造成的骨质疏松、流感、伤风感冒等。③禁忌证：大面积红斑量紫外线照射对于活动性肺结核，血小板减少性紫癜，血友病，恶性肿瘤，急性肾炎或其他肾病伴有重度肾功能不全，急性心肌炎，对紫外线过敏的一些皮肤病。如急性泛性湿疹、光过敏症、红斑狼疮的活动期等。

(八) 磁疗法

1．定义　磁疗法（magnetotherapy）是利用磁场作用于机体或穴位的外治法。

2. 治疗作用

（1）镇痛：磁疗能改善血液组织营养，因而可以克服由缺铁、缺氧、炎性渗出、肿胀压迫神经末梢和致痛物质聚集等引起的疼痛。

（2）消炎消肿：磁场可以使局部血液循环加强，组织通透性改善，有利于渗出物的消散、吸收。

（3）降压降脂：磁场能加强大脑皮质的抑制过程，对自主神经有调节作用，使机体微循环功能加强，可引起血压下降。磁场能使胆固醇的碳氢长链变成短链，成为多结晶中心，有降血脂作用。

（4）镇静：磁疗对经络和神经、体液等都有一定的调节作用，改善睡眠。

（5）抑制肿瘤：磁疗对良性和恶性肿瘤均有一定的抑制作用。

3. 适应证和禁忌证

（1）适应证：高血压病、风湿性关节炎、冠心病、肠炎、胃炎、慢性气管炎、三叉神经痛、神经性头痛、神经衰弱、扭挫伤、腱鞘囊肿、肩周炎、静脉炎、肾结石、输尿管结石、外耳道疖肿、神经性耳鸣、鼻炎、睑腺炎（麦粒肿）、带状疱疹、痛经、臀部注射硬结、瘢痕等。

（2）禁忌证：血小板 4.0×10^9/L 以下、危重患者（如急性心肌梗死、急腹症、大出血等）、体质极度衰弱、高热、不能耐受磁疗副作用者、孕妇下腹部、安装心脏起搏器者。

（九）生物反馈疗法

1. 定义 生物反馈疗法是利用现代生理科学仪器，通过人体内生理或病理信息的自身反馈，使患者经过特殊训练后，进行有意识的"意念"控制和心理训练，从而消除病理过程、恢复身心健康的新型心理治疗方法。

2. 适应证和禁忌证

（1）适应证：神经系统功能性病变与某些器质性病变所引起的局部肌肉痉挛，抽动，麻痹，如嚼肌痉挛、痉挛性斜颈、磨牙、面肌抽动与瘫痪、口吃、遗尿症、大便失禁等，焦虑症、恐惧症，以及与精神紧张有关的一些身心疾病；紧张性头痛、血管性头痛；高血压、原发性高血压、心律不齐；其他如雷诺病、消化性溃疡、哮喘病、性功能障碍等。能缓解紧张、焦虑状态、抑郁状态、治疗失眠。

（2）禁忌证：不愿接受训练者，变态人格不能合作者；5岁以下儿童，智力缺陷者，精神分裂急性期；严重心脏病患者，心肌梗死前期或发作期间，复杂的心律失常者；青光眼或治疗中出现眼压升高者；训练中出现血压升高、头痛、头晕、恶心、呕吐、失眠、妄想或具有精神症。

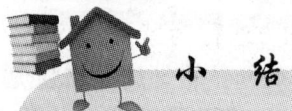

小 结

1. 运动疗法指以生物力学和发育学为基础，通过主动和被动运动，采用改善、代偿和替代的方式，改变运动组织（骨骼、肌肉、关节、韧带等）的循环和代谢功能，促进神经肌肉的功能，提高肌力、耐力、关节活动度、心肺功能和平衡能力，减轻异常压力或施加必要的治疗压力，缓解躯体畸形和功能障碍。通常分为三类：①生物力学技术，包括关节活动训练、肌力训练、耐力训练、牵张训练、协调性训练、平衡训练、呼吸训练、心肺功能训练、牵引疗法、医疗体操、步态训练、移乘训练；②神经生理学技术，常用的有 Brunnstrom 技术、Bobath 技术、Rood 技术、本体感觉促进技术（PNF）、运动再学习技术等；③代偿和替代。其训练的基本原则是因人而异、循序渐进、持之以恒、主动参与、全面锻炼。

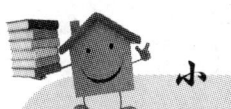

小 结

2. 物理因子疗法，简称"理疗"，是利用人工或自然界物理因素作用于人体，调整血液循环，改善营养代谢，提高免疫功能，调节神经系统功能，促进组织修复，达到预防和治疗疾病的方法。物理因子疗法包括电疗（直流电、低频、中频、高频）、超声波疗法、光疗、磁疗、生物反馈疗法。

自 测 题

使用手机浏览器扫此二维码可以进入第四章第一节自测题参考答案

一、选择题

1. 急性化脓性炎症首选的理疗项目
   A．中频电疗
   B．红外线疗法
   C．超声波疗法
   D．紫外线疗法
   E．直流电疗法
2. 自主主动运动一般在肌力达到几级时进行
   A．2级
   B．3级
   C．1级
   D．4级
   E．5级
3. 超声波在治疗烧伤时主要作用有
   A．消炎的作用
   B．抗感染的作用
   C．软化瘢痕的作用
   D．镇静的作用
   E．镇痛的作用
4. 老年女性，滑倒后致右手柯莱斯骨折，手法复位石膏外固定，患者伤口愈合后，为延缓手内肌萎缩，最适宜的治疗方法是
   A．直流电疗法
   B．TENS
   C．失神经肌肉电刺激（电动体操）
   D．红外线照射
   E．紫外线疗法
5. 下列哪一项是协调训练的内容
   A．肌力训练
   B．指鼻试验
   C．平衡杠内行走
   D．关节活动度训练
   E．作为左右移动训练

二、简答题

1. 简述平衡训练的方法。
2. 简述腹式呼吸训练的方法。
3. 试从对神经肌肉刺激、热效应、电解、电流的阻力、接触皮肤五个方面比较低频、中频、高频电疗法的异同。

（窦　娜）

第二节 作业治疗

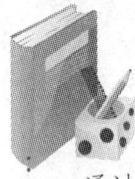

学习目标

通过本节内容的学习,学生应能够:
◎ 识记
1. 回忆作业治疗的概念。
2. 列举作业治疗的分类。
◎ 理解
1. 描述日常生活活动训练内容与方法。
2. 归纳认知与知觉功能训练内容与方法。
◎ 运用
应用各种作业治疗技术对丧失自理能力的患者进行康复治疗。

一、概述

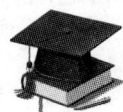

案例 4-5A

患者,女,56岁,脑梗死后2个月,左侧上肢 Brunnstrom 4级,左侧下肢 Brunnstrom 5级,患者情绪低落,对康复护士制订的训练项目不主动完成,对家务劳动和日常生活如购物、买菜等不愿参与。

问题与思考:
1. 根据患者的功能障碍情况制订作业训练处方?
2. 该患者应采用哪类作业治疗?

(一)概念

作业治疗(occupational therapy,OT)指应用有目的的、经过选择的作业活动,对由于躯体上、精神上、发育上有功能障碍或残疾,以致不同程度地丧失生活自理和劳动能力的患者,进行评价、治疗和训练的过程,是一种康复治疗方法;其目的是使患者最大限度地恢复或提高独立生活和劳动能力,更好地回归家庭与社会。

(二)治疗目的

1. 维持现有功能,最大限度发挥残存功能。
2. 提高日常生活活动的自理能力。
3. 为患者设计及制作与日常生活活动有关的各种自助器具。
4. 提供职业前训练。
5. 强化患者的自信心、辅助心理治疗。

（三）治疗原则

在制订作业治疗方案时需要根据患者的功能障碍确立作业治疗目标，同时还要结合患者身体基本状态、本人的愿望和所处环境等诸多因素，选择其能力范围内可以完成的作业治疗方法。

1．选择作业治疗的内容和方法需与治疗目标相一致。

（1）恢复实用功能目标。

（2）恢复辅助功能目标。

（3）获得功能目标。

（4）发挥代偿功能目标。

2．根据患者的愿望和兴趣选择作业活动。

3．选择患者能完成80%以上的作业活动。

4．作业治疗在考虑局部效果时要注意对全身功能的影响。

5．作业治疗的选择需与患者所处的环境条件相结合，根据患者的残疾和环境评定，采取相应的作业治疗，训练患者适应所处的生活环境，同时进行适当的环境改建，方便患者的生活自立。例如，对于截瘫患者，要训练其使用轮椅进行移乘的技能；同时对住宅和相应设施进行必要改造，如将床、椅高度降低，门加宽，卫生间加扶手等。

（四）作业治疗分类

1．按作业功能分类的治疗技术

（1）生活技能训练：生活技能含义较为广泛，它既是与患者日常生活密切相关的一种生活技能，又包括与患者回归社会相关的一些高级生活技能，相当于基本日常活动能力和工具性日常活动能力。生活技能训练的成功与否取决于本人、家庭成员及亲朋好友、医护人员、社区服务人员等之间的相互理解、配合和支持，取决于患者主观的愿望和客观条件。

（2）工作和职业技能训练。

（3）文娱活动训练：主要包括娱乐及游戏活动的评定与治疗。

（4）辅助工具和自助器具使用。

（5）教育及咨询。

（6）环境改造技术。

2．按照作业技能分类的治疗技术

（1）感知技能训练：包括感觉再训练、感觉敏感性训练、感知觉训练、感觉替代训练。

（2）运动技能训练：包括改善肌力和肌张力的训练、维持关节活动度的训练、运动协调性和灵活性的训练、平衡训练、身体转移训练。

（3）认知技能训练：包括定向能力训练、注意力训练、提高醒觉能力的训练、抽象思维能力训练、学习能力的训练、记忆能力训练、社交能力的训练、改善患者自知力的训练。

（4）语言和吞咽技能训练。

（5）心理社会技能训练。

二、作业治疗常用技术

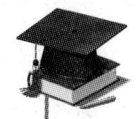

案例 4-5B

康复护理在为该患者评价时发现注意力不集中，出示4张日常生活的卡片，5s后嘱患者回忆只能说出最后出示的1张卡片，给患者1包茶叶，1个杯子，1杯水，嘱其做沏茶动作，患者不能完成。

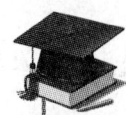

案例 4-5B

问题与思考：
1. 该患者出现了什么情况？
2. 如何进行作业治疗？

（一）日常生活活动（ADL）训练

1. 运动与转移

（1）床上移动训练：床上活动是 ADL 中一个极其重要的活动，其训练包括床上翻身、（单、双）桥式运动、左右移动、坐位平衡、床上起坐、上下床运动。

（2）室内运动：步行运动、上下楼梯训练、助行器、轮椅等。

（3）室外运动：让患者了解室外环境。如观察路面、斜坡、台阶及障碍物；识别路标、指示牌、安全标志；训练自我保护的意识和方法（如安全跌倒与爬起的技术）。

2. 穿脱衣服训练 训练患者穿脱衣、裤、鞋、袜等。

3. 进食用餐训练 主要是训练使用各种餐具，如持匙、用勺、用筷、端碗、送食物进口等。

4. 个人卫生训练 先训练梳洗、剃须、剪指甲、整容、化妆品的使用；再训练如厕、大小便控制及便后处理、洗澡等。

5. 家务劳动训练 家务活动非常丰富，包括做饭、洗菜、切菜、烹调、洗涮餐具、炊具使用、洗衣、熨烫衣物、铺床、清洁卫生、购物、家庭经济管理、照料小孩等。

（二）治疗性作业活动

治疗性作业活动指经过精心选择的、具有针对性的作业活动，其目的是维持和提高患者的功能、预防功能障碍或残疾的加重、提高患者的生活质量。

1. 改善躯体功能

（1）减轻疼痛和缓解症状：加热黏土作业；温热箱内进行棋类游戏、牌类游戏；绘画、书法练习、泥塑作业、音乐欣赏等。

（2）改善 ROM：挂线作业、捶打作业、穿梭作业、制陶作业、泥塑作业、练习篮球、练习乒乓球、练习舞蹈、绘画作业、书法作业、橡皮泥作业、编织作业、纺织作业等。

（3）增强肌力：木工作业、金工作业、飞镖作业、制陶作业、泥塑作业、投篮、练习舞蹈、粉碎黏土作业、拉经线作业等。

（4）增强身体耐力：练习篮球、练习舞蹈、练习足球、郊游作业、爬山作业、木工作业、金工作业、制陶作业、泥塑作业、绘画作业、书法练习、轮椅竞技、园艺作业、缝纫作业等。

（5）改善手的灵活性：编织作业、折纸作业、镶嵌作业、绘画作业、书法作业、泥塑作业、棋类游戏、牌类游戏等。

（6）改善平衡：练习套圈、练习滚球、推独轮车、练习篮球、练习舞蹈、练习足球、练习飞镖、投掷游戏等。

（7）改善协调性：砂磨板作业、拉锯作业、拧铁丝作业、编织作业、园艺作业、镶嵌作业、塑型作业、黏土造型作业、练习篮球、练习舞蹈、练习足球等。

（8）促进感觉恢复：利用不同材料进行的手工艺制作、棋类游戏、牌类游戏等。

（9）提高 ADL 能力：ADL 训练、穿衣比赛、家务活动等。

2. 改善心理功能

（1）调节精神和转移注意力：欣赏音乐、棋类游戏、牌类游戏、绘画作业、书法作业、泥塑作业、编织作业、折纸作业、镶嵌作业、手工艺作业（扎花、插花、贝壳造型）、电子游戏、养金鱼、玩游戏、进行社交活动等。

(2) 镇静安定、减轻烦躁：进行简单、重复性的作业，如分拣作业、针织作业、刺绣作业、编织作业、简单纺织作业、弹奏或倾听优美轻柔节奏缓慢的乐曲，避免应用红、紫、褐等刺激性颜色。

(3) 调节情绪、宣泄明显的过激情绪：木工作业、捶打作业、剪纸作业、除草作业、锯木作业、掘土作业、砍木作业、剪枝作业、剪图作业、剪开布料（缝衣）、剪开皮革（制作使用）、练习乒乓球、练习羽毛球、练习排球、练习网球、练习桌球等。

(4) 增强独立感、建立信心：如绘画作业、书法作业、泥塑作业、编织作业、折纸作业、镶嵌作业、手工艺制作等。

(5) 提高成就感、满足感：如木工作业、金工作业、制陶作业、泥塑作业、绘画作业、书法作业、编织作业、折纸作业、镶嵌作业、手工艺制作等可生产出产品的作业。

(6) 减轻罪责感（精神状况）：协助清洁、保养作业疗法室及设备、简单的（不需要想象力）手工劳动如打结作业、磨砂作业、户外劳动等。

(7) 改善认知、知觉功能：棋类游戏、牌类游戏、电子游戏、绘画作业、书法作业、欣赏音乐等。

3．提高职业能力

(1) 提高劳动技能：木工作业、金工作业、打字作业、编织作业、手工艺制作、园艺活动等。

(2) 提高职业适应能力：棋类游戏、牌类游戏、球类游戏、社交活动等集体性活动。

(3) 增强患者再就业信心：通过木工作业、金工作业、制陶作业、泥塑作业、绘画作业、书法作业、编织作业、折纸作业、镶嵌作业、手工艺制作等治疗性作业活动生产出产品，可增强患者再就业的信心。

4．改善社会能力

(1) 改善社会交往和人际关系：如园艺活动、棋类活动、牌类活动、欣赏音乐等。

(2) 促进重返社会：通过生产性活动、竞技性活动、游戏性活动等可促进患者适应社会环境，利于他们早日重返社会。

(三) **认知与知觉功能的作业疗法**

1．注意力

(1) 选择使注意力集中的作业活动，如删字练习、击鼓传球游戏等。

(2) 做患者感兴趣的某些活动使其集中精力，如听故事、猜谜、看电视等。

(3) 在有外界干扰的环境中完成某项活动，在有说话声、音乐声或与他人边交谈边进行活动，以提高集中注意的稳定性及分散注意的合理分配。

2．记忆障碍

(1) 朗诵法：反复地朗诵需要记住的信息。

(2) 提示法：用活动信息的第一个字母或首个词句来提醒记忆。

(3) 叙述法：将需要记住的信息融合到一个故事里，当患者表达故事情节时，记忆信息不断地被叙述出来。

(4) 印象法：在患者的大脑中产生一个印象帮助记忆。

(5) 建立常规的日常生活活动程序：定时吃饭、睡觉，相同的穿衣顺序，物品分类、规律摆放。

(6) 辅助法：标签、清单、写日记、填写表格记录活动安排、制订活动时间表、利用手表闹钟提醒等。

3. 定向力

(1) 提问法：提出问题，让患者回答，如今天是星期几？你在什么地方？如回答不出，再告知患者，让患者重复。

(2) 背诵法：教患者背诵具有时间概念的词句，如春、夏、秋、冬等，将顺序倒着背或提问，以加强时间概念。

(3) 带患者到不同地方参观，浏览中治疗师提示，之后再多次身处其境，让患者指出所在地。

(4) 请患者家属、朋友与之交谈，让患者根据其相貌、衣着、声音来识别何人，与自己的血缘关系或社会关系、称谓等。

4. 解决问题能力

(1) 选择一项功能活动，如吃饭、洗澡、穿衣、购物等，与患者共同讨论，决定活动步骤和方法。然后让患者自己确定另一活动的计划，治疗者给予补充、纠正，得到患者同意后再执行。

(2) 提出一些难题，让患者分析、判断，提出解决问题的方法和步骤。

(3) 推理训练，如讲一段故事情节，让患者设想几种结局；或讲出某个事件的结果，让患者分析几种可能的原因和条件。

(4) 参与家庭管理，如经济预算、小孩的照料、家庭社交活动安排等。

5. 失认症训练

(1) 视觉失认：进行各种识别训练，如让物体失认者反复识别常用品、必需品；有面容失认者，反复用家人、亲属、名人的照片借助语言提示，让其进行辨识；对颜色失认者用色卡进行命名和辨别颜色的练习。

(2) 触觉失认：用粗糙的物品沿患者的手指向指尖移动进行触觉刺激；用手掌握锥形体进行压力刺激；闭目用手感觉和分辨不同质地的材料，注意力集中在体会物品特征上，进行辨识训练；利用视觉或健手的感觉帮助患肢进行感知，重视对物品的形状、材料、温度等特质的体验。

(3) 听觉失认：闭上眼睛，听录音机中传出的动物叫声或其他响声，然后在画有动物的图片上指出声音由谁发出，如有误应及时给予指正，直到分清各种声源；在嘈杂的声响中给予特定的声音，让患者听后说出发声的次数，重复进行；进行按门铃、拨打电话、观看雷雨气象及看电视等功能活动，随时向患者提出问题，给予纠正和补充；指导患者利用其他感官进行代偿，如把门铃附加闪灯等。

(4) 单侧忽略：视觉搜索训练，以促进对忽略侧的视觉搜索，提高对忽略侧的注意为目的，是临床常用的训练方法；在日常生活中尽量给予忽略侧各种感觉刺激；提醒进食时勿忘忽略侧的食物，穿衣、修饰时使用姿势镜；把忽略侧的轮椅车闸加长并做上标记、忽略侧脚托涂上颜色或做标记等。

6. 失用症训练

(1) 运动性失用：进行特定的作业活动前先给肢体以本体感觉、触觉、运动觉刺激，如制动轮椅训练前可给肢体进行活动。

(2) 意念运动性失用：意念运动性失用者往往能够较好地完成粗大的全身性活动，训练时不宜将活动分解。训练前先进行想象或观摩，即让患者在头脑中以流畅、精确和协调的运动模式想象，然后再进行尝试。在治疗前及治疗中给患肢以触觉、本体感觉和运动觉刺激，加强正常模式和运动计划的输出。对于动作笨拙和动作异常尽量不用语言来纠正，而应握住患者的手帮助完成，并随动作的改善逐渐减少辅助量。

(3) 意念性失用：①故事图片排序训练：摆放5张图片，要求患者按正确的顺序排列起来组成一段故事，并逐渐增加故事情节的复杂性；②日常生活中的系列动作训练：如泡茶后喝茶，把泡茶和喝茶分解为若干步骤练习，逐步串联起来完成一整套系列动作。

(4) 结构性失用：①复制几何图形：从简单的平面设计（如正方形、三角形）开始，逐步向复杂设计过渡（如连接点状图或虚线图，将平面图加工成立体图等）；②用积木复制结构：从简单的三块积木设计开始，逐渐增加积木数量及设计难度；③用火柴棍、木钉盘进行复制练习：从简单的图形或物品开始，逐渐增加难度；④ADL训练：如叠衣服、摆餐具、组装家具、裁剪衣服等。

(5) 穿衣失用：教会患者对各类衣服的辨别，分清衣服的各个部位及它们与身体某个部位的相应关系；按照穿衣的方法和步骤每天进行练习。

7. 躯体构图障碍的作业治疗

(1) 左右分辨障碍：佩戴标志物如戒指、手镯、手表，或在衣袖和鞋上贴彩色胶带帮助患者区别左右；反复使用包含左右的口令或进行与左右有关的活动。

(2) 躯体失认：强化患者对身体各部分及其相互间关系的认识，可以练习人体拼图，按指令做动作，或呼出指定身体部位名称等。

(3) 手指失认：进行手指辨认训练，或进行与手指功能相关的ADL训练，如使用勺子进食、更衣训练等。

（四）感觉统合训练

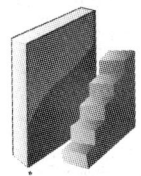

知识链接

感觉统合训练

感觉统合训练指基于儿童的神经发育的需要，引导其对感觉刺激做出适应性反应，其目的是促进大脑发育成熟，使大脑能有效地处理来自环境与身体的感觉信息，继而做出与环境相适应的反应，最终帮助儿童提高专注力、组织能力、学习能力。1972年AyresA.J系统地提出了感觉统合理论（sensory integration theory）。她认为感觉统合是指将人体器官各部分感觉信息输入组合起来，经大脑统合作用，对身体内外知觉做出反应。只有经过感觉统合，神经系统的不同部分才能协调整体工作，使个体与环境顺利接触。感觉统合学习的关键期是7岁以前，在此期间，人类大脑的可塑性最强。

1. 滑板

(1) 俯卧旋转：让儿童俯卧在滑板上，双手交叉控制方向带动滑板和身体进行原地旋转，左右交替（旋转时手不过中线，避免引起头晕），旋转的次数逐渐增加至100次以上，可增强前庭觉的适应性。

(2) 过隧道：用积木围成一条曲折变化的通道，让儿童俯卧在滑板上，顺着通道的方向逐步前进，可在通道的一端设置目标物（彩色气球、毛绒玩具等），规定其拿取到一定数目后即给予奖励，激发儿童兴趣，增强本体感觉。

(3) 火车厢接龙：用积木围成一条曲折变化的通道，让多名儿童俯卧在滑板上，排成长龙，后面的儿童双手抓握前一儿童的双腿，由第一个儿童带领，顺着通道的方向前进，适用于触觉防御或迟钝的儿童。

(4) 双人推球比赛：让儿童俯卧在滑板上，两人一组，进行水平推球、接球的活动。增强眼球控制能力，改善视听觉的统合。

2. 滑梯

(1) 俯卧滑梯取物：将滑板放在滑梯顶端的平台上，让儿童俯卧在滑板上，头、手在前，脚在后，由指导者协助其轻轻推动滑板，使滑板由滑梯上自然滑下，要求儿童在下滑的过程中抓取目标物；可提高儿童的注意力、注视能力、辨距能力和协调能力。

（2）俯卧逆行上滑梯：在滑梯的上端固定一条绳子，让儿童俯卧在滑板上，双手抓握绳子，交替向前移动，直至滑梯的顶端；可增强儿童空间认知和肌肉协同收缩能力，强化平衡及自我保护能力。

3．**大笼球** 可提供丰富的触觉刺激。

（1）俯卧大笼球：让儿童俯卧在大笼球上，指导者握其双足，将两腿平举，并做轻微的前后推拉和左右转动，可以训练儿童的前庭觉功能。

（2）大笼球压滚游戏：让儿童俯卧或仰躺在地板上，指导者将笼球置于其身体上，慢慢地将球前后左右滚动，或轻轻挤压。

4．**球池** 改善其触觉防御。

（1）进入球池：让儿童以自己的方式进入球池，可轻轻跨入或用力跳入。

（2）藏身其中：让儿童慢慢坐下或躺下，将身体全部藏入球池中，接受球的挤压，加强对全身触觉系统的刺激和锻炼。

（3）球池中运动：①在球池中转动手、脚，划动四肢或翻转身体，摆动头部、颈部，在此状态下，调整身体的重力感信息；②站在球池中，做踏步运动或跳跃运动，并设置一目标地，让儿童以某种规定的动作（站着走、蹲着走、爬行、单脚跳、双脚跳）或沿某条规定的路径达到目标地；③在球池中藏一种或几种不同质地或大小的物体，让儿童寻找；④在球池中做飞机起飞、火车开动、太空人漫步、抛接球等游戏，以强化动作企划能力。

（4）球池综合游戏：可强化前庭功能、身体协调能力及脑干功能。在球池旁边放置高约1m的台子，上方悬挂1个球，让儿童登上高台，由高台上跳下，先用手击打吊球，再跳入球池中。

5．**羊角球** 增强眼球控制能力。

让儿童坐在球上，双手紧握手把，身体前屈，用力下压，借助球的弹力向前跳动。可促进双侧姿势的统合，提高动作企划能力。跳动时，指导者可在前方设置彩色旋转的目标物，嘱其追视。

6．**时光隧道** 可增强手、肘、肩、膝等部位的固有感觉输入，加强前庭体系的刺激和调整。尤其适用于本体感不佳，触觉防御或迟钝的儿童。

（1）让儿童头在前、脚在后，匍匐进入并通过隧道，再令儿童采用脚在前、头在后的方式通过隧道。指导者应提醒儿童手脚和身体的协调运用。

（2）在隧道内放置许多物品，要求儿童通过隧道并将目标物取出。

（3）当儿童通过隧道的过程中，轻轻转动隧道，增加难度。

7．**袋鼠跳** 可强化前庭固有感觉，促进手足协调和本体感觉的发展。

儿童站在袋中，双手提起袋边，双脚同时向前跳，逐渐再加大跳跃的幅度，改变跳跃的方向。根据儿童的体能情况，每天训练5～10次，每次跳跃6m距离。

8．**平衡木** 可强化双侧肢体的平衡反应和视觉运动协调性。

（1）将两组平衡木排成一排，让儿童在平衡木上踏步前进；可让其外展双臂，或双手抱球进行活动。

（2）将两组平衡木排成平行的两排，让儿童双脚各踏一条平衡木前进。

（3）将高低不等的平衡木交替排列成一条曲折的通道，中间可留有一定距离的空当，让儿童徒手或抱球通过。

（五）**辅助技术的应用**

1．**自助具**

（1）进食自助具：轻便餐具、曲柄调羹、吸附垫、盘圈、弹簧木筷、双耳杯、持杯器等。

（2）穿衣自助具：纽扣器、穿衣钩、穿袜器、长柄鞋拔等。

(3) 个人卫生自助具：长柄梳、长柄刷、牙膏固定器、台式指甲钳、淋浴凳、浴缸板等。

(4) 用厕自助具：马桶增高垫、马桶座椅、便后擦拭器等。

(5) 家务活动自助具：开瓶器、改良刀柄、砧板、拾物器等。

(6) 书写阅读自助具：握笔器、翻页器、书架、轮椅板。

2．助行器

(1) 各种拐杖的选配及使用训练，如手拐、腋拐、肘拐、前臂拐等。

(2) 轮椅及助行架的选配及使用训练，如各种参数的选择、轮椅转移训练、轮椅技巧训练等。

(3) 特殊功能辅助器具，如助听器、语言训练器、导盲器等。

3．假肢与矫形器的选配和使用

(1) 根据患者的具体情况进行选配，并提出有关意见或建议。

(2) 对穿戴机械假手者应训练其动作的协调性。对穿戴下肢假肢者应先进行负重与平衡训练，再进行平地行走和上下台阶训练。

（六）职业咨询和职业训练

1．根据患者原有的技能、专长和兴趣、目前的身心功能状况及未来工作条件，提出有关就业的意见和建议。

2．针对未来工作的需要，进行相关技能、认知、心理方面的训练。

小　结

1．作业治疗指应用有目的的、经过选择的作业活动，对由于躯体上、精神上、发育上有功能障碍或残疾，以致不同程度地丧失生活自理和劳动能力的患者，进行评价、治疗和训练的过程，是一种康复治疗方法。其目的是使患者最大限度地恢复或提高独立生活和劳动能力，更好地回归家庭与社会。

2．作业治疗常用的有技术日常生活活动训练、治疗性作业活动、认知与知觉功能训练、感觉统合训练、辅助技术的应用、职业咨询和职业训练。

 自 测 题

使用手机浏览器扫此二维码可以进入第四章第二节自测题参考答案

一、选择题

1．根据作业治疗的功能分类，属于简易日常生活活动训练的是
　A．功能性作业治疗
　B．职业作业治疗
　C．娱乐活动
　D．作业宣教和咨询
　E．文体活动

2．以下主要用于肌耐力训练的治疗性作业活动是

　A．书法作业
　B．欣赏音乐
　C．拉锯作业
　D．折纸作业
　E．下跳棋

3．对单侧忽略患者常进行的训练不包括
　A．患侧提醒
　B．视觉搜索训练
　C．划销字母

D. 在地面贴胶带纸练习行走
E. 穿衣时用姿势镜
4. 改善心理功能的作业活动不包括
  A. 刺绣作业
  B. 除草作业
  C. 绘画作业
  D. 提高方向感
E. 棋类游戏
5. 以下不属于辅助技术的是
  A. 转移技术
  B. 矫形器配置和使用训练
  C. 拐杖的使用
  D. 假肢使用训练
  E. 轮椅的使用

二、简答题
1. 简述意念运动性失用的作业治疗。
2. 简述意念性失用的作业治疗。

（窦　娜）

第三节　言语疗法

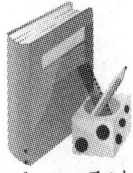

学习目标

通过本节内容的学习，学生应能够：
◎ 识记
1. 列举言语疗法的途径。
2. 描述言语治疗法的原则。
◎ 理解
比较失语症和构音障碍的训练方法。
◎ 运用
归纳失语症的分类并实施训练。

一、概述

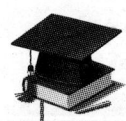

案例 4-6

患者，女，51岁，脑梗死后2个月，患者能理解别人大部分的提问，但不能完整说出，说出的词都是关键性词语，复述困难，命名困难。
问题与思考：
1. 该患者属于哪种类型的失语？
2. 如何进行言语疗法？

（一）定义

言语疗法（speech therapy）又称言语训练或言语再学习，是指通过各种手段对有言语障碍的患者进行针对性治疗，从而改善交流能力，是由专业人员对各类言语障碍者进行治疗和矫正的一门技术。

（二）言语障碍的治疗途径

1．训练和指导　是言语治疗的中心，包括促进听力理解、口语表达的能力、恢复或改善构音功能、提高言语清晰度等。根据训练计划指导患者及家属进行家庭训练，还包括对重症患者的家属和患儿的家长进行训练和注意事项的指导。

2．手法介入　对一些言语障碍的患者可以利用针灸、推拿等方法帮助改善语言障碍，特别适用于运动性构音障碍，尤其是重症患者，也适用于重度神经性吞咽障碍患者。

3．辅助器具　为了补偿语言功能受限，有时需要装配必要的辅助器具，如重度运动性构音障碍腭咽肌闭合不全患者，可以为其戴上腭托，以改善鼻音化构音。

4．替代方式　如果重度言语障碍难以达到正常的交流水平，则考虑使用替代交流，如采用手势语、交流板和言语交流器等。

5．手术　对于唇腭裂患者可采用手术修补或成形术，咽喉部有肿瘤的患者可手术切除。

（三）言语疗法的条件和要求

1．训练场所的选择　可在床边治疗或言语治疗室治疗。治疗时应尽量避免视觉和听觉上的干扰。训练室应该有隔音设施，要求治疗环境整洁、舒适、安静。成人房间不要太大，房间面积一般在 $10m^2$ 左右。儿童训练室应宽敞明亮，适合儿童心理特点，形式多样。

2．训练的形式　可以进行一对一训练，也可将不同病情的患者分成小组进行集体训练，还可制订详细的训练计划，进行自主训练和家庭训练。

3．训练周期　每日训练时间、次数和强度应以患者能耐受和感兴趣为前提。每周训练 3～5 次，每天 1～2 次，每次 30～60min。可有家属在场，依赖性较强的患者最好家属不在场。

4．训练工具　准备录音机、歌曲或会话发音磁带、纸、笔、自制卡片、图片、报纸及日常生活用品等。

（四）言语障碍的治疗原则

1．早期发现、早期治疗　言语治疗开始的越早，效果越好，一般患者病情稳定1周后开始治疗。

2．及时评定　言语治疗前应进行全面的语言和言语功能评定，并接受必要的临床检查。了解言语障碍的程度和类型，制订有针对性的治疗方案，边治疗边评定，并根据评定结果调整治疗方案。

3．循序渐进　言语训练应由简单到复杂，训练难度逐步增加。如患者听、说、读、写均有障碍时，应先进行听理解训练。训练的重点应放在日常交流上。治疗内容和时间安排适当，防止患者产生疲劳影响训练效果。

4．及时进行反馈　每次训练应使患者做出反应，对于正确的反应要强化，对于错误的反应不要反复纠正，以免造成患者紧张而出现过多的错误。

5．患者主动参与　言语治疗是训练者与患者之间互动的过程，需要患者及家属的积极配合和主动参与。

二、言语障碍的训练方法

言语治疗的对象是存在各类言语障碍的成人和儿童，包括失语症患者、构音障碍患者、儿童言语发育迟滞患者、发声障碍患者和口吃患者等。

（一）失语症的康复训练

1．语音训练

（1）口腔动作：患者照镜子看自己的口腔动作，是否与治疗者做的口腔动作一样，反复进行模仿。

（2）口腔动作+发音：患者模仿治疗者发音，包括汉语拼音的声母、韵母和四声。上述练习除了照镜子和看治疗者的口形外，还可以画口形图，告诉患者舌的位置、唇和齿的位置，以及气流的方向和大小。

2．听理解训练

（1）单词辨别：每次出示三个常用物品的图片，治疗者说出一个物品名称令患者指出相应的物品图片，逐渐治疗者说出两个单词让患者指出。

（2）词语理解：每次出示三个常用物品图片，治疗者说出其中一个物品的功能或所属范畴，患者听后指出，或用情景画或按指令执行动作进行听理解训练。

3．口语表达训练 从最简单的数字、诗词、儿歌或歌曲开始让患者自动地、机械地从嘴里发出。因为这些是小时候就学到的，记忆深刻且失语后仍能保留的部分，很适合用来进行口语表达的最初训练；还可让患者做词语练习，如鼓励使用反义词、关联词、惯用语患者进行口头表达。

4．句子、短文的复述 单词画片与对应文字卡片相配，给患者出示一组卡片，治疗者先描述，后让患者复述。反复练习，直到患者可以不费力地自然跟着复述。最后用以上复习、练习中所用的单词，同其他语词组合成简单的句子或短文反复练习。

5．自发口语的练习 ①看动作画，让其用口语说明；②看情景画，鼓励患者自由叙述；③叙述某日某事；④谚语叙述；⑤叙述身边事物等。

6．阅读理解及朗读训练

（1）视觉认知：几张图片摆出，并将相应的文字让患者看过，进行组合练习，逐步增加。

（2）听觉认知：单词的文字卡片按组摆出，患者听治疗师读一个词后指出相应的文字卡，用文字卡进行2个以上单词的保持练习。

（3）单词朗读：出示单词卡，反复读给患者听，然后鼓励一起朗读，最后让其自己朗读。

（4）句子、短文理解和朗读：用句子或短文的卡片，让患者指出情景画与相应实物；用"是""不是"回答提问；利用句篇卡，按单词朗读的要领练习，由慢速逐渐接近正常。反复练习渐增难度。

（5）篇章的朗读：从报纸的记事、小说、故事中选出患者感兴趣的内容，同声朗读，开始就以接近普通速度进行，即使患者跟不上也不要刻意等待，不纠正，数次后就鼓励其自己读。尽量选择有趣的读物反复练习，每日坚持，以提高朗读的流畅性。

7．书写训练

（1）单词的听写：使用单词文字卡片让患者书写文字卡上的单词，再让患者看相应的图片同时听写单词，最后不看卡片，听写该单词。

（2）句子、短文的听写：使用句子、短文的文字卡片，从简单的短句逐渐进展到复杂的长句。

（3）自发书写练习：患者看物品图片，写出单词。看动作图片，写叙述短句。看情景图片，写叙述短文，写日记，给朋友写信。

（二）脑卒中后常见失语症的治疗

1．运动性（Broca）失语 口语表达障碍为突出特点，听理解相对较好，伴有复述、命名、书写障碍。病变主要累及优势半球Broca区（额下回后部）词语中枢。此种失语以构音表达和文字阅读训练为主，还有发音训练、口形模仿、口语发音训练、图片发音训练。训练时用短而清楚的句子，说话的速度比正常缓慢，使患者可以直接答"是"或"不是"。此类型康复治疗效果较好。

2．感觉性（Wernicke）失语 患者听理解障碍突出，表现为语量多，发音清晰，语调正确，短语长短正确，但缺乏实质词。患者常答非所问，虽滔滔不绝地说，却与检查者的提问毫无关系。病变位于优势半球Wernicke区（颞上回后部）的听词语中枢，导致听词语印象部分或全部丧失，表现为理解、复述障碍。可采用听力训练（声音刺激，如听音乐、听广播，或旋律语调治疗）、词语听觉辨认（出示实物图片或词卡，让患者回答，由易到难，从物品名称到物品功能及属性）、记忆训练（让患者按顺序回忆有关的事和物，如果回答正确，增加难度，反复练习，增强记忆力）、视觉训练（如给患者送去一杯水、牙膏、牙刷，然后讲："擦擦牙"，看患者是否执行口令，来刺激视觉的理解）。此型康复训练后恢复较差。

3．**传导性失语**　言语感觉中枢到言语运动中枢之间损害，表现为流畅不能达意的自发言语，口语复述相当困难，听理解正常或轻度障碍，命名、阅读较困难。书写紊乱，单词拼写错误很多。训练方法有独白表达训练，会话交流训练，跟治疗者复读字、词、短句训练。

4．**命名性失语**（anomicaphasia，AA）　也称健忘性失语（amnesticaphasia），指命名不能（anomia）为唯一的或主要症状的失语。病灶可在优势半球的不同部位，但如起病后急性期即表现典型的命名性失语特点，则病灶大多在优势侧颞中回后部或颞枕结合区，口语表达表现为找词困难，缺乏实质词，常描述物品功能代替说不出的词，赘语和空话比较多。其训练方法一般以口语、命名、文字、称呼训练为主。在治疗时配合相应的动作，使患者产生兴趣，加深对该词的记忆。

5．**完全性失语**　表现为所有语言功能均严重障碍或几乎完全丧失。治疗重点应建立在听理解和文字理解上，把手势语作为主要的交流手段。所有语言功能严重障碍或重度失语患者，可用手势与语言结合刺激法，开始训练时利用表情-手势-语言的结合进行交流。

（三）**构音障碍的康复训练**

1．**松弛训练**　痉挛型构音障碍的患者，往往有咽喉肌群紧张，同时肢体肌肉张力也增高，通过放松肢体的肌紧张可以使其相应放松。患者取放松体位，闭目，精力集中于放松体位的部位。运动时间应适当长一些，使肌群达到更进一步松弛。渐进性松弛可使患者注意到肌群的紧张和松弛状态，体验松弛感，这样患者才能够评价自己的反应。根据患者的肢体功能状态可采取卧位或坐位，精力集中，闭目。第一次运动时间一般为15～20min，当患者对运动熟悉后，可缩短时间。

2．**呼吸训练**　呼吸气流的量和呼吸气流的控制是正确发声的基础，如果不改善呼吸控制能力就不可能改善发声，注意呼吸控制可降低咽喉部的肌紧张，同时把紧张转移到腹肌和膈肌，而腹肌和膈肌能够承受这种压力和紧张性并且不影响发声。呼吸功能和气流的控制也是语调、重音和节奏的重要先决条件。建立规则的可控制的呼吸能为发声、发音动作和节奏练习打下坚实的基础。训练时间根据个人需要，患者的耐受性决定，有的患者采用5min呼吸训练即可，而有的患者可进行15～20min。

3．**口面与发音器官训练**　训练唇的张开、闭合、前突、缩拢，舌的前伸、后缩、上抬、摆动及环转等运动。训练时可用矫正镜，使患者能及时纠正动作。

4．**发音训练**　当患者对口唇有一定的控制能力后，可先做无声的构音训练，再引出靶音。发音原则先从元音开始训练，然后训练发辅音，辅音先从双唇音开始如 b[p]、p[p]、m[m]，然后再将辅音与元音相结合，最后过渡到句子的训练。

5．**鼻音控制训练**　应重点加强软腭肌的力量。

（1）"推撑"法：两只手放在桌子上或墙上用力推；两手掌相对推开同时发 ao[au] 音。或发 ba、da、ka 来加强软腭的力量。

（2）引导气流法：可以吹气球、吹蜡烛、吹喇叭等，使气流最大量的通过口腔发出，减少鼻漏气。

（3）克服费力音训练：可以通过打哈欠让患者在发音的开始放松声带肌群。咀嚼训练也可以使声带放松和产生适当的肌肉张力，训练患者在咀嚼时发声。

（4）克服气息音的训练：应用推撑法促进声带的内收，也可以利用发元音＋辅音的方法来加强声带的内收进而促进发音。

6. 韵律训练 构音障碍的患者多数存在韵律异常。治疗师也可以用手在桌子上轻轻敲击节拍，令患者随节拍进行训练；也可利用节拍器进行控制速度的练习。

7. 替代言语交流方法的训练 重度构音障碍的患者，由于言语运动功能的严重损害，选择设置替代言语交流的一些方法并予以训练，可采用图画板、词板、句子板、手势语、交流板、交流手册和电脑交流装置等。

小 结

1. 言语治疗又称言语训练或言语再学习，是指通过各种手段对言语障碍的患者进行针对性治疗，从而改善交流能力，是由言语治疗专业人员对各类言语障碍者进行治疗和矫治的一门技术。其治疗原则为早期发现、早期治疗，及时评定，循序渐进，及时反馈，患者主动参与。

2. 失语症的训练包括语音训练，听理解训练，口语表达训练，句子、短文复述，自发口语练习，阅读理解及朗读训练，书写训练。

3. 脑卒中后常见失语症类型包括运动性失语、感觉性失语、传导性失语、命名性失语、完全性失语。

4. 构音障碍训练包括松弛训练、呼吸训练、口面与发音器官训练、发音训练、鼻腔控制训练、韵律训练、替代言语交流方法的训练。

自 测 题

一、选择题

1. 言语障碍训练的原则哪项不正确
   A. 早期发现、早期治疗
   B. 及时评定
   C. 循序渐进
   D. 宣教和咨询
   E. 及时进行反馈

2. 运动性失语首选的训练方法是
   A. 口语表达训练
   B. 听理解训练
   C. 绘画训练
   D. 音乐疗法
   E. 朗读训练

3. 感觉性失语首选的训练是
   A. 口语表达训练
   B. 听理解训练
   C. 绘画训练
   D. 音乐疗法
   E. 朗读训练

4. 痉挛型构音障碍的原因是
   A. 咽喉肌群松弛
   B. 声门松弛
   C. 咽喉肌群紧张
   D. 软腭麻痹
   E. 口面使用

二、简答题

1. 运动性失语的症状特点及训练方法有哪些？
2. 感觉性失语的症状特点及训练方法有哪些？

（窦　娜）

第四节　心理康复

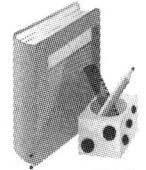

学习目标

通过本节内容的学习，学生应能够：
◎ 识记
1. 识别伤残后心理变化阶段。
2. 陈述病、伤、残者的心理特点。
◎ 理解
1. 描述行为疗法的理论基础。
2. 列举心理干预的主要方法。
◎ 运用
举例说明致残后认知、情感障碍心理干预的方法。

一、伤残后心理变化阶段

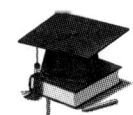

案例 4-5

患者，男，54 岁，脑出血术后 2 个月，左上、下肢瘫痪，经康复训练后患者现仍不能运动，患者出现睡眠障碍，食欲减退，情绪压抑，常常哭泣，自责，对生活没有信心，康复训练不配合，面无表情，唉声叹气。

问题与思考：

1. 该患者心理障碍属于哪个时期？
2. 怎样进行心理治疗？

Grzesiak.RC 在 1979 年提出了一种阶段学说，用以解释伤残人对失能的反应，即否认、愤怒、谈判、抑郁、承认和接受。Kmegor 等在 1984 年提出心理休克期、否认期、抑郁反应期、依赖反应期、适应期。结合多年来对我国伤残人的临床心理康复的实践，根据致残后在认知、情绪和行为等方面心理变化的特点，将伤残后的心理变化分为无知期、震惊期、否认期、抑郁期、反对独立期（承认期）、适应期六个不同的阶段。

1. **无知期**（ignorance）　是指患者创伤后，对自己的真实病情不了解、不知道，不关心具体治疗的细节，因而患者表现出来的异常情绪和行为是与残疾程度无关的心理状态。此期持续时间从伤后至 3 个月不等，但对于一些认知水平低的人，如儿童和老龄人，无知期持续的时间可能会更长，但并不是每个人心理反应都经历此阶段。

2．震惊期（shock） 是指患者听到或意识到自己伤病的严重程度后，在心理方面即刻出现的情感上的麻木或休克状态。这种心理状态主要由于此前患者对病的严重性毫无准备，当突然面对巨大打击时，心理上出现原始的应激反应，以回避现实的具体问题。震惊阶段一般持续几秒到数天的时间。

3．否认期（denial） 是指患者在经过震惊期打击之后，为避免心理出现更大的精神痛苦，很快对已经发生的事实，在心理上采取一种否认的态度。此时患者并不认为自己已经残疾了，心理上也不感到十分痛苦。此阶段一般持续数周或数月的时间。

4．抑郁期（depressive reaction） 是指患者意识到自己病情的严重性和后果后，心理防线彻底瓦解，在心理方面出现的消极的情绪反应阶段。随着时间一天天过去，病情未出现明显的进展，患者开始考虑将要面临的残疾及以后生活的问题，心理越来越紧张、焦虑、压抑情绪加重，对自己的生活彻底失去信心，当患者认识到自己所受的创伤造成长期或终身残疾时，抑郁反应就会出现，此阶段可持续数月或更长时间。

5．反对独立期（reaction against independence） 是指患者经过抑郁期后，情绪已趋于稳定，但行为上出现倒退，缺乏积极独立的谋生心态和行为。患者表现为能被动接受自己的疾病和残障，但在生活上过多地依赖他人，自我为中心，心理自卑，缺乏自信，有明显的社交恐惧，无回归社会的愿望等。此阶段持续时间从数月到数年不等。

6．适应期（adaptation） 是指患者经过上述几个阶段后，在心理上不仅能接受残疾，而且能很好地适应残疾，并以一种积极的心态对待回归家庭和社会，建立起新的社会适应性行为。经过家人和医生的帮助，及患者的自我调整，患者逐渐发现自己的生存价值，认识到残疾并不可怕，心理上渐渐适应自己的残疾生活，愿继续工作和重新参与社会生活。

二、病、伤、残者的心理特点

（一）认知方面
不同的身体缺陷表现出不同的认知能力和认知方式。

1．先天性视力障碍者 由于缺乏视觉信息的输入，形成了善于思考的习惯，相应的抽象思维和逻辑思维就比较灵活，并且语言听觉能力较强，记忆力比较好。

2．听力及言语障碍者 在交往时主要靠手势，形象思维非常发达，逻辑思维和抽象思维相对受到影响，但视觉十分敏锐，对事物形象方面的想象力极为丰富。

3．行为和人格偏执者 由于情绪不稳，情绪的自我调节和自我控制能力差，其思考问题容易脱离现实，带有浓重的幻想色彩，表现出明显的片面性。

（二）情感方面

1．孤独感 是病、伤、残者普遍存在的情感体验，由于生理和心理方面的某些缺陷，使其活动空间受限，且在许多场合受到歧视，阻碍与外界社会的接触，从而产生孤独感。

2．自卑情绪 病、伤、残者在学习生活和就业等方面所遇到的困难远比普通人多，且难以得到足够的理解和帮助，甚至常受到厌弃与歧视，极易使他们产生自卑情绪。

3．敏感和自尊心强 易导致他们对歧视的情绪反应强烈，有的以爆发式情感表现，有的则以深刻而持久的内心痛苦隐藏于心，表现为无助与自我否定。

4．富有同情心 病、伤、残者由于自身的疾患，往往对同伴持有深厚的同情，这种同病相怜的情感使他们容易结为有限的社会支持网络，甚至相互依恋。

（三）性格方面
孤僻和自卑是病、伤、残者性格的普遍特点，不同的残疾种类又有其特殊的性格特点。如视力障碍者一般都比较内向、温文尔雅，内心世界丰富，情感体验深刻而含蓄，很少爆发式地外露情感，善思考探索。听力及言语障碍者则比较外向，情感反应比较强烈，豪爽耿直，看问题容易注重表面现象。肢体障碍者主要表现为倔强和自我克制，他们具有极大的耐心和忍辱精神。智力障碍者由于整体心理水平低下，难以形成较完整的性格特征。

三、心理康复的方法

（一）心理支持疗法

心理支持疗法是当前应用比较广泛的疗法，是医务人员通过合理的劝导、启发、鼓励、同情、支持、保证说服、消除疑虑等交流方法，帮助患者认识问题、改善心境、提高信心，从而促进心身康复。它是特别适合病、伤、残者在抑郁焦虑、消极悲观时的心理治疗，是一种基础性的心理治疗。治疗程序包括倾听、解释、指导、保证，适于震惊、否定和抑郁阶段的患者。

（二）行为疗法

行为疗法（behavior therapy）又称条件反射治疗，主要理论基础是巴甫洛夫的经典条件反射原理，是以行为学习理论为指导，按一定的治疗程序来消除或纠正人们异常或不良行为的一种心理疗法。行为疗法强调患者的异常行为或生理功能可以通过条件反射作用的方法，即学习的方法来矫正或消除，或者以建立新的健康行为来替代。行为疗法有很多种，如放松疗法、代币法、厌恶疗法、系统脱敏疗法等。

1. 放松疗法　其核心是通过各种固定的训练程序，反复练习，达到全身放松。治疗方法是让患者靠在沙发上、双臂放于舒适状况。首先让患者握紧拳头，然后松开，咬紧牙关，然后松开，反复做几遍，让患者体会什么是松弛和紧张，在领会了紧张与松弛后，再进行全身各部位放松训练，如颈部放松训练，每次训练20～30min，每日一次，最终达到患者可随意放松，适用于紧张和焦虑状态的患者。

2. 代币法又称奖励强化法　代币法是根据操作性条件反射原理进行的。治疗方法是用漂亮的纸片和塑料片制成代币；当患者表现良好行为时，就给患者一个代币以鼓励，并坚持下去，使患者形成适应社会的良好行为；患者可用代币换取喜爱的物品，如糖果、食品等，适用于对抗独立阶段的患者。

3. 厌恶疗法　将某些不愉快的刺激通过直接作用或间接想象，与来访者需改变的行为症状联系起来，使其最终因感到厌恶而放弃这种行为，常用于治疗酒癖、性行为变态、强迫观念等。

4. 系统脱敏疗法　系统脱敏疗法的基本原则为交互抑制。治疗方法是让患者在舒适的环境中，全身松弛。首先治疗者向患者发出指令，让其想象恐怖的画面，然后将恐惧升级，随后按松弛训练使其完全松弛，多次反复后，患者对引起恐惧或焦虑的事或物不再恐惧或焦虑，即完成一次脱敏，然后逐步升级，直到最高级。脱敏疗程需8～10次，每日一次或隔日一次，每次30min左右即可，适用于处于抑郁阶段并伴有严重恐惧、焦虑的患者。

（三）认知疗法

认知疗法（cognitive therapy）是根据认知过程影响情感和行为的理论假设，通过认知和行为技术来改变患者不良认知的一类心理治疗方法的总称。认知疗法的基本观点为：认知过程及其导致的错误观念是行为和情感的中介，适应不良行为和情感与适应不良性认知有关。治疗师要与患者共同找出这些适应不良的认知，并提供学习或训练方式进行矫正，使患者的认知更接近现实和实际。随着对不良认知的矫正，患者的心理障碍也逐步排除。

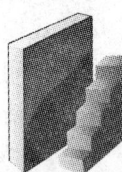

> **知识链接**
>
> ### 理性情绪疗法
>
> 理性情绪疗法（rational emotive therapy，RET）是由美国心理学家Ellis于20世纪50年代提出，是认知疗法的一种，其基本理论观点包括①造成心理问题不是事件本身，而是个体对事件的评价与解释，个体想法和解释改变了，情绪和行为就会随之改变；②人具有追求完美的倾向，在和别人进行比较时，常产生否定性自我评价，形成非理性（不合逻辑）思维，进而导致自我挫败的行为。其理论核心为ABCDE模式。A：刺激性事件（activating events）；B：个体的信念系统（belief system）；C：情绪反应和行为后果（emotional and behavioral consequence）；D：与不合理的信念进行辩论（disputing irrational beliefs）；E：新的情绪和行为的治疗效果（new emotive and behavioral effect）。

（四）森田疗法

森田疗法（Morita therapy）是日本学者森田正马创用的治疗神经症的心理疗法。森田认为神经症发生的基础是神经质，因此可以通过"保持原状，听其自然"的无视态度，使情绪得以放松，使各种不良感受自消自灭，直至病愈。森田疗法多用于住院为主的成年患者，主要治疗强迫思维、疑病症、焦虑神经症和自主神经功能紊乱，也用于治疗某些心身疾病。

（五）生物反馈疗法

生物反馈疗法（biofeedback therapy）是在电子仪器帮助下，将身体内部的生理过程、生物电活动加以放大，放大后的信息以视觉或听觉形式呈现出来，使主体得以了解自身的机体状态，并学会在一定程度上随意地控制和矫正不正常的生理变化。生物反馈的种类有脑电波反馈、肌电反馈、心率反馈、血压反馈、皮肤电反馈、皮温反馈等。常用于紧张、焦虑、恐惧等心理问题的治疗和缓解。

小 结

1. 伤残后心理变化阶段分六个时期，分别为无知期、震惊期、否认期、抑郁期、仅对独立期和适应期。

2. 病、伤、残者的心理特点表现包括①认知方面：不同的身体缺陷表现出不同的认知能力和认知方式；②情绪方面：孤独感、自卑情绪、敏感和自尊心强、富有同情心；③性格方面：孤僻和自卑是病、伤、残者性格的普遍特点。

3. 心理康复的方法包括心理支持疗法、行为疗法、认知疗法、森田疗法和生物反馈疗法。

使用手机浏览器扫此二维码可以进入第四章第四节自测题参考答案

自 测 题

一、选择题

1. 以巴甫洛夫的经典条件反射、斯金纳的操作条件反射学说和班杜拉的社会学习理论为主要理论基础，这属于
   A．心理支持治疗
   B．行为治疗
   C．生物反馈治疗
   D．认知治疗
   E．系统脱敏疗法
2. 心理障碍是由于错误的不合理的信念和思维方式所致，如果教会患者矫正其非理性认知，问题就会解决。这是何种心理治疗的主要原理
   A．贝克认知治疗
   B．合理情绪治疗
   C．森田疗法
   D．行为治疗
   E．厌恶疗法
3. 厌恶疗法常用于一些心理障碍，但不包括
   A．酒精中毒
   B．性变态行为
   C．药物依赖
   D．自杀行为
   E．强迫症

二、简答题

1. 简述病、伤、残者的心理特点。
2. 简述针对伤残后心理变化的过程怎样进行治疗。

（窦　娜）

第五节　辅助技术

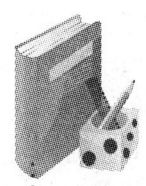

◆ 学习目标

通过本节内容的学习，学生应能够：

◎ 识记

1．描述手杖、腋杖的适用范围。
2．描述偏瘫、脊髓损伤患者轮椅选择类型。

◎ 理解

列举矫形器的基本类型。

◎ 运用

利用各种辅助器具对病、伤、残者进行康复干预。

辅助技术（assistive technology，AT）是一类对有功能障碍者及老年人进行功能代偿，以发挥其最大潜能，促进生活独立的多种技术和服务的总称。

一、矫形器

(一) 定义

矫形器 (orthosis) 又称支具，是用于人体四肢、躯干等部位，通过力的作用以预防、矫正畸形，治疗骨骼、关节、肌肉和神经系统疾病，并补偿其功能的器械。

(二) 分类

按装配部位分为上肢矫形器、下肢矫形器、脊柱矫形器。

1. 上肢矫形器 包括手部矫形器、腕关节矫形器、肘关节矫形器、肩关节矫形器、肩肘腕矫形器、肩肘腕手矫形器等，主要用于补偿失去的肌力，扶持麻痹的肢体，保持或固定肢体与功能位，提供牵引力以防止挛缩，预防或矫正畸形。上肢矫形器基本上可分为两类，即固定性（静止性）矫形器和功能性（能动性）矫形器。

2. 下肢矫形器 包括足部矫形器、踝足矫形器、膝关节矫形器、膝踝足矫形器、髋关节矫形器、髋膝踝足矫形器等，主要用于固定病变关节，预防或矫正畸形，代偿失去的肌肉功能，改善步态，减免肢体承重，促进骨折愈合和早期功能恢复。下肢矫形器按其功能可分为限制性下肢矫形器、免荷性下肢矫形器和矫正性下肢矫形器三类。

3. 脊柱矫形器 包括颈部矫形器、颈胸部矫形器、颈胸腰骶部矫形器、胸腰骶部矫形器、腰骶部矫形器、骶髂部矫形器等，主要用于限制脊柱运动，稳定病变关节，减轻疼痛，减少椎体承重，促进病变愈合，保护麻痹的肌肉，预防和矫正畸形。按照其功能，脊柱矫形器可分为固定性脊柱矫形器和矫正性脊柱矫形器两大类。

二、假肢

(一) 定义

假肢 (artificial limb) 又称为义肢，是用于替代整体或部分缺失或缺陷肢体的体外使用装置。其作用为弥补肢体缺陷，代偿已失肢体功能。

(二) 上肢假肢

使用上肢假肢的目的主要是改善上肢外观形象，并利用残存功能或借助外力，代替部分上肢功能。

对于上肢截肢者，假肢是功能代偿的主要装置。上肢假肢按截肢部位可分为假手指、掌部假肢、腕离断假肢、前臂假肢、肘离断假肢、上臂假肢、肩离断假肢；按动力来源可分为自身动力源与外部动力源假手；按手的使用目的分为功能手、装饰手、工具手。临床常用的有：

(1) 功能手：有手的外表和基本功能，动力源自自身关节运动，分随意开手式、随意闭手式两类。目前国内多使用随意开手式功能手。

(2) 装饰手：为弥补肢体外观缺陷设计制作的，只起到装饰及平衡身体作用。

(3) 工具手：为了从事专业性劳动或日常生活而设计、制造的。由残肢接受控制、悬吊装置、工具连接器和专用工具构成，没有手的外形，但较实用。

(4) 外部动力假手：分电动手、气功手两类。

(三) 下肢假肢

使用下肢假肢的目的是为了保持双下肢等长，支持体重和行走。常用的下肢假肢有：

(1) 部分足假肢：凡残肢末端承重功能良好者，以皮革、橡胶、塑料海绵配置套状假肢即可，凡末端承重功能不良者，则制成髌韧带能承重的塑料踝足矫形器式的套状假脚，以改善承重功能。

(2) 赛姆假肢：赛姆截肢术后（图 4-1）残肢末端有良好的承重功能，锤状残肢也利于悬吊，因此外观、功能良好。

(3) 小腿假肢：包括髌韧带承重式、包膝式、踝部插楔式小腿假肢。

(4) 大腿假肢：大腿假肢多用塑料制成，其特点是接受腔为全面接触吸着式接受腔，近年出现软透明接受腔和坐骨包容式接受腔，可以更适合运动解剖要求和保证良好的坐骨承重，新型膝关节有承重自锁机构，气压或液压摆阻尼调节装置可帮助截肢者自行调节步行速度。

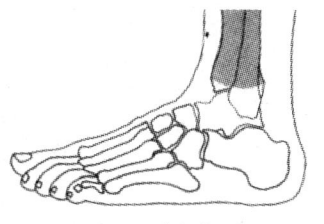

图 4-1　赛姆假肢

(5) 膝离断假肢：结构近似大腿假肢，特点是残肢末端承重，依靠踝部大部位悬吊，功能要比一般的大腿假肢好。

(6) 髋离断假肢：适用于半骨盆切除、髋关节离断和大腿残肢过短者（会阴下5cm以内），多用加拿大式髋离断假肢。除半骨盆切除者由于承重功能较差外，一般髋离断假肢仍为截肢者提供较好的步行、骑车功能。

三、助行器

案例 4-6

患者，男，48岁，红斑狼疮病史15年，近3年出现右侧髋关节疼痛，行走时加重，临床诊断：无菌性股骨头坏死。

问题与思考：

该患者为缓解行走时疼痛是否借助助行器？

（一）定义

助行器（walking aids）是一种能够辅助人体支撑体重、保持平衡和行走的辅助器具，也可称为步行器、步行架或步行辅助器。

（二）手杖

主要用于增加步行时的支撑面，以减缓下肢或是身体骨骼结构所必须承担的负荷。一般以健侧手使用手杖时，可以减少患侧下肢所承受的重量达20%~25%，可分担患者脚部的载重，减少因下肢肌肉无力所产生的跛行现象。

1. **单脚手杖**　只有一个支撑点，适用于下肢功能轻度障碍者、步行不稳者、轻度偏瘫患者和老年人。但要求使用者上肢要有一定的支撑力，手部要有一定的握力（图4-2）。

2. **多脚手杖**　有三个或四个支撑点，由于多脚手杖的支撑面积大，稳定性能好，但上下台阶和楼梯不方便，适用于使用单脚手杖不安全者、平衡能力欠佳者等（图4-2）。

手杖长度的确定方法：站立位测量时，大转子的高度即为手杖的长度及把手的位置。

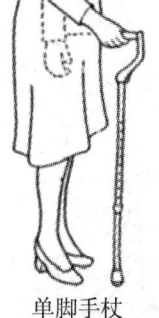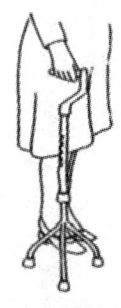

单脚手杖　　多脚手杖

图 4-2　手杖

（三）拐杖

拐杖具有较好保持身体平衡和减轻下肢承重的作用。适用于单侧下肢无力而不能部分或完全负重的情况，如下肢骨折、截瘫、双下肢功能不全，不能用左、右腿交替迈步者可使用腋杖和手肘拐杖，对于手腕和手指不能用力者，如风湿性关节炎患者常使用前臂拐杖（图4-3）。

腋杖长度的确定方法：站立位时，身长减去41cm为腋杖全长，站立时大转子的高度即

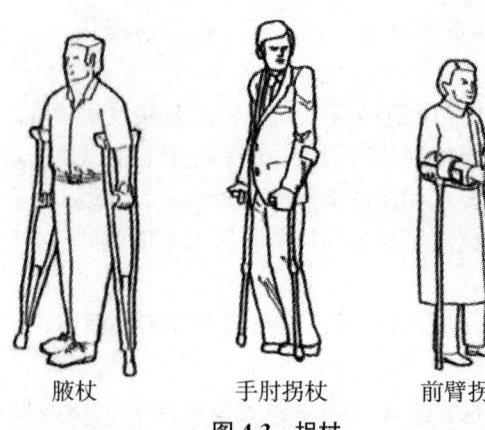

| 腋杖 | 手肘拐杖 | 前臂拐杖 |

图 4-3　拐杖

为把手的位置；仰卧位时，患者上肢放松置于身体两侧，将腋杖轻轻贴近腋窝，在小趾外侧 15cm 与足底平齐处为腋杖适宜长度，肘关节屈曲约 30°，腕关节背伸时的掌侧面为把手位置。

四、助行架

（一）定义

助行架（walking frame）也称步行器（walker），是另外一种常见的助行器。一般用铝合金材料制成，是一种三边形（前面和左右两侧）的金属框架，自身很轻，主要包括标准型、两轮型、三轮型、四轮型、交互型、助行台式行走架。助行架的作用是借助上肢的力量保持立位身体平衡、支撑体重、训练行走、增强肌力。其支撑面积较大、稳定性好、安全。

（二）适用范围及使用方法

（1）标准型：又称 Zimmer 架，无脚轮，手柄和支脚提供支撑的步行辅助用具（图 4-4）。常用来减轻一侧下肢的负荷，如下肢损伤或骨折不允许负重时，可利用助行架进行免负荷步行训练。

（2）交互型：体积较小，无轮脚，可调高度。使用时先向前移动一侧，然后再移动另一侧向前，如此来回交替移动前进。适用于立位平衡差，下肢肌力差的患者或老年人，其优点是灵活方便。

（3）前方两轮型：适用于下肢功能障碍，且不能抬起助行架步行的患者，此时前轮着地，提起步行器后脚向前推即可行走（图 4-5）。

（4）助行台：与以上三种不同，有四个轮，移动容易；不用手握操纵，而是将前臂平放于垫圈上前进。此适用于步行不稳的老年人，但使用时要注意保持身体与地面垂直，以防摔倒（图 4-6）。

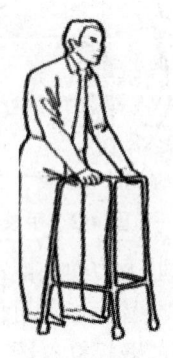 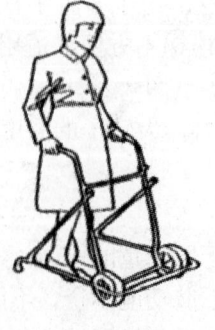 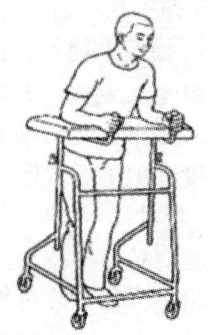

图 4-4　助行架　　　图 4-5　两轮助行架　　　图 4-6　助行台

五、轮椅

轮椅（wheel chair，W/C）是康复的重要工具之一，它不仅是肢体伤残者的代步工具，更重要的是可借助于轮椅进行身体锻炼和参与社会活动。

（一）分类

1. **按驱动方式分类**　分为手动轮椅、电动轮椅。
2. **按构造分类**　分为折叠式轮椅、固定式轮椅。
3. **按使用的对象分类**　分为成人轮椅、儿童轮椅、幼儿轮椅。
4. **按用途分类**　分为普通轮椅、偏瘫用轮椅、截瘫用轮椅、竞技轮椅等。

（二）参数测量

1. **座席宽度**　测量坐位时两臀间或两股之间的距离，再加5cm即坐下以后两边各有2.5cm的空隙。座席过窄，上下轮椅比较困难，臀部及大腿组织受到压迫；座席过宽，则不易坐稳，操纵轮椅不方便，双肢易疲劳，进出大门也有困难。

2. **座席深度**　测量坐位时臀部向后最突出处至小腿腓肠肌间的水平距离减5cm。若座位过短，体重将主要落在坐骨上，易造成局部受压过多；若座席过长，会压迫腘窝部，影响局部的血液循环，并易刺激该部皮肤。对大腿较短或有髋、膝屈曲挛缩的患者，则使用短座位较好。

3. **座席高度**　坐位下膝关节屈曲90°，足底着地，测量腘窝至地面的高度。座席太高，轮椅不能入桌旁；座席太低，则坐骨承受重量过大。

4. **脚托高度**　脚托高度与座席高度有关。为了安全，脚托与地面应至少保持5cm的距离。

5. **靠背高度**　靠背越高，越稳定，靠背越低，上身及上肢的活动就越大。低靠背：测量坐面至腋窝的距离（一臂或两臂向前平伸），将此结果减10cm。高靠背：测量坐面至肩部或后枕部的实际距离。

6. **扶手高度**　坐位时，上臂垂直，前臂平放于扶手上，测量椅面至前臂下缘的高度，加2.5cm。适当的扶手高度有助于保持正确的身体姿势和平衡，并可使上肢放置在舒适的位置上。扶手过高，上臂被迫上抬，易感疲劳。扶手过低，则需要上身前倾才能维持平衡，不仅容易疲劳，也会影响呼吸。

7. **轮椅全高**　手推把上缘至地面的高度，一般为93cm。

（三）轮椅的选择

1. **偏瘫患者**　一般可选择单侧驱动的轮椅。平衡功能较好者可选用低座席的标准轮椅，安装可拆卸式的腿托或脚托，以便健侧足充分着地，髋膝踝保持90°（图4-7）。可增配轮椅桌，有利于患者进食及手功能训练。

2. **脊髓损伤患者**　截瘫患者选择轮椅要注重质轻、驱动和活动性能好的轮椅。轮椅单侧或双侧扶手选择可拆卸式，以便于移乘；或选择轮椅靠背能够向后倾倒或折叠，以便降低靠背高度，增加转身的活动范围。可装配脚踝绑带和脚跟环以解决下肢痉挛带来的不稳定问题。

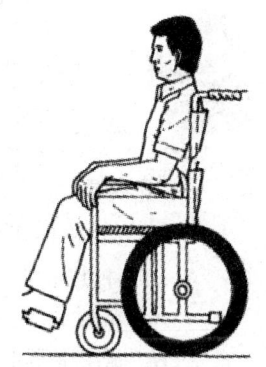

图4-7　偏瘫患者轮椅

四肢瘫患者损伤平面不同，轮椅的选择也不同。C_4以上损伤的患者需要颌控或气控轮椅（图4-8）。C_5以下损伤患者选择手控轮椅。选择高靠背或加头托、可倾斜式的轮椅。手圈具有较大的摩擦力，如手圈带有突出物等。骶尾部减压困难，需要配有透气性较好的防压疮垫。

3. **下肢伤残者**　需要根据患者的病情安装腿架，选择屈曲角度，特别是膝关节交叉韧带修复术后的患者，屈膝角度的调适显得尤为重要。截肢患者乘坐轮椅时的重心会相对靠后，因此在选择轮椅时，要考虑轮椅的稳定性，如加装倾翻轮、后轮后置，以及将座高降低等，对于膝下截肢者，使用带有上抬腿靠的轮椅，以预防膝关节挛缩（图4-9）。

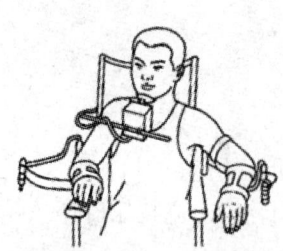

图4-8　C4以上损伤患者的损伤颌控式轮椅

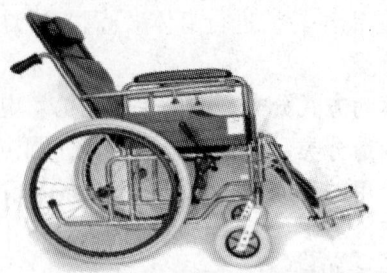

图4-9　下肢伤残患者使用的轮椅

4. 年老体弱行动不便者　年老体弱者一般只需使用普通标准轮椅用来代步转移及增加活动范围、锻炼其体能。在靠背后面配置一个购物袋或拐杖存储器便于日常生活需要。

5. 脑瘫患者　根据患儿的年龄、体型选择合适的儿童轮椅。脑瘫患儿轮椅除了有转移的功能外，还需考虑维持患儿在轮椅中的正常姿势，需减轻或不加重其痉挛模式。

小　结

1. 矫形器又称支具，是用于人体四肢、躯干等部位，通过力的作用以预防、矫正畸形，治疗骨骼、关节、肌肉和神经疾病，并补偿其功能的器械。

2. 假肢又称为义肢，是用于替代整体或部分缺失或缺陷肢体的体外使用装置。其作用为弥补肢体缺陷，代偿已失肢体功能。按截肢部位分为上肢假肢、下肢假肢。

3. 助行器是一种能够辅助人体支撑体重、保持平衡和行走的辅助器具，也可称为步行器、步行架或步行辅助器。主要包括手杖、拐杖和助行架。

4. 轮椅各部件的参数测量及不同患者的轮椅的选择要求。

自测题

一、选择题

1. 髋关节置换术后为减轻负荷步行应采用哪种助行器
   A. 腋杖
   B. 低靠背轮椅
   C. 手杖
   D. 站立架
   E. 高背轮椅

2. 由于年老需要代步应选择的轮椅是
   A. 高靠背轮椅
   B. 普通轮椅
   C. 颌控轮椅
   D. 口控轮椅
   E. 无靠背轮椅

3. 腋杖最合适的长度
   A. 身长 −41cm
   B. 身长 −51cm
   C. 身长 −61cm
   D. 身长 −31cm
   E. 身长 −21cm

二、简答题

1. 简述矫形器的基本功能。
2. 简述偏瘫患者的轮椅选择要求。

（窦　娜）

第六节　日常生活环境与改造

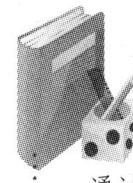

学习目标

通过本节内容的学习，学生应能够：

◎ 识记
1. 回忆环境改造的概念。
2. 描述居家环境无障碍改造原则。

◎ 理解
列举居家环境无障碍要求。

◎ 运用
应用所学知识对居家环境进行无障碍改造。

一、概述

（一）定义

环境改造（environmental adaptation）就是通过对环境的适当调整，使环境能够适应功能障碍者的生活、学习或工作的需要。其目的是根据无障碍设计（barrier free design）原则，建立无障碍设施（barrier free accessibilities），消除环境对残疾人造成的各种障碍，为残疾人参与社会活动创造有利条件。一般分为公共环境无障碍与居家环境无障碍。

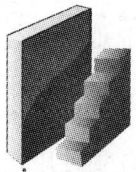

知识链接

无障碍环境

无障碍设计（barrier free design）是联合国组织于1974年提出，是一种基于考虑具有不同程度生理伤残缺陷（残疾人）和正常活动能力衰退（老年人）群体使用需求的设计观念。理想的无障碍环境是使残疾人在任何环境下进行任何活动均无障碍。无障碍环境（accessibility）包括生活环境、移动环境、交流环境、教育环境、就业环境、文体环境、居家环境和公共环境等诸多方面无障碍；营造一个充满爱与关怀、切实保障人类安全、方便、舒适的现代生活环境。

（二）无障碍环境的原则

公共环境无障碍改造主要根据我国2012年3月颁布的《城市道路和建筑物无障碍设计规范《GB50763-2012》。

居家环境无障碍主要根据个案功能障碍特点经专业评估后进行改造和适配辅助器具，同时，应考虑患者的个性化需求。其基本原则为：个人需求原则，康复目标原则，障碍类型原则，适用适配原则，综合考虑原则。

二、居家环境无障碍要求

（一）出入口

1. **门口** 为方便轮椅使用患者出入，门口应设在通行方便和安全地段，如靠近候梯口或楼梯口。出入口地面应平坦，门口宽度不应小于0.8m。

2. **斜坡** 若室内、外地面有高度差时应采用坡道连接。斜坡的坡高（长／高）比例不应小于12/1；坡道两侧应设有扶手，高度为0.9m，起点终点应水平延伸0.3m以上。

（二）楼梯、电梯

1. **楼梯** 不宜采用弧形，每阶高度不应大于0.15m，深度为0.3m，两侧均应有0.65～0.85m高的扶手，梯面要防滑处理，楼梯至少应有1.2m的宽度。

2. **电梯** 电梯门开启的净宽度不小于0.8m，轿厢深度不小于1.2m，宽不小于1.1m；轿厢正面应设置镜子，以便患者进入电梯或向后退出时了解背后情况。

（三）走廊

供轮椅出入的通道应有1.2m的宽度。通过一台轮椅和一个行人的走廊需宽1.4m，轮椅旋转90°所需面积至少1.35m×1.35m；以车轮为中心旋转180°时需要1.7m×1.7m的面积。单拐步行时通道所需宽度为0.7～0.9m，双拐步行时所需宽度为0.9～1.2m。

（四）卫生间

卫生间门应向外开，卫生间内轮椅回转面积不小于1.2m×0.8m，大便池一般采用坐式马桶，与轮椅座席同高为0.40～0.45m，两侧安装扶手，两侧扶手间距离0.8m左右，扶手也可采用移动式，移开一侧以便轮椅靠近。

（五）洗漱池

池底最低处不应低于0.69m，以保证乘轮椅者大腿部能进入池底，便于接近水池洗手和脸。龙头采用长手柄式，便于操作，洗漱池深约0.1m，排水口应位于患者可触及操作处，镜子中心应在离地1.05～1.15m处，以便乘轮椅者使用。

（六）浴室

浴盆盆沿距离地面的高度应与轮椅座席同高，为0.40～0.45m，以便患者转移，地面和盆底应防滑处理，盆周应安装扶手。

（七）厨房

使用升降厨台和橱柜，普通居家整体橱柜下方安置烤箱和储藏柜抽屉，为便于轮椅使用者靠近操作台面，其台面高度一般不大于0.79m，从地面到膝部间距为0.70～0.76m，台面深度至少为0.6m。橱柜的柜门设置靠近地面，尽量使用滑动门和卷帘式柜门。

（八）卧室

卧室内桌前、柜前以及床前应有1.6m×1.6m的活动空间，以便轮椅做360°旋转；如床头一侧放床头柜，此侧离床应至少有0.8m距离，以使轮椅进入。衣柜内挂衣架的横木不应高于1.22m，衣柜深度不应大于0.6m。

（九）室内安排

1. 室内地面平整，不应打蜡和放置地毯；尽量使用向外延伸的横向把手利于开关。

2. 室内照明开关应采用带灯的宽体开关，距离地面高度为1.0～1.2m；插座高度不应低于0.5m。

3. 电源开关应选用防漏式按键，须带保护盒，必要时应在室内安装紧急呼叫装置，使居住者紧急情况下能够及时得到救助。

4. 室内外的照明要好，室内温度应能够调节，对于体温调节有障碍者，如脊髓损伤患者，尤其是颈部损伤患者，应十分注意。

小 结

1. 环境改造就是通过对环境的适当调整，使环境能够适应残疾人的生活、学习或工作的需要。其目的是根据无障碍设计原则，建立无障碍设施，消除环境对残疾人造成的各种障碍，为残疾人参与社会活动创造有利条件。一般分为公共环境无障碍与居家环境无障碍。

2. 居家环境无障碍要求包括出入口，楼梯、电梯、走廊，卫生间，洗漱池，浴室，卧室，厨房，室内安排。

 自测题

使用手机浏览器扫此二维码可以进入第四章第六节自测题参考答案

一、选择题

1. 出入口斜坡的水平长度与高度的比例不应大于
   A．5∶1
   B．10∶1
   C．12∶1
   D．15∶1
   E．2∶1

2. 公共设施和场所电梯的空间至少是
   A．1.2 m×1.1m
   B．1.2 m×1.2m
   C．1.1 m×1.4m
   D．1.2 m×1.5m
   E．1.0 m×1.1m

3. 卧室至少要有多大的活动空间以便轮椅做360°旋转
   A．1.2 m×1.1m
   B．1.2 m×1.2m
   C．1.2 m×1.4m
   D．1.6 m×1.6m
   E．1.4 m×1.4m

二、简答题

1. 简述居家环境无障碍改造原则。
2. 简述无障碍环境的房间怎样安排。

（窦 娜）

第五章 康复护理技术

第一节 体位摆放

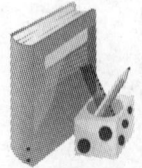

通过本节内容的学习,学生应能够:
◎ **识记**
回忆体位摆放的定义及目的。
◎ **理解**
归纳体位摆放的常用技术。
◎ **运用**
举例说明脑卒中患者的良肢位摆放的方法。

一、概述

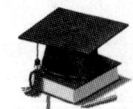

案例 5-1A

患者,男,61岁,于3天前因突然头痛、眩晕、恶心呕吐,并出现左侧肢体无力,吞咽困难,吐字不清等症状入院,入院复查头颅CT,诊断为脑梗死急性期,既往史有高血压8年,冠心病病史4年。入院后进行了溶栓治疗和脑细胞保护剂常规治疗,目前患者神志清楚,血压150/85mmHg,病情稳定。左侧肢体瘫痪,不能活动。
问题与思考:
1. 人们常认为仰卧位是最舒服的体位,是否正确?
2. 如不正确,应选择何种体位?

(一) 定义

体位是指人体所保持的某种姿势或位置,是为了达到治疗、护理以及康复的目的,所采取并保持的预防并发症的姿势和位置,是康复护理的专门技术,康复护士应根据疾病或康复的需要,指导并协助患者摆放正确舒适的体位。临床常用的体位包括良肢位、功能位、烧伤患者的抗挛缩体位。

1. 良肢位 为了保持肢体的良好功能而将其摆放在一种体位或姿势,是从治疗护理的角度出发而设计的一种临时性体位。良肢位摆放是脑损伤患者早期最基础的治疗,对抑制痉挛模式、预防肩关节半脱位、早期诱发分离运动等均能起到良好的作用。

2. **功能位** 是指能使肢体发挥最大功能的位置。当肢体处于某个位置能够很快地做出不同动作,这个体位即称为功能位。当关节功能不能完全恢复时,则必须保证其最有效、最起码的活动范围。

3. **抗挛缩体位** 深度烧伤患者由于烧伤区的皮肤皱缩、变形,影响功能。抗挛缩体位是指与所烧伤部位的软组织的收缩方向相反的放置体位。

(二) 体位摆放的目的

1. 预防或减轻痉挛或挛缩畸形。
2. 保持躯干和肢体的良好功能状态。
3. 早期预防并发症的发生。

二、体位摆放技术

案例 5-1B

该患者经 2 天神经内科常规治疗,未出现新的神经系统症状和体征,言语流利且不清楚,左鼻唇沟浅,饮水呛咳,左侧肢体上肢肌力 0 级,左侧下肢肌力 2 级,右侧正常。

问题与思考:
1. 患者采取何种体位有利于肢体功能的恢复?
2. 为什么要采取这种体位?

(一) 良肢位

良肢位是脑卒中患者早期抗痉挛的重要措施之一,又称抗痉挛体位,能够使偏瘫患者的肩部保持相对稳固,有效预防上肢屈肌、下肢伸肌痉挛模式,也是预防出现病理性运动模式的常用方法。脑损伤后偏瘫患者在急性期,患侧肢体不能主动活动,肌张力低下,往往会造成肩关节的稳定性下降,关节周围软组织的损伤,引发肩部疼痛或半脱位。恢复期偏瘫侧上肢屈肌痉挛占优势,下肢伸肌痉挛占优势。长时间痉挛会造成关节挛缩等并发症。尽早进行良肢位的摆放可预防和减少肩关节脱臼的发生,增加肩关节活动度。下面具体介绍患侧卧位、健侧卧位、仰卧位、床上坐位和俯卧位的体位摆放。

1. **患侧卧位** 患肢在下方,健肢在上方的侧卧位。偏瘫患者康复训练中,患侧卧位是最重要的体位,为首选体位。此体位有利于患侧肢体整体伸展,增加患侧的本体感觉刺激,可以减少痉挛的发生,而且不影响健侧肢体的自主活动。

采取患侧卧位时,患者头部下方放置 10～12cm 软枕,头部居中;嘱患者躯干略向后旋,并用枕头支撑后背。右侧上肢肩关节尽量前屈约 90°,并将患肩拉出以防受压和后缩;患侧肘关节伸直,前臂旋后,腕关节轻度背伸,五指伸展,掌心向上,手中禁止放置任何物品,以免诱发抓握反射而强化手部屈曲痉挛。患侧髋关节伸展,膝关节微屈,踝关节置于屈曲 90°位,以防发生足下垂。健侧上肢自然放置于体侧,避免放于胸前,以防带动整个躯干前倾而使患侧肩胛骨后缩。健侧下肢应充分屈髋屈膝,并在其下方垫一长软枕支撑,保持稳定(图 5-1)。

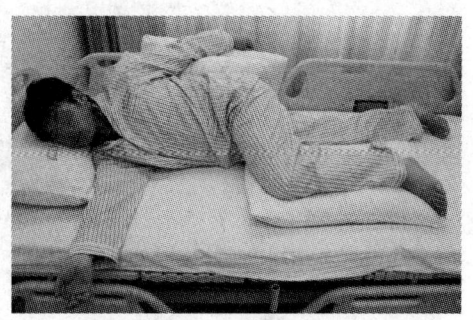

图 5-1 患侧卧位

2. **健侧卧位** 健肢在下方,患肢在上方的侧卧位。该卧位是患者最舒适卧位,将患侧肢体置于抗痉挛体位,避免患侧肩关节直接受压,减少患侧肩关节的损伤,而且可防止压疮发生,促进患侧胸式呼吸,但同时也限制了健肢的自主活动。

方法:将高度适宜的软枕置于患者头下;使患侧肩关节前屈约100°,肘、腕、指各个关节伸展并放于软枕上,掌心向下。患侧膝关节下方垫一软枕,并尽量前屈90°,注意避免患侧踝关节内翻悬在软枕边缘,以防造成足内翻下垂。健侧肢体自然舒适放置(图5-2)。

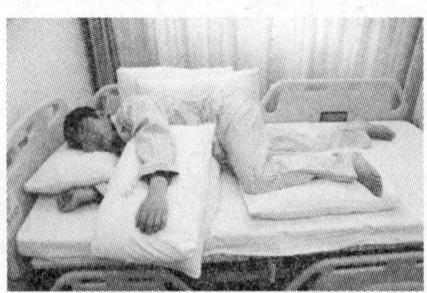
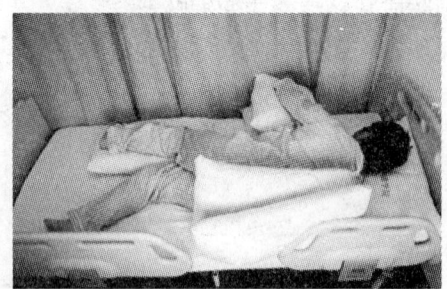

图 5-2 健侧卧位

3. **仰卧位** 此体位由于受到紧张性颈反射的影响而容易激发异常反射活动,从而强化患者上肢的屈肌痉挛和下肢的伸肌痉挛,应尽量少用或与其他体位交替使用。

> **知识链接**
>
> ### 反射的发育
>
> 原始反射是新生儿与生俱来的非条件反射,其中枢位于脊髓、延髓和脑桥,是人类发育初期各种生命现象的基础,也是分离运动和随意运动的基础。原始反射自胎儿娩出至出生后2~6个月内随着中枢神经的发育和成熟逐渐消失。与人体运动发育密切相关的低级反射有握持反射、踏步反射、侧弯反射、紧张性颈反射、紧张性迷路反射、交叉伸展反射、阳性支撑反射等。一旦大脑的高级反射(保护反应和平衡反应)建立,这些低级的反射将被掩盖和抑制,在正常情况下不会表现出来,当脑损伤时,由于高级中枢对低级中枢的抑制作用减弱或消失,这些低级反射重新释放,因此,脑卒中患者应早期抑制或矫正这些原始反射。

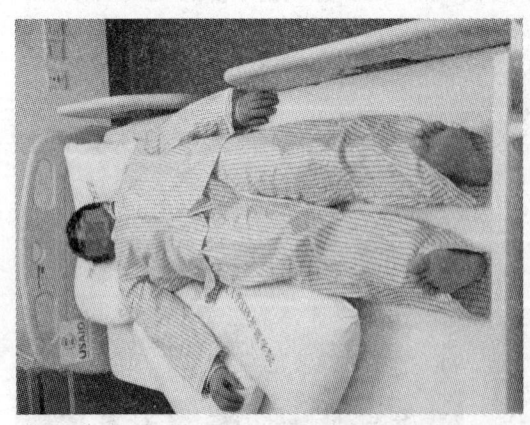

图 5-3 仰卧位

方法:将一软枕放在患者头部下方,高度不宜太高,以胸椎不出现屈曲为宜;患侧(右侧)肩胛骨下置一薄软垫,以防止其肩胛骨后缩。患侧上臂外旋并呈外展约20°,肘、腕、指关节伸展,掌心朝下,再置一软枕垫于整个患侧上肢下方。患侧髋部下垫软枕,使髋关节呈内旋,并于患侧臀部及整个大腿外侧下方置一软枕,以防下肢外旋。下肢伸直,应避免用枕头在膝下或小腿下支撑。双足置于中立位,且足底避免放置任何东西,以免发生不必要的伸肌反射活动(图5-3)。

4. **床上坐位** 在病情允许的情况下，鼓励患者尽早床上坐起。但床上坐位对不能使患者进入躯干直立的状态，容易出现半卧位姿势，加重躯干屈曲和下肢的伸肌痉挛。因此应尽量避免或少用使用此体位。

方法：可用多个软枕将患者背部垫实，使脊柱伸展直立，达到端正坐位，再用一软枕将患侧（右侧）前臂及手掌垫起；头部无须支持固定，以利于患者主动控制头部；有条件者，可给予一个横过床的可调桌子，桌上放一软枕，使患者双上肢放在软枕上。如患者卧床时间较长，在坐起之前，应先进行适应性训练。首先慢慢将床头摇至30°，并维持15～30min，2～3天未出现明显异常反应者即可增加角度，一般每次增加5°，如此反复，逐渐将床摇至90°。如果患者坐起时出现头晕、心率加快、面色苍白等，应立即将床摇平，以防止发生直立性低血压（图5-4）。

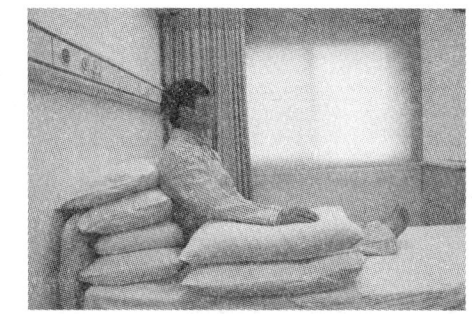

图 5-4 床上坐位

5. **俯卧位** 俯卧位适用于患者背部、骶部、髋部等出现压疮的情况。由于俯卧位对心肺压迫明显，影响呼吸，且不利于患者活动，因此，一般不采用此体位。

（二）功能位

骨关节疾病患者的体位主要是功能位，该功能位有利于恢复肢体日常生活活动功能，例如进食、梳洗、行走等，即使发生挛缩或僵直，只要做出最小努力即可获得最基本的功能。临床上常采用绷带、石膏、矫形支具、夹板等将肢体固定于功能位。

1. **上肢功能位** 肩关节屈曲45°，外展60°（无内、外旋）；肘关节屈曲90°；前臂中间位（无旋前或旋后）；腕关节背伸30°～45°并稍内收（即稍尺侧屈）；各掌指关节和指间关节稍屈曲，由示指至小指屈曲度有规律递增；拇指在对掌中间位（在掌平面前方，其掌指关节半屈曲，指间关节轻微屈曲）（图5-5）。

2. **下肢功能位** 下肢髋伸直，无内、外旋，膝稍屈曲20°～30°，踝处于90°（图5-6）。

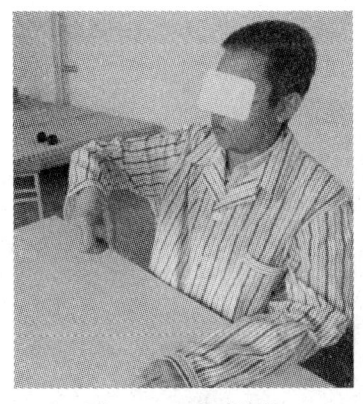 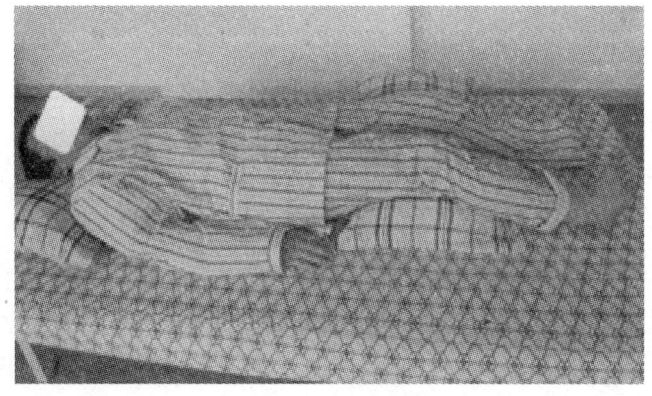

图 5-5 上肢功能位　　　　图 5-6 下肢功能位

（三）抗挛缩体位

烧伤患者常因疼痛等不适，长期采取屈曲和内收的舒适体位，从而导致肢体不同程度的挛缩和畸形。而抗挛缩体位是与烧伤部位软组织收缩方向相反的体位，是烧伤患者保持的正确体位。烧伤急性期，正确的体位摆放可减轻水肿，防止挛缩和畸形，维持关节活动度，以及使受损伤的功能获得代偿。不同的烧伤部位，体位摆放也不同，必要时可用矫形器协助。

小 结

1. 体位是指人的身体所保持的姿势或某种位置,在临床上通常是指患者根据治疗、护理以及康复的需要所采取并能保持的身体姿势和位置,在康复护理中,护士应根据疾病的特点,协助并指导患者摆放正确、舒适的体位。主要目的是预防或减轻痉挛或畸形的出现,使躯干和肢体保持在功能状态,定时地更换体位有助于预防并发症的发生。

2. 康复护理中常用的体位摆放技术有良肢位、功能位、烧伤患者抗挛缩体位的摆放等。良肢位是指躯体、四肢的良好体位,具有防畸形,减轻症状,使躯干和肢体保持在功能状态的作用,脑损伤患者的良肢位摆放包括患侧卧位、健侧卧位、仰卧位、床上坐位等。功能位是指当肌肉、关节功能不能或尚未恢复时,必须使肢体处于发挥最佳功能活动的体位,骨关节疾病患者的功能位摆放有利于肢体恢复日常生活活动。烧伤患者的抗挛缩体位是指烧伤患者应保持的正确体位,即应与烧伤部位软组织收缩方向相反的体位,这种体位有助于预防挛缩。

自 测 题

一、选择题

1. 康复护理中常用体位摆放不包括(多选)
   A. 良肢位
   B. 功能位
   C. 端坐卧位
   D. 抗痉挛卧位
   E. 半卧位

2. 良肢位的摆放不包括(多选)
   A. 患侧卧位
   B. 健侧卧位
   C. 仰卧位
   D. 膝胸卧位
   E. 半卧位

3. 烧伤患者首选的体位
   A. 良肢位
   B. 功能位
   C. 抗痉挛卧位
   D. 端坐卧位
   E. 头高脚底位

4. 下列选项中哪项是健侧卧位的内容
   A. 是偏瘫患者康复训练中的首选体位
   B. 有利于患侧肢体整体伸展,增加对患侧的感觉刺激
   C. 不影响健侧肢体的自主活动
   D. 有利于健侧肢体的自主活动
   E. 增加健侧本体感觉刺激

5. 烧伤患者采用抗挛缩体位的目的(多选)
   A. 有利于减轻水肿
   B. 防止肢体挛缩和畸形
   C. 维持关节活动度
   D. 使受损伤的功能获得代偿
   E. 对抗痉挛

二、简答题

1. 分析良肢位、功能位、抗挛缩体位的不同点。
2. 简述康复护理中常用的体位摆放技术及其作用。

三、病例分析题

患者，男，55岁，既往史有高血压10年，吸烟饮酒20年余。于晨起突然出现左侧肢体瘫痪，言语不清，遂急诊入院。入院复查头颅CT未见异常，根据临床症状和体征初步诊断为脑梗死，入院后进行了小剂量溶栓治疗，并应用脑细胞保护剂并配合中药活血化瘀治疗，入院2天后，颈MRI检查，诊断为右侧大脑中动脉栓塞，现患者病情稳定，血压145/90mmHg，其他检查基本正常。

1. 该患者急性期的良肢位有哪些？
2. 分析该体位摆放的意义。

（陈晓莉）

第二节 体位转移

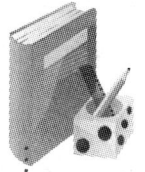

学习目标

通过本节内容的学习，学生应能够：

◎ **识记**

回忆体位转移的分类及原则。

◎ **理解**

归纳转移技术的要点。

◎ **运用**

举例说明脑卒中患者的转移方法。

一、概述

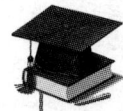

案例 5-2A

患者，女，58岁，体重80kg，10天前因脑梗死入院，入院查体左侧肢体无力，吐词不清，意识不清。经过2周的综合治疗后，患者意识清楚，说话流利，生命体征平稳，病情逐渐稳定。但左侧肢体肌力仍为1级，右侧肢体正常，患者每次在床上翻身、坐起都需要家属帮忙，家属显得非常吃力，而患者也很着急。

问题与思考：
应如何指导患者及家属进行正确的体位转移？

（一）定义

体位转移是指人体从一种姿势转移到另一种姿势的过程，主要包括床上转移活动、卧-坐位转移、坐-立位转移和坐位之间转移。对于长期卧床患者而言，定期体位转移可促进血液循环，并对坠积性肺炎、压疮、深静脉血栓、关节萎缩等疾病的发生起到重要的预防作用。

（二）分类

体位转移一般分为三大类：

1. **独立转移** 是指患者独立完成、不需要他人帮助的转移。
2. **辅助转移** 是指由治疗师或护士协助患者完成转移的方法。
3. **被动转移** 即搬运，是指由于瘫痪程度较重，患者不能对抗自身重力完成独立转移及辅助转移，而完全需要用外力将患者整个身体抬起，完成从一个地方到另一个地方的转移。被动转移分为人工搬运和机械搬运。

（三）体位转移的原则

1. 若患者能独立进行体位转移，尽量不要提供帮助，当少量帮助能够完成转移时，则不要给予大量帮助，而被动转移则为最后选择的转移方法。
2. 患者瘫痪较重或有认知障碍时，不要勉强患者进行独立转移训练。
3. 在转移距离过远，依靠一个人力量难以完成转移或转移次数较频繁时，可使用升降机。

二、转移技术

（一）独立转移

独立转移要求两个相互转移的平面高度应尽可能相等，两平面支撑物应稳定，两平面质地应有一定硬度，距离应尽可能缩小。在进行独立转移训练之前，患者应学会利用体重进行转移的技巧和方法。当多种转移方法可供选择时，首选最容易、最安全的方法。

1. 床上翻身

（1）由仰卧位到患侧卧位：患者仰卧，双侧髋、膝关节屈曲，肘关节伸直，双手手指交叉，患手（左侧）拇指置于健手拇指之上（Bobath握手）（图5-7a），上举上肢至肩关节屈曲约90°，屈膝，健侧上肢带动患侧上肢（图5-7b），健侧下肢推动床面翻向患侧（图5-7c）；

使用手机浏览器扫此二维码可以进入仰卧位到患侧卧位翻身视频

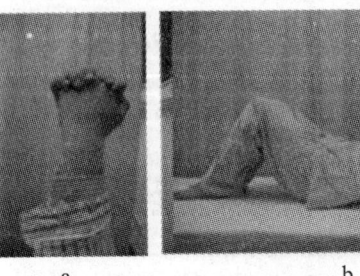
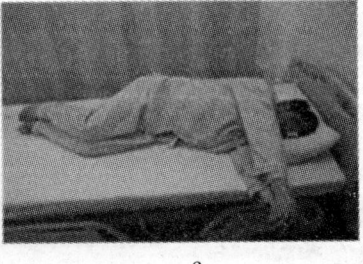

图5-7 独立由仰卧位到患侧卧位翻身法

（2）由仰卧位到健侧卧位：患者仰卧，健足伸向患足（左侧）下方，双手Bobath握手前屈90°（图5-8a），在骨盆旋转带动下，健侧下肢翻动患侧下肢，向健侧翻身（图5-8b）。

使用手机浏览器扫此二维码可以进入仰卧位到健侧卧位翻身视频

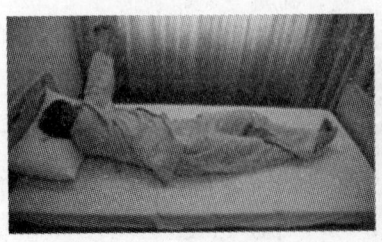
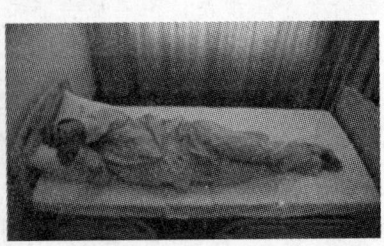

图5-8 独立由仰卧位到健侧卧位翻身法

2．床上移动　患者仰卧，健足伸向患足下方，然后用健腿抬起患腿向左（右）移动；健手握住患手固定在胸前；用健足和肩部支起臀部，同时将臀部向左（右）侧移动；臀部完成移动后，再以健腿和臀部为支点，将肩、头向相同方向移动。

3．床边坐位

（1）从健侧坐起：患者健侧卧位，健腿伸至患腿（左侧）后方；用健侧前臂支撑躯干，头、颈和躯干随之向上方侧屈；用健腿将患腿拖移至床缘下，健手支撑床面，逐渐使躯干直立（图5-9）。

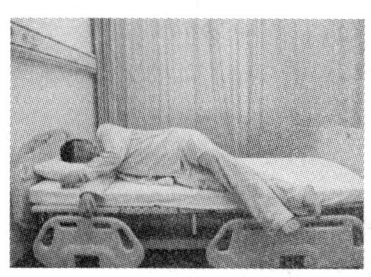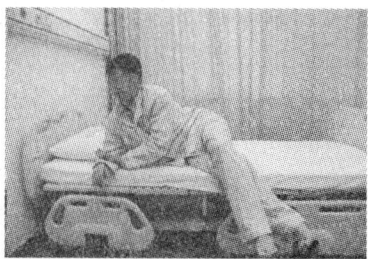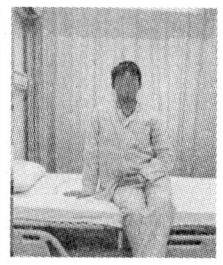

图5-9　从健侧坐起

（2）从患侧坐起：患者患侧（右侧）卧位，用健手将患臂放于胸前，从而在患侧床面为健手提供支撑点；头、颈和躯干向上方侧屈；健腿推动患腿，健腿帮助患腿向床缘移动，直至双腿都移至床缘下；健手越过胸前和患臂支撑于患侧床面，侧屈起身，慢慢坐起（图5-10）。

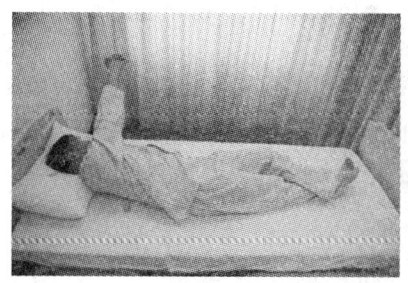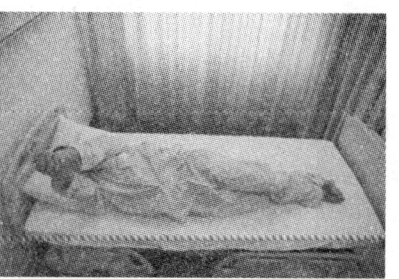

图5-10　从患侧坐起

（3）由床边坐位到卧位：

1）从患侧躺下：患者床边坐位，健手将患手放在大腿上；健侧上肢从身体前方横过，健手支撑于患侧髋部旁的床面上；患者将健腿伸至患腿下方，帮助其上抬至床面上；当双腿都上抬至床上后，再慢慢将患侧身体放低，最后躺在床上。

2）从健侧躺下：患者床边坐位，健手将患手放在大腿上，健腿伸至患腿后方；躯干向健侧缓慢倾斜，健侧肘部支撑于床面，同时健腿帮助患腿上抬至床面；当双腿都上抬于床面后，慢慢将身体逐渐放低，直至躺在床上，最后借助健足和健肘的支撑力量，使臀部逐渐向后移至床中央。

4．坐位-立位转移

（1）坐位到（站）立位转移：患者坐在床边，双足分开与肩同宽，两足平放在地面上，两足跟比两膝稍靠后，有利于患腿负重和防止健腿代偿；患者双手Bobath握手，两臂前伸；躯干向前倾，身体重心前移，使患侧下肢充分负重；臀部离开床面，双膝前移，双腿同时向下用力慢慢站直。患者立位时，双腿负重相等。

（2）立位到坐位转移：患者背面朝床站立，体重平均分布于两腿，双手Bobath握手，双臂向前伸；躯干前倾的同时，保持脊柱伸直，两膝前移，屈膝、屈髋；臀部、髋部慢慢向后、向下移动，直至坐于床上。

5．坐位之间转移　坐位之间的转移要求患者达到基本坐位平衡条件，即双足、双膝并拢，屈髋、躯干伸直，双腿平均负重，肩与髋部基本保持在同一垂直面上，使头居于两肩之间从而到达身体平衡的目的。

（1）轮椅-椅转移：是最常用的坐位转移方法。在转移过程中，患者无需完全站起来。掌握此技术，患者可以完成由轮椅到床、坐厕、浴盆等的转移。对使用轮椅的患者而言，不仅方便了日常生活，也提高了其生活质量。

（2）轮椅-椅成角转移：两椅前缘之间的夹角为30°～45°，移除两椅间的扶手，患者向轮椅前端移动，放好两足；靠近转移椅子扶手后，一手握住椅子的最远侧或扶手，另一手握住轮椅；两手支撑，随即将臀部移坐至转移椅上，调整两足间距以保持身体平衡；再将两脚及扶转移椅子的手作为支撑点，慢慢转移到椅子上（图5-11）。

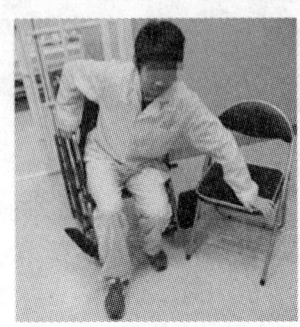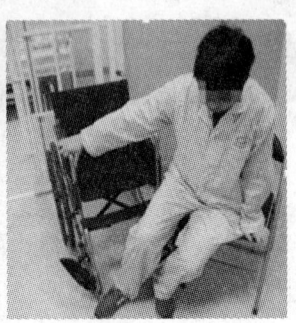

图5-11　轮椅-椅成角转移

（3）椅-椅侧方转移：两椅并排放置，移除两椅中间的扶手；患者躯干向转移椅方向侧斜，一手握住该椅远侧扶手或边缘，另一手则握住轮椅扶手，再将两足移至两椅中间；两手支撑，臀部从轮椅横过至转移椅上；调整两足姿势，缓慢坐下（图5-12）。

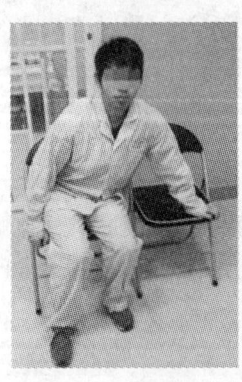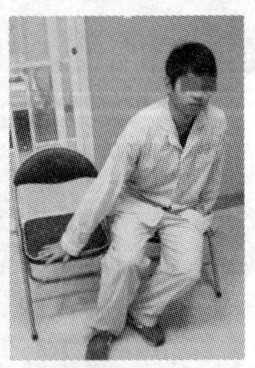

图5-12　椅-椅侧方转移

（4）椅-椅滑板转移：适用于两椅平面高度不同或两椅间有一定距离的转移。为增加安全性，滑板转移最好从健侧进行。先将两椅并排放置，若使用的是轮椅，则拆除两椅中间的扶手；滑板放在两椅之间并固定稳妥，防止滑脱；患者从轮椅一端的滑板移至转移椅上，随后健手握住转移椅边缘或扶手，帮助患腿完成转移；最后调整舒适坐位，去掉滑板（图5-13）。

（5）椅-椅错车式转移：两椅处于相对、错开位；转移前，将轮椅脚踏板收起或移除，并且使两椅尽量靠在一起；患者躯干向转移椅前倾，一手握住轮椅扶手，另一手握住转移椅坐位后方；两手向下用力，支起臀部，转动身体，屈髋，缓慢坐下；调整两腿及臀部位置，保持舒适坐位（图5-14）。

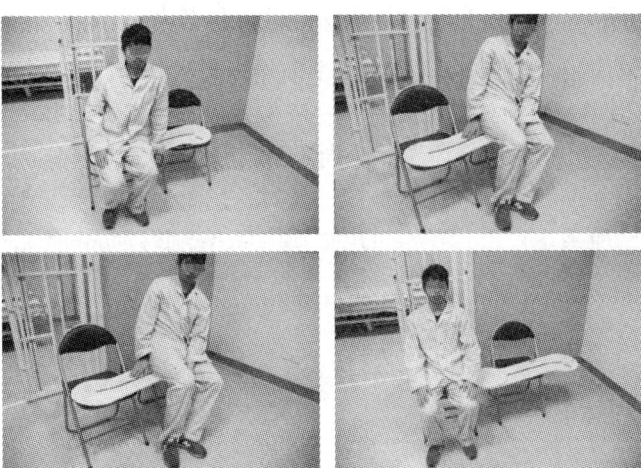

图 5-13 轮椅 - 椅滑板转移

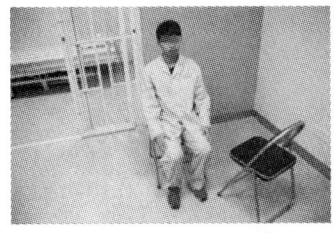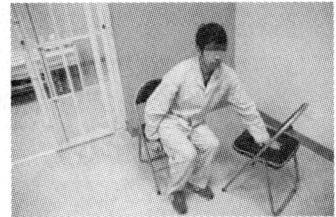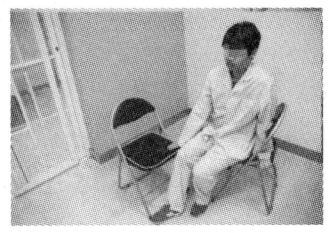

图 5-14 椅 - 椅错车式转移

6. 床 - 轮椅转移 患者坐于床边,双足平放在地面上。轮椅位于患者健侧,与床成 45°角制动,移除近床侧扶手,并收起该侧脚踏板;患者健手扶握轮椅远侧扶手,患手支撑于床面,患足稍靠后于健足;患者头、躯干前倾,健手向下用力支撑,抬起臀部,以双足为支点,旋转身体直至背靠住轮椅,缓慢坐下;调整双腿姿势,确保舒适坐位。

使用手机浏览器扫此二维码可以进入床椅 45°角转移视频

(二)辅助转移

1. 卧 - 坐位之间转移 由卧位到床边坐位:患者取侧卧位,两膝屈曲;护士先将患者双腿移至床边,然后一手托住位于患者身体下方的肩胛骨,另一手则按在位于上方的骨盆或两膝后方;命令患者将头、颈和躯干向上侧屈,同时护士一手抬起下方的肩部,另一手以骨盆为枢纽将两腿转移至床缘下,同时患者用健侧上肢支撑躯体以帮助坐起。

由床边坐位到卧位:患者床边坐位,将患手放至大腿上,健腿伸至患腿后方,护士站在患者患侧(左侧),用右臂托住患者的颈部,右手扶住患者肩部;护士两脚分开,双膝微屈,用左手托着患者的患腿向床面上抬,而右手托住患者肩部慢慢从患侧躺下,最后帮助其双腿抬至床上,患手外展于胸前;护士走到床的另一边,患者用健手和健足向下用力支撑于床面,同时护士将患者的髋部拉向床中央,最后调整好姿势,完成由床边向患侧卧位的转换(图 5-15)。

使用手机浏览器扫此二维码可以进入坐位辅助转移视频

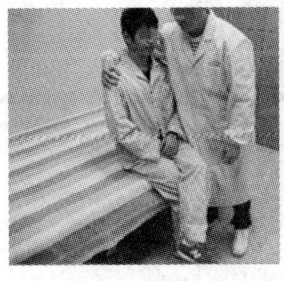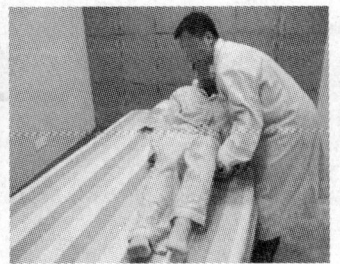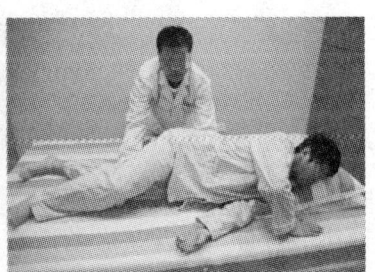

图 5-15 辅助坐位转移卧位法

2. 坐位-立位转移

（1）骨盆扶抱协助法：患者坐在床边或椅子前端，两足分开，平放于地面上，患足较健足稍偏后；患者 Bobath 握手，向前伸肘，护士站在患侧，面向患者，用膝部顶住患者患膝，并指导其躯干尽量前倾，髋关节屈曲，将体重尽量向患腿转移，让患腿充分负重；护士进一步指导患者将重心向双足前脚掌部转移；当患者伸髋伸膝时，护士双手放于患者双侧臀部以协助其站立；站起后，患者双腿应平均负重，护士可用膝顶住患者患膝以防止其无力支撑（图5-16）。

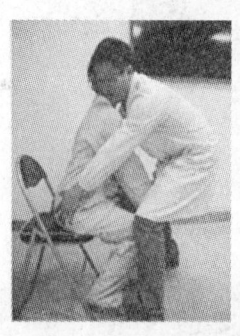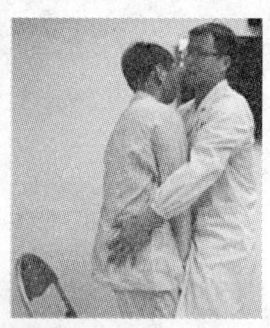

图 5-16　骨盆扶抱协助法

（2）前臂扶抱协助法：护士面向患者，两膝稍屈曲，一膝抵住患者患膝前方，双前臂置于患者两前臂下，双手则在患者双肘下托住患者；随着起立口令，护士双手托住患者肘部向上抬，并指导患者以护士双手为支撑点，屈肘，前臂向下用力站起（图5-17）。

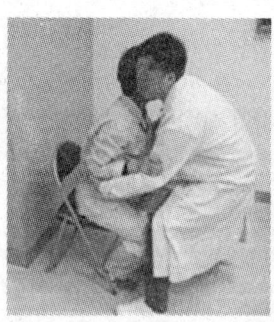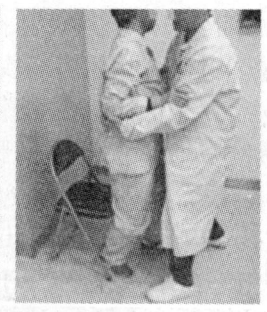

图 5-17　前臂扶抱协助法

（3）肩胛后扶抱协助法：患者 Bobath 握手，向前伸肘，将双手放置于两膝之间，护士面向患者，用同侧膝部抵住患者患膝前方，双手掌放于患者肩胛骨后方，嘱患者随口令一同与护士站起（图5-18）。

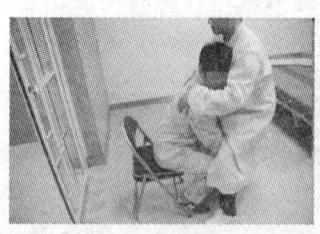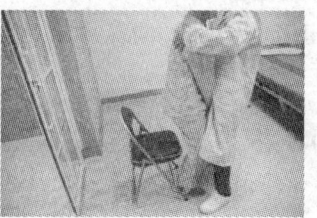

图 5-18　肩胛后扶抱协助法

（4）双人扶抱协助法：在患者体重较重或瘫痪程度较严重，一人协助无法完成站立时使用。两协助者分别站在患者两边，两人靠近患者的手臂绕过患者后背支撑，另外两手臂分别置于患者前臂下，握住患者的手，嘱患者身体前倾，双腿向下用力，在口令下缓慢站起（图5-19）。

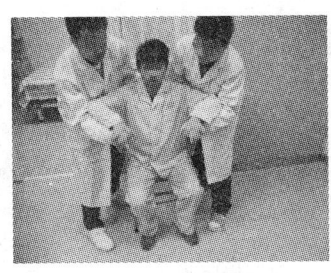
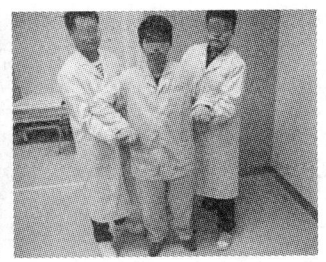

图 5-19 双人扶抱协助法

3. 床 – 轮椅转移

（1）方法一：患者取床边坐位，双足平放于地面上。轮椅放于患者健侧，与床成 45°角并制动，移除近床侧扶手，收起近床侧脚踏板；护士面朝患者站立，微屈双膝，脊柱挺直，双足放于患足两侧，用膝部在前面抵住患膝，防止患膝向外侧歪倒；护士将患者患侧前臂放在自己的肩上，并嘱其抓住自己肩胛骨的内缘，然后用同侧手穿过患侧腋下抓在患侧肩胛骨上，另一手则托住患者健侧上肢，使其躯干前倾。然后将患者的重心前移至脚，直至患者的臀部抬起；护士引导患者转身坐于轮椅上。

（2）方法二：第一步同方法一；护士站在患者患侧（左侧），同侧手通过互穿拇指握手法，握住患者患手，而另一手则托住患侧肘部；患者患足较健足稍后，健手握扶轮椅远侧扶手并以此为支撑点，同时患手用力拉住护士的手起身，再以双足为支点转动身体直至背部靠住轮椅；护士身体前倾，并屈膝半蹲，协助患者慢慢坐于轮椅上（图 5-20）。

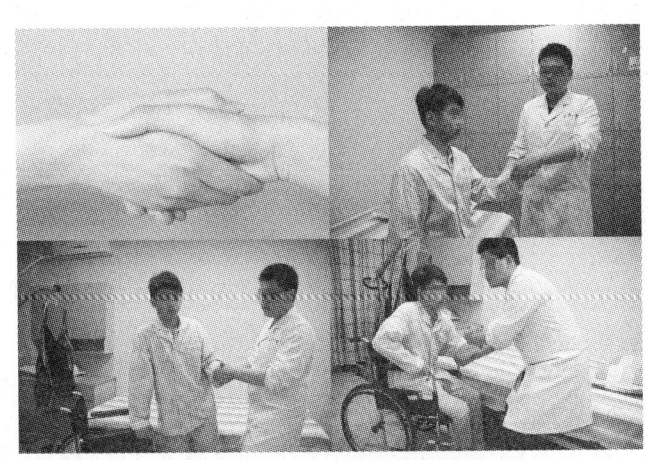

图 5-20 床 - 轮椅辅助转移法

4. 辅助转移注意事项 辅助转移中要求协助者与患者间要相互信任；协助者应熟知患者病情；转移前协助者做好必要的设施与空间准备；协助者应掌握基本辅助技巧；为保证转移过程安全，协助者需穿防滑鞋；协助者指令应简单易懂、简短明确；转移过程中，注意患者安全，避免擦伤碰撞；随着患者功能的逐渐恢复，帮助相应减少。协助转移时临床上最常用的体位转移之一，护士应熟悉掌握。

（三）被动转移技术

1. 人工搬运

（1）椅式搬运法：两协助者分别站于患者两侧，面朝患者背部，两脚前后分开，髋、膝微屈呈半蹲式；腰背挺直，一手扶抱患者背部，另一手则置于患者大腿靠近臀部下方相互握腕；患者将两双臂分别环抱于两协助者的肩背部，躯干伸直；两扶抱者随口令同时站起，将患者搬运至预定目的地后缓缓放下。椅式抬起握腕法：单握腕法，双握腕法，指握腕法，双手握腕法（图 5-21）。

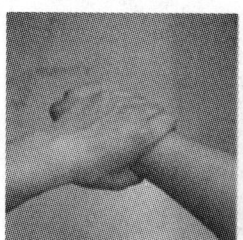 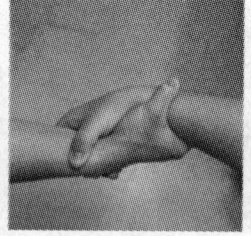 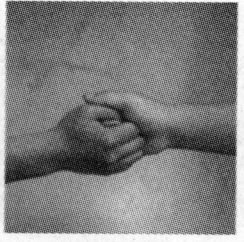 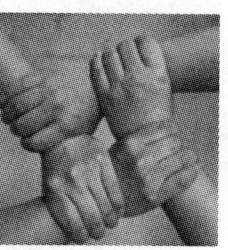

单握腕法　　　　　双握腕法　　　　　指握腕法　　　　　双手握腕法

图 5-21　椅式搬运握腕法

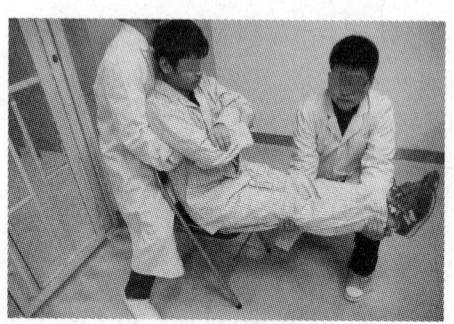

图 5-22　穿臂搬运法

（2）穿臂搬运法：该法要求患者至少有一只手臂较有力。患者坐位，两臂屈曲放于胸前，双手交叉。一协助者站在患者后面，两手穿过患者腋下伸至其胸前并握住患者前臂，身体贴近患者背部。另一协助者站在患者侧面，两手分别置于患者双腿的膝下和小腿下方，两人一同将患者抬起搬移至目的地（图5-22）。

2. 机械搬运　借助器械搬运分为固定升降机搬运和移动升降机搬运。机械搬运时，如果使用升降机，则应根据患者的具体临床条件和残疾状况来选择最合适的升降机；因升降机最常用于卧室、浴室及卫生间的转移，故这些地方应有适当的门宽、进出通道及回旋空间；他人帮助操纵升降机时，要求帮助者能够正确使用升降机，及时发现故障、危险等情况；定期对升降机的吊带、座套进行维修。

小　结

1. 体位转移是指人体从一种姿势转移到另一种姿势的过程。体位转移分为三类：独立转移、辅助转移和被动转移。

2. 选择最佳体位转移方式应遵守的基本原则是如果患者能够独立转移，那么尽量不要提供帮助；当少量帮助能够完成转移时，则不要给予大量帮助；而被动转移则为最后选择的转移方法。

3. 体位转移技术

（1）独立转移：是指患者独自完成、不需要他人帮助的转移。独立转移介绍了四种转移方式，包括床上转移活动、卧-坐位转移、坐-立位转移和坐位之间转移，其中坐位转移中的轮椅-椅的转移方法有多种，如成角转移、侧方转移、滑板转移和错车式转移。

（2）辅助转移：是指在治疗师或护理人员协助下完成的转移方法有辅助卧-坐位之间转移、辅助坐-立位转移和辅助坐位之间转移三种常见方式，其中辅助坐-立转移介绍了四种协助方法：骨盆扶抱协助法、前臂扶抱协助法、肩胛后扶抱协助法和双人扶抱协助法。

（3）被动转移：即搬运，是指患者因瘫痪程度较重而不能对抗重力完成独立转运及辅助转移时，完全由外力将患者整个抬起从一个地方转移到另一个地方。被动转移包括人工搬运和机械搬运，其中人工搬运法中介绍了椅式搬运法和穿臂搬运法两种方法。

自 测 题

使用手机浏览器扫此二维码可以进入第五章第二节自测题参考答案

一、选择题

1. 体位转移类型包括（多选）
   A. 独立转移
   B. 辅助转移
   C. 被动转移
   D. 主动转移
   E. 家庭转移

2. 康复科护士在教护工使用升降机，关于使用升降机转移患者的原因，护士可能会向护工解释的有哪些（多选）
   A. 避免患者受伤
   B. 避免照护者受伤
   C. 患者太虚弱不能承受自身重量
   D. 当不能有两个工作人员同时转移患者时可使用升降机
   E. 当有3人以上时方可用升降机

3. 选择最佳体位转移方式遵守的原则不包括
   A. 如果患者能够独立转移，那么尽量不要提供帮助
   B. 当少量帮助能够完成转移时，则不要给予大量帮助
   C. 尽量多帮助患者，减少患者独自转移的困难
   D. 被动转移为最后选择的转移方法
   E. 应该遵循先被动后主动的原则

4. 李护士正在帮助不能进行独立转移的林先生从轮椅上转移到床上，如何使用人体力学安全原理帮助林先生完成转移
   A. 保持膝盖直立，使用后背肌肉转移患者
   B. 弯曲膝盖并使用腿部肌肉的力量
   C. 使用升降机
   D. 让家属协助一起把林先生搬到床上
   E. 一个人弯腰把患者抱到床上

5. 下列哪项不是辅助转移的注意事项
   A. 转移前评估患者的身高和体重
   B. 转移过程中，注意患者安全，避免擦伤碰撞
   C. 转移前协助者做好必要的设施与空间准备
   D. 协助者指令应简单易懂、简短明确
   E. 熟知患者病情

二、简答题

1. 简述体位转移的定义与分类。
2. 简述三种主要体位转移方法。

三、案例分析

王先生，男，65岁，体重85kg，5天前因脑卒中入院，入院时，右侧完全瘫痪，左侧肢体肌力较弱，意识不清。目前，生命体征平稳，意识清楚，能配合，但右侧肢体肌力仍为0级，左侧肌力为3级，双下肢还无法承受自身重量。现因病情需要，需进行头颅CT复查，在将患者从病床上转移到CT检查台上时，如果你是王先生的康复护士，你会采取何种转移方式？转移过程中需要注意什么？

（孟宪梅）

第三节 体位引流与排痰技术

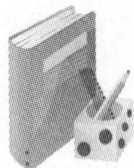

学习目标

通过本节内容的学习，学生应能够：
◎ **识记**
回忆体位引流与排痰技术的定义及目的。
◎ **理解**
归纳体位引流与排痰技术的要点。
◎ **运用**
举例说明体位引流及手法排痰的操作方法。

一、概述

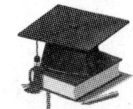

案例 5-3A

患者，男，75岁，10天前因不慎摔倒导致左腿股骨骨折入院。入院后立即通过外科手术进行复位，并用夹板持续固定。现患者病情已稳定，但患者因疼痛很少进行床上活动，且一直拒绝下床活动。患者于今日开始出现轻度咳嗽咳痰的症状，但由于年龄较大，加上骨折的疼痛和不便，一直不能有效地将痰液咳出。为了防止术后坠积性肺炎的发生，作为患者的责任护士，你如何帮助患者进行有效排痰？

1. **定义** 排痰技术（productive technology）又称为气道分泌物去除技术，具有促进呼吸道分泌物排出、维持呼吸道通畅、减少反复感染的作用。排痰技术包括体位引流、有效咳嗽训练、辅助咳嗽技术、叩击、振动等。

2. **目的** 保持呼吸道通畅，促进排痰，预防感染，改善患者的通气功能，促进肺膨胀，增加肺活量，预防肺部并发症。

二、常用技术

（一）有效咳嗽训练（effective cough training）

咳嗽是防御性呼吸反射，当呼吸道黏膜感受器受到刺激时，可引起咳嗽反射，从而排出呼吸道内异物及分泌物等，从而达到清洁、保护和维护呼吸道通畅的作用。无效咳嗽只会增加患者的痛苦和消耗体力，加重呼吸困难及支气管痉挛。

方法：将患者安排在舒适和放松的环境中，指导患者取坐位或半卧位，屈膝，上身前倾，双手抱膝或环抱一软枕，并嘱患者缓慢深吸气后屏气3s，快速打开声门，同时用力收腹，大声咳嗽，用力呼气所产生的快速气流有利于将分泌物清除出去。一次吸气，可连续咳嗽3声，停止咳嗽，并缩唇将余气尽量排出。等平静呼吸片刻后，准备再次咳嗽。如深吸气可能诱发咳嗽，可尝试断续分次吸气，争取使肺泡充分膨胀，增加咳嗽效率。有效咳嗽的训练一般时间不宜过长，可在餐前半小时、早晨起床后或晚上睡觉前进行。

(二) 体位引流

体位引流（postural drainage）是置患者于特殊体位，依靠重力作用促使肺与支气管内积存的分泌物引流至大气管，再配合正确呼吸和咳痰，将痰液排出体外的方法。体位引流的原则是将病变位置于高处，使引流支气管的开口方向下。

1. **适应证** 因年老体弱、久病体虚、疼痛、胸部手术后等原因，不能有效咳出肺内分泌物者；慢性支气管炎、肺气肿等疾病患者发生急性呼吸道感染及急性肺脓肿痰量较多（痰量在300~400ml/d），且黏稠并位于气管末端者；潴留分泌物长期不能排清者，如支气管扩张等；某些特殊检查前的准备，如纤维镜、支气管镜、支气管造影等。

2. **禁忌证** 疼痛明显、严重呼吸困难、近期咯血、认知障碍或不合作者；近期脊柱损伤或脊柱不稳；内外科急、重症患者，如心肌梗死、心功能不全、肺栓塞、肺水肿、急性胸部外伤、出血性疾病等。

3. **操作方法**

(1) 排痰前准备：向患者解释体位引流的目的、方法以及如何配合，做好患者心理护理，消除患者的紧张情绪；准备好体位引流用物。

(2) 确定痰液的潴留部位：通过听诊、触诊、叩诊等方式判断，也可以借助X线直接判定痰液潴留的部位。

(3) 摆放正确的引流体位：根据痰液潴留部位不同，帮助患者摆放相应引流体位，即将痰液的潴留部位置于高处，使次肺段向主支气管垂直引流。在摆放引流体位过程中，注意观察患者的反应及表情变化。

(4) 体位引流方法：每次引流一个部位的时间一般为5~10min，如需进行多部位引流，则总时间不超过30~45min，以防止患者产生疲劳感；在进行体位引流时，联合不同徒手操作技术（例如叩击、振动等），同时指导患者做深呼吸或者有效咳嗽训练可促进痰液的排出；引流频率视患者病情而定，一般为每天上午和下午各引流一次。痰量较多时，可增至每天3~4次。对于不能自行排痰者应及时应用吸引器吸痰。

4. **终止体位引流的标准** 胸部X线显示相对清晰；引流液每日小于30ml；患者24~48h内不再发热；听诊时呼吸音正常或者接近正常。

5. **注意事项**

(1) 体位引流期间应配合支气管湿化、超声雾化吸入、祛痰药、胸部的扩张练习、呼吸控制等辅助措施，以及叩击、振动等胸部手法治疗，有助于排出痰液。

(2) 由于夜间支气管纤毛运动减弱，分泌物容易在睡眠时潴留，所以体位引流宜安排在早晨清醒后。

(3) 引流时间应安排在饭后1~2h或饭前1h，以防患者出现胃食管反流、恶心和呕吐等症状，禁止饭后立即行体位引流。

(4) 在引流过程中，当患者出现头晕、心悸、气促、面色苍白、出冷汗、血压下降等症状时，应停止引流。

(5) 在引流过程中，若引流液大量涌出，应注意防止窒息。

(三) 辅助咳嗽技术

辅助咳嗽技术（assisted cough techniques）主要适用于腹部肌肉无力，无法有效咳嗽的患者。患者坐在有靠背的椅子上或仰卧于硬板床上，面向护士，护士的手放在患者的肋骨下角处，指导患者做深吸气，并尽量屏住呼吸，当其准备咳嗽时，护士的手向上向里用力推以帮助患者快速呼气，引起咳嗽。如患者痰液过多可配合吸痰器吸引。

（四）叩击

叩击（percussion）有助于黏稠、浓痰脱离支气管壁。操作者五指并拢，手背隆起，掌心空虚，手指弯曲，呈杯状（图5-23），运用腕关节摆动在痰液潴留（引流）肺段胸壁部位进行有节律的快速叩击（80～100次/分），从肺底自下而上，由外向内，每一部位叩击2～5min，叩击与体位引流相结合可增加排痰效果。对敏感的皮肤应避免直接刺激，可以让患者穿一件薄的柔软舒适的衣服，或者在裸露的身体上放一条舒适轻薄的毛巾；避免在骨突部位、肋骨上下、脊柱或乳房区做叩击。因叩击的力量直接作用于胸壁，所以存在凝血障碍、肋骨骨折的患者禁用此方法。

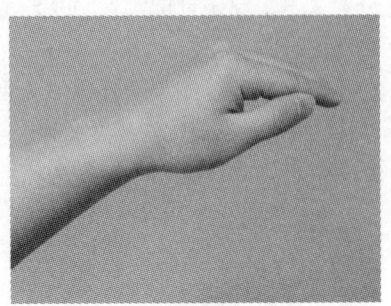
图5-23 叩击

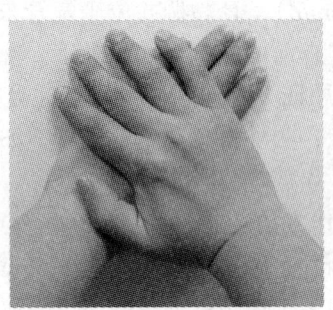
图5-24 振动

（五）振动

振动（vibration）是指操作者双手直接放在患者胸壁的皮肤上并压紧（图5-24），当患者在呼气时，给予快速、细小的压力振动，每次30s～1min，每一部位振动5～7次。振动法有助于纤毛系统清除分泌物，常用于叩击之后，禁忌证同叩击法。

> **知识链接**
>
> ### 体外排痰机
>
> 体外排痰机又称为多频振动排痰机，是预防或降低肺部感染的一个有效手段。它运用了物理定向叩击原理，可对人体产生特定方向周期变化的综合治疗力。其垂直于体表的治疗力可对人体产生叩击、震颤的作用，从而促使呼吸道黏膜表面黏液和代谢物松动液化，使其变小变松。而平行于体表的水平治疗力所产生的定向挤推作用又可以使已液化的痰液向主气道移动，从而逐步将痰液排出体外。有报告指出，体外排痰机的排痰效果和舒适度都要优于人工叩击震动法，尤其是对于术后、体质较弱、年龄较大的肺部感染患者，此排痰法更容易被接受，同时可减轻护理人员工作强度，有利于提高护理工作质量。

小 结

1. 排痰技术又称为气道分泌物去除技术，具有促进呼吸道分泌物的排出、维持呼吸道通畅、减少反复感染的作用。目的是为了保持呼吸道通畅，促进排痰，预防感染，改善患者的通气功能，促进肺膨胀，增加肺活量，预防肺部并发症。

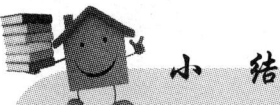

小 结

2. 排痰技术主要包括有体位引流、有效咳嗽训练、辅助咳嗽技术、叩击、振动等方法。

3. 体位引流是指使患者处于特殊体位，依靠重力作用促使肺与支气管积存的分泌物引流至大气管，再配合正确的呼吸和咳痰，将痰液排出体外的方法。体位引流的原则是将病变位置于高处，使引流支气管的开口方向下。其步骤为：（1）排痰前准备，做好患者心理护理；（2）确定痰液潴留的部位；（3）摆放正确引流体位；（4）体位引流方法：①每次引流一个部位，一般5～10min，如有多个部位，则总时间不要超过30～45min，以防止造成患者疲劳；②在体位引流时，联合不同的徒手操作技术如叩击、振动等，同时指导患者做深呼吸或者有效地咳嗽促进痰液排出；③治疗频率应根据患者的病情而制订，一般情况下每天上、下午各引流一次，痰量较多时，可增至每天3～4次。

自 测 题

使用手机浏览器扫此二维码可以进入第五章第三节自测题参考答案

一、选择题

1. 常用排痰技术包括（多选）
   A. 体位引流
   B. 有效咳嗽训练
   C. 振动
   D. 叩击
   E. 腹式呼吸

2. 下列哪项不是排痰技术的目的
   A. 促进呼吸道分泌物的排出、维持呼吸道通畅
   B. 促进肺膨胀，增加肺活量，预防肺部并发症
   C. 改善患者的通气功能
   D. 改善患者肺功能
   E. 增加胸廓的关节活动度

3. 下列哪项不是体位引流的注意事项
   A. 引流时间不要超过30～45min
   B. 引流时，可联合叩击、振动等徒手技术
   C. 为了增强引流效果，可延长引流时间
   D. 引流时间应安排在饭后1～2h
   E. 引流时间应安排在饭前1h

4. 终止体位引流的标准有（多选）
   A. 胸部X线显示相对清晰
   B. 引流液每日小于30ml
   C. 患者24～48h内不再发热
   D. 听诊时呼吸音正常或者接近正常
   E. 引流液每日大于30ml

5. 下列有关叩击技术错误的是
   A. 有助于黏稠、浓痰脱离支气管壁
   B. 操作者叩击手型呈杯状，手背隆起，掌心空虚，手指弯曲
   C. 运用腕关节摆动在痰液潴留（引流）肺段胸壁部位进行有节律的快速叩击
   D. 叩击速度为60～80次/分
   E. 叩击速度为80～100次/分

二、简答题

1. 简述排痰技术的意义和主要方法。
2. 简述体位引流的适应证和方法。

3. 简述体位引流时的注意事项。
4. 简述叩击法排痰的顺序及方法。

三、案例分析

患者，男，56岁，患有慢性阻塞性肺疾病10余年，近日因急性呼吸道感染，发热，咳嗽、咳痰入院，门诊测量体温为38.3℃。主诉呼吸困难，痰量非常多且黏稠，听诊肺部有大量痰鸣音，患者无其他心血管疾病，近期无外伤或出血性手术。请问针对患者的病情，应该选择哪种有效的排痰技术？为什么？

（孟宪梅）

第四节 吞咽训练

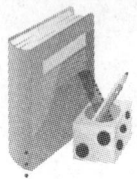

学习目标

通过本节内容的学习，学生应能够：
◎ **识记**
陈述吞咽障碍的分类、目的及原则。
◎ **理解**
归纳基础训练与摄食训练的要点。
◎ **运用**
对脑卒中后吞咽障碍进行康复训练。

一、概述

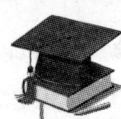

案例 5-4A

患者，男，67岁，于2014年12月5日出现头晕，次日头晕加重，伴吞咽困难、呕吐、肢体抽搐、神志不清，入院经CT检查，诊断为"脑梗死，继发性癫痫"。给予脱水降颅压，抗血小板聚集，改善脑循环、抗癫痫等一系列治疗后，患者神志转清，无肢体抽搐，但患者左侧肢体活动不利，出现进食困难。

问题与思考：
患者出现了什么问题？应怎样进行评估？

（一）定义

吞咽障碍（deglutition disorders, swallowing disorders）是指吞咽过程异常。常见原因有吞咽通道及邻近器官的损伤、炎症或肿瘤、脑卒中、脑外伤、中枢神经感染或脱髓鞘病等。

（二）分类

1. 器质性吞咽障碍 由局部解剖结构异常所引起的吞咽障碍，如口腔、咽、喉部的恶性肿瘤术后患者。

2. 功能性吞咽障碍 由中枢神经系统及末梢神经系统功能障碍或肌肉相关疾病引起，无解剖结构异常，为运动异常引起的障碍。

（三）吞咽训练的目的

通过改善和恢复患者的吞咽功能，提高身体营养状况；增加进食安全性，降低食物误咽、误吸入肺的概率，减少因误吸导致的肺部感染；改善或恢复经口进食方式，尽早拔除鼻饲管、咽造瘘、食管造瘘、胃或空肠造瘘等；预防肌肉萎缩，提高吞咽反射灵活性；改善因不能经口进食所产生的心理恐惧与抑郁，增强患者的康复信心。

（四）吞咽训练的原则

1. 综合评估 系统评估患者吞咽障碍的类型及吞咽障碍程度。

2. 个体化 根据患者个体不同的病情和康复特点，实施不同的吞咽训练方法。

3. 循序渐进 随着病情好转，逐渐改变饮食特点及增加进食量。

4. 心理疏导 加强与患者的沟通，耐心倾听并解答患者的疑问和困难，使患者理解吞咽机制，掌握吞咽训练方法，增强其战胜疾病的信心，使其积极主动配合训练。

5. 治疗与训练相结合 通过合理刺激，诱发吞咽反射，配合适当的训练方法，促进患者早日恢复吞咽功能。

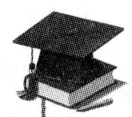

案例 5-4B

该患者自入院后，神志清楚，精神差，言语不清，鼻饲管饮食，口颜面检查不能配合。给予患者 2ml 水无法吞咽，一直含在口中，吞咽启动延迟，吞咽后有呛咳。目前不能经口进食进水，可能存在误吸风险。

问题与思考：
应怎样指导患者进行进食训练？进食时应注意哪些问题？

二、吞咽训练方法

吞咽训练主要适应于脑卒中、颅脑外伤、帕金森病等神经系统疾病导致的神经源性吞咽障碍患者，包括基础训练和摄食训练。

（一）基础训练

基础训练又称间接训练，针对与摄食-吞咽活动有关的器官所进行的功能训练。主要用于脑血管意外后早期患者自主进食前和中、重度摄食-吞咽障碍的患者进行摄食训练前的预备训练。主要包括局部肌肉运动控制训练、舌部运动训练、吞咽反射刺激训练、屏气-发声训练、呼吸训练和有效咳嗽训练等。

1. 局部肌肉运动控制训练 面部、口腔、腮部、咽部肌肉及下颌关节活动度的运动训练。指导患者进行皱眉、闭眼、鼓腮、张口、闭口、微笑等表情动作训练，改善面颊部肌肉的紧张度，促进其主动收缩功能的恢复。特别要注意咀嚼肌肌力、肌张力及下颌关节活动度的训练。

2. 舌部运动训练

（1）舌部被动运动：护士用纱布包住患者舌尖，用手牵拉舌头向各个方向伸展活动，有助于降低舌肌张力。

(2) 舌部主动运动：指导患者进行舌前伸、后缩、向侧方顶颊部、唇齿间卷动转圈及弹舌等主动运动，有利于提高舌运动的灵活性。

(3) 舌部抗阻运动：护士指导患者将舌抵向脸颊后部，护士用手指指腹按压其面颊某一部位，嘱患者用舌顶推，以增强舌肌力。

3. 吞咽反射刺激训练　一般采用冷刺激，可诱发和强化吞咽反射。首先将棉签置于碎冰块里进行快速降温，冰冻片刻后，用冰凉的棉棒轻轻在患者口内前咽弓处摩擦4～5次，以诱发和强化吞咽反射，从而触发患者进行吞咽动作。

4. 屏气-发声训练　当食物进入咽喉部时，会厌会自动闭锁喉部，以防误吸，从而对呼吸道起到保护作用。因此可通过吸气屏住再发声强化这种保护作用。患者坐在椅子上，双手支撑于大腿两侧的椅面，做用力推压运动，同时屏气，胸廓固定，声门紧闭。然后突然松手，声门大开、呼气发声。此运动不仅可以训练声门闭锁功能，增强软腭肌力，而且还有助于去除残留于咽部侧隐窝的食物。

5. 呼吸训练和有效咳嗽训练　进行早期呼吸训练和有效咳嗽训练有助于患者吞咽功能的恢复。护士可指导患者进行腹式呼吸和缩唇呼吸训练，强化训练患者进行有效咳嗽。通过强化提高呼吸系统的反应性，来达到排出分泌物、预防误吸的目的。

(二) 摄食训练

摄食训练又称直接训练，是实际进食活动的训练。只有当患者恢复吞咽反射，才能尝试进行摄食训练。

1. 进食体位　可根据患者身体状况、吞咽障碍的程度及饮食习惯，选择安全有利于进食，且容易被患者接受的体位。

(1) 坐位：当病情允许时，应鼓励患者尽早坐起进食。进食时，让患者全身放松，头部稍前倾，颈部微弯曲，可用软枕垫于患者背后，使躯干挺直，患侧手放于餐桌上。

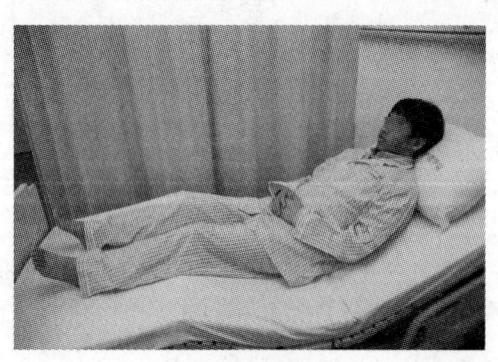

图 5-25　进食体位

(2) 半卧位：若患者不能坐起，可先取仰卧位，再将床头摇起，使患者躯干置于30°～60°半卧位，头部前屈，患侧颈部下方、肩部用小毛巾或软枕垫起，可防止食物误入气管，喂食者站在患者的健侧（图5-25）。

2. 食物的性质和质地　根据患者的饮食喜好、吞咽障碍程度，选择患者喜爱的、营养丰富且易消化的食物。所选食物应符合密度均匀，适当黏性而不易松散，柔软、易变形且爽滑，以利于通过口腔和咽部，而不易在黏膜上残留；温度以偏凉为宜，因为冷刺激能有效诱发和强化吞咽反射。在进食时，可将食物调成糊状，使食物易于形成团状，利于吞咽，如蛋羹、菜泥、浓汤等。

3. 一口量及喂食方法　一口量，即每次最适于吞咽的入口量，正常人约为20ml，应先以3～4ml开始，因为如果一口量过多，会导致食物从口中漏出或咽部残留引起误咽，逐渐酌情增加。但如果一口量过少，则会因刺激强度不够，而难以诱发吞咽反射；护士站在患者健侧，用薄而小的勺子进行喂食，并尽量把食物送至舌根部，利于患者吞咽；避免喂给患者液体和固体混合的食物；喂食期间，护士及家属尽量不与患者说话，防止呛咳；成人每次进食量不宜超过300ml；如果患者出现呛咳，应停止进食。进食后30min内，护士避免进行翻身、叩背、吸痰等操作（抢救等特殊情况除外），并协助患者采取半坐卧位或坐位，以防反流、误吸的发生。

4．吞咽方法

（1）空吞咽与进食吞咽交替进行：一次吞咽食团后，嘱患者再做几次空吞咽，确保口腔中无残留食物后，可再次进食；也可在进食吞咽后给患者喝少量水（1～2ml），有助于清理口腔食物残渣，防止误吸。

（2）侧方吞咽：咽部两侧梨状隐窝最容易残留食物，指导患者分别向左、右侧转头，同时做吞咽动作，从而使同侧的梨状隐窝变窄，挤出残留食物。

（3）点头样吞咽：嘱患者在进行吞咽动作的同时，配合颈部尽量前屈、下颌内收，形似点头，此吞咽法有助于保护气道，减少食物残留。

（三）电刺激

电刺激利用低频电刺激咽部肌肉，增强吞咽肌群的力量，强化吞咽反射，从而改善脑损伤引起的吞咽障碍。护士在治疗师协助下为患者实施吞咽障碍的电刺激，常用的电刺激有神经肌肉电刺激、功能型电刺激、经皮神经电刺激。

（四）注意事项

1．为患者创造一个舒适轻松的进食环境，允许患者保持原有的进食习惯，如佩戴义齿，眼镜或助听器等。

2．吞咽训练早期，时间不宜过长，防止患者急躁和产生疲劳感，可根据康复情况逐渐延长时间。

3．严格掌握吞咽训练患者的病情，做好风险预测，防止误咽的发生。

4．加强管理，预防交叉感染。

5．指导患者家属掌握吞咽训练的方法、食物的选择、喂食的方法，以及并发症的预防和监测。

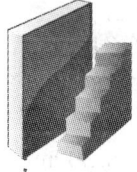

知识链接

导尿管球囊扩张术治疗脑卒中后吞咽障碍

近年来导尿管球囊扩张术在改善脑卒中后吞咽功能障碍疗效显著。导尿管球囊扩张术治疗可根据介入时间的不同，采用注水方式使球囊充盈以扩张环咽肌，可有效改善脑卒中后环咽骨失弛缓患者的吞咽功能，提高其生活质量；使用14号乳胶导尿管行球囊扩张，可以治疗环咽肌失弛缓症，操作简便，对于促进脑卒中后吞咽障碍患者康复、提高生活质量有着非常重要的作用。

小 结

1．吞咽障碍的定义与分类 吞咽障碍是指由于肿瘤、脑卒中、脑外伤、中枢神经感染或脱髓鞘病等导致的吞咽功能异常或丧失。吞咽障碍分两大类：器质性吞咽障碍，是指由局部解剖结构异常所引起的吞咽障碍；功能性吞咽障碍，是指由中枢神经系统及末梢神经系统功能障碍或肌肉疾病引起，而解剖结构无异常，为运动异常引起的障碍。

2．吞咽训练的目的 通过各种吞咽训练方法来达到恢复或提高患者的吞咽功能，减少食物误咽、误吸入肺的概率，减少吸入性肺炎等并发症的发生概率，改变或恢复经口进食的方式，增强患者康复的信心等目的。

小 结

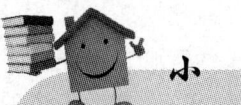

3. 吞咽训练　吞咽训练方法主要包括基础训练、摄食训练和电刺激。

（1）基础训练：又称间接训练，是针对那些与摄食-吞咽活动有关的器官所进行的功能训练，包括局部肌肉运动控制训练、舌部运动训练、吞咽反射刺激训练、屏气-发声训练、呼吸训练和有效咳嗽训练等方法。

（2）摄食训练：又称直接训练，是实际进食活动的训练，只有当患者的吞咽反射恢复后，才能尝试进行摄食训练。在摄食训练中，要注意进食体位、食物的性质和质地、一口量及喂食方法、吞咽方法及注意事项。

（3）电刺激：利用低频电刺激咽部肌肉，可以改善脑损伤引起的吞咽障碍。

自测题

一、选择题

1. 吞咽障碍指导训练的原则包括（多选）
   A．综合评估
   B．个体化和循序渐进
   C．心理疏导
   D．治疗与训练相结合
   E．肌肉运动与有效咳嗽相结合

2. 吞咽障碍指导训练中的基础训练包括（多选）
   A．局部肌肉运动控制训练
   B．舌部运动训练
   C．吞咽反射刺激训练
   D．有效咳嗽训练
   E．进食体位指导

3. 对有吞咽困难的患者，哪项干预不合适
   A．使用吸管方便吞咽
   B．患者坐直了进食
   C．为患者提供舒适的进食环境
   D．寻求言语治疗的评估
   E．卧位进食最舒适

4. 给有吞咽困难后遗症的脑卒中患者喂食时，下列哪项不正确
   A．食物调成适当黏性而不易松散
   B．食物温度以偏凉为宜
   C．护士站在患者患侧
   D．成人每次进食量不宜超过300ml
   E．为患者提供舒适的进食环境

5. 在摄食训练中，下列哪项吞咽方法不正确
   A．空吞咽与进食吞咽交替进行
   B．侧方吞咽
   C．食物和水同时吞咽
   D．点头样吞咽
   E．掌握一口量

二、简答题

1. 简述吞咽障碍的定义与分类。
2. 简述主要的吞咽训练方法。

三、案例分析

王先生，男，65岁，2周前因脑梗死入院，现在已逐渐进入恢复期，患者虽然有吞咽反射，但患者还是存在吞咽障碍症状。家属进行喂食时，为了让患者顺利吞咽食物，将水和固体食物混合同时喂给患者，然而患者反而不断出现呛咳不适，根本不能将食物吞咽入胃。家属向

患者的康复护士小王请教问题所在以及正确的喂食方法,如果你是护士小王,你会怎么向家属解释?你会如何正确指导家属?

(陈晓莉)

第五节 神经源性膀胱的康复护理

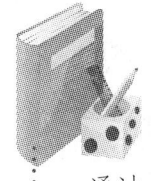

学习目标

通过本节内容的学习,学生应能够:
◎ **识记**
陈述神经源性膀胱定义和分类。
◎ **理解**
归纳膀胱管理技术和膀胱训练技术。
◎ **运用**
举例说明间歇导尿技术的临床应用。

一、概述

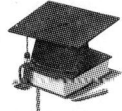

案例 5-5A

患者,男,35岁,因"车祸后双下肢无力3个月余"收入院,入院后经简易膀胱容量和压力测定,结果显示,患者膀胱残余尿240ml,膀胱容量大于500ml,膀胱逼尿肌收缩不明显,尿流速度慢,膀胱胀满时有尿意。

问题与思考:
请初步判断患者的膀胱障碍的类型。

(一)定义

储尿和排尿均为反射活动,在中枢神经和周围神经(交感、副交感和躯体神经)的控制下协调完成。当神经系统损伤或疾病导致神经功能异常,引起膀胱的储存和排空机制发生障碍时,即发生神经源性膀胱。

(二)分类

1. **尿潴留** 膀胱内潴留大量尿液又不能自主排出,称为尿潴留。患者表现为下腹胀痛、排尿困难。体检时可见耻骨上膨隆,扪及囊样包块,叩诊为实音。护理目标是促使膀胱排空,减轻患者痛苦。

2. **尿失禁** 排尿失去控制,尿液不自主流出,称为尿失禁。尿失禁的护理目标是帮助患者解除痛苦,促使膀胱储尿,恢复膀胱功能。

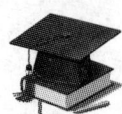

案例 5-5B

该患者自入院后大、小便障碍,近1周来,患者出现下肢轻度浮肿,行B超检查示双肾积水,体检发现肛门松弛,鞍区感觉减退,球海绵体肌反射(-),尿流动力学再次检查发现,低顺应性膀胱及低尿道压,逼尿肌与括约肌协同失调,符合神经源性膀胱诊断。

问题与思考:
1. 该患者能否进行膀胱训练?
2. 采用什么方法解决尿路的障碍?

二、膀胱训练技术

在康复护理中,应根据神经源性膀胱的类型制订患者的膀胱训练计划。膀胱护理技术包括各种膀胱管理、膀胱功能训练及电刺激。

(一)膀胱管理

膀胱管理方法有间歇导尿术、经尿道留置导尿术、耻骨上膀胱造瘘法。

1. 间歇导尿术(intermittent catheterization IC) 指不将导尿管留置于膀胱内,仅在需要时插入膀胱,排空后即拔除的技术。间歇导尿可使膀胱间歇性扩张,有利于保持膀胱容量和恢复膀胱的收缩功能。间歇导尿被国际尿控协会推荐为治疗神经源性膀胱功能障碍的首选方法,可分为无菌性间歇导尿(sterile intermittent catheterization,SIC)及清洁间歇导尿(clean intermittent catheterization,CIC)。无菌性间歇导尿是由护士完成的无菌操作下的间歇导尿。清洁间歇导尿是可由患者及家属在清洁情况下,定时将尿管经尿道插入膀胱,规律排空尿液的方法。

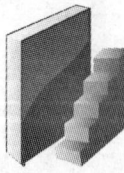

间歇导尿术的注意事项

通常间隔4h导尿一次,每次尿量在300~500ml。导尿前尝试自行排尿,了解排尿能力;导尿时有大出血应及时就医,少量出血观察即可;每天记录导尿量,当一次导尿大于500ml时应缩短两次导尿的间隔时间,小于300ml时延长两次导尿的间隔时间;如果突然出现高热、下腹部疼痛可能发生了尿路感染,应及时进行处理。

(1)操作方法:无菌性间歇导尿方法在基础护理学书中有详细说明,本书以介绍清洁间歇导尿为主。操作步骤包括:导尿管、尿壶、润滑液等用物准备;清水清洗患者的会阴部;操作者使用肥皂或洗手液及清水清洁双手;用润滑液充分润滑导尿管;患者取仰卧位或侧卧位,缓慢将导尿管插入尿道,女性患者自行插管时可在身前备一面镜子来确定尿道口位置,以免误插入阴道;引流尿液并记录尿量;拔出尿管,拔管时要慢,在导尿管到达膀胱颈部时,稍做停顿,同时嘱患者屏气增加腹压,使膀胱真正排空。

(2)间歇导尿时机和频率:间歇导尿应在患者病情稳定,饮水规律,无须大量输液,并无尿路感染、压疮等并发症情况下进行。导尿频率取决于残余尿量,一般为4~6h,每日导尿次数不应超过6次。随着患者膀胱内残余尿量的减少可逐步延长导尿的间隔时间，当每次残余尿量少于100ml时，则可停止导尿。

（3）饮水计划：饮水计划是患者在进行间歇导尿时需遵从的重要原则，可避免膀胱因不能排尿造成的过度膨胀。饮水计划包括：每日的饮水量应控制在1500～2000ml，并于6：00～20：00时间段平均分配，每次不超过400ml；睡前3min应避免饮水；患者应避免饮用利尿性饮品，如茶、咖啡等，并避免食用引起口干的食物，如味精等；当服用抑制膀胱痉挛药物时可能有口干等不良反应，应指导患者不要大量饮水，只可间断少量饮水；及时准确记录每日进水量，每天进出量须保持平衡，并根据情况做出适当调整。

（4）注意事项：根据设定时间进行排尿，切勿等患者尿急时才排放尿液；指导患者严格遵守饮水计划；指导患者学会观察，记录尿液量、颜色、性状等；插入导尿管有困难或遇到阻力时，考虑尿道痉挛，应稍候几分钟，待膀胱括约肌松弛再进行尝试，若无改善应前往医院接受诊治；在间歇性导尿初期，应每周测尿常规。若有尿路感染征象，应及时应用抗生素，酌情行膀胱冲洗。

2．经尿道留置导尿 经尿道将大小合适的导尿管用无菌操作方法插入患者膀胱并进行长时间留置以引流尿液的方法。适用于处于脊髓休克期脊髓损伤患者及不适合或拒绝实施间歇导尿的患者。

3．耻骨上膀胱造瘘法（suprapubic catheterization） 指经由患者耻骨联合上缘部位穿刺，进入膀胱并放置导管将尿液引到体外的方法，分为暂时性和永久性两种。

（1）目的：通过引流尿液而保持上尿路通畅，从而达到保护肾功能的目的。另外，可减少尿道并发症的发生。最后，还可起到保持会阴部清洁的作用。

（2）注意事项：每日消毒造瘘口的皮肤，及时清除分泌物；集尿袋须置于膀胱或耻骨联合水平之下，以防止尿液反流；保持导管的清洁及通畅；每日摄入水分2500ml左右，避免膀胱内感染和结石形成；根据具体情况，每周更换集尿袋1～2次，每月更换引流管1次；造瘘管不宜持续放尿，一般每隔2～3h放尿1次，以维持膀胱容量，避免逼尿肌失用性萎缩而引起膀胱挛缩。

（二）膀胱功能训练

膀胱功能训练是学习理论及条件反射原理，通过患者主观意识或客观功能锻炼而改善其膀胱功能。主要方法有：行为技巧、反射性排尿训练、代偿性排尿训练（Valsalva屏气法和Crede手法）、肛门牵张训练及盆底肌训练。训练时要循序渐进，每2～5h训练一次，每次10～15min。

1．行为技巧

（1）习惯训练：基于患者排尿规律，安排其如厕时间的方法。不仅可提醒患者进行定时排尿，还可保持患者会阴部皮肤的清洁干燥。

（2）延时排尿：对于因膀胱逼尿肌过度活跃而产生尿急症状的患者，可用此方法。目标为促进患者形成3～4h的排尿间期，避免尿失禁发生。

2．排尿意识训练（意念排尿） 对留置导尿管患者，可指导患者在每次排尿前5min，全身放松卧于床上，想象自己在安静宽敞的卫生间，听着潺潺水声，准备排尿，并试图自己排尿，然后由陪同人员缓缓放尿。

3．反射性排尿训练 在导尿前半小时，寻找刺激点，如轻叩耻骨上区或大腿上1/3内侧，牵拉阴毛、挤压阴蒂（茎）或用手刺激肛门等诱发膀胱反射性收缩，产生排尿。

4．代偿性排尿训练 Crede按压法是用拳头在患者脐下3cm处进行深压，并向其耻骨方向滚动，动作柔和，同时嘱患者增加腹压帮助排尿。Valsalva屏气法则是嘱患者取坐位，身体前倾，屏气呼吸，增加腹压，向下做用力排便动作以排出尿液。

5. 肛门牵张训练 适用于出现盆底肌痉挛的患者。方法是缓慢牵张肛门使盆底肌放松，再采用 Valsalva 屏气法排空膀胱。

6. 盆底肌训练 指患者有意识反复收缩盆底肌群，增强支持尿道、膀胱、直肠等的盆底肌肉力量，以增强控尿能力。训练方法为患者在不收缩下肢、腹部及臀部肌肉的情况下自主收缩盆底肌肉，每次收缩维持 5~10s，重复 10~20 次/组，每日 3 组。

7. 膀胱功能训练注意事项 训练前须做好系统的评估，以判断患者状况可否进行训练；训练前告知患者训练目的，以提高其积极性；训练时要密切观察患者的反应及变化，有不良反应时停止训练，以患者不疲劳为宜；训练过程中要定时做好动态评估和相关记录。

（三）电刺激

电刺激法需经外科手术将电极植入体内，通过电极直接刺激逼尿肌，诱导逼尿肌收缩。电刺激已经是膀胱护理技术中重要的手段。护士可在治疗师协助下为患者进行电刺激。

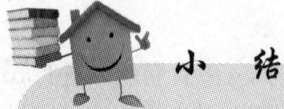

小 结

1. 神经源性膀胱是指当神经系统损伤或疾病导致神经功能异常，引起膀胱的储存和排空机制发生障碍时，即发生神经源性膀胱。

2. 神经源性膀胱尿潴留与尿失禁。膀胱内潴留大量尿液又不能自主排出，称为尿潴留。排尿失去控制，尿液不自主流出，称为尿失禁。

3. 膀胱管理方法包括间歇导尿术、经尿道留置导尿术、耻骨上膀胱造瘘。间歇导尿术指不将导尿管留置于膀胱内，仅在需要时插入膀胱，排空后即拔除的技术。间歇导尿被国际尿控协会推荐为治疗神经源性膀胱功能障碍的首选方法。间歇导尿包括无菌性间歇导尿和清洁间歇导尿。

4. 膀胱功能训练包括：行为技巧、反射性排尿训练、代偿性排尿训练（Valsalva 屏气法和 Crede 手法）、肛门牵张训练及盆底肌训练。

自测题

一、选择题

1. 患者，刘某，S_2~S_3 阶段脊髓损伤，无膀胱功能，但反射弧完整。该类患者最正确的排尿措施
   A．留置导尿管
   B．患者自主排尿
   C．耻骨上导尿
   D．间歇性导尿
   E．膀胱造瘘

2. C_4 脊髓损伤并留置导尿管的患者，出现了面色发红，脖子上出现斑点，其呼吸机脱落，监测血压为 190/110mmHg。护士首先应采取的措施
   A．重新连接呼吸机，然后检查导尿管，以确保其通畅
   B．做直肠检查，然后抬高床头
   C．降低床头，然后进行人工呼吸
   D．呼叫人员急救，并进行胸外按压
   E．立即扶患者坐起

3. 护士在指导一个反射性神经源性膀胱的患者进行自我间歇性导尿。下列哪种患者的陈述表明他掌握了相关知识（多选）
   A．"我会自查尿液颜色、气味等变化"

B. "如果一次导尿导出超过150ml的尿液，那么我就需要更频繁导尿"

C. "遇到插管有阻力时，可直接强行插入"

D. "我可以在家里使用干净导管，操作前要先洗手"

E. "我可以在家里使用大号导管，增加流速"

二、简答题

1. 神经源性膀胱分为哪两类？
2. 间歇导尿术有哪些注意事项？

三、病例分析

患者，男，42岁，因高空坠落造成 $T_1 \sim T_2$ 胸椎骨折，诊断为：T_4 脊髓损伤。现患者大小便障碍，球海绵体反射（+），膀胱容量测定，患者膀胱残余尿260ml，膀胱容量大于500ml，膀胱逼尿肌收缩不明显，尿流速度慢，腹压排尿，但无意按压骶尾部时感觉有尿意，而且有尿液排出。

问题：1. 请初步判断患者的膀胱障碍的类型。
2. 为该患者制订康复护理计划。

（孟宪梅）

第六节　神经源性肠道的康复护理

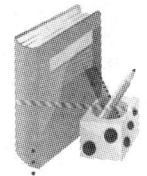

学习目标

通过本节内容的学习，学生应能够：

◎ **识记**

陈述神经源性大肠的定义和分类。

◎ **理解**

归纳反射性大肠和迟缓性大肠的康复训练方法。

◎ **运用**

能够针对脊髓损伤患者的肠道问题进行处理和训练。

一、概述

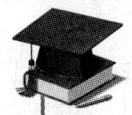

案例 5-6A

患者，男，50岁，3个月前不慎从高处坠落。诊断：C_6 椎板粉碎性骨折。患者外伤后，双下肢截瘫，大小便障碍，6~7天排便1次。肛门指诊发现肛门括约肌紧张，肛管内粪便嵌塞，排便困难。

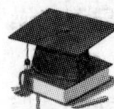

案例 5-6A

问题与思考：
1. 患者肠道障碍属于哪种类型？
2. 怎样区别反射性大肠与迟缓性大肠？

（一）定义

神经源性肠道（neurogenic bowel）指支配肠道的中枢或者周围神经结构受损或功能紊乱所导致的排便功能障碍。常见于脊髓损伤、脑外伤、脑卒中、脑肿瘤、多发性硬化、肌萎缩性脊髓侧索硬化症、糖尿病等疾病。临床表现为大便失禁或粪便排空困难，导致患者饮食障碍、户外活动受限、精神压力增加等一系列问题，严重影响患者的生活质量。

（二）分类

1. **反射性大肠** 由于上运动神经元病变所致。多表现为便秘。
2. **迟缓性大肠** 由于下运动神经元病变所致，表现为便秘和大便失禁。

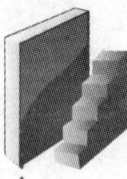

知识链接

反射性大肠与迟缓性大肠的区别

反射性大肠是由于圆锥以上中枢神经病变引起，常见于 L_2 节段以上脊髓损伤患者。因为脊髓与结肠之间的反射弧没有中断，故保留了神经反射的调节功能，是以反射性大肠命名，机械性刺激大肠可诱发脊髓排便反射，但患者感受便意能力下降。迟缓性大肠是由于支配肛门括约肌的下运动神经元病变或者外周神经病变引起，脊髓排便反射消失，故既可表现为便秘又可表现为大便失禁。

二、肠道训练技术

（一）反射性大肠

临床上针对反射性大肠所采取的肠道训练技术有指力刺激、腹部按摩、肠道训练技术、药物指导，以及饮食与运动指导。

1. **指力刺激** 可诱发肠道反射，从而促进大肠内残存粪团的排出。具体做法是：护士协助患者左侧卧位后，示指或中指带指套并涂润滑油，缓慢插入肛门，手指沿着肠壁顺时针转动刺激，每次持续 15～20s，直至患者感到肠壁放松、排气或者排便，间隔 2min 可再次进行。如果患者肛门处有粪块堵塞，可先用手指将肛门处的粪块挖清，再行指力刺激。在进行指力刺激过程中，需观察患者有无自主神经反射异常，患有冠心病或高血压者慎用。

2. **腹部按摩** 该方法简便可行，患者或家属可在护士指导下自行进行。腹部按摩可增强直肠蠕动动力，减轻患者腹胀，增加排便次数，从而加速粪团的排出。具体做法为患者屈膝卧位以放松腹部，从升结肠开始自右向左顺时针方向，即从右下腹、右上腹、左上腹、左下腹环形按摩。每天至少 15min。

3. **肠道功能训练** 包括模拟排便训练、盆底肌训练、腹肌训练等。

(1) 模拟排便训练：每日定时进行模拟排便训练，可帮助患者形成定时排便的良好习惯。具体做法是：在适当的排便环境下，患者所习惯的排便时间里，指导患者采取适宜的排便体位（蹲位或者坐位），嘱患者深吸气，腹部用力，以模拟排便。

(2) 盆底肌训练：可促进盆底肌功能恢复。具体做法为：患者取坐位或仰卧位，双膝屈曲，臀部轻抬，缩肛，每次持续10s，持续10次，每天3次。

(3) 腹肌训练：可增强腹肌收缩能力，提高排便时腹内压，从而促进粪便排出。常用方法有仰卧起坐、仰卧直腿抬高练习。

4. **药物指导** 常用通便剂，如开塞露、甘油等，可润滑肠壁，软化粪便，刺激肠蠕动，从而促进排便，缓解便秘。在药物使用效果不佳的情况下，可尝试小量不保留灌肠。

5. **饮食与运动指导** 指导患者多饮水，多进食粗膳食纤维食物。指导患者每日进行适当运动，坚持盆底肌以及腹肌训练，以促进排便。

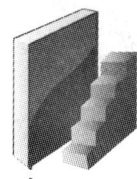

知识链接

饮食指导的新进展

近年很多研究结果表明，在神经源性大肠患者中，大量进食粗膳食纤维饮食可能导致食物结肠通过时间延长，与健康人相比较并不能显著改善直肠功能。因此，单纯增加粗膳食纤维食物对直肠管理的意义不大，需与其他肠道训练方法结合方能获得预期疗效。多用产气食物，通过产气增加肠蠕动，并且补充维生素B_1，促进排便。

（二）迟缓性大肠

迟缓性大肠的康复训练技术包括手指挖便、肠道功能训练、皮肤护理、饮食指导、电刺激等。

1. **手指挖便** 手指挖便可在腹部按摩后进行，协助排便。护士示指或者中指带指套后，涂润滑油，缓慢插入患者肛门，由外及内挖出粪团，直至将直肠内粪便挖清。

2. **肠道功能训练** 患者可进行盆底肌功能训练和腹肌训练等，一方面增强对排便的控制能力，另一方面同时帮助患者养成定时排便的习惯。

3. **皮肤护理** 迟缓性大肠容易导致大便失禁，所以对迟缓性大肠重要的护理也包括肛周皮肤护理，预防可能发生的痔疮、肛裂等并发症。保持床单被服干净，保证肛周臀部皮肤清洁干燥，注意观察有无破损。如果发现肛周发红，应及时涂氧化锌软膏。

4. **饮食指导** 指导患者规律饮食，进食清淡饮食，禁烟、酒，避免进食导致大便松散的食物。

5. **电刺激** 包括肛门外括约肌电极置入，促进或抑制排便功能。

（三）肠道康复护理训练注意事项

1. **注意持之以恒** 肠道恢复和排便训练是个长久的过程，需要毅力和耐心。护士应指导患者持之以恒，不要因为一时效果不佳而半途而废。

2. **注意心理护理** 康复过程中尊重患者人格，鼓励患者，帮助患者树立信心，减轻因排便异常带来的精神紧张和心理压力，以乐观的态度面对日常生活和工作中的排便处理。

3. **注意皮肤护理** 尤其是出现严重腹泻时，注意对肛周皮肤的保护，防止肠液刺激肛周皮肤发生破溃。

4. **注意环境护理** 及时开窗通气，去除不良气味，保证空气清新。

小 结

1. 神经源性肠道指支配肠道的中枢或者周围神经结构受损或功能紊乱所导致的排便功能障碍。包括反射性大肠和迟缓性大肠。反射性大肠常表现为便秘；迟缓性大肠常表现为大便失禁。

2. 针对不同的神经源性肠道有不同的康复训练方法。反射性大肠常采取指力刺激、腹部按摩、肠道功能训练、药物指导、饮食与运动指导等方法；迟缓性大肠常采取手指挖便、肠道功能训练、皮肤护理、饮食指导、电刺激等方法。

3. 肠道康复护理训练中要注意持之以恒，不要因为一时效果不佳而半途而废；注意心理护理，尊重患者人格，鼓励患者，帮助患者树立信心；注意皮肤护理，观察肛周皮肤，防止肠液刺激肛周皮肤发生破溃；注意环境护理，及时开窗通气，保持空气清新。

自 测 题

一、选择题

1. 脊髓损伤患者排便管理错误的是
   A．单纯增加膳食纤维摄入
   B．使用润滑剂
   C．使用缓泻剂
   D．细软易消化饮食
   E．注意保护肛周皮肤

2. 当患者存在神经源性肠道，下列哪一项不是用来促进排便的技术
   A．每日肥皂水灌肠
   B．人工排便
   C．腹部按摩
   D．饮食指导
   E．肠道功能训练

二、简答题

1. 神经源性肠道包括哪两类？各自特点是什么？
2. 如何对反射性大肠进行肠道管理？

三、案例分析题

男性，44岁，2个月前有车祸造成C_5脊髓损伤，四肢瘫。患者自外伤后，10天左右排便一次。肛门指诊发现肛门括约肌紧张，肛管内粪便嵌塞，肛周反射正常。

问题：
1. 请判断该患者肠道障碍的类型。
2. 制订肠道护理的具体方案。

（孟宪梅）

第七节 日常生活活动能力训练

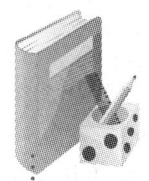

学习目标

通过本节内容的学习，学生应能够：
◎ **识记**
陈述 ADL 的定义和内容。
◎ **理解**
比较体位转移、个人卫生、行走及使用助行工具能力的训练要点。
◎ **运用**
结合 ADL 评价对有日常生活能力障碍患者进行训练。

一、概述

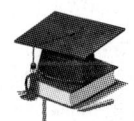

案例 5-7A

患者，男，55岁。3个月前从5m高处摔下，表现为左侧肢体运动功能障碍，排便偶尔失禁，排尿失禁，穿衣及洗澡均需要他人协助，吃饭和如厕也需要部分帮助，能坐起，但是需要1人搀扶才能从床上移到轮椅上，平时以轮椅代步，不能上下楼梯。

问题与思考：
1. 怎样用 Barthel 量表进行日常生活活动能力评价？
2. 如何对其进行日常生活活动能力训练？

（一）定义

狭义的日常生活活动（ADL）是指人们为了维持生存及适应生存环境，每天必须反复进行的、最基本的、最具有共性的生活活动，包括衣、食、住、行、个人卫生等。广义的定义则指人们在家庭、工作和社区的一切活动，包括了交流能力、安排生活能力和社会活动能力。

（二）内容

日常生活活动能力训练内容包括以下三个方面：

1. 体位转移能力 包括以下三个能力：床上体位及活动能力、坐起及坐位平衡能力、站立及站位平衡能力。

2. 个人卫生自理能力 包括以下三个方面：

（1）更衣：穿脱不同样式的上衣、裤子、袜子和鞋。

（2）个人卫生：如洗脸、洗手、刷牙、修饰、洗澡、大小便及便后卫生。

(3) 进餐：准备食物和使用餐具。

3. 行走及使用助行工具能力　包括室内外行走、上下楼梯以及使用助行器。

二、训练方法

(一) 个人卫生及自理能力训练

1. 更衣

(1) 穿、脱上衣：患者坐位，穿上衣时，利用健手套上患肢（左侧）袖子，然后健手将健侧衣袖从身后移至健手侧，并套上健肢袖子，最后用健手整理下襟，拉拉链或者系扣子（图5-26）。脱上衣时，健手先将患肢袖子从肩部退到肘部，然后将健肢从健侧袖中退出，最后用健手将患肢袖子完全退出（图5-27）。

使用手机浏览器扫此二维码可以进入穿脱上衣视频

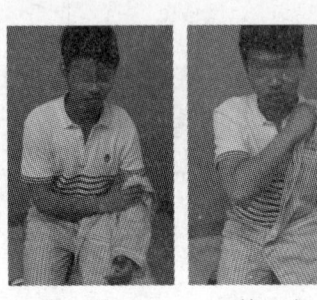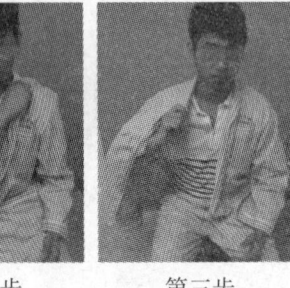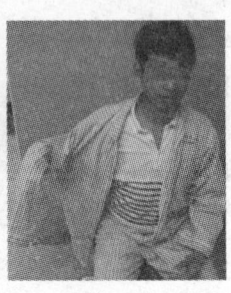

第一步　　第二步　　第三步　　第四步

图 5-26　穿开襟衣

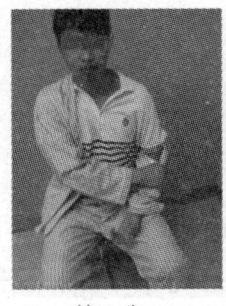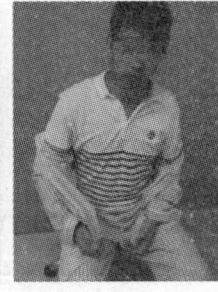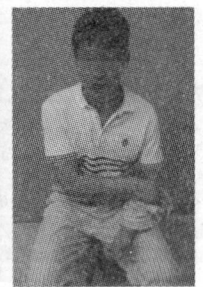

第一步　　第二步　　第三步

图 5-27　脱开襟衣

(2) 穿、脱裤子：①坐位穿裤子：取坐位，患者用健手先穿患侧（左侧），再穿健侧，将裤子提至大腿上部站起，或坐位中心转移，用健手系好腰带（图5-28）。脱时与穿时相反。②长坐位穿裤子：取长坐位，先穿患腿再穿健腿，转为仰卧位，将裤子拉至髋部或腰部；拉上拉链，系上腰带（图5-29）。

使用手机浏览器扫此二维码可以进入穿脱裤子视频

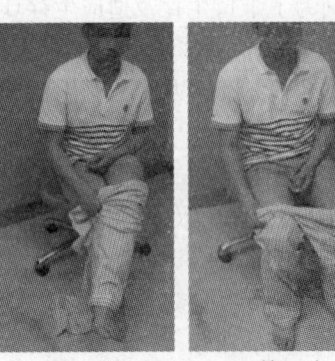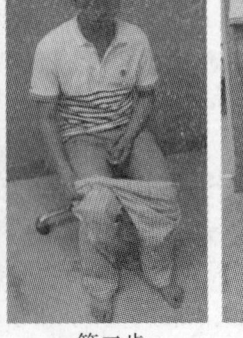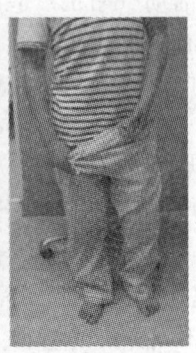

第一步　　第二步　　第三步

图 5-28　坐位穿裤子

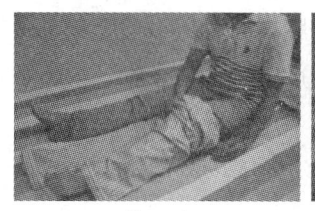 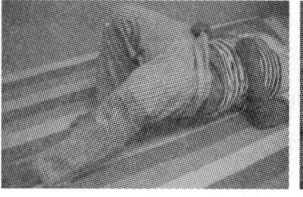 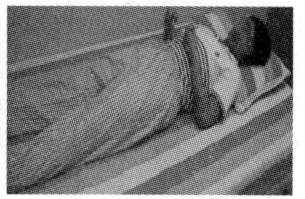

| 第一步 | 第二步 | 第三步 |

图 5-29　长坐位穿裤子

2．个人卫生

（1）洗脸：患者用健手持毛巾，然后利用水龙头拧干毛巾擦脸。

（2）洗手：患者用改造后的细毛刷（毛刷背后有两个吸盘）吸在洗手池壁上，用健手在毛刷上来回刷洗。擦健手时，可利用患肢弯曲的前臂和腹部夹住干毛巾，健手在毛巾上来回擦拭。

（3）刷牙：若患者患手尚存在少许功能，可利用患手持牙刷，健手挤牙膏，然后用健手刷牙。如果患手功能全无，可用健手单独完成。

（4）洗澡：通常采取淋浴式，花洒下方靠墙位置放一沐浴椅，患者可坐在椅上洗浴，利用健手持毛巾擦洗前面，用带长柄的海绵刷擦洗后背。在墙上安置扶手，方便患者站起。

3．进食　根据患者的吞咽功能改变食品的硬度或黏稠度。患者坐位，端正头、颈及身体的位置，以利于吞咽动作，可用叉、勺代替筷子，或者将餐具绑在手指间，用健侧上肢辅助患侧上肢送食品入口。

（二）行走及使用助行工具能力训练

1．室内外行走　患者在保持坐位和站立位平衡的基础上，在医务工作者或者家属的帮助监督下进行步态训练。患者可先手扶平行杆练习，待稳定后进行室内外行走。

2．上下楼梯　原则是健肢先上，患肢先下。上楼梯时，用健足上第一个台阶：患者先把重心转移到患腿上，然后用健足上第一个台阶，健腿向前迈时，治疗者帮助患膝向前下方运动；下楼梯时，用患足下第一个台阶：患腿迈向下一台阶时，治疗者指导患者骨盆向前运动，同时防止患腿内收，当患足放在台阶上时，帮助患者重心前移而无膝过伸。

3．助行器的使用　助行器包括助行杖（手杖、腋杖）和助行架。

4．适用人群　手杖适用于年老体弱或一侧下肢骨折但平衡能力较佳者（图 5-30）；腋杖适用于一侧下肢完全不能负重或仅能部分负重的患者，如截瘫、急性扭伤等（图 5-31）；助行架适用于平衡能力和下肢功能较差的患者（图 5-32）。

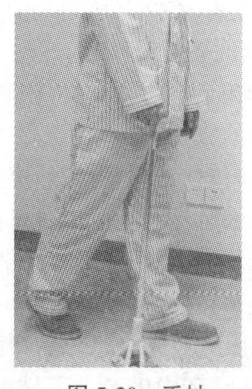 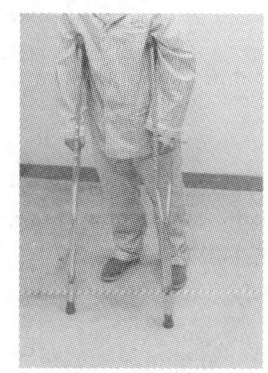 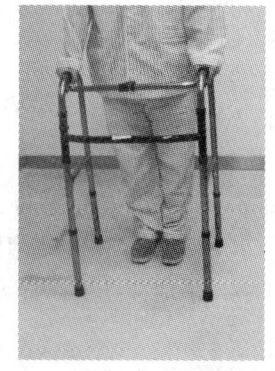

| 图 5-30　手杖 | 图 5-31　腋杖 | 图 5-32　助行架 |

5．训练方法　以腋杖为例，训练方法包括两点步、三点步和四点步。两点步：一侧腋杖

和对侧腿同时迈出，两侧交替向前；三点步：双侧腋杖和患腿同时迈出→健腿迈出，适于一侧下肢功能障碍、患腿不能负重或只能部分负重的患者，如一侧下肢截肢、急性踝扭伤等；四点步：一侧腋杖→对侧腿→另一侧腋杖→另一侧腿（例如：迈左拐→迈右腿→迈右拐→迈左腿），接近于自然步行，稳定性好，速度较慢。

（三）注意事项

1. 训练前，要评估患者ADLs的能力，拟定训练计划，尽早开始，由易到难，重点突出。
2. 保证患者安全是第一原则，必要时对环境条件做适当调整。
3. 合理安排训练内容，由易到难，并与患者的实际需要相结合。
4. 训练方法要灵活多变，尽可能发挥患者功能，经过训练仍无法独立完成ADLs的患者，可借助辅助器具完成活动。
5. 护士应耐心、细心，并给予患者适当的肯定与赞扬，充分发挥患者的积极性。

小 结

1. ADLs的评定工具是Barthel指数量表，包括进食、洗澡、修饰、穿衣、排便、排尿、用厕、床椅转移、平地移动和上下楼梯10项内容。根据是否需要帮助以及需要帮助的程度分为0、5、10、15分四个等级，总分100分。
2. 日常生活活动能力训练内容包括体位转移能力、个人卫生自理能力和行走及使用助行工具能力的训练。
3. 日常生活活动能力训练前要注意用Barthel指数量表评估患者的ADLs能力，合理安排内容，训练方法灵活多变，尽可能发挥患者残存功能，训练过程中遵循安全第一原则，护士应细心、耐心，在患者取得进步时，给予肯定和赞扬，充分发挥患者的积极性。

自测题

一、选择题

1. Barthel指数是用于评定
   A. 肌力
   B. 肌张力
   C. 关节活动度
   D. ADLs
   E. 平衡能力

2. 脑卒中患者，女，68岁，能用手杖独立步行50m，该患者用Barthel指数评估，平地移动项评分为多少分
   A. 5分
   B. 20分
   C. 10分
   D. 15分
   E. 25分

3. 脑卒中患者穿脱衣服训练护理要点中，错误的答案是
   A. 帮助患者选择大小、松紧、厚薄适宜的衣物
   B. 穿衣服时应先穿健侧后穿患侧
   C. 脱衣服时先脱健侧后脱患侧
   D. 鞋袜放在患者身边容易够到的地方且位置固定
   E. 穿衣服时应先穿患侧后穿健侧

4. 下列关于脑卒中患者上下楼梯训练的说法中错误的是
   A. 上楼时健足先上，患足后上

B. 下楼时健足先下，患足后下
C. 治疗师站在患者的健侧为宜
D. 循序渐进原则
E. 保证安全的原则

二、简答题
1. 如何使用 Barthel 量表？
2. 日常生活活动能力训练包括哪些内容？有哪些注意事项？

三、案例分析

患者，男，78 岁，脑卒中后右侧肢体偏瘫，排便、排尿轻度控制障碍，穿衣及洗澡均需要他人协助，吃饭和如厕也需要部分帮助，坐位平衡 2 级，能独立从床上移到轮椅上，平时出行时需要以轮椅帮助，家住 4 楼，能上下 1 层楼梯。

问题：如何对其进行日常生活活动能力训练？

（孟宪梅）

第六章 神经系统疾病的康复护理

第一节 脑卒中

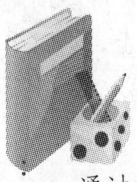

学习目标

通过本节内容的学习,学生应能够:
◎ 识记
1. 列举脑卒中发病的病因。
2. 描述脑卒中的临床表现和主要功能障碍。
◎ 理解
1. 解释脑卒中发病的危险因素及预防内容。
2. 比较脑卒中运动障碍不同时期康复护理内容。
◎ 运用
评估脑卒中患者并为其制订康复护理计划。

一、概述

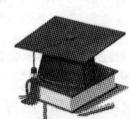

案例 6-1A

患者,男性,69岁,主因左侧肢体活动不利5天入院。既往有高血压病12年,冠心病6年。患者于5天前晨起发现左侧肢体无力,急到本区医院就诊,行头颅CT检查,未见异常。经药物治疗病情仍进一步加重,复查头颅CT:右侧基底核区脑梗死。于4天前左侧肢体完全瘫痪,近3天病情无明显变化。

问题与思考:
1. 该患者发病的主要病因是什么?
2. 根据病例中的信息判断分型。

(一)定义

脑卒中(cerebral apoplexy),又称脑血管意外(cerebral vascular accident,CVA)是指各种原因引起的急性脑血管循环障碍导致的持续性(大于24h)、局限性或弥漫性脑功能缺损的一组疾病的总称。

(二)病因

1. 致病因素 包括血管壁病变(高血压、脑动脉粥样硬化、脑血管先天发育异常、遗传性疾病等），血流动力学因素（高血压或低血压、血容量改变），血液成分异常（血黏度高、血小板减少或功能异常、凝血或纤溶系统功能障碍），心脏病（各种心脏相关疾病引起的栓子脱落是心源性脑梗死的主要病因）。

2. 危险因素 包括可干预的因素（高血压、心脏病、糖尿病、高脂血症、血黏度增高、吸烟、酗酒、饮食因素等）和不可干预的因素（年龄、性别、种族和家族遗传性等）。早期积极干预危险因素可降低脑卒中的发生发展。

（三）分类

1. 缺血性脑卒中 约占所有脑卒中的80%。缺血性脑卒中主要由于脑部动脉出现粥样硬化和血栓形成，使管腔狭窄甚至闭塞，导致局灶性急性脑供血不足；也可能由于固体、液体、气体等异物沿血液循环进入脑动脉或保证脑部供血的颈部动脉，造成血流阻断或血流量骤减而产生相应支配区域脑组织软化坏死者。前者称为动脉硬化性血栓形成性脑梗死，后者称为脑栓塞。

2. 出血性脑卒中 分为颅内出血和蛛网膜下腔出血。出血量的多少决定脑卒中的严重程度。出血性脑卒中往往由于脑疝造成死亡。

二、主要功能障碍

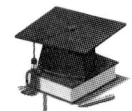

案例 6-1B

结合上述临床表现，入院后查体：BP 160/90mmHg，心肺查体正常。神智清楚，言语流利，智力正常，饮水偶有轻度呛咳，左鼻唇沟浅，左侧肢体肌力0级（Brunnstrum 1级），肌张力低，腱反射稍弱。右侧正常。不能保持坐位。

问题与思考：
1. 该患存在哪些功能障碍？
2. 如何进行康复护理评估？

（一）运动功能障碍

发生脑卒中后最常见、最严重的功能障碍是运动功能障碍，是致残的重要因素。运动功能障碍多表现为一侧肢体不同程度的瘫痪或无力，即偏瘫。运动功能的恢复一般需要经过3个时期：软瘫期、痉挛期和恢复期。

（二）感觉障碍

发生脑卒中后约有65%的患者有不同程度和不同类型的感觉障碍，主要表现为痛觉、触觉、温度觉、运动觉、位置觉、实体觉和图形觉的减退或丧失。

（三）言语功能障碍

言语功能障碍是指口语、书面语、手势语等交流能力的缺陷。脑卒中后言语功能障碍的发病率高达40%~50%，主要包括构音障碍和失语症两个方面。

1. 构音障碍 表现为发音不准、吐字不清、语调及速率、节奏等异常。

2. 失语症 表现为语言的表达和理解能力障碍；对文字的阅读和书写能力障碍。常见类型包括运动性失语、感觉性失语、命名性失语、传导性失语、经皮质失语和完全性失语等。

（四）摄食和吞咽功能障碍

摄食和吞咽功能障碍是脑卒中最常见的并发症之一。脑卒中后由于运动功能障碍，使口腔周围肌群协调能力、摄食和吞咽运动控制失调，患者易发生吸入性肺炎，或因进食不足出现营养不良、水电解质紊乱。

（五）认知障碍

发生脑卒中后约有35%的患者出现认知障碍，主要表现为意识障碍、注意力障碍、记忆力障碍、判断问题障碍、智力障碍、失认证、失用证。

（六）日常生活活动能力障碍

脑卒中患者由于运动功能、感觉功能、言语功能、摄食和吞咽功能、认知功能等多种功能障碍并存，导致日常生活活动能力低下或丧失。

（七）心理障碍

发生脑卒中后有32%～46%的患者出现心理障碍，主要表现为抑郁、焦躁、恐慌等心理问题。

三、康复护理评估

针对脑卒中患者不同时期的运动功能、感觉功能、言语功能、摄食和吞咽功能、认知功能、心理与日常生活活动能力等方面进行综合评定，以确定个体的康复护理计划。

（一）运动功能评估

运动功能评估主要是对运动模式、肌张力、肌肉协调能力进行评估，运动模式改变评估多采用Brunnstrom 6阶段评估法，肌力状况评估多采用徒手肌力和器械肌力评估。

1. 运动模式改变的评估　Brunnstrom 6阶段评估法是脑卒中偏瘫肢体运动功能评价最常用的方法之一；根据脑卒中恢复过程中的变化将手、上肢及下肢运动功能分为6个阶段或等级（表6-1）。

表6-1　Brunnstrom 6阶段评估法

阶段	手	上肢	下肢
1	无任何运动	无任何运动	无任何运动
2	仅有极细微的屈曲	仅出现协同运动模式	仅有极少的随意运动
3	可有钩状抓握，但不能伸直	可随意发起协同运动	在坐和站立位上，有髋、膝、踝的协同性屈曲
4	能侧捏及松开拇指，手指有半随意的小范围伸展	出现脱离协同运动的活动：肩0°，肘屈90°的条件下，前臂可旋前、旋后；肘伸直的情况下，肩可前屈90°；手臂可触及腰骶部	在座位上，可屈膝90°以上，足可向后滑动。在足跟不离地的情况下踝能背屈
5	可做球状和圆柱状抓握，手指同时伸展，但不能单独伸展	出现相对独立于协同运动的活动；肩伸直时肩可外展90°；肘伸直，肩前屈30°～90°时，前臂可旋前、旋后；肘伸直，前臂中立位，上肢可举过头	健腿站立位，病腿可先屈膝，后伸髋；伸膝时，踝可背屈
6	所有抓握均能完成，但速度和准确性比健侧差	运动协调近于正常，手指指鼻无明显辨距不良，但速度比健侧慢（≤5s）	在站立位可使髋外展到抬起该侧骨盆所能达到范围；坐位肘伸直膝可内外旋下肢，合并足内外翻

2. 肌力状况评估　具体方法及标准详见本书第三章第一节。

（二）感觉功能评估

评估患者的痛觉、温度觉、触觉、运动觉、位置觉、实体觉和图形觉是否减退或丧失。脑卒中感觉功能评定的目的在于了解感觉障碍的程度和部位，指导患者正确选用辅助用具，避免在日常生活活动中发生伤害事故。具体方法详见本书第三章第三节。

（三）言语功能评估

脑卒中后言语功能障碍主要为构音障碍与失语症。言语功能评估主要是通过交流、观察、使用通用的量表，以及仪器检查等方法，判断其性质、类型及程度，确定是否需要进行言语治疗，以及采取何种治疗及护理方法。具体方法详见本书第三章第四节。

（四）摄食和吞咽功能评估

评估患者是否存在吞咽困难，有无伴随症状，如梗阻感、咽喉痛、鼻腔反流、胃食管反流、误咽等症状，并对其程度进行量化等。具体方法详见本书第三章第五节。

（五）认知功能评估

认知是脑的高级功能活动，是获取和理解信息，进行判断和决策的过程，包括感觉、知觉、注意、记忆、识别、理解、执行等功能。常用的评估方法有简易精神状态量表、神经行为认知状态测试、蒙特利尔认知评估量表等，具体方法详见本书第三章第三节。

（六）心理评估

评估患者的心理状态，人际关系与环境适应能力，了解心理困扰问题，有无抑郁、焦虑、恐惧等心理障碍，具体方法详见本书第三章第六节。

（七）日常生活活动能力评估

由于脑卒中患者存在运动功能、言语功能、感觉功能、认知功能等多种功能障碍，常导致日常生活活动基本动作和技巧能力的下降或丧失。具体方法详见本书第三章第七节。

四、康复护理措施

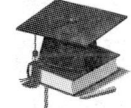

案例 6-1C

该患者临床诊断为"右侧基底核区脑梗死"。入院后给予血管扩张剂、降颅压药、抗血小板聚集剂等溶栓治疗，发病以来无头痛、恶心、呕吐、意识障碍及大小便障碍。入院后给予相应的康复护理、康复训练治疗。

问题与思考：
1. 该患者康复原则及目标是什么？
2. 应采取哪些康复护理措施？

（一）康复护理原则及目标

1. 康复护理原则 早期进行康复护理干预，正确进行功能训练与指导，发挥持之以恒精神，合理安排饮食结构，预防疾病复发，加强疾病相关知识和日常生活指导。

2. 康复护理目标

（1）短期目标：患者情绪稳定，焦虑程度减轻，未出现因活动受限引起的并发症，或并发症能及时发现和处理；能配合进行语言和肢体功能的康复训练，掌握进食的正常方法，维持正常的营养供给。

（2）长期目标：最大限度地恢复功能障碍，防止失用综合征和误用综合征，减轻后遗症；充分发挥和强化残余功能，提高日常生活活动能力；回归社会，恢复社会参与能力。

（二）康复护理方法

根据评估患者功能水平，采取相应的措施与方法，预防合并症的发生，将损伤降低到最低程度。

1. 软瘫期的康复护理 软瘫期指发病1～3周内（脑梗死1周左右，脑出血2～3周）的患者。此期患者的临床特点为意识清楚或轻度意识障碍，生命体征平稳，肌力、肌张力、腱反射较低。康复护理介入的时机为患者生命体征平稳，原发病的神经系统症状和体征48～72h无变化，可以早期介入康复护理。

（1）良肢位摆放：是一种抗挛缩体位，可以保护肩关节，防止肩关节半脱位，预防骨盆后倾、髋关节外展、外旋等异常病理模式，还可早期诱发分离运动，是脑卒中患者软瘫期重要的康复护理措施之一。由于偏瘫患者典型的痉挛模式：上肢屈曲模式（肩胛带下沉、肩胛骨后缩、肘关节屈曲、前臂旋前、腕关节掌屈、手指屈曲），下肢伸肌模式（髋关节外旋、膝关节伸直、足下垂内翻），早期床上正确体位的摆放，可预防或减轻痉挛模式的出现。

1）患侧卧位：有利于患侧肢体整体伸展，增加对患侧的感觉刺激，可以减少痉挛的发生，而且不影响健侧的正常使用。头部自然舒适，避免后伸，躯干略向后旋，后背垫一硬枕；患侧上肢要尽量前伸，将患肩拉出，避免肩部受压和肩胛骨后缩；肘关节伸直，前臂旋后，掌心向上；腕关节背伸，指关节伸展；患侧髋关节伸展，膝关节微曲；健侧上肢自然放置于体侧、身下；健侧髋、膝关节屈曲，下垫一较长软枕，踝背屈90°。患侧卧位时间不宜过长，应与健侧卧位交替使用（图6-1）。

2）健侧卧位：是患者最舒适的体位，将患侧肢体置于抗挛缩体位，而且可防止褥疮发生，促进患侧胸式呼吸。躯干保持完全侧卧位，即躯干与床面垂直，在躯干前后方各置一枕，以使躯干放松；患侧上肢充分前伸，肘、腕、指各个关节伸展，掌心向下，肩关节屈曲100°左右，患侧上肢下垫软枕，患侧下肢髋膝下方垫枕，髋、膝关节自然屈曲，并防止踝关节内翻；健侧上肢自然舒适，健侧下肢髋膝略微屈曲，自然放置（图6-2）。

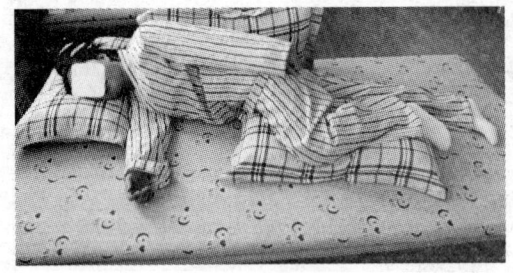

图6-1 患侧卧位

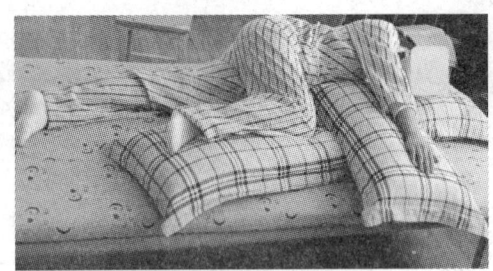

图6-2 健侧卧位

3）仰卧位：该体位易引起褥疮和反射异常，应尽量少用，或与其他体位交替使用。头放于枕上，稍偏向患侧，枕头高度适当，胸椎不出现屈曲为宜。患侧肩胛骨和骨盆下应垫薄枕，防止日后的后缩，患侧上肢肩关节稍外展，肘、腕、指关节伸展，掌心向下；患侧下肢呈屈髋、屈膝，足踩在床面上（必要时给予一定的支持或帮助），健侧肢体自然放置（图6-3）。避免半卧位，以免加重躯干屈曲和下肢伸展。

（2）肢体被动活动：患病后3～4日病情较稳定后，即可进行上下肢各关节全范围的被动运动。从健侧到患侧进行关节运动，运动顺序应从大关节到小关节循序渐进，动作要轻柔缓慢。重点进行肩关节外旋、外展和屈曲，肘关节伸展，腕和手指伸展，髋关节外展和伸展，膝关节伸展，足背屈和外翻。每天做2～3次，直到主动运动恢复。

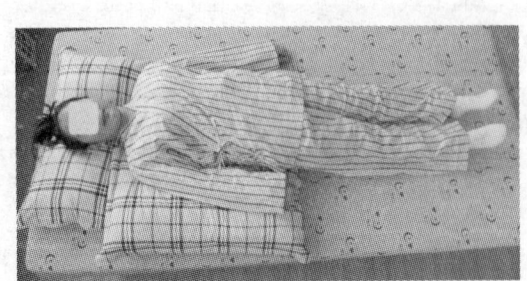

图6-3 仰卧位

（3）翻身训练：①被动向健侧翻身运动，首先移动上半部躯干，护理人员一手放于颈部下方,另一手放于患侧肩胛骨周围,将患者头部及上半部躯干转呈侧卧位;再移动下半部躯干,一手放于患侧骨盆将其转向前方,另一手放于患侧膝关节的后方,将患侧下肢旋转并摆放于自然半屈曲位。②被动向患侧翻身运动。首先将患侧上肢放置于外展90°的位置,再嘱患者将其身体转向患侧,若患者体力较差或昏迷状态时,可采用向健侧翻身的方法帮助患者翻身。③主动向健侧翻身运动。患者仰卧位,以 Bobath 握手(即双手手指交叉握,患侧手拇指置于健侧侧拇指上方),伸肘,屈膝,健侧腿插入患侧腿下方。护理人员在患侧肩部给予支撑,伸直交叉双手,举向上方,左右摆动,借助摆动的惯性顺势将身体翻向健侧。④主动向患侧翻身运动。患者仰卧位,Bobath 握手,上肢伸展,健侧下肢屈曲。伸直交叉双手,举向上方,左右摆动,借助摆动的惯性顺势将身体翻向患侧。具体方法见第五章第二节。

(4) 桥式运动:①双桥,适合于瘫痪较重的患者。方法为患者呈仰卧位,上肢放于身体两侧,协助患者双腿屈曲、双足踏床,主动抬高臀部并保持平衡,防止骨盆向健侧旋转,维持一段时间后慢慢放下(图 6-4)。②单桥,当患者能顺利完成双桥运动后,健足可抬离床面,用患足踏床抬高臀部并保持平衡,维持一段时间后慢慢地放下。

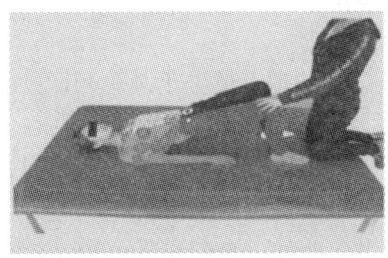

双桥　　　　　　　　单桥

图 6-4　桥式运动

(5) 坐位平衡训练:坐位平衡训练分静态平衡训练、自动态平衡训练和他动态平衡训练。

2. 痉挛期的康复护理　一般在软瘫期 2~3 周肢体的痉挛出现并逐渐加重,持续 3 个月左右。此期康复护理的目标是预防肌痉挛和控制异常的运动模式,促进分离运动的出现。

(1) 卧位抗痉挛训练:早期可指导患者采用 Bobath 式握手,上肢上举,使患侧肩胛骨向前,患肘伸直,有利于抑制上肢屈曲痉挛模式。针对下肢可采用仰卧位,双腿屈曲,Bobath 式握手抱住双膝,将头抬起,轻轻前后摆动使下肢更加屈曲(图 6-5)。此外,桥式运动也有利于抑制下肢伸肌痉挛。

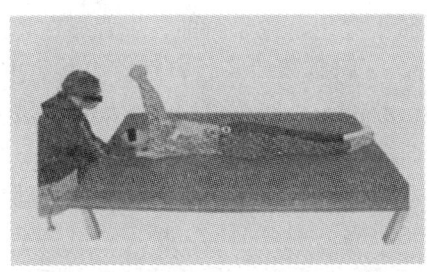
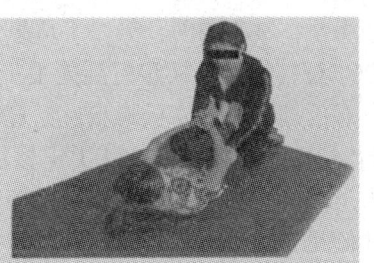

上肢抗痉挛模式　　　　　　下肢抗痉挛模式

图 6-5　卧位抗痉挛训练

使用手机浏览器扫此二维码可以进入三级平衡训练视频

(2) 被动活动肩关节和肩胛带:患者仰卧,以 Bobath 式握手,用健手带动患手上举上肢,肘关节尽量伸直。可帮助上肢运动功能的恢复,也可预防肩痛和肩关节挛缩。

(3) 下肢控制能力训练:①屈髋、屈膝训练,患者仰卧位,护理人员一手握住患足踝部,足底支撑于床面保持背屈位,另一手扶持患侧膝关节,维持髋关节呈内收位,令患足不离开床面而移向头端，完成髋、膝关节屈曲，然后缓慢地伸直下肢，如此反复练习，也可在坐位下完成屈膝练习；②屈踝训练：患者仰卧，患足支撑在床上，护理人员用一只手向下压其踝关节，同时用另一只手将患者的足和足趾提至充分背屈并外翻位。

(4) 坐位训练：①坐位耐力训练，开始坐起时可能发生体位性低血压，故应首先进行坐位耐力训练；坐起角度可先取30°，坚持30min后，逐步过渡到60°，直至最后90°。如已能坐位坚持30min，则可进行床边坐起训练。②床边坐起训练，患者先侧移至床边，仰卧位，从患侧坐起时，将健腿插入患腿下，用健腿将患腿移于床边，使膝关节自然屈曲，然后头向上抬，躯干向患侧旋转，健手横过身体，在患侧用手推床支撑身体，把自己推至坐位，同时摆动健腿下床；必要时治疗人员将一手放在患者健侧肩部，另一只手放于其髋部协助。从健侧坐起时，先向健侧翻身，健侧上肢屈曲缩到身体下方，双腿远端垂于床边，头向患侧（上方）侧屈，健侧上肢支撑慢慢坐起。患者由床边坐位躺下运动程序与上述相反。

3. 恢复期康复护理 恢复期早期由于肢体平衡功能减退，坐起后常不能保持良好的稳定状态。故恢复期应先进行坐位平衡训练。

(1) 平衡训练：平衡训练包括坐位和立位平衡训练。

1) 坐位平衡训练：①左右平衡训练，患者坐位，护理人员坐于其患侧，一手放于患者腋下，一手放于其健侧腰部，嘱患者头部保持直立，将重心移向患侧，再将重心逐渐向健侧转移，此时，护理人员一手抵住患者患侧腰部，另一只手压在患者同侧肩部，嘱患者尽量拉长健侧躯干，头部保持直立位，随着患者主动性逐渐增加，可相应减少辅助力量；②前后平衡训练，指导患者用双手拾起地面上的一物品或是双手向前伸，拿起桌上一物品，再向后伸手取物品。

2) 立位训练：①起立训练，当患者下肢有一定负重能力时，即可开始从坐到站起的训练，其训练的要点是掌握重心的移动；嘱患者双足分开约一脚宽，Bobath式握手，双上肢伸展前伸，双腿均匀持重，慢慢站起，此时护理人员用双膝支撑患者的患侧膝部，双手置于患者臀部两侧，帮助患者重心前移，伸展髋关节并挺直躯干，坐下时动作相反，注意防止用健腿支撑站起的现象；②站位平衡训练，让患者松开双手，上肢垂于体侧，护理人员逐渐减少支撑，让患者保持站位；注意站位时不能有膝过伸，当患者能单独站立后，让患者将重心逐渐移向患侧训练持重能力。

(2) 步行训练：①步行前准备，先扶持站立位练习，再进行患肢前后摆动、踏步、屈膝、伸髋、患肢负重、双腿交替前后迈步，以及患肢平衡活动等。②扶助步行，护理人员站在偏瘫侧，一手握住患手，掌心向前；另一手从患侧腋下穿出，置于胸前，手背靠在胸前处，与患者一起缓慢向前步行，然后扶杖步行到徒手步行。③跨越障碍步行，随着患肢负重能力的提高，可进行复杂步态的训练，如高抬腿步、走直线、绕圈走、跨越障碍等，增加下肢力量（加上斜坡），训练步行稳定性和协调性。④上下楼梯训练，应遵照健腿先上、患腿先下的原则。上楼梯时，护理人员站于患者患侧后方，一手控制患侧膝关节，另一手置于健侧腰部，协助转移重心至患侧，让健足先登上台阶，健肢支撑稳定后，重心充分前移，护理人员一手固定腰部，另一手协助患肢抬起，髋膝关节屈曲，将患足置于高一层台阶，如此反复进行至独立上楼梯；下楼梯时，护理人员站在患侧，协助患者完成膝关节的屈曲及迈步。

(3) 上肢控制能力训练：①前臂的旋前、旋后训练，坐位，指导患者用患手翻动桌上的扑克牌，亦可在任何体位让患者转动手中的一件小物品。②肘的控制训练，仰卧位，患肢上举，尽量伸直肘关节，然后缓慢屈肘，用手触摸自己的鼻、对侧耳和肩。③腕指伸展训练，双手交叉，手掌朝前，手背靠近胸前，然后尽量伸肘，举手过头，掌面向上，返回胸前，再向左、右各方向伸肘。④手的抓握训练，患手反复进行张开、抓握或拿起物品，以及搭积木等训练患者双手协同操作能力。

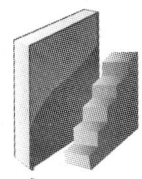

知识链接

体感交互技术在脑卒中患者运动功能训练中的应用

体感交互技术是由计算机生成的多维虚拟感觉环境，通过多种传感设备实现患者与环境的自然互动，将空间视觉、知觉运动、任务概念、运动控制、反馈信息等因素有效进行整合，通过滑雪游戏、打保龄球等多种游戏规则，凭借良好的娱乐性和代入感，进行髋关节、膝关节的主动屈伸训练，静动结合，从而改善脑卒中患者的运动功能障碍。

4．**言语功能障碍的康复护理** 脑卒中后主要的言语功能障碍包括构音障碍和失语症两个方面。通过交谈和观察，全面评价语言障碍的程度，同时加强心理疏导，增强其语言训练的信心，补充多种其他交流途径，改善实际交流能力。具体方法见本书第四章第三节。

5．**吞咽障碍的康复护理** 脑卒中昏迷最初1~2天禁食，待病情稳定后进行鼻饲。大部分患者仅在初期需要鼻饲，随着病情缓解，吞咽困难会有所改善，可试着从口腔喂少许水，观察2~3天，若患者无明显饮水呛咳，应除去胃管。早期进行吞咽训练，会改善吞咽困难，预防因吞咽障碍导致的误吸、营养不良等并发症。具体方法详见本书第五章第四节。

6．**认知功能障碍的康复护理** 认知功能障碍常常给患者的生活和治疗带来许多困难，所以认知训练对患者的全面康复起着极其重要的作用，训练时一定要与患者的日常生活活动和解决实际问题的能力紧密配合。具体训练方法请参见本章第二节。

7．**心理和情感障碍的康复护理** 脑卒中患者常出现抑郁及情感失控等不同程度的心理和情感障碍，应早期介入心理治疗。通过沟通，建立良好的护患关系才能有效进行心理疏导。重新调整患者对疾病的认识，通过心理支持疗法、放松技术、音乐疗法和认知行为干预，改变对疾病认知态度。鼓励患者进行自我活动技巧的练习，模仿正面形象，自我校正错误行为，增加成就感，提高患者对现实的认知能力。

8．**日常生活活动能力的康复护理** 脑卒中后可导致患者衣、食、住、行、个人卫生等基本动作和技巧能力的下降或丧失。日常生活活动的训练早期即可开始，训练内容包括进食、穿脱衣裤鞋袜、个人卫生、床椅转移、洗澡等。为完成日常生活活动能力训练，可选用一些适用的装置，如便于进食的特殊器皿、改装的牙刷、各种形式的器皿，以及便于穿脱的衣服。具体训练指导方法请参见第五章第七节。

五、康复护理指导

1．**正确用药指导** 指导患者遵医嘱正确用药；耐心解释各类药物的副作用及注意事项，出院后出现异常应及时就诊并定期随诊。

2．**构建良好的生活习惯** 耐心向患者及家属讲解所患疾病相关知识、危险因素及预防方法，教育患者养成良好的生活习惯，合理饮食、控制体重、戒烟禁酒、睡眠充足、适当运动，劳逸结合，保持大便通畅，鼓励患者日常生活活动自理。

3．**自我康复** 通过早期给予体位摆放及肢体训练，逐渐教会患者及家属自行操作，积极进行自我康复训练，最大限度发挥潜能。

4. 定期随访 强调对患者的情感支持，定期随访，指导患者保持情绪稳定，避免不良情绪的刺激。培养良好的兴趣爱好，如下棋、写字、绘画、晨晚锻炼、打太极拳等，康复是一个漫长而艰苦的过程，要鼓励患者持之以恒，坚持不懈。

小 结

1. 脑卒中，又称脑血管意外，是指各种原因引起的急性脑血管循环障碍导致的持续性（大于24h）、局限性或弥漫性脑功能缺损的一组疾病的总称。发病的危险因素包括高血压、心脏病、糖尿病、高血脂、酗酒、短暂性脑缺血发作及遗传等。临床常根据病因分为缺血性脑卒中和出血性脑卒中两类。

2. 脑卒中的主要功能障碍是偏瘫，是致残的重要因素，由于脑卒中患者存在运动功能、认知功能、感觉功能、言语功能等多种功能障碍，所以导致其衣、食、住、行、卫生、洗浴等日常生活活动能力低下或丧失。

3. 脑卒中的康复评价应从运动功能、感觉功能、言语功能、肌力等方面进行单项评定，也可根据临床症状、日常生活能力进行综合评估。

4. 脑卒中的康复护理措施，根据患者功能恢复的过程分为四期，急性期、痉挛期、恢复期和后遗症期，主要有肢体的主被动训练、言语训练、摄食和吞咽训练、认知训练、日常生活活动能力训练，以及心理疏导等。

5. 康复护理指导包括正确用药指导、构建良好的生活习惯、自我康复、定期随访。

自 测 题

一、选择题

1. "脑卒中"英文简写正确的一项是
   A. CVA
   B. VDA
   C. ACV
   D. VAC
   E. VCA

2. 脑卒中软瘫期是指发病
   A. 1周内
   B. 1～2周内
   C. 1～3周内
   D. 1～4周内
   E. 2～3周内

3. 脑卒中痉挛期是指发病
   A. 1周内
   B. 1～2周内
   C. 2～3周内
   D. 3～4周内
   E. 2～4周内

4. 脑卒中发病的危险因素中下列哪项为不可控因素
   A. 遗传
   B. 高血压、心脏病
   C. 糖尿病
   D. 高血脂
   E. 血黏稠度高

5. 下列关于脑卒中患者翻身训练的说法中错误的是
   A. 翻身训练的同时需进行桥式运动，加强患侧伸髋屈膝肌的练习
   B. 翻身时，患者双手交叉，健侧拇指置于患侧拇指之上
   C. 协助翻身时护理人员主要帮助患

者转动骨盆或肩胛
D. 向健侧翻身时，健腿可插入患腿下方
E. 被动向患侧翻身时，首先将患侧上肢放置于外展90°的位置

二、简答题
简述脑卒中偏瘫患者早期良肢位摆放的临床意义。

三、案例分析
患者，男，62岁。脑梗死急性期。左侧肢体肌力0级，右上肢肌力3级，右下肢肌力2级。

问题：如何对患者实施良肢位的摆放？

（林 萍）

第二节 颅脑损伤

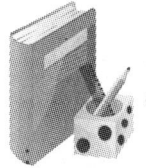

学习目标

通过本节内容的学习，学生应能够：
◎ 识记
1. 描述颅脑损伤的概念、分类。
2. 列举颅脑损伤患者存在的主要功能障碍及护理评估。
◎ 理解
解释颅脑损伤的病因和治疗原则。
◎ 运用
结合所学知识为颅脑损伤患者进行认知功能康复护理训练。

一、概述

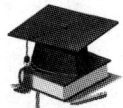

案例 6-2A

李某，男，32岁，已婚，在建筑工地不慎被砖块砸伤头部，随即进入昏迷状态，患者肢体伴有抽搐，右侧肢体瘫痪。查体：压眶可见睁眼反应，刺激肢体有回缩躲避反应。

问题与思考：
1. 该患者发生的情况属于哪种类型的颅脑损伤？
2. 可能存在哪些潜在临床表现？

(一) 定义

颅脑损伤 (traumatic brain injury, TBI) 又称脑外伤或头损伤，是指头部，尤其是脑组织受各种外力作用后，引起结构及功能改变，导致较严重的神经功能缺损，表现为不同程度的意识障碍、记忆障碍、神经系统功能障碍等多种功能障碍，其中记忆障碍发病率近100%。

(二) 分类

1. 按损伤方式分类 颅脑损伤可分为闭合性损伤和开放性损伤。前者指头皮可有破裂，颅骨可有骨折，但脑组织不与外界相通，无脑脊液漏；后者不仅有头皮、颅骨、硬脑膜、脑组织的损伤，而且脑组织与外界相通，可伴脑脊液漏。

2. 按损伤病理机制分类 颅脑损伤可分为原发性损伤和继发性损伤。前者指在头部直接受到撞击后即可发生的损伤，如脑震荡、脑挫裂伤、弥漫性轴索损伤；后者是在原发性损伤的基础上而出现的一系列症状，如脑水肿、继发血肿、脑疝等。

3. 根据脑损伤部位分类 可分为局部损伤和弥漫性损伤。局部颅脑损伤又分为挫裂伤、撕裂伤、血肿。弥漫性颅脑损伤是指外力作用后导致脑组织结构及功能发生严重而广泛的障碍，病情严重，可表现为深昏迷或植物状态，伴有广泛性的功能障碍。

4. 根据格拉斯哥昏迷量表的评定结果分类 按损伤程度分为轻型、中型、重型颅脑损伤。

(三) 流行病学

颅脑损伤是一类发病率高、病情急的疾病，占全身损伤的15%～20%，仅次于四肢创伤。颅脑损伤常与身体其他部位的损伤复合存在，致残率及致死率均居首位。颅脑损伤可发生在各个年龄段，其中老年人的死亡率和致残率高于青少年。男女发病率之比约为2:1，男性的死亡率是女性的3～4倍。

(四) 病因

颅脑损伤主要见于交通事故、工伤事故、运动损伤、高空坠落、爆炸、跌倒和撞击、各种锐器伤、钝器伤、火器伤等，另外，分娩过程中婴儿脑损伤也偶有发生。

(五) 临床表现

颅脑损伤因致病因素、损伤部位和就诊时间的不同，临床表现不一，但其具有共性。具体表现为：意识障碍、头痛、呕吐、神经系统局灶症状和体征、眼部征象、生命体征变化、脑疝。

二、主要功能障碍

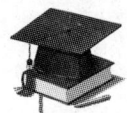

案例 6-2B

结合上述临床表现。入院诊断：重型颅脑损伤。经积极的对症治疗后于2周后苏醒。查体可基本配合，但沟通困难，语速慢，认识家人，但记忆、计算、定向力等能力较差，生命体征平稳，右侧肢体瘫痪，肌力2级，肌张力高，左侧肢体肌力5级，肌张力正常。

问题与思考：
1. 该患者存在哪些功能障碍？
2. 如何对其进行护理评估？

(一) 意识功能障碍

意识 (consciousness) 是大脑功能活动的综合表现，是机体对自身及周围环境的知觉状态。意识障碍 (disorders of consciousness) 是指机体对自身及周围环境缺乏反应的一种精神状态。临床上主要通过对患者的思维、反应、情感、计算及定向力、痛觉试验、瞳孔反射、吞咽反射、角膜反射等方面进行评估来判断患者意识障碍的程度。根据意识障碍程度可分为嗜睡、意识模糊、昏睡、谵妄、昏迷、类昏迷状态。部分颅脑损伤后伴意识障碍患者，经过治疗可完全恢复，或恢复部分意识，但病情严重者可表现为持续性昏迷或成为植物状态。

（二）认知功能障碍

认知功能障碍是颅脑损伤后的重要功能障碍之一，其原因是由于颅脑损伤时常累及大脑皮质，主要表现为不能对事物进行正确的理解、认识和反应，出现记忆障碍、注意力障碍、听力理解异常、智力障碍、沟通交流障碍、执行功能障碍、空间辨别障碍等。

1. **记忆障碍（memory deficits）** 是颅脑损伤后的常见症状，表现为近期记忆障碍，不能记住伤后发生的事情，但对以前的远期记忆影响不大，部分患者的记忆障碍可在颅脑损伤2年后出现。一部分患者经过治疗或自行恢复，记忆力可有部分改善，但仍有大部分患者伴有记忆障碍，可严重影响患者的学习、工作及生活质量。

2. **注意力障碍（attention/concentration deficits）** 是指做一项工作时，不能持续注意，是颅脑损伤的常见后遗症。患者常可表现为对痛觉、触觉、视听觉、语言等刺激反应时间延迟或反应性低、注意范围狭窄、注意持久性差、注意力不集中、转移注意力差、同一时间内接收多种信息的能力差。

3. **推理/判断障碍（reasoning/judgment problems）** 广泛性颅脑损伤可出现高水平的思维障碍，表现为分析和综合信息困难，抽象思维、推理能力降低，判断和解决问题能力差。

4. **执行能力障碍（executive function deficits）** 指进行有目标的活动时，有多个认知成分，但不能正常选择和执行。执行能力障碍常与注意力和记忆障碍并存。

5. **沟通交流障碍（communication disorders）** 是颅脑损伤的常见表现，主要为语言表达和理解障碍。早期可表现为组词困难，难以构成复杂的句子。语言表达与认知活动密切相关。较高级的语言障碍持续时间长，同时伴有思维障碍，如：要表达情感时，思维逻辑差，一个主题不能产生多种思考，交流行为差。

（三）感知障碍

感知障碍是指在感觉输入系统正常的情况下，大脑皮质的特定区域对感觉刺激的认识和整合出现障碍。临床常可表现为躯体构图障碍、视空间关系障碍、失认症、失用症等。

（四）运动功能障碍

颅脑损伤患者由于受伤原因、部位、病情严重程度等不同，运动功能障碍表现具有多样性，可因锥体束损害表现为偏瘫、单瘫、双侧瘫，也可出现帕金森综合征、共济失调、舞蹈样动作等锥体外系表现。部分患者可同时存在多种运动功能障碍。

（五）言语功能障碍

颅脑损伤可导致失语、构音障碍或言语失用等语言功能障碍，其中以失语症最为常见。失语症患者在语音的理解、形成及表达等方面的能力受限或丧失。

（六）吞咽功能障碍

颅脑损伤的患者常见吞咽障碍，临床表现为液体或固体食物进入口腔，吞下过程发生障碍或吞下时发生呛咳、哽噎，伴有此类障碍的患者由于摄食困难可导致营养不良、水电解质紊乱等症状。另外，摄食和吞咽功能障碍还可以导致食物误吸，引起吸入性肺炎，可危及患者生命。

（七）行为障碍

颅脑损伤后除产生神经功能障碍外，在急性期还可出现谵妄、幻觉、狂躁不安和攻击破坏行为等。恢复期表现为各种妄想、幻觉、癔症样发作、人格改变和性格改变等。此种精神障碍因为具有器质性损害的病理基础，恢复困难，会影响康复治疗和效果。

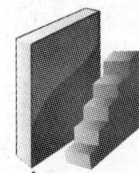

知识链接

颅脑损伤典型的行为障碍

①发作性失控（episodic dyscontrol）：颞叶内部损伤，是一种突然无诱因、无预谋、无计划的发作，发作时间短，发作后有自感，发作时直接作用于最靠近的人或物，如打破家具、向人吐唾液、抓伤他人等。②额叶攻击（frontal aggressive）行为：额叶受损，特点是对细小的诱因或挫折即发生过度的反应，其行为直接针对诱因。③负性行为障碍（negative behavioural disorder）：额叶和脑干受损，特点是精神运动迟滞、感情淡漠、失去主动性，即使日常生活中最简单、最常规的活动也不愿完成。

（八）心理功能障碍

颅脑损伤患者因病情的轻重程度、不同阶段可有不同的心理表现。由于颅脑损伤属于急性病，患者没有任何心理准备，患病后患者承受的打击是非常巨大的，另外，严重的颅脑损伤治疗费用比较高，患者承受的经济压力也是很大的。患者可表现为恐惧、焦虑、孤独、抑郁、睡眠障碍，严重者可有惊恐发作或精神病性症状。部分患者表现出对医护人员和家人过分依赖，出现退化行为。

三、康复护理评估

（一）损伤严重程度的评估

主要根据意识障碍程度与持续时间、创伤后遗忘（posttraumatic amnesia，PTA）的持续时间来确定。具体可以通过以下量表判断：

1. 格拉斯哥昏迷量表（Glasgow coma scale，GCS） GCS评分3～5分为特重度脑损伤；6～8分为重度脑损伤；9～12分为中度脑损伤；13～15分为轻度脑损伤，见表6-2。

表6-2 格拉斯哥昏迷量表

内容	标准	评分
睁眼反应	自动睁眼	4
	听到言语、命令时睁眼	3
	刺痛时睁眼	2
	对任何刺激无睁眼	1
运动反应	能执行简单命令	6
	刺痛时能指出部位	5
	刺痛时肢体能正常回缩	4
	刺痛时躯体出现异常屈曲（去皮质状态）	3
	刺痛时躯体出现异常伸展（去大脑强直）	2
	对刺痛无任何运动反应	1
言语反应	回答正确	5
	回答错误	4
	用词不适当，但尚能理解含义	3
	言语难以理解	2
	无任何言语反应	1

2. **盖尔维斯顿定向遗忘实验**（Galveston orientation and amnesia test，GOAT） 创伤后遗忘是指颅脑损伤后记忆丧失到连续记忆恢复的时间。GOAT量表主要通过向患者提问，以了解患者的连续记忆是否恢复。GOAT量表总分100分，75～100分为正常；66～74分为边缘；＜66分为异常。

（二）认知功能评估

1. **Rancho Los Amigos（RLA）认知功能分级量表** 是反映患者颅脑损伤后一般认知与行为状态的常用量表之一，将认知功能分为8个等级，级别越高，认知功能越好（表6-3）。

表6-3 Rancho Los Amigos认知功能分级量表

分级	标准
Ⅰ级：没有反应	患者处于深睡眠，对任何刺激完全无反应
Ⅱ级：一般反应	患者对无特定方式的刺激呈现不协调和无目的反应，与出现的刺激无关
Ⅲ级：局部反应	患者对无特定方式的刺激呈现不协调和无目的反应，与出现的刺激无关，以不协调延迟方式（如闭着眼睛或握着手）执行简单命令
Ⅳ级：烦躁反应	患者处于躁动状态，行为古怪，毫无目的，不能辨别人与物，不能配合治疗，词语常与环境不相干或不恰当，可以出现虚构症，无选择性注意，缺乏短期和长期的回忆
Ⅴ级：错乱反应	患者能对简单命令取得相当一致的反应，但随着命令复杂性增加或缺乏外在结构，反应是无目的、随机或零碎的；对环境可表现出总体上的注意，但精力涣散，缺乏特殊注意能力，用词常常不恰当并且是闲谈，记忆严重障碍，常显示出使用对象不当，可以完成以前常有的结构性的学习任务，如借助帮助可完成自理活动，在监护下可完成进食，但不能学习新信息
Ⅵ级：适当反应	患者表现出与目的有关的行为，但要依赖外界的传入与指导，遵从简单的指令，过去的记忆比现在的记忆更深更详细
Ⅶ级：自主反应	患者在医院和家中表现恰当，能自主地进行日常生活活动，很少出差错，但比较机械，对活动回忆肤浅，能进行新的学习，但速度慢，借助结构能够启动社会或娱乐性活动，判断力仍有障碍
Ⅷ级：有目的反应	患者能够回忆并且整合过去和最近的事件，对环境有认识和反应，能进行新的学习，一旦学习活动展开，不需要监视，但仍未完全恢复到发病前的能力，如抽象思维，对应急的耐受性，对紧急或不寻常情况的判断等

2. **记忆功能评定**

（1）韦氏记忆量表（Wechsler memory，WMS）：包括10项分测验，分别测量长时记忆、短时记忆和瞬间记忆。

（2）Rivermead行为记忆测试（Rivermead behayioral memory test，RBMT）：包括11项测试，主要检测患者对具体行为的记忆。

3. **注意力功能评定** 可以通过视跟踪、形态辨认、划消字母测试、听认字母测试、背诵数字、词辨认、声音辨认、在杂音背景中辨认词等方法对患者进行测评。

4. **执行功能评估** 执行力是注意力、记忆力和运动等多项功能的综合表现，一般可通过启动能力评定、变换能力评定、解决问题能力评定和观察ADL能力来评估，另外，还可以使用一些量表，具体如下：

（1）韦氏成人智力量表（Wechsler adult intelligence scale，WAIS）：适用于16岁以上患者，包括11个分测验。

（2）简易智能状态量表（mini-mental state examination，MMSE）：总分30分，根据患者

的文化程度划分认知障碍的标准,一般中学文化≤24分、小学文化≤20分、文盲≤17分。

(3) 威斯康星卡片分类测验(Wisconsin card sorting test, WCST):利用不同颜色、形状的卡片进行测试,测试项目包括:完成分类数、坚持性错误数、不能持续完成分类数、坚持性反应数、非坚持性反应数、完成第一个分类所需应答数、总错误数、概括力水平等。

(三) 感知觉功能评估

颅脑损伤的患者多伴有感知觉功能障碍,可对患者的深感觉、浅感觉和复合感觉进行评定。对于失认症患者可通过让患者平分直线和看图说物进行判断。

(四) 运动功能评估

运动功能的评估主要是对运动模式、肌张力、肌肉协调能力进行评估,可通过Brunnstrom方法、Bobath方法、上田敏法、Fugl-Meyer法、运动功能评定量表等方法来评定。

(五) 言语功能评估

通过对患者的发音情况和各种语言形式的表达能力(如听、说、读、写和手势)的评定来评估患者的言语功能状态。

(六) 其他功能评估

颅脑损伤患者还可能出现行为异常、情绪障碍、癫痫发作以及脑神经损伤的相应功能障碍等,可以依据症状评估。

四、康复护理措施

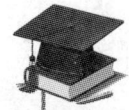

案例 6-2C

该患者康复评价结果:GCS 12分,GOAT量表总分68分,RLA Ⅴ级,上下肢Brunnstrom Ⅲ级,言语有时错乱。

问题与思考:
1. 该患者存在哪些功能障碍?
2. 如何对其进行护理评估?

(一) 康复护理目标

1. **近期目标** ①患者情绪稳定,焦虑程度减轻;②患者呼吸道保持通畅,呼吸平稳,无误吸发生;③患者营养状态维持良好;④患者的运动功能改善,活动能力提高;⑤患者的言语、认知功能改善。

2. **远期目标** ①预防并发症和合并症,减轻后遗症;②改善患者的各项功能,提高日常生活活动能力和生存质量,重返社会。

(二) 康复护理方法

1. **急性期康复护理措施**

(1) 保持呼吸道的通畅:深昏迷的患者取侧卧位或侧俯卧位,以利于口腔内分泌物排出;及时清除呼吸道分泌物、血液、脑脊液、呕吐物等;对于短期不能清醒者,必要时行气管插管或气管切开,使用呼吸机辅助呼吸。对气管插管或气管切开的患者要保持室内适宜的温度和湿度,湿化气道,同时使用抗菌药物防治呼吸道感染。

(2) 改善营养状况:严重的分解代谢使乳酸堆积,可加重脑水肿,影响患者的康复。给予高蛋白质、高热量饮食,避免低蛋白血症,提高机体免疫力,促进创伤的恢复及神经组织修复和功能重建。早期可采用肠外营养,逐步过渡到肠内营养支持,同时保持水、电解质的平衡。当患者逐渐恢复主动进食活动功能时，鼓励和训练患者吞咽和咀嚼功能。

（3）定时翻身叩背：每1～2h翻身叩背一次，防止局部受压过久发生压疮或坠积性肺炎，必要时可使用气垫床。翻身时护士应注意防止牵拉瘫痪的上肢，预防肩关节半脱位的形成。

（4）早期康复训练：包括良肢位的摆放、被动活动、主动活动、传统康复疗法等。具体方法见第六章第一节。

（5）促醒训练：可通过听觉刺激、视觉刺激、肢体运动觉、皮肤感觉刺激、针刺穴位和高压氧治疗等来帮助患者苏醒，恢复意识。

2．恢复期的康复护理

（1）运动功能障碍训练的康复护理：患者生命体征稳定、神志清醒者，要促使患者尽早活动。颅脑损伤患者的运动功能障碍的康复护理与脑卒中所致相似，具体详见第六章第一节。

（2）认知功能障碍训练的康复护理：

1）记忆训练：记忆是大脑对信息的接受、贮存及提取的过程。改善记忆功能可按照医嘱给予患者尼莫地平或石杉碱甲（哈伯因）辅助治疗。在进行记忆功能训练时，要注意进度要慢，训练由简单到复杂，将记忆作业化整为零，然后逐步串接；每次训练的时间要短，开始要求记忆的信息量要少，信息呈现的时间要长，以后逐步增加信息量；患者取得成功时，要及时鼓励，增强患者的信心。

2）注意训练：注意是心理活动对一定事物的指向和集中。颅脑损伤患者往往不能注意或者不能集中足够的时间去处理一项活动任务，容易受到外界环境因素的干扰而分散精力。常用的训练方法有：①猜测游戏，取一个玻璃球和两个透明玻璃杯，护士在患者的注视下将一杯子扣在玻璃球上，让患者指出有球的杯子，反复进行无误后，改用不透明的杯子重复上述过程；②删除游戏，在纸上写几个大写的汉语拼音字母，如A、O、E、Y、W、U，让患者指出指定的字母如Y，成功之后改变字母的顺序再删除规定的字母，成功之后将字母写小些或增加字母的行数，或更多的字母再进行删除；③时间感，给患者一只秒表，要求按口令启动秒表，并于10s停止；然后不让患者看表，启动秒表后10s停止；以后将时间逐渐延长，到2min停止。

3）思维训练：思维是心理活动最复杂的形式，是认知过程的最高阶段，涉及推理、分析、综合、比较、抽象、概括等认知过程，这些过程往往在人们解决问题中有所表现。常用的训练方法有：①指出报纸中的信息，取一张当地报纸，让患者浏览后，首先问患者报纸首页的信息，如报纸的名称、大标题、日期等。回答无误后，再请他指出报纸中的分类信息，然后再寻找特殊信息，逐渐深入；②排列数字，给患者3张数字卡片，让他由高到低按顺序排列好，然后每次给他一张数字卡片，让其根据数字大小插进已排好的3张卡片之间，正确无误后再给他另外几张数字卡片，问他其中有什么共同之处，如有些是奇数或偶数，有些互为倍数等；③分类，给患者一张列有30项物品名称的清单，要求按照物品的共性分类，如食物、衣服、书籍等，若不能进行，可给予帮助。训练成功后，可要求更细的分类，如将食物细分为肉制品、奶制品等，逐渐增加分类的难度。

（3）言语功能训练的康复护理：言语障碍训练应尽可能及早开始，参见脑卒中的康复护理，具体详见第六章第一节。

（4）日常生活活动能力训练：在患者病情稳定的前提下，尽早开始ADL训练，以提高患者的自理能力。

3．并发症的预防和护理 颅脑损伤患者在损伤急性期或者长期卧床可以引起多种并发症，包括颅内压增高、脑疝、压疮、失用综合征等，护士应密切观察患者的病情变化，并采取有效措施进行预防和治疗。

4．心理护理 由于急性颅脑损伤发病急，病情重，患者往往处于高度紧张及恐惧之中，颅脑损伤导致肢体功能障碍，需要他人照顾，心理面临巨大的打击和压力，常出现消沉、抑郁、悲观和焦虑，甚至会产生轻生的念头及其他异常行为。因此，应与患者多沟通交流，注意安慰、开导患者，向他们解释病情，使其能面对现实，逐步消除恐惧、焦虑，稳定其心理状态和情绪，更好地取得患者的合作，促使各项功能的恢复。

五、康复护理指导

1. 脑损伤后遗留的语言、运动或智力障碍在伤后 1～2 年内有部分恢复的可能，应提高患者的自信心，协助患者制订康复计划，指导患者利用社区和家庭康复资源，坚持康复训练，尤其是 ADL 训练。

2. 合理饮食、适当的运动和充足的睡眠。

3. 出院患者要正确服药，耐心向患者及家属讲解可能出现的合并症和并发症，并指导如何预防和护理。

4. 指导患者正确对待疾病。多参加社会活动，争取获得有效的社会支持系统，包括家庭、朋友、同事、单位等社会支持。

小 结

1. 按损伤方式颅脑损伤可分为闭合性损伤和开放性损伤；按损伤病理机制，颅脑损伤可分为原发性损伤和继发性损伤；根据脑损伤部位可分为局部损伤和弥漫性损伤；根据格拉斯哥昏迷量表的评定结果，按损伤程度分为轻型、中型、重型颅脑损伤。

2. 主要功能障碍包括意识功能障碍、认知功能障碍、感觉功能障碍、运动功能障碍、言语功能障碍、吞咽功能障碍、精神障碍、心理功能障碍。

3. 颅脑损伤急性期康复护理措施包括保持呼吸道的通畅、改善营养状况、定时翻身叩背、早期康复训练、促醒训练。恢复期康复护理措施包括运动功能障碍训练的康复护理、认知功能障碍训练的康复护理、ADL 训练、言语功能训练的康复护理。另外，还需进行并发症的预防和护理及心理护理。

4. 指导患者坚持康复训练、合理饮食、适当运动、正确服药、预防并发症和合并症、正确对待疾病、加强社会支持。

自 测 题

一、选择题

1. 下列有关闭合性颅脑损伤，说法正确的是
   - A. 常见于锐器或火器伤
   - B. 常由间接暴力伤所致
   - C. 一般伴有脑脊液漏
   - D. 比开放性颅脑损伤更易出现失血性休克
   - E. 脑膜不完整

2. 颅脑损伤可导致语言功能障碍，其中最常见的是
   - A. 构音障碍
   - B. 失语症
   - C. 语速异常
   - D. 发音不清
   - E. 言语失用

3. 颅脑损伤患者最常见、最持久的认知功能障碍是
   A．记忆障碍
   B．注意力障碍
   C．执行功能障碍
   D．推理／判断障碍
   E．交流障碍
4. 王某，女，52 岁，车祸致头部外伤，产生左颞顶硬膜外血肿，经手术后 3 周，患者意识恢复，转康复科。查体：神清，右侧肢体偏瘫，上肢屈曲痉挛，下肢伸展痉挛。治疗该患者肢体痉挛的措施不包括
   A．抗痉挛体位的摆放
   B．抗痉挛药物的应用
   C．神经肌肉促进技术应用
   D．温热疗法
   E．尽早手术治疗，防止后遗症

二、简答题

1. 颅脑损伤患者主要的功能障碍包括哪些方面？
2. 颅脑损伤患者的康复护理目标包括哪些？

三、案例分析

张某，女，23 岁，因头部外伤入院，诊断为中型颅脑损伤。经过 1 个月的治疗，生命体征正常，左侧肢体瘫痪，肌力 2 级，肌张力高，右侧正常，语言逻辑性差，语速慢，伴有明显记忆障碍。请结合病例论述对张某应采取哪些康复护理措施？

（孔祥颖）

第三节　脑性瘫痪

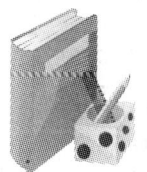

学习目标

通过本节内容的学习，学生应能够：

◎ 识记

1. 陈述脑性瘫痪概念、常见类型。
2. 描述脑性瘫痪的临床表现和主要功能障碍。

◎ 理解

1. 解释脑性瘫痪的致病因素。
2. 归纳各型脑性瘫痪的典型体征。

◎ 运用

为各型脑性瘫痪患儿制订其康复护理计划。

一、概述

案例 6-3A

患儿，女，14个月，因"1岁仍无法翻身，双腿僵硬"来院就诊，门诊以脑性瘫痪（痉挛型双瘫）收治入院。患儿系第1胎，第1产，双胎，母孕约40周，剖宫产，出生体重约2700g，无窒息，生后黄疸出现，持续15天。于当地医院行蓝光治疗后消退。患儿发育慢，6个月抬头，至今无法翻身。现患儿坐位平衡未建立，拱背坐位，双下肢肌张力高、肌力低、不能负重，言语交流困难。

问题与思考：
1. 该病临床分型有哪些？
2. 比较该项与其他类型的不同点？

（一）定义

脑性瘫痪（cerebral palsy，CP）简称脑瘫，是自受孕开始至婴儿期非进行性脑损伤和发育缺陷所导致的综合征，其主要表现为运动障碍及姿势异常。

脑瘫发病率在世界范围内为1.5‰～4‰，平均为2‰。目前，全国有31万例脑瘫儿童，每年新增4.6万例。

（二）病因

脑瘫的直接病因是在脑发育成熟前，脑损伤或发育缺陷导致以运动障碍和姿势异常为主的综合征。脑瘫主要致病因素是脑缺氧或脑部血液灌注不足。国内统计引起脑瘫的主要因素有：胎儿发育迟缓、胎儿宫内窘迫、早产儿、低出生体重儿、新生儿窒息、新生儿缺血缺氧性脑病、低血糖和高胆红素血症等。

（三）临床表现

脑瘫主要表现为中枢神经系统运动功能障碍和姿势异常，可伴有不同程度的智力障碍、言语障碍、视听觉障碍、感知觉障碍、癫痫及心理行为异常。脑损伤和脑发育缺陷的时间可划分为3个阶段：即出生前、围产期和出生后。根据运动障碍的特征、临床表现及瘫痪部位可有如下分型：

按临床表现分为6型（表6-4）：①痉挛型；②不随意运动型；③强直型；④共济失调型；⑤肌张力低下型；⑥混合型。

按瘫痪部位分为5型：①单肢瘫；②双瘫；③三肢瘫；④偏瘫；⑤四肢瘫；⑥截瘫。

表6-4 不同类型脑瘫的临床表现

型别	典型临床表现
痉挛型	①上肢屈曲、内旋、内收、拇指内收、握拳、两上肢后伸 ②躯干前屈、圆背坐（拱背坐） ③髋关节、膝关节屈曲，下肢内收、内旋、交叉、尖足、剪刀步
不随意运动型	①不随意运动以末梢为主 ②非对称姿势 ③肌张力变化（静止时减轻，随意运动时突然增高） ④对刺激反应敏感、表情奇特、挤眉弄眼、颈不稳定 ⑤构音与发音障碍、流涎、摄食困难 ⑥婴儿期多表现为肌张力低下 ⑦可伴有手足徐动和（或）舞蹈症

续表

型别	典型临床表现
强直型	①肢体僵硬、活动减少 ②肌张力增强呈持续性 ③被动运动时屈曲或伸展均有抵抗 ④抵抗在缓慢运动时最大
肌张力低下型	①肌张力低下，被动运动时可稍强 ②仰卧位呈蛙状体位，W状上肢 ③对折坐位 ④将来可能转为其他类型
共济失调型	①运动笨拙不协调 ②可有意向性震颤及眼球震颤 ③平衡障碍，站立时重心在足跟部，基底宽 ④醉汉步态 ⑤运动速度慢，头部活动少，分离动作差 ⑥肌张力可偏低
混合型	①同一个患儿有两种或两种以上类型 ②多为痉挛型与不随意运动型混合

二、主要功能障碍

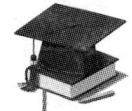

案例 6-3B

结合上述临床表现。入院后查体：一般状态良好，仰卧姿势对称，可双手至中线。能够主动抓物，可追视及寻声，不能翻身，俯卧抬头大于90°，不可肘支撑，不可腹爬，不可进行双下肢交互运动。言语交流无法进行。

问题与思考：
1. 该患儿存在哪些功能障碍？
2. 如何进行康复护理评估？

由于脑瘫是脑损伤所致的综合征，其病变部位不同所表现出的临床症状及功能障碍也有所不同。

（一）中枢性运动障碍及姿势异常

1. **痉挛型** 此型在脑瘫患儿中最常见，占60%～70%。表现为偏瘫、双瘫、四肢瘫等。特点为运动发育较同龄儿明显落后，肌张力增高，紧张甚至痉挛、僵硬、强直。患儿仰卧位时呈上肢屈曲、下肢伸展痉挛。患儿俯卧位时，竖颈困难，四肢呈屈曲模式。

2. **不随意运动型** 此型脑瘫患儿占20%～25%。表现为难以用意志控制的全身性不自主运动，颜面肌肉、发音和构音器官也受累，因此常伴有流涎、咀嚼吞咽困难、挤眉弄眼、表情奇特等。原始反射持续存在并通常反应剧烈，尤其以非对称性紧张性颈反射姿势多见。特点是以不自主、无意识运动为主要症状。

3. **共济失调型** 此型患儿占发病患者的5%左右。表现为平衡障碍，肌张力低下，但无不自主运动。智力以正常者为多，无痉挛，病理反射阳性，可伴有眼球震颤、言语障碍等。

4. 强直型 此型占脑瘫患儿的5%左右。症状类似痉挛型，但程度更重。全身肌张力增加，呈强直状，肢体僵直，运动严重障碍，常伴有角弓反张。患儿可出现扭转痉挛或强直。肢体无随意运动。常伴有智力低下。

5. 肌张力低下型 一般是痉挛型或不随意运动型脑瘫的早期过渡表现，临床以肌张力低下为显著特征，患儿肢体肌张力低下，关节活动度比正常儿大，抬头无力，坐或站立困难。

6. 混合型 此型患者约占发病患者的10%。同时兼有上述两型以上的特点。两种或两种以上症状同时存在时，可能以一种类型的表现为主，也可以大致相同。

（二）伴随障碍

1. 语言障碍 造成语言障碍的主要原因为：构音器官运动障碍，语言中枢障碍，构音器官和语言中枢同时存在障碍。表现语言发育迟缓，发音困难、构音不清，不能正确表达等。

2. 听觉障碍 新生儿重症黄疸所致不随意运动型脑瘫患儿伴有听觉障碍，其程度从高频到低频障碍轻重不等。

3. 视觉障碍 据统计有20%的脑瘫患儿伴有视觉障碍。最常见的为内斜视、外斜视等眼球协调障碍，其次为眼震、凝视障碍和视神经萎缩等。近视、远视、弱视者亦较多见。

4. 行为障碍 固执任性、情感脆弱、情绪不稳定、易怒、不合群、注意力不集中、兴奋多动、睡眠障碍、性格异常，有自残行为和暴力倾向。

5. 癫痫 以全身性阵挛发作、部分发作、继发性大发作为多。

6. 智能、情绪问题 并发智能低下的情况最多，多动、情绪不稳、自闭（孤独倾向）亦多，智商测定困难，加上运动障碍、活动受限，亦会影响精神发育。

7. 其他感觉和认知功能障碍 脑瘫患儿常有触觉、位置觉、实体觉、两点辨别觉缺失。患儿常常无法正确辨认一些简单的几何图形，对各种颜色的辨认力也很差，其认知功能缺陷较为突出。

三、康复护理评估

1. 健康状态评估 了解患儿一般情况、身体素质、对康复治疗的承受能力、生长发育情况、父母一般情况及家族史等。

2. 躯体功能评估 肌力、肌张力、关节活动度、原始反射或姿势性反射、平衡反应、协调功能等。

3. 言语功能评估 主要是通过交流、观察或使用量表，评估患者有无言语功能障碍。

4. 感知、认知功能评估 脑瘫患儿多伴有感觉异常及知觉缺损，可通过温、触、压觉来检查确定障碍状况，也可通过询问家长，得知患儿异常程度。

5. ADL评估 通过观察患儿完成实际生活中的动作情况，以评估其能力。

6. 心理社会及家庭评估 脑瘫患儿常存在精神心理障碍，因此，应对患儿的性格特点、情绪、行为、反应能力进行评估，同时还要评估患儿家长对患儿患病的反应、认识程度，家长的情绪和反应会影响患儿，使患儿处于紧张、个性固执、孤僻、有自卑感，并常伴有学习和社会交往困难。

7. 智能评估 患儿合并智力落后将会影响康复护理效果，因此进行智力评定，以利于制订具有针对性的康复护理措施。

四、康复护理措施

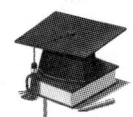

案例 6-3C

现该患儿构音障碍,运动发育落后,姿势及运动模式异常。立位平衡反应未建立,双下肢肌张力高,锥体束征阳性。入院后给予三级护理,运动疗法:促进运动发育;理疗:改善肌张力。

问题与思考:
1. 该患儿康复护理目标有哪些?
2. 对该患儿如何进行康复护理指导?

(一)康复护理原则及目标

1. 康复护理原则 早期干预、综合康复、正确指导、积极配合、持之以恒,预防继发残疾。

2. 康复护理目标

(1) 短期目标:①纠正患儿异常姿势,降低肌肉的紧张程度,缓解痉挛、强直,预防关节挛缩等继发障碍的发生;②指导家长正确抱姿与喂养姿势,防止呛咳或窒息发生;③学会用语言或手势、姿势等身体语言来表达意愿进行情感交流;④无跌伤造成二次损伤。

(2) 长期目标:①实现最佳功能和独立性,提高生活自理能力,回归家庭、回归社会;②最大限度地恢复身体、心理、社会等方面功能,提高社会交往能力。

(二)康复护理方法

1. 康复环境 康复环境应宽敞、整洁、典雅、舒适、安全。患儿床应选择带有护栏的多功能床,病床之间间距不应小于1.5m,房间内设无障碍设施,方便患者及轮椅出入;通道应安装扶手、呼叫器;地面应防滑,以保障患儿的安全。

2. 纠正异常姿势,改善躯体活动障碍

(1) 正确睡眠体位:

1) 痉挛型脑瘫患儿采用侧卧的睡眠体位。此卧位有利于降低肌张力,促进动作的对称,有利于改善痉挛肌肉的张力。

2) 痉挛型屈曲严重的患儿取俯卧位睡眠:在患儿胸前放一软枕或三角垫,使其双臂向前伸出,当患儿头能向前抬起或能转动时,可以去掉枕头或三角垫,让其取俯卧体位睡眠。

3) 不随意运动型脑瘫患儿,也应尽量采取侧卧位,可在其后方放软枕,目的是抑制头部的后仰,促通屈曲模式。

对于身体和四肢以伸展为主的脑瘫患儿,除了上述侧卧位体位外,也可采用仰卧位,但必须将患儿放置在中间呈凹陷形状的悬吊床内,可限制头背屈和四肢过度伸展,保持头部在中线位置。

(2) 正确的坐姿:

1) 伸腿坐位:伸腿坐位时,双侧髋关节屈曲、外展,膝关节伸展。此体位是脑瘫患儿坐位训练时的最佳体位。患儿呈仰卧位,双腿分开,操作者面向患儿坐于其双腿中间,双腿轻压在双膝关节上,使其伸展,髋关节外展,拉起至坐位,然后对其进行坐位平衡、重心移动、体轴回旋等训练。对于伸肌张力较高的患儿,操作者可坐在该患儿的背后,胸部抵住患儿背部,双手从其腋下穿过,置于其膝关节上,使其膝伸直,并令其双腿分开与操作者的双腿紧贴(图6-6)。

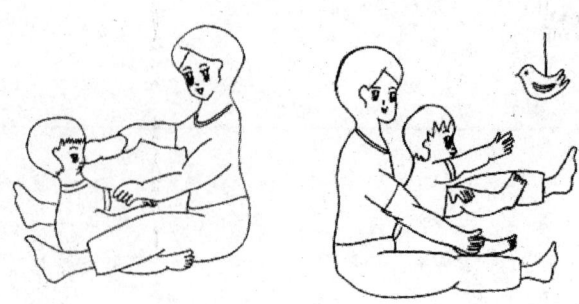

图 6-6　伸腿坐位

2）盘腿坐位：盘腿坐位时，髋关节屈曲外展、膝关节屈曲状态下臀部负重。操作者首先将患儿的头偏向一侧后抱起，并使其双膝屈曲、髋部屈曲外旋，盘坐于操作者的前面，背部靠在操作者的身体上，然后操作者双手握住其肘部向前，手指分开置于床面或地面，用手支持肩部和头部；或者操作者令患儿做手支撑的同时，一手叩击其脊柱两侧和颈部，另一手拿玩具逗引其抬头和左右看（图 6-7）。

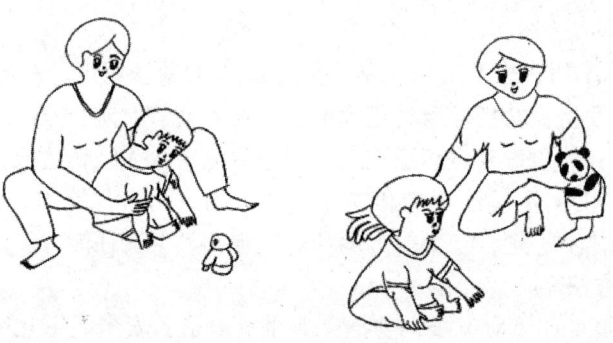

图 6-7　盘腿坐位

3）椅子坐位：选择高度适合患儿的靠椅，令其髋、膝和踝关节均屈曲呈 90°，全脚掌着地，使双足能支撑于地面上。

（3）正确的抱姿：

不同类型的患儿，其抱法也不尽相同。如果抱的姿势不正确将影响患儿的康复效果。

1）痉挛型患儿的抱法：患儿双上肢放在抱者的双肩上，尽可能地环绕其颈部，将患儿双下肢分开置于抱者的腰部，可降低下肢肌张力（图 6-8）。

2）伸展占优势患儿的抱法：使患儿头部呈前屈姿势，双上肢向前方，伸出后从仰卧位抬起身体。此姿势有利于患儿的髋关节、膝关节屈曲（图 6-9）。

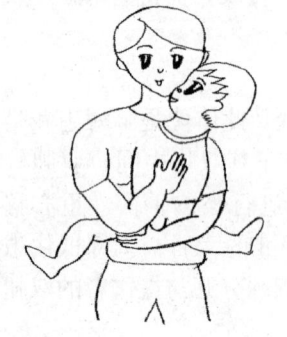

图 6-8　痉挛型患儿的抱法

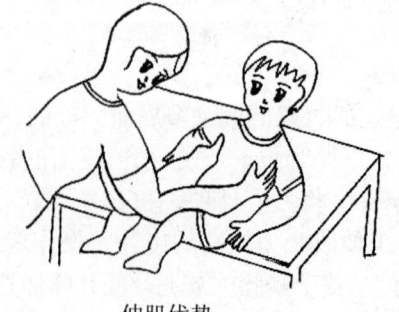
伸肌优势

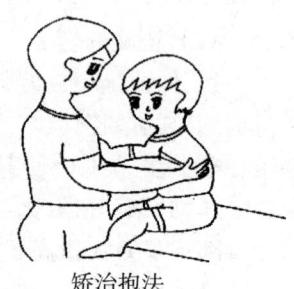
矫治抱法

图 6-9　伸展占优势患儿的抱法

3）不随意运动患儿的抱法：使患儿的双下肢分开，将患儿臀部抵于抱者的骨盆之上，作为支点。令其髋、膝关节充分屈曲，背部依在抱者胸前，抱者两手抓住患儿的双手并抱紧患儿双膝，用胸部抵住患儿头部，防止头颈后仰，使患儿呈"抱球"姿势（图6-10），可促进患儿头颈部前屈。此姿势不宜时间过长。

4）重度角弓反张患儿的抱法：侧卧位抱起使其头部、肩部、髋关节及膝关节呈屈曲姿位（图6-11）。

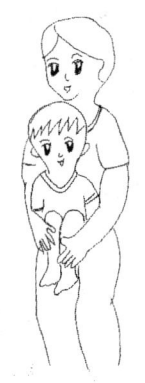

图6-10 不随意运动患儿的抱法

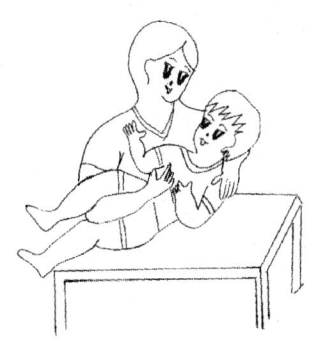

图6-11 重度角弓反张患儿的抱法

5）屈曲模式患儿抱法：可以先让患儿偏向一侧，然后用一只手从患儿的腋下伸出，抓住患儿的手臂使双臂伸直，另一只手托住患儿臀部，使患儿的臀部紧贴抱者的上腹部，使患儿有安全感，可防止双下肢交叉。严重痉挛的患儿如果身体向后仰、僵直、肩关节外展、上臂外展，可抬起患儿双肩以缓解其腿部痉挛，双手从患儿双腋下伸过，托住大腿内侧，分开双腿，采取让患儿背部紧贴抱者腹部的抱位体位。抱痉挛患儿时，不要直接从腋下抱起，此抱法易导致其双下肢肌张力增高，使痉挛加重（图6-12）。

6）肌张力低下患儿抱法：先将患儿双腿蜷起和头微微下垂，在髋关节屈曲的状态下，把手从患儿的腋下穿过，用手掌托住其臀部，把其抱在胸前或身体的一侧；也可以采用不随意运动脑瘫患儿的抱位体位。此体位可提高头颈部及躯干的控制能力，保持姿势对称（图6-13）。

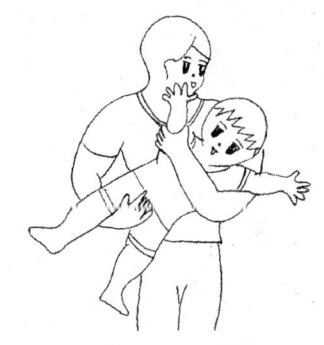

图6-12 屈曲模式抱法

7）对年长儿、体重较大患儿抱法：采用两人同时抱法，一人背向患儿，肩负其前臂、握住患儿双手，令其双上肢前伸；另一人面向患儿，将患儿的双足夹于腋下，用手托住患儿双侧髋关节，拇指向下推压骨盆，使患儿的髋关节充分伸展（图6-14），也可促进头部及脊柱的自动伸展。

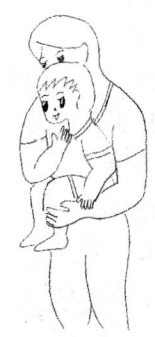

图6-13 不随意运动及肌张力低下患儿的抱法

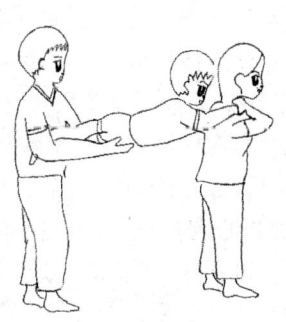

图6-14 年长儿、体重较大患儿的抱法

3. 日常生活活动（ADL）能力护理

（1）洗浴的护理：为患儿洗浴时应注意不加重异常姿势，体位舒适，使患儿有安全感。对重症痉挛型患儿洗浴，可以将一个大球，充半量的气体放于浴盆中，患儿可坐其上或俯卧其上进行洗浴。不能取坐位的患儿可在浴盆中放一块木板洗浴。

（2）衣服穿脱护理：以套头衫或背心为例，先以健侧或功能较好的手为主拉起衣角，将衣服从头上脱下，然后，健侧或功能较好的一侧先脱下衣袖，患侧或功能较差的一侧后脱；进行穿衣服的训练时，患侧或功能较差侧先穿上袖子，健侧或功能较好侧再穿上另一侧，然后以健手为主将衣服套入头部，拉下衣角。如对襟衣服，可先将其下面的纽扣扣好，根据患儿的情况，留1~2个上面的纽扣不扣，然后按照套头衫的脱、穿方法进行。

（3）裤子穿脱护理：取坐位，先将患侧或功能较差的下肢套入裤筒，再穿另一侧，然后躺下，边蹬健足，边向上提拉裤子到腰部并系好。脱法与穿法相反。对于下肢障碍较重的患儿，也可取坐位，双腿套上裤子后，转右侧半卧位，提拉左侧的裤筒，转左侧半卧位时，提拉右侧裤筒，左右交替进行。脱法与穿法相反。

（4）进食的护理：首先必须考虑的是进食时的姿势，特别是患儿头部的控制，根据患儿自身特点选择最适合患儿的进食体位：①抱坐喂食；②面对面进食；③坐位进食；④坐在固定椅子上进食；⑤侧卧位进食；⑥俯卧位进食。喂饮时应注意，勺进入口腔的位置要低于患儿的口唇，从口唇的中央部位插入，喂食者避免从患儿头的上方或侧方喂饮，防止引起患儿的头部过度伸展和向一侧回旋。

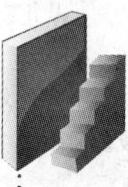

知识链接

上肢康复机器人在脑瘫康复中的作用

机器人技术目前主要用于脑卒中、脑外伤后的康复治疗。目前也有越来越多的机器人技术运用于脑瘫康复治疗中，帮助患儿重新获得运动功能，提高生存质量。最常见的几种脑瘫康复机器人包括上下肢康复机器人、游戏类康复训练机器人等。上肢康复机器人的主要功能包括辅助患肢运动（如由麻省理工大学开发的MIT-MANUS系统等）和通过特定任务，如点对点抓取、进食、饮水、梳头等，提高患儿的日常生活技能（如马凯特大学开发的ADLER系统等）。

（5）排泄的护理：培养定时排便的习惯。能取坐位排便的患儿应注意增加稳定性，注意座位的高度，双脚能踏到地面为宜；对较小的患儿可以放在护理者膝上，扶持患儿背部并稍向前倾，注意便后的清洁护理。

4. 早期言语刺激 对于语言障碍的儿童，在早期让其更多的接受言语刺激及进行动作模仿，强调早期干预并融入日常生活活动中，指导家长可用图片进行语言输入刺激，比如家长说"苹果"，患儿能指出卡片中的苹果，再进行语言输出训练，就是让患儿能表达意愿，如：家长拿出苹果的图片，教患儿说苹果，要让患儿看着家长的口形发音并让患儿说出来。反复的言语刺激、目光对视、实物接触等有利于脑瘫儿童语言基本能力的发展；有利于语言交流积极性的产生，逐渐提高语言表达能力。

5. 加强心理护理 给予脑瘫儿童更多的关心和鼓励，创造机会参与社会活动，让其充分展示自己，树立"我能行"的观念，增强自信心，使他们能够最大限度地达到生活自理，走入社会，参与社会活动，增强社会交往能力。

五、康复护理指导

1. 培养脑瘫患儿的基本活动技巧、学习生活能力及较强的社会适应能力。
2. 提倡早发现、早诊断、早治疗,特别是母亲孕期不正常、难产、早产、新生儿窒息等情况者更应密切观察。
3. 宣传优生优育,实行婚前保健,避免近亲结婚,阻断遗传病及先天缺陷。
4. 积极开展产前检查,防止感染性疾病发生;避免早产、低体重儿和巨大儿出生。
5. 预防窒息、颅内出血和核黄疸,预防高热惊厥。
6. 指导患儿家长如何控制脑瘫患儿的异常姿势、如何保持患儿正确的进食姿势、正确抱姿及正确的睡眠体位。
7. 帮助家长树立良好的心态和坚定的信念,最终使患儿学会生活的基本技能,适应环境,回归社会。

小 结

1. 脑瘫主要致病因素是脑缺氧或脑部血液灌注不足。胎儿宫内窘迫、早产儿、低出生体重儿、新生儿窒息、新生儿缺血缺氧性脑病等。
2. 脑瘫所致的主要功能障碍有竖颈困难、流涎、咀嚼吞咽困难、平衡障碍、语言障碍、听觉障碍、视觉障碍、行为障碍、癫痫、感觉和认知障碍。
3. 康复护理评估包括健康状态、躯体功能、言语功能、感知及认知功能、日常生活活动能力、心理社会状况等。
4. 康复护理措施可根据脑瘫各型特点有针对性地进行异常姿势的矫正,防止关节强直挛缩发生;加强日常生活活动能力指导;早期进行语言刺激与干预;强化心理护理与自信心的培养,最大限度恢复心理、躯体功能,提高社会参与能力。
5. 康复护理指导包括介绍脑瘫致病因素、临床表现、治疗方法、预防措施;指导患儿家长如何控制脑瘫患儿的异常姿势,如何保持患儿正确的进食姿势,指导家长对患儿的正确抱姿及正确的睡眠体位。

 自测题

使用手机浏览器扫此二维码可以进入第六章第三节自测题参考答案

一、选择题

1. 脑瘫患儿康复环境应宽敞、整洁、典雅、舒适、安全。患儿床应选择带有护栏的多功能病床,病床之间间距不应小于
   A. 1m
   B. 1.2m
   C. 1.5m
   D. 1.8m
   E. 2m

2. 脑瘫患儿坐位训练时最佳体位
   A. 伸腿坐位
   B. 盘腿坐位
   C. 侧坐位
   D. W坐位
   E. 椅子坐位

3. 痉挛型脑瘫患儿正确的睡眠体位
   A. 仰卧位
   B. 侧卧位

C. 俯卧位
D. 中凹卧位
E. 头高足低位
4. 脑瘫患儿在进食时应特别注意身体哪一部位的控制
A. 手的正中位
B. 坐的稳定性
C. 肩的控制
D. 头的控制
E. 躯干的控制
5. 脑瘫最常见的是下列哪种类型，约占脑瘫患儿2/3
A. 不随意运动型
B. 痉挛型
C. 混合型
D. 肌张力低下型
E. 强直型

二、简答题

1. 简述脑瘫患儿的临床分型。
2. 脑瘫患儿主要致病因素有哪些？

三、案例分析

患儿，男，2岁，足月产，患儿母亲怀孕时有过缺氧、窒息史。现运动发育落后，四肢屈曲模式，拇指内收，圆背坐，双腿剪刀步、尖足，入院诊断：脑性瘫痪（痉挛型）

请问：该患儿存在哪些功能障碍？应采取哪些康复护理措施？

（林 萍）

第四节 脊髓损伤

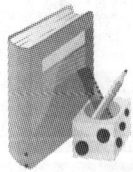

学习目标

通过本节内容的学习，学生应能够：
◎ 识记
1. 陈述脊髓损伤的概念、分类。
2. 列举脊髓损伤的病因。
◎ 理解
解释脊髓损伤患者存在的主要功能障碍及护理评估。
◎ 运用
举例说明完全性脊髓损伤患者的康复护理措施。

一、概述

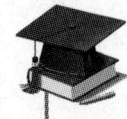

案例 6-4A

赵某，男，28岁，建筑工人，因工作不慎从高处坠落，患者自外伤后，四肢无感觉和运动，大小便障碍，入院后确诊为 C_5 椎体骨折伴 C_6 脊髓损伤。

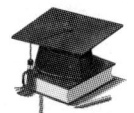

案例 6-4A

问题与思考：
1. 本病的病因包括哪些？
2. 本病的临床分类包括哪些？

（一）定义

脊髓损伤（spinal cord injury，SCI）是由外伤、疾病和先天发育不良等因素引起的脊髓结构和功能的损害，造成损伤水平以下运动、感觉、自主神经功能异常以及相应的并发症，导致不同程度的残疾。多表现为截瘫或四肢瘫，伴有感觉障碍、排泄障碍、日常生活活动障碍等多种功能障碍。

（二）分类

1. 根据致病因素分为外伤性脊髓损伤和非外伤性脊髓损伤。
2. 根据损伤程度可分为完全性脊髓损伤和不完全性脊髓损伤。

（三）病因

1. **外伤性脊髓损伤致病因素**
（1）高空坠落、交通事故和体育运动等导致脊髓受压甚至完全断裂。
（2）刀伤、枪伤等脊髓外伤。

2. **非外伤性脊髓损伤致病因素**
（1）炎症：吉兰-巴雷综合征、横贯性脊髓炎、脊髓前角灰质炎等。
（2）肿瘤：包括原发性肿瘤和继发性肿瘤。原发性肿瘤包括：脑（脊）膜瘤、神经胶质瘤、神经纤维瘤；继发性肿瘤包括：肺癌、前列腺癌转移的脊髓肿瘤。
（3）血管病变：脊髓血栓性静脉炎、动脉炎和脊髓动脉畸形等。
（4）退行性病变：脊柱肌肉萎缩、肌萎缩性侧索硬化症和脊髓空洞等。

（四）流行病学

各国研究资料表明 80% 脊髓损伤患者为年龄在 40 岁以下的青年人，男女比例为 2.4～4:1，且发病率呈逐年上升的趋势。据调查结果显示，2002 年北京地区脊髓损伤的发病率为 60/100 万，比 1986 年上升近 10 倍，最常见的原因是高空坠落，其次是车祸。在美国脊髓损伤患者的年发病率为 50/100 万左右。

二、主要功能障碍

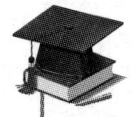

案例 6-4B

经过 1 周治疗，患者目前生命体征平稳，意识清晰，语言流利，查体：C_6 平面以下感觉缺失、四肢瘫、肌张力低、腱反射消失、排尿、排便障碍，磁共振检查结果：C_6 水平异常信号。

问题与思考：
1. 该患者存在哪些功能障碍？
2. 如何对其进行护理评估？

（一）运动功能障碍

脊髓损伤根据损伤部位不同，可表现为不同运动功能障碍。损伤平面在 C_4 以上，可引起双上肢和双下肢同时瘫痪，称为四肢瘫（tetraplegia）。而损伤平面在 T_1 或 T_1 以下的患者可致双下肢瘫，即截瘫（paraplegia）。完全性损伤表现为损伤平面以下的运动功能完全丧失；不完全性损伤可表现为不同的运动功能障碍。

1. **肌力改变**　损伤平面以下肌力减退或消失，造成自主运动功能障碍。
2. **肌张力改变**　上运动神经元损害，可表现为损伤平面以下肌张力增强；下运动神经元损害，可表现为损伤平面以下肌张力减弱，无论是增高还是降低都会影响运动功能。
3. **反射功能的改变**　主要表现损伤平面以下反射消失、减弱或亢进，出现病理反射，如霍夫曼（Hoffman）征和巴宾斯基（Babinski）征阳性。

（二）感觉功能障碍

不同部位、程度的脊髓损伤产生不同类型的感觉障碍。具体表现为：①不完全性损伤，感觉障碍呈不完全性丧失，其范围和部位差异明显。损伤部位在前，表现为痛、温觉障碍；损伤部位在后，表现为触觉及本体觉障碍；损伤部位在一侧，表现为对侧痛、温度觉障碍、同侧触觉及深部感觉障碍。②完全性损伤，损伤平面以上可有痛觉过敏；损伤平面以下感觉完全丧失，包括肛门周围的黏膜感觉。远侧肢体有感觉异常、疼痛和感觉过敏等情况。另外，感觉功能障碍还可以出现在以下这些症状：

1. **疼痛**　常为脊髓损害的早期表现，可分为根性、传导束性及脊柱性疼痛。
2. **感觉异常**　患者可出现针刺感、烧灼感、麻木感、蚁走感、凉感、束带感等，可出现于病变部位的神经根支配的皮肤，也可出现于病变水平以下的部位。
3. **感觉丧失**　触觉丧失发现较早，患者常感觉麻木。感觉丧失不易被患者察觉，直至皮肤出现损伤而不感觉疼痛时才引起患者的注意。
4. **感觉分离**　在临床以浅感觉分离最为常见，大部分表现为痛觉、温度觉障碍，其他深感觉正常。

（三）排尿、排便功能障碍

1. **排尿功能障碍**　主要表现为膀胱括约肌功能障碍。上运动神经源性膀胱发生于颈、胸、腰髓损伤的患者，因膀胱肌肉痉挛致膀胱容量缩小，出现尿失禁；下运动神经源性膀胱发生于骶髓和马尾神经损伤的患者，因膀胱肌肉瘫痪致容量增大，出现尿潴留。

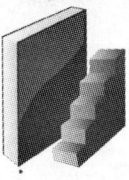

> **知识链接**
>
> **脊髓损伤部位与排尿障碍**
>
> 脊髓损伤水平在脊髓圆锥以上的患者，呈现反射性尿失禁，由于低级排尿中枢存在，反射弧完整，形成反射性膀胱，此类型排尿依靠脊髓反射，患者不自主地间歇排尿（间歇性尿失禁），排尿没有感觉。可以借助会阴部、外生殖器、肛门、耻骨上或大腿内侧的"触发点"刺激排尿。脊髓损伤在圆锥及马尾的患者，由于低级排尿中枢的反射弧中断，称为压力性尿失禁，排尿时必须用力屏气或下腹加压才能排尿。放松后停止。

2. **排便功能障碍**　主要表现为肛门括约肌功能障碍。排便功能障碍因缺乏结肠反射，肠蠕动减慢，导致排便困难，称神经源性大肠功能障碍。当排便反射破坏，发生大便失禁称迟缓性大肠功能障碍。

（四）自主性反射障碍

自主性反射障碍（autonomic dysreflexia，AD）是一种急性的交感兴奋综合征，常发生于 T_6 或 T_6 以上的脊髓损伤患者，其特征为严重的高血压、搏动性头痛、视物不清、心动过缓、损伤平面以上出汗、潮红和鼻塞等症状。一般发生于伤后 2 个月，常因膀胱和肠道的扩张、便秘、压疮、感染、疼痛、过热过冷、衣服过紧对睾丸或阴茎的压迫、某些药物及留置导尿等引起。

（五）脊髓休克

脊髓休克（spinal shock）是指脊髓受到外力损伤后，脊髓与大脑高级中枢的联系中断，损伤平面以下所有神经反射消失，肢体呈完全性迟缓性瘫痪，出现尿潴留、便失禁等症状。持续时间为数小时至数周，脊髓休克不代表完全性损伤，对脊髓损伤患者的功能评定必须在脊髓休克恢复后进行，以免影响结果。

（六）其他功能障碍

由于交感神经损伤，患者可出现排汗功能、血管运动功能障碍和体温调节障碍。除此之外，患者还可出现心动过缓、直立性低血压、皮肤脱屑、水肿、指甲松脆和角化过度等症状。

三、康复护理评估

（一）脊髓损伤的神经功能评定

损伤平面是指保留身体双侧正常运动和感觉功能的最低脊髓节段。脊髓损伤平面的综合判断主要以运动损伤平面为依据，但 $T_2 \sim L_1$ 节段运动损伤平面难以确定，所以主要以感觉损伤平面来确定。C_4 脊髓损伤可以采用膈肌作为运动平面为主要参考依据。

美国脊髓损伤学会（American Spinal Injury Association，ASIA）和国际脊髓学会（International Spinal Cord Society，ISCOS）根据神经支配的特点，选出一些关键肌（key muscle）和关键点（key point），通过对这些肌肉和感觉点的检查，迅速确定损伤平面（表6-5）。

1. **运动平面（motor level）评定** 根据神经节段与肌肉的关系，将肌力为Ⅲ级的关键肌确定为运动损伤平面，该平面以上节段支配的关键肌肌力必须是Ⅴ级。因身体两侧损伤平面可能不一致，评定时应分别检查两侧运动损伤平面，并分别记录。

2. **感觉平面（sensory level）评定** 确定感觉平面时，须从 C_2 节段开始检查，直到针刺觉或轻触觉 < 2 分的平面为止。左右两侧需要分别评估，因为两侧的感觉平面可能不一致。

表6-5 损伤平面的确定

损伤平面	运动平面关键肌	感觉平面关键点
C_2		枕骨粗隆
C_3		锁骨上窝
C_4		肩锁关节顶部
C_5	屈肘肌（肱二头肌、肱桡肌）	肘前窝的桡侧面
C_6	伸腕肌（桡侧伸腕长肌和短肌）	拇指
C_7	伸肘肌（肱三头肌）	中指
C_8	中指屈指肌（指深屈肌）	小指
T_1	小指外展肌	肘前窝的尺侧面
T_2		腋窝

续表

损伤平面	运动平面关键肌	感觉平面关键点
$T_3 \sim T_{11}$		第三肋间至第十一肋间
T_{12}		腹股沟韧带中部
L_1		T_{12} 与 L_2 之间上 1/3 处
L_2	屈髋肌（髂腰肌）	大腿前中部
L_3	伸膝肌（股四头肌）	股骨内上髁
L_4	踝背伸肌（胫前肌）	内踝
L_5	趾长趾肌（足拇长伸肌）	足背第三跖趾关节
S_1	踝跖屈肌（腓肠肌、比目鱼肌）	外踝
S_2		腘窝中点
S_3		坐骨结节
$S_4 \sim S_5$		肛门周围

（二）损伤严重程度评定

常采用 ASIA 的损伤分级（表6-6）。脊髓损伤后首先应判断是完全性脊髓损伤还是不完全性脊髓损伤。在检查患者肢体和躯干的运动和感觉功能的同时，应重点检查肛门周围的运动和感觉。通过评估最低骶节 $S_4 \sim S_5$ 有无残留功能来判断脊髓损伤的严重程度，一般运动功能是指肛门指诊时肛门外括约肌的自主收缩，感觉功能是指肛门皮肤黏膜交界处的感觉及肛门深部感觉。评定可表现为：①完全性损伤，即无感觉也无运动功能，可有部分功能保留区（zone of partial preservation，ZPP），但不超过 3 个节段。②不完全性损伤，保留部分感觉和（或）运动功能，部分保留区超过 3 个节段。③部分功能保留区，只适用于完全性脊髓损伤患者，指在神经平面以下保留有部分感觉和运动功能的节段，但不能超过 3 个节段，且 $S_4 \sim S_5$ 节段必须无感觉和运动功能残留。

表6-6 美国脊髓损伤学会的损伤分级

损伤程度	运动和感觉功能
A- 完全性损伤	骶区节段 $S_4 \sim S_5$ 无任何感觉或运动功能
B- 不完全性损伤	在受损水平以下和骶区节段 $S_4 \sim S_5$ 有感觉功能，但无运动功能
C- 不完全性损伤	在受损水平以下运动功能存在，大多数关键肌的肌力 < 3 级
D- 不完全性损伤	在损伤水平以下运动功能存在，大多数关键肌的肌力 ≥ 3 级
E- 正常	感觉和运动功能恢复

（三）脊髓休克的评定

1．**阳性表现** 损伤平面以下所有神经反射消失，肢体呈完全性迟缓性瘫痪、尿潴留、便失禁。阳性体征：球（海绵体）- 肛门反射消失。

2．**结束表现** 损伤水平以下出现任何感觉、运动或肌肉张力升高和痉挛。阳性体征：球（海绵体）- 肛门反射再出现。但 15% ~ 30% 的正常人和圆锥损伤患者不出现该反射。

（四）运动功能的评定

1．**运动评分** 采用 ASIA 和 ISCOS 的运动评分法（表6-7）：检查身体两侧各自 10 对肌肉的关键肌，采用 MMT 法测定肌力，每组肌肉所得分值与测得的肌力级别相同，从 1 ~ 5 分不等，把各关键肌的分值相加。正常者两侧运动平面总分值为 100 分，评分越高肌肉功能越佳，亦可用这一评分表示运动功能的变化。NT 表示无法检查，如果任何因素妨碍了检查，如疼痛、体位或失用等，则该肌肉的肌力被认定是 NT。

表6-7 运动评分法

右侧的评分	平面	代表性肌肉	左侧的评分
5	C_5	肱二头肌	5
5	C_6	桡侧伸腕肌	5
5	C_7	肱三头肌	5
5	C_8	中指指深屈肌	5
5	T_1	小指外展肌	5
5	L_2	髂腰肌	5
5	L_3	股四头肌	5
5	L_4	胫前肌	5
5	L_5	拇长伸肌	5
5	S_1	腓肠肌	5

2. 痉挛评定 目前多采用改良的 Ashworth 量表进行评定。具体评分请见第六章第一节脑卒中。

（五）感觉功能的评定

采用 ASIA 的感觉指数评分（sensory index score，SIS）进行评定。选择身体两侧共28对皮区关键点，在每个关键点上检查两种感觉，即针刺觉和轻触觉，按三个等级分别评定打分：0=缺失、1=异常、2=正常、NT=无法检查。不能区别钝性和锐性刺激的感觉评分为0。每个皮区感觉有四种状况：即右侧针刺觉、右侧轻触觉、左侧针刺觉和左侧轻触觉。把各皮区关键点评分相加即产生两个总的感觉评分（针刺觉评分和轻触觉评分），正常者两侧感觉总分值为112分，分数越高表示感觉越接近正常，亦可用这一评分表示感觉功能的变化。

（六）日常生活活动能力评估

截瘫患者可用改良的 Barthel 指数（MBI）量表进行评定；四肢瘫患者用四肢瘫功能指数（quadriplegic index of function，QIF）进行评定。

（七）心理、社会状况评估

脊髓损伤患者因发病急、病情重，会产生严重的心理负担及社会压力。正确评估患者及家属对疾病的认知程度、心理状态、社会功能、家庭及社会支持度，对患者康复有直接影响。

（八）脊髓损伤平面和功能预后关系的评定

对完全性脊髓损伤的患者，根据损伤平面预测其功能恢复情况（表6-8）。

表6-8 脊髓损伤平面与功能预后的关系

损伤平面	最低位有功能肌群	活动能力	生活能力
$C_1 \sim C_4$	颈肌	依赖膈肌维持呼吸，可用声控方式操纵某些活动	完全依赖
C_4	膈肌、斜方肌	需用高靠背电动轮椅，有时需辅助呼吸	高度依赖
C_5	三角肌、肱二头肌	用手在平坦路面上驱动高靠背轮椅，需上肢辅助工具	大部依赖
C_6	胸大肌、桡侧腕伸肌	可用手驱动轮椅，独立穿上衣，基本独立完成转移	中度依赖
$C_7 \sim C_8$	肱三头肌、桡侧腕屈肌、指深屈肌、手肌	轮椅实用，可独立完成转移、移动和上肢技巧性日常活动	大部自理
$T_1 \sim T_6$	上部肋间肌、上部背肌群	轮椅独立，用连腰带的支具扶杖短距离步行	大部自理
T_{12}	腹肌、胸肌、背肌	用长腿支具扶杖步行，长距离行动需要轮椅	基本自理
L_4	股四头肌	用短腿支具扶杖步行，不需轮椅	基本自理

四、康复护理措施

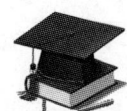

案例 6-4C

患者伸腕肌肌力 3 级，肱二头肌肌力 5 级，肱三头肌肌力 2 级，双下肢瘫痪无张力，患者膀胱无充盈感，大便不能自行排出，皮肤多汗。

问题与思考：
1. 该患者应怎样进行康复训练？
2. 该患者应该注意哪些问题？

（一）康复护理目标

对患者现存的康复护理问题进行排序后，制订近期目标和远期目标。近期目标：①稳定患者情绪，减轻焦虑程度，帮助患者面对疾病，配合治疗和护理。②康复护理措施的实施，如保持脊柱的稳定性、减轻症状、预防并发症。远期目标：利用多种手段，使患者受限或丧失的功能和能力得到最大限度的恢复，恢复患者日常生活活动能力及心理适应能力，提高生存质量，回归家庭和社会。

（二）康复护理方法

1. 急性期康复护理措施

（1）正确体位的摆放：正确的体位可以促进患者肢体功能恢复，有助于预防关节挛缩和压疮。

1）仰卧位：截瘫患者上肢功能正常，采取自然体位即可。四肢瘫患者上肢体位摆放时应将双肩向上，防止后缩，肩下的枕头高度适宜，双上肢放在身体两侧的枕头上，肘伸展，腕关节背屈 30°～45° 以保持功能位，手指自然屈曲，手掌可握毛巾卷，以防出现手部畸形。四肢瘫及截瘫患者下肢体位摆放相同，髋关节伸展，在两腿之间放 1～2 个枕头，以保持髋关节轻度外展。膝关节伸展，膝关节下可放小枕头，以防止膝过伸。双足底可垫软枕，以保持踝关节背屈，预防足下垂，足跟下放小软垫或垫圈，防止出现压疮。

2）侧卧位：四肢瘫患者应将双肩向前，肘关节屈曲，上侧的前臂放在胸前的枕头上，下侧的前臂旋后放在床上，腕关节自然伸展，手指自然屈曲，在躯干背后放一枕头给予支持；四肢瘫及截瘫患者的下肢体位摆放相同，下侧的髋和膝关节伸展，上侧的髋和膝关节屈曲放在枕头上，与下侧的腿分开，踝关节自然背屈，上侧踝关节下垫一软枕。

（2）被动活动：为防止关节挛缩和畸形，从脊髓损伤急性休克期开始，直至患者能够主动进行全关节活动范围运动均应进行被动活动。每日进行 1～2 次，每个肢体从近端到远端的活动在 10min 以上。活动时应注意：①肩关节屈曲、外展＜90°，直腿抬高运动＜45°，膝屈曲下髋关节屈曲运动＜90°。②活动范围不可超过最大生理范围，以免拉伤肌肉或韧带。③脊柱稳定性差的患者禁止进行脊柱的屈曲和扭转活动。④四肢瘫患者禁止头颈部及双肩的牵伸运动。⑤截瘫患者禁止活动髋关节，以避免加重胸、腰椎的损伤。

（3）主动活动：针对患者肢体残存功能进行训练，扩大代偿功能，为日后的其他训练打好基础。

（4）体位变换：脊髓损伤患者应根据病情变换体位，一般每 2h 变换一次。为维持脊柱的稳定性，可由 2～3 人轴向翻身，勿将患者在床上拖、拉及拽等以防皮肤擦伤。体位变换后，仔细检查全身皮肤有无局部红肿、破溃、皮温情况及肢体血液循环情况，并按摩受压部位。

(5) 呼吸及排痰训练：指导患者进行呼吸训练和辅助咳嗽训练。具体详见第五章第三节、第五节。

(6) 排尿、排便的处理：

1) 排尿护理：脊髓损伤后 1～2 周内多采用留置导尿的方法。急性期因输液较多，留置导尿管应始终处于开放状态，保持尿道口清洁，导尿管每周更换一次，预防泌尿系统感染；进入中后期，可定期开放导尿管，每 3～4h 开放一次，指导患者做排尿动作，主动增加腹压或用手按压下腹部使尿液排出。出院前指导患者自我导尿，并教会患者或家属导尿技术、局部消毒及无菌操作。

2) 排便护理：脊髓损伤早期指导患者定时排便，多食粗纤维食物，以促进排便；便秘者可口服缓泻剂，并在肛门内注入甘油以扩张直肠，引起排便反射；中后期指导患者学会坐在坐便器上自行注入开塞露，大便后清洁肛门。

2. 恢复期康复护理措施 脊髓损伤患者经 3～6 个月的综合治疗，病情基本稳定，脊柱骨折愈合，运动、平衡、转移及 ADL 能力得到改善，但仍存在挛缩、各种功能性活动能力低下、日常生活不能自理等问题。护理的内容包括加强心理疏导、运动功能训练、ADL 训练、矫形器和辅助器具的使用及环境改造等。

(1) 运动功能训练：

1) 增强肌力训练：脊髓损伤患者为了应用轮椅、拐杖或自助器，在卧床或坐位时，要重视肌力的训练。上肢肌力训练针对肩带肌、胸大肌、三角肌、肱二头肌、肱三头肌、肱桡肌，屈伸腕部，对屈伸手指肌群及握力进行训练。躯干部肌力训练针对背肌、腹肌进行强化训练。下肢肌力训练针对腰方肌、髂腰肌、股四头肌、胫前肌、拇长伸肌、腓肠肌、臀大肌、臀中肌等进行训练。按照患者的肌力水平选择适宜的运动训练方式：①0 级和 1 级肌力主要训练方法为被动活动、肌肉电刺激及生物反馈治疗；②2～3 级肌力时，可进行较大范围的辅助、主动及器械性运动，根据患者肌力情况，调节辅助量；③3～4 级肌力时，可进行抗阻力运动。

2) 床上移动训练：包括翻身训练、肘支撑训练、手支撑、床上移动训练等，具体训练如下：①翻身训练：鼓励截瘫患者利用残存上肢功能，利用惯性自行翻身，四肢瘫等不能独立翻身者给予必要的协助和指导。②肘支撑：俯卧位时，两肘交替移动，直到两肘撑起后，肘位于肩的下方，双腿伸直，以促进头颈和肩胛肌的稳定（图 6-15）。③手支撑：患者双手放于体侧臀旁支撑在垫上，使臀部充分抬起（图 6-16）。④床上移动：截瘫患者可进行侧方支撑移动、前方支撑移训练。四肢瘫患者根据损伤平面和程度进行训练，具体方法为：借助吊环自我坐起，双手放在体侧，躯干前屈、前倾，双手用力快速向下支撑，头及肩后伸，躯干及下肢向不同方向移动。

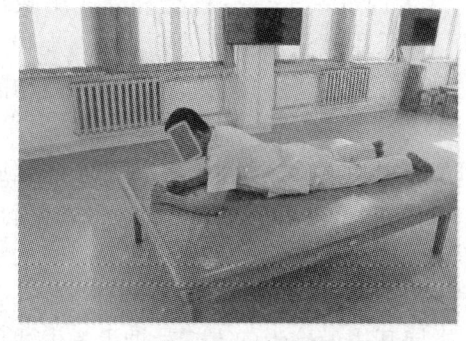

图 6-15 肘支撑

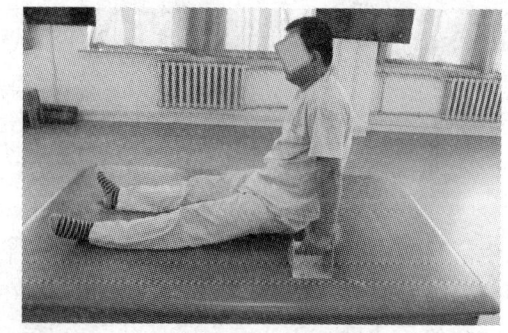

图 6-16 手支撑

3) 坐位训练：脊髓损伤患者多采用长腿坐位（图 6-17）进行平衡维持训练，包括静态平衡训练和动态平衡训练。静态平衡训练时可在患者面前放一面镜子，以发现和纠正异常姿势。

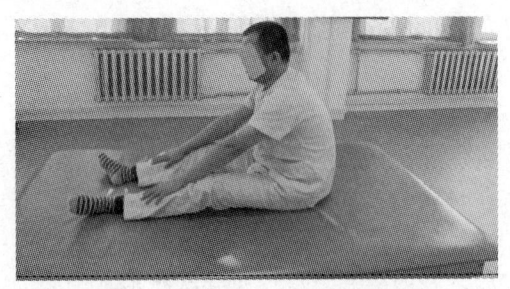

图 6-17 长腿坐位

动态平衡训练是指在静态平衡完成较好的基础上，利用肢体的改变、梳头、拍手、接球等动作进行动态平衡训练。训练应逐步从睁眼状态过渡到闭眼状态。

4) 转移训练：根据患者脊髓损伤平面、残存肌力及关节活动度等情况选择不同的转移方法，包括辅助转移和独立转移。在辅助患者进行转移训练前，康复护士应先演示、讲解，并辅助患者完成训练。床-轮椅间的独立转移包括利用头上方吊环转移、利用滑板转移、正面转移、侧方转移、垂直转移及平行转移等（图6-18）。具体请见第五章第二节。

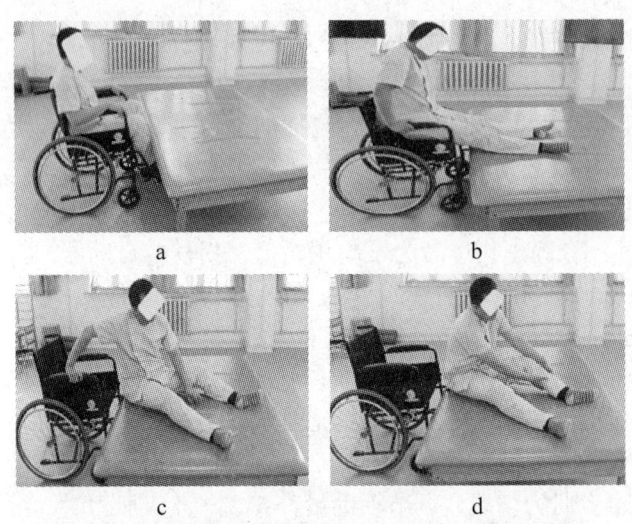

图 6-18 截瘫患者从轮椅到床的正面转移

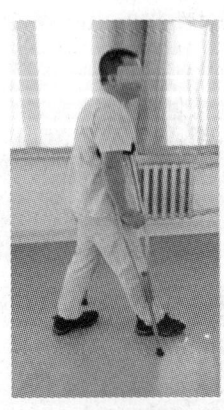 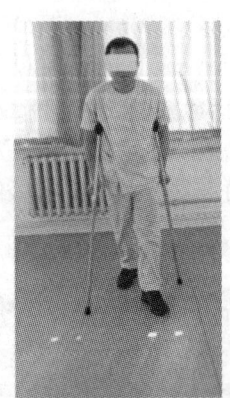

a. 两点步　　b. 四点步

图 6-19 步行训练

5) 站立训练：在坐位训练完成较好后可以开始站立训练，首先进行体位适应性训练，以防止直立性低血压，站立训练过程中应注意协助患者保持脊柱的稳定性。

6) 步行训练：脊髓损伤后3~5个月，已完成上述训练者佩戴矫形器进行训练。可进行平行杠内站立、行走训练，平稳后移至杠外，用腋杖代替平行杠，可采用摆至步、摆过步、四点步和两点步等方法训练，直至获得独立的站立和行走功能（图6-19）。

（2）ADL能力训练：病情稳定后，尽早开展ADL训练，具体实施原则如下：①将训练内容与日常生活活动相结合，如进食训练在三餐时进行。②训练前做好各种准备，如辅助患者排空大小便，妥善固定各种导管，以防训练中脱落。③训练过程中鼓励患者尽量自己完成所有步骤，必要时才给予协助。④让家庭成员共同参与训练过程，指导其用最恰当的方式帮助患者生活自理。⑤训练前、后观察患者身体状况和精神状态，如有不适及时报告医生，调整训练内容。具体训练内容详见第五章第二节。

（3）矫形器、辅助器具和环境改造的护理：具体包括，①指导患者及家属如何正确佩戴和使用矫形器、辅助器具和轮椅。②告之注意事项，如使用轮椅的患者，训练时每30min进行一次臀部减压，用上肢撑起躯干或侧倾躯干（图6-20），不能完成者，由他人辅助，每次持续15s，以防压疮发生。③与医生、康复治疗师、矫形器技师、患者家属一同对患者所处的环境进行无障碍设计和改造，并针对改造后的环境对患者和家属进行指导。

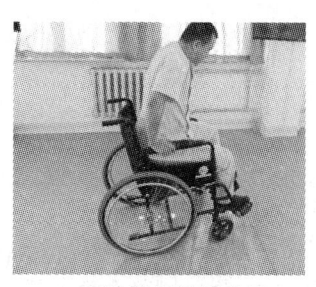

a. 上肢撑起躯干减压　　b. 侧倾躯干减压

图6-20　臀部减压

（4）心理护理：脊髓损伤患者多伴有悲观、焦虑、急躁或绝望情绪。康复护士应多与患者沟通交流，建立良好护患关系，疏导患者负面情绪，向患者及家属解释脊髓损伤的相关知识，并利用榜样力量，帮助患者正视疾病与残疾，让患者在良好的状态下配合康复治疗和护理。加强家庭支持系统，充分调动家属的积极性，指导家属学习基本的康复技能和护理知识，为患者出院后的家庭康复或社区康复奠定基础。

3．并发症的护理　多数脊髓损伤患者死于并发症，只有及时、有效的防治，才能提高患者的生存质量。脊髓损伤常见的并发症包括压疮、泌尿系统感染与结石、疼痛、下肢深静脉血栓、异位骨化、自主神经反射障碍等，护士需及时发现，并提供行之有效的护理措施。特别是对自主神经反射障碍的处理，应去除诱因，抬高床头，立即服用硝苯地平等降压药。

五、康复护理指导

（一）自我护理

1．学会自我护理　使患者由替代护理过渡到促进护理和自我护理，训练患者自我护理的技术和能力，激发患者独立完成活动。

2．养成良好的卫生习惯　教育患者养成良好的卫生习惯，预防呼吸系统及泌尿系统感染，保持环境卫生。

3．药物管理　指导患者遵医嘱准确按时服药，尤其注意抗痉挛药物停药时应逐渐减量。

4．加强大小便管理　教育患者学会独自处理大小便，颈髓损伤患者的家属学会辅助患者处理大小便。

5．定期复查　患者出院后要定期复查，防止主要脏器并发症的发生。制订长期康复训练计划，指导家属掌握基本康复知识和训练技能，防止发生二次残疾。

（二）合理膳食

制订合理的膳食计划，保证各种营养素的合理摄入，这是增强体能、抗病能力和身体免疫力的重要环节。

（三）心理调节

营造积极训练氛围，调整患者的心理状态，使其乐观地对待自身疾病，充分利用肢体残存功能独立完成各种生活活动，以良好的心态面对困难和挑战。

（四）持之以恒

利用社区和家庭资源，坚持康复训练，循序渐进，逐步提高残存功能，预防失用综合征。

（五）回归社会

对患者进行社会康复和职业康复，鼓励患者参加社会性活动，逐步回归社会。

小 结

1. 脊髓损伤的病因包括：①外伤性脊髓损伤致病因素（高空坠落、交通事故和体育运动等）导致脊髓受压甚至完全断裂、刀伤、枪伤等脊髓外伤。②非外伤性脊髓损伤致病因素（炎症、肿瘤、血管病变、退行性病变）。

2. 脊髓损伤的主要功能障碍包括运动功能障碍、感觉功能障碍、排尿、排便功能障碍、自主性反射障碍、脊髓休克障碍、其他功能障碍。

3. 脊髓损伤的康复护理评估包括损伤平面的评估、损伤程度的评估、脊髓休克的评估和功能预后的评估。

4. 脊髓损伤急性期康复护理措施包括正确体位的摆放、被动活动、主动活动、体位变换、呼吸及排痰训练、排尿、排便的处理。恢复期康复护理措施包括运动功能训练、ADL能力训练、矫形器、辅助器具和环境改造的护理、心理护理。另外，还需进行并发症的预防和护理。

5. 指导患者进行自我管理、调整饮食、合理膳食、调节心理状态、坚持康复训练、回归社会。

自测题

一、选择题

1. T_9 对应的感觉平面关键点为
   A. 肩锁关节顶部
   B. 肘前窝的尺侧面
   C. 腋窝
   D. 第九肋间
   E. 腹股沟韧带中部

2. 脊髓休克结束的指征是指
   A. 阴茎球海绵体反射再出现
   B. 出现痉挛
   C. 肌张力增高
   D. 肌力增强
   E. 以上都是

二、简答题

1. 简述脊髓损伤的主要功能障碍。
2. 简述脊髓损伤患者急性期正确体位摆放的作用和具体方法。
3. 简述如何按照患者的肌力水平选择适宜的运动训练方式。

三、案例分析

李某，男，30岁，意识清楚，语言流利，脊髓损伤患者查体：T_4 平面以下感觉障碍，双下肢活动障碍，肌张力低，排尿、排便障碍。经过1个月的治疗后，患者生命体征平稳，即将出院，作为责任护士，可对患者进行哪些康复护理指导？

（孔祥颖）

第五节 周围神经病损

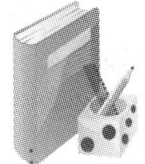

学习目标

通过本节内容的学习,学生应能够:
◎ 识记
1. 陈述周围神经病损的概念、分类。
2. 记忆周围神经病损的病因。
◎ 理解
比较周围神经病损的主要评估方法。
◎ 运用
举例说明不同类型周围神经病损康复护理方案不同。

一、概述

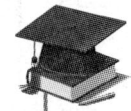

案例 6-5A

患者,女,40岁。于18天前右手提一篮子煤,进屋时不慎跌倒。当时左肩部着地,左上肢被压在身下,因剧烈疼痛,十多分钟没有起来,起来后觉右臂疼痛,指端麻木,但能活动,当晚左腋前及左上臂中部出现瘀斑。

问题与思考:
1. 该患者是否损伤到神经?
2. 神经损伤的临床分类包括哪些?

(一)定义

周围神经(peripheral nerve)是由脑和脊髓以外的神经节、神经丛、神经干及神经末梢组成,是传递中枢神经和躯体各组织间信号的装置。根据连于中枢的部位不同,可分为脑神经、脊神经,根据分布的对象不同可分为躯体神经和内脏神经(又称自主神经)。

周围神经病损(peripheral neuropathy)是指各种因素造成的周围神经干或其分支因损伤,常伴有运动功能障碍、感觉功能障碍、自主神经功能障碍和病理反射等。

(二)分类

1. 按照临床表现,周围神经病损可分为神经痛和神经病损两大类。

(1)神经痛:是指受累的感觉神经分布区发生剧痛,而神经传导功能以及神经递质无明显变化,如三叉神经痛。

(2)神经病损:泛指周围神经的某些部位由各种致病因素引起的炎症、营养障碍和缺血,称为神经炎;而周围神经丛、神经干或其分支受外力作用而发生损伤,称为周围神经损伤。

2. 按性质、损伤程度,常用 Seddon 分类法,可分为:

（1）神经失用：神经轴突和神经膜均完整，传导功能暂时丧失。

（2）神经轴突断裂：神经外膜、神经束膜和施万细胞完整，神经轴突部分或完全断裂，出现瓦勒变性，运动和感觉功能完全或部分丧失。

（3）神经断裂：神经的连续性中断，运动和感觉功能完全丧失。

（三）病因

1. **外伤因素** 挤压伤、牵拉伤、挫伤、撕裂伤、切割伤、火器伤、医源性损伤等。

2. **非外伤因素** 炎症、中毒、缺血、营养缺乏、代谢障碍等。

（四）常见的周围神经损伤

常见的周围神经损伤包括臂丛神经损伤、桡神经损伤、正中神经损伤、尺神经损伤、腕管综合征、坐骨神经损伤、腓总神经损伤、胫神经损伤、糖尿病性周围神经损伤、三叉神经痛、特发性面神经麻痹、肋间神经痛等。

二、主要功能障碍

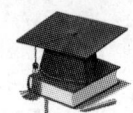

案例 6-5B

该患者4天后自觉左上肢胀痛麻木，活动不灵活，有沉重感，晚上加重。查体发现左臂自肩关节以下至指端均明显肿胀，上臂及前臂张力较高，指压无凹陷。手背呈馒头状水肿，指压有凹陷，皮肤光亮，手背桡侧、上臂下半桡侧的后部及前臂后部感觉减退或消失。

问题与思考：

1. 该患者会发生哪些功能障碍？
2. 康复护理评估内容有哪些？

1. **运动功能障碍** 运动神经不完全损伤的情况下，多数表现为肌力减退。完全损伤后，受损神经所支配的肌肉主动运动消失、肌张力和反射减弱或消失。肢体呈迟缓性瘫痪，随着病程延长肌肉逐渐发生萎缩。伤病后的神经恢复或手术修复后，肌力可逐渐恢复。

2. **感觉功能障碍** 周围神经病损后，由于感觉神经受损，其对应区域的触觉、痛觉、温度觉、振动觉和两点辨别觉可完全丧失或减退，患者可出现麻木、刺痛、灼痛、感觉过敏等症状。由于各皮肤感觉神经有重叠分布，所以其分布区的皮肤感觉并不是完全丧失，而是局限于某一特定部位，称为单一神经分布区。在神经不完全损伤的情况下，神经支配区的感觉丧失程度不同。在神经恢复的过程中，上述感觉恢复的程度也有所不同。

3. **自主神经功能障碍** 周围神经病损后，由交感神经纤维支配的血管舒缩功能、出汗功能和营养性功能发生障碍。患者患病初期可因血管扩张、汗腺停止分泌，从而出现皮肤温度升高、潮红和干燥。2周后，血管发生收缩，皮温降低，皮肤变得苍白。此外还可出现皮肤变薄、干燥、皮纹变浅、光滑发亮，指甲粗糙脆裂，骨骼发生骨质疏松等。另外，交感神经受损还可以引起疼痛和水肿，水肿是由于静脉血管张力丧失、静脉和淋巴回流受阻引起。

4. **反射功能障碍** 深反射、浅反射减弱或消失，早期偶有深反射亢进。

5. **肢体畸形** 当周围神经完全病损时，由于与麻痹肌肉相对的正常肌肉的牵拉作用，使肢体呈现特有的畸形。如上臂部桡神经损伤后，使手呈现典型的垂腕和垂指畸形；腕部尺神经损伤后，正中神经损伤出现"猿手"畸形，呈现典型的爪形指畸形。

6. **心理障碍** 周围神经病损可影响患者的正常生活和工作，患者可出现焦虑、抑郁、狂躁等不良情绪。

7. **其他障碍** 周围神经损伤患者除了上述功能障碍外，还可以伴有日常生活活动能力障碍、呼吸运动障碍等。

三、康复护理评估

（一）运动功能评估

1. **肌力** 采用 MMT 对肌力进行评定。具体方法详见第三章第一节。
2. **关节活动度** 使用测量工具对关节活动度进行测量。具体方法详见第三章第一节。
3. **患肢及肌肉情况** 测量患肢和健肢周径并进行对比，以了解肌肉有无萎缩、肿胀，另外，还需观察患肢皮肤是否完整、肢体有无畸形。
4. **运动功能恢复评估** 英国医学研究院神经外伤学会将周围神经损伤后的运动功能恢复情况分为 6 级，等级越高代表运动功能越好（表 6-9）。

表6-9 周围神经损伤后运动功能恢复等级

恢复等级	评价标准
0级	肌肉无收缩
1级	近端肌肉可见收缩
2级	近、远端肌肉均可见收缩
3级	所有重要肌肉均能做抗阻力收缩
4级	能进行所有运动，包括独立的和协同的
5级	完全正常

（二）感觉评估

1. **感觉功能评估** 包括触觉、痛觉、温度觉、压觉、两点辨认觉、图形辨别觉、皮肤定位觉、位置觉、运动觉等。
2. **感觉功能恢复评定** 英国医学研究院神经外伤学会将周围神经损伤后的感觉功能恢复情况分为 6 级（表 6-10）。

表6-10 周围神经损伤后感觉恢复等级

级别	评价标准
0	感觉无回复
1	支配区皮肤深感觉恢复
2	支配区浅感觉触觉部分恢复
3	皮肤痛觉和触觉恢复，且有感觉消失
4	感觉达到 S_3 水平外，两点辨别觉部分恢复
5	完全恢复

3. **自主神经功能评定** 可根据自主神经功能障碍的表现进行评估，常用发汗试验。

（三）神经反射检查

常对肱二头肌反射、肱三头肌反射、膝反射、踝反射和桡骨骨膜反射等进行检查，检查结果应注意与对侧对比。

（四）电生理学检查

神经肌电图、神经传导速度测定和体感诱发电位对神经病损的部位、程度及损伤神经恢复情况进行判断。

(五) 日常生活活动能力评估

常用 Barthel 指数量表进行 ADL 评定。

(六) 其他

1. 神经干叩击试验（Tinel 征） 用于神经损伤的诊断和神经再生的评定。具体方法：在损伤平面或神经生长所达到的部位，轻叩神经，即发生该神经分布区放射性疼痛、过电感等过敏现象。

2. 心理评估 了解患者的心理状态、人际关系、环境适应能力和社会支持系统情况。具体方法详见本书第四章第四节。

四、康复护理措施

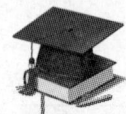

案例 6-5C

静脉滴注克林霉素、B-七叶皂苷，并嘱抬高患肢，治疗两天，没有明显效果，患者除手背桡侧、上臂下半桡侧的后部及前臂后部感觉减退或消失外，还出现了伸肘、伸腕、伸指障碍，腕下垂，各手指下垂，前臂有旋前畸形，不能旋后，拇指内收等功能障碍。

问题与思考：
1. 该患者的康复护理目标是什么？
2. 该患者的康复护理措施有哪些？

(一) 康复护理目标

周围神经病损康复护理的短期目标为：①去除病因，消除炎症、水肿；②尽早开展康复护理工作，促进神经再生，保持肌肉质量，增强肌力，促进感觉功能恢复，防止肢体发生挛缩畸形。远期目标为：最大限度地恢复患肢原有的功能，患者生活可自理，参与社会活动，重返社会，提高生活质量。

(二) 康复护理方法

1. 急性期康复护理措施

(1) 保持功能位：应用矫形器、石膏托、夹板等，将患肢的关节保持功能位。

(2) 患肢的被动运动：早期患肢各关节应做全方位的被动运动，每天至少 1~2 组，每组各方向 3~5 次，保证关节的活动范围，预防关节的挛缩和畸形。

(3) 患肢的主动运动：受损范围较轻或病情有所好转时，需进行主动运动。如渐进性抗阻肌力训练、等速肌力训练、耐力训练等。

(4) 受损肢体肿痛的护理：伴有水肿的患者，抬高患肢，使用弹力绷带压迫，对患肢做轻柔的向心按摩与被动运动，可采用热敷、温水浴、红外线等理疗方法改善局部血液循环，减轻组织水肿和疼痛。

(5) 保护患肢：由于患肢存在运动和感觉障碍，存在受伤的危险，所以对受损部位应加强保护，如戴手套、穿袜子等。一旦出现损伤，恢复比较慢，可采用理疗等方法进行辅助治疗。

2. 恢复期康复护理措施 急性期 5~10 天，炎症水肿消退后，进入恢复期。早期的治疗护理措施仍可选择使用，此期的重点是促进神经再生，增强肌力，促进运动、感觉功能恢复。

(1) 神经肌肉电刺激疗法：周围神经受损后可引起肌肉瘫痪，可采用神经肌肉电刺激疗法，延缓肌萎缩的发展，保护肌肉质量。电流引起收缩时，患者应同时尽力主动收缩肌肉，使功能恢复达到最大程度。治疗时观察和护理局部皮肤，防止感染或烫伤。

(2) 肌力训练：根据受损肌肉的功能情况选择不同类型的肌力训练，受损肌肉肌力在 0～1 级时，进行助力运动，应注意循序渐进；受损肌肉肌力在 2～3 级时，可进行范围较大的助力运动、主动运动及器械性运动，但运动量不宜过大，以免肌肉疲劳，随着肌力逐渐增强，助力逐渐减小；受损肌肉肌力在 3～4 级时，可进行抗阻练习，以争取肌力的最大恢复，同时进行速度、耐力、灵敏度、协调性和平衡性的专门训练。

(3) 作业功能训练：根据功能障碍的部位、肌力、耐力及严重程度，选择适宜的作业治疗方法。上肢治疗方法包括编织作业、打字作业、雕刻作业、缝纫作业等，下肢治疗方法包括踏自行车等，以增加肌肉的灵活性和耐力。随着肌力的恢复，逐渐增加活动的阻力，增加训练难度和时间。

(4) ADL 训练：将 ADL 训练与肌力训练相结合，如整理个人卫生、进食、穿脱衣物、转移等动作；下肢练习上下楼梯、台阶等。训练中可使用辅助器具，以增强训练效果。训练中可逐渐增加训练强度和时间，以增强身体的灵活性和耐力。

(5) 感觉功能训练：周围神经病损后，出现的感觉障碍主要有麻木、灼痛，感觉过敏，感觉缺失等。

1）局部麻木感、灼痛：可进行手术治疗和非手术治疗。手术治疗主要是进行交感神经节封闭手术。非手术治疗包括药物疗法、理疗，理疗可选择经皮电神经刺激疗法、干扰电疗法、超声波疗法、磁疗、激光照射、直流电药物离子导入疗法、电针灸等方法对患者进治疗。

2）感觉过敏：皮肤感觉过敏是神经再生的必然现象。采用脱敏疗法，即感觉抑制法。首先指导患者克服敏感现象，然后是在敏感区逐渐增加刺激，具体方法包括：①选用不同质地不同材料的物品刺激，5～10 次 / 分，最初可先选用柔软的棉花，以后可以逐步过渡到毛巾、毛毯、毛刷、沙子、米粒、小玻璃球、沙子等。②还可以采用旋涡浴、按摩、震动、渐进压力、叩击、冷热疗法等刺激敏感区，以帮助患者适应和耐受。

3）感觉丧失：在促进神经再生的治疗基础上，采取闭眼 - 睁眼 - 闭眼的方法，护士采用针刺、冷、热、深压刺激等手段，帮助患者进行感觉重建。然后利用不同质地，形状，大小的物品对患者进行移动性触觉训练、持续触压觉训练、触觉定位训练、触觉灵敏性训练和触觉辨识训练。

(6) 矫形器和辅助器具护理：周围神经病损常伴有各种肌肉、肌腱和关节的挛缩变形，可以使用各种矫形器和辅助器具治疗，在此过程中，护士需要指导患者和家属如何正确使用这些器具，告之其注意事项，协助和指导患者进行减压护理，并观察治疗的效果和副作用，及时与医生、矫形器技师联系，帮助调整。

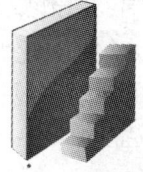

常见周围神经病损及其矫形器的应用

功能障碍部位	损伤神经	矫形器
肩关节	臂丛神经	外展夹板
腕关节	桡神经	上翘夹板
拇指对掌受限	正中神经	对掌夹板
爪形手	尺神经	短拮抗夹板
下垂、内翻足	腓总神经	足吊带和支具
膝关节	股神经	大腿矫形器
足外翻、踝背伸挛缩	胫神经	踝足矫形器、矫形鞋

(7) 心理护理：护士应多与患者沟通交流，鼓励患者倾诉，周围神经损伤患者往往会有经济压力和就业压力，担心没有办法回到原来的生活，从而会产生一系列的负面情绪和行为，护士应多解释，帮助患者和家属了解所患疾病的相关知识，帮助其正确面对疾病，树立信心，积极配合和参与治疗和护理，鼓励患者家属多探望患者，加强社会支持作用。

五、常见周围神经损伤的康复护理

（一）特发性面神经麻痹

1. **特发性面神经麻痹**（idiopathic facial palsy） 又称面神经炎或贝尔麻痹，为茎乳突孔内面神经非特异性炎症引起的周围性面神经麻痹。

2. **常见功能障碍** 包括摄食功能障碍、面神经麻痹，根据受累部位的不同，部分患者还可表现为味觉障碍和听觉障碍。

3. **康复护理要点** ①指导患者对着镜子按摩瘫痪面肌、进行面部随意运动的训练；②对茎乳突附近肌肉进行热敷或红外线照射；③指导患者正确服药；④保护眼部，对眼角膜暴露的患者使用眼罩、涂眼药膏，以保持眼睛的湿润。

（二）急性炎症性脱髓鞘性多发性神经病

1. **急性炎症性脱髓鞘性多发性神经病**（acute inflammatory demyelinating polyneuropathies，AIDP） 又称吉兰-巴雷综合征（Guillain-Barre GBS）是一种分节段脱髓鞘疾病，并常累及远端，亦可扩展到神经根，引起急性或亚急性瘫痪。本病为病因不明可能与感染有关，免疫机制参与的急性（或亚急性）特发性多发性神经病。

2. **常见功能障碍** ①运动功能障碍：对称性肌无力，由远端到近端发展。②呼吸功能障碍：10%～30%的患者出现呼吸肌麻痹，危及生命；③感觉功能障碍：麻木感、针刺感、手套样等异常感觉；④脑神经损害：常见双侧面瘫及展神经麻痹；⑤自主神经功能障碍：可表现为皮肤潮红、尿潴留、水肿、心动过速等；⑥并发症：肺炎、肺不张、窒息、中毒性心肌炎、深静脉血栓、压疮等。

3. **康复护理要点** ①呼吸功能训练：采取主动或辅助腹式呼吸、缩唇呼吸，有痰液者可指导有效咳嗽，进行体位引流和拍背辅助排痰。部分患者急性期可出现呼吸肌麻痹，应备好抢救物品，如已使用呼吸机的患者应加强口腔护理，及时给予雾化吸入并按时吸痰，每2h帮助患者翻身拍背一次；②运动功能训练：对患者进行全身各关节的被动运动，增强关节活动度，增强肌力。肌力的训练要根据麻痹肌肉的肌力决定增强肌力的模式，可依照被动运动、助力运动、主动运动、抗阻力运动的顺序进行训练，循序渐进，逐渐增强肌力。另外，还可以使用生物反馈或肌电生物反馈进行治疗；③作业功能训练：根据患者功能情况，可进行打字、编织等作业训练，以增加肌肉的灵活性和耐力；④感觉功能训练：可通过针灸、按摩抚触、拍打、毛刷刷其皮肤、冷热疗法、蜡疗、功能性电刺激等方法，促进神经网络的重建、肌肉的收缩，促进感觉恢复；⑤ADL训练：尽早开展ADL训练，可借助辅助器具进行训练；⑥并发症的护理：对各项并发症采取预防和对症处理。

（三）臂丛神经损伤

1. **臂丛神经损伤** 臂丛神经由C_5、C_6、C_7、C_8、T_1神经根组成，具体支配上肢运动功能和感觉功能。在各种外力的作用下，如牵拉伤、交通事故伤、枪伤、产伤等，造成臂丛神经的损伤，根据受损部位的高低可将臂丛神经损伤分为三类：上臂型损伤、前臂型损伤、全臂型损伤。

2. **常见功能障碍** ①上臂型损伤：可表现为肩外展和屈肘功能障碍；②前臂型损伤：可表现为尺神经支配肌肉麻痹和部分正中神经和桡神经功能障碍；③全臂型损伤：可表现为整个上肢的迟缓性麻痹。

3. 康复护理要点 ①上臂型损伤：采用外展支架保护患肢，同时按摩患肢各肌群，被动活动患肢各关节，也可选用温热疗法、电疗法。在受累肌肉出现主动收缩时，应根据肌力选用助力运动、主动运动及抗阻运动，必要时可手术治疗；②前臂型损伤：使用支具使腕关节保持在功能位，协助患侧腕关节及掌指、指间关节做被动运动；③全臂型损伤：协助做患肢各关节的被动运动，如患肢功能不能恢复，应训练健肢的代偿功能。

（四）桡神经损伤

1. 桡神经损伤 在臂丛的各周围神经中，桡神经最易遭受外伤，最常见于肱骨中、下三分之一处骨折时。不同的受损部位，产生不同临床表现的桡神经麻痹，具体如下：①高位的损伤，产生完全的桡神经麻痹，上肢各伸肌皆瘫痪；②肱三头肌以下损伤时，伸肘力量尚保存；③肱桡肌以下损伤时，部分旋后能力保留；④前臂区损伤时，各伸指肌瘫痪；⑤腕骨区损伤时，只出现手背区感觉障碍图（图 6-21）。

2. 常见功能障碍 ①伸腕、伸指、前臂旋后功能障碍，因伸腕、伸指肌瘫痪可出现"垂腕"，指关节屈曲，拇指不能桡侧外展。②手背桡侧半皮肤感觉迟钝。

3. 康复护理要点 ①保持肢体功能位，可使用支具使腕背伸30°、指关节伸展、拇外展，以避免肌腱挛缩；②被动运动：对受累关节进行被动活动和按摩，但麻痹肌不能过度外展；③作业功能训练：选择适宜的作业训练项目，扩大关节范围、提高灵活性和协调性；④可采用电刺激、微波、水疗等方法对患者进行训练。

（五）尺神经损伤

1. 尺神经损伤 多见于肘部和腕部的损伤。

2. 常见功能障碍 ①运动功能障碍：环小指掌指关节过伸、指间关节屈曲，小指爪形手畸形，手指内收、外展障碍，小指与拇指对捏障碍；②感觉功能障碍：手部尺侧半和尺侧一个半手指感觉障碍，小指感觉消失（图 6-22）。

3. 康复护理要点 训练方法同桡神经损伤，为防止小指、环指和掌指关节过伸畸形，可使用关节折曲板，使掌指关节屈曲至45°，也可佩戴弹簧手夹板，使蚓状肌处于良好位置，屈曲的手指处于伸展状态。

（六）正中神经损伤

1. 正中神经损伤 多由儿童肱骨髁上骨折和腕部切割引起。

2. 常见功能障碍 ①损伤平面位于肘关节时，可出现"猿手"畸形，拇指不能对掌、桡侧三个半指感觉障碍，常合并灼性神经痛；②损伤平面位于腕关节时，出现拇指不能对掌，大鱼际肌萎缩及桡侧三个半指感觉障碍（图 6-23）。

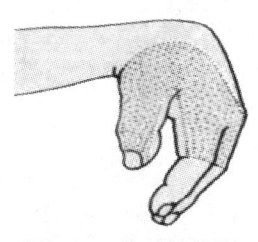　　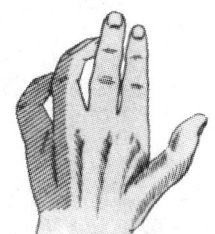　　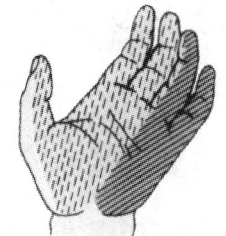

图 6-21　桡神经损伤　　图 6-22　尺神经损伤　　图 6-23　正中神经损伤

3. 康复护理要点 训练方法同桡神经损伤，运用支具使受累关节处于功能位。视病情不同选择被动运动、主动运动及理疗等方法，以矫正"猿手"畸形，防治肌腱挛缩。

（七）坐骨神经损伤

1. 坐骨神经损伤 髋关节半脱位、刀伤、臀部挛缩手术及臀大肌注射都可以引起坐骨神经损伤。

2. 常见功能障碍 ①高位损伤，股后部、小腿和足部肌肉麻痹，膝关节不能屈曲、足下垂，小腿后外侧和足部感觉消失；②股后部、下部损伤：可仅表现为踝、足趾功能障碍。

3. 康复护理要点 视病情不同选择被动运动、主动运动及理疗等方法，可配用支具（如足托）或矫形鞋，以防治膝、踝关节挛缩，及足内、外翻畸形。

（八）腓神经损伤

1. 腓神经损伤 在下肢神经损伤中最多见。

2. 常见功能障碍 ①运动功能障碍：损伤后常表现为足与足趾不能背伸、足不能外展、足下垂、马蹄内翻足、足趾下垂、行走时呈"跨越步态"；②感觉功能障碍：小腿前外侧及足背感觉障碍（图6-24）。

3. 康复护理要点 视病情不同选择被动运动、主动运动及理疗等方法，以预防膝关节挛缩畸形、足内翻、足趾屈曲畸形等。可用足托或穿矫形鞋使踝保持90°位。如为神经断裂，应尽早手术缝合。对不能恢复者，可行足三关节融合术及肌腱移植术。

（九）腕管综合征

1. 腕管综合征 是正中神经在腕管内受压而出现的一组综合征，可由腕横韧带压迫、外伤、遗传性或解剖异常、代谢障碍引起，也可继发于类风湿关节炎。对于任何年轻或中年人主诉夜间手感觉异常者，均应考虑此病。

2. 常见功能障碍 ①运动功能障碍：大鱼际肌萎缩、无力，拇指对掌无力；②感觉功能障碍：桡侧三根手指端疼痛或麻木；③蒂内尔（Tinel）征阳性，叩击腕横韧带区常引起感觉异常（图6-25）。

3. 康复护理要点 ①肌无力的代偿：严重无力需配用对掌支具，将拇指置于外展位，以便使拇指掌面能与其他各指接触；②感觉丧失与疼痛：可使用经皮电神经刺激疗法，将表面电极置于疼痛区域，使疼痛缓解；如患者已产生反射性交感神经营养不良，可进行手部按摩、冷热水交替浴及腕、指关节助力与主动关节活动范围练习。

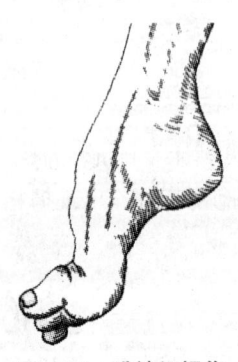 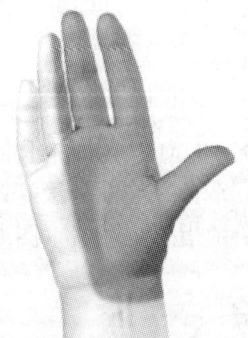

图6-24　腓神经损伤　　　　图6-25　腕管综合征疼痛或麻木部位

六、康复护理指导

1. 指导患者在日常活动中注意保护患肢，防止再损伤。如患手接触热水壶、热锅时，应戴手套，防止烫伤。

2. 指导患者利用社区和家庭康复资源，坚持康复训练，尤其是ADL训练。在训练中应以促进受损神经恢复与再生，增加肌力，减慢或减轻肌肉萎缩，扩大关节活动范围，预防关节挛缩、畸形为训练原则，循序渐进，逐渐恢复。

3. 指导患者正确对待疾病，鼓励患者多参与社会活动，加强社会支持系统，包括家庭、朋友、同事、单位等社会支持。

4. 指导患者和家属正确服药、预防和护理并发症和合并症。

第六章 神经系统疾病的康复护理

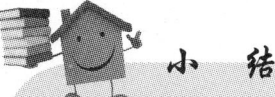

小　结

1. 周围神经损伤主要致病因素包括外伤因素和非外伤因素。
2. 周围神经损伤主要功能障碍包括运动功能障碍、言语功能障碍、自主神经功能障碍、反射功能障碍、肢体畸形、心理障碍、其他障碍。
3. 对周围神经病损患者急性期进行保持功能位、被动运动、主动运动、受损肢体肿痛的护理、保护患肢等护理。恢复期进行神经肌肉电刺激疗法、肌力训练、作业疗法、ADL训练、感觉功能训练、矫形器和辅助器具护理、心理护理等。
4. 对于周围神经病损康复护理，根据不同疾病的临床表现和康复功能障碍，有针对性地进行康复护理。
5. 指导患者注意保护患肢，坚持康复训练，正确对待疾病，正确服药，预防和护理并发症和合并症。

自测题

使用手机浏览器扫此二维码可以进入第六章第五节自测题参考答案

一、选择题

1. 李某，臂丛神经损伤，徒手肌力为2级，其康复功能训练应偏重于
   A．被动运动
   B．抗阻运动
   C．主动运动
   D．助力运动
   E．制动

2. 周围神经病损早期减轻患肢水肿可以选用以下哪种方法
   A．运动疗法
   B．作业疗法
   C．理疗
   D．心理疗法
   E．传统康复疗法

二、简单题

1. 简述周围神经病损、神经痛、神经病损之间的区别。
2. 简述周围神经病损的康复护理目标。
3. 简述糖尿病性周围神经病损康复护理要点。

三、案例分析

李某，男，28岁，近日因车祸入院，诊断为：左侧桡神经损伤。目前，患者表现为左侧不能伸腕、伸指、前臂旋后，手背桡侧感觉消失。请问应从哪些方面对患者进行康复护理训练？

（孔祥颖）

第六节 帕金森病

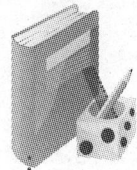

学习目标

通过本节内容的学习,学生应能够:

◎ 识记
1. 描述说明帕金森病的病因。
2. 列举帕金森病的临床表现和主要功能障碍。

◎ 理解
1. 比较帕金森病的康复评价方法。
2. 分析帕金森病的康复治疗措施。

◎ 运用
针对帕金森病的主要功能障碍制订康复护理计划。

一、概述

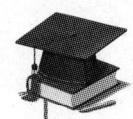

案例 6-6A

张某,男性,47岁,农民,因"左侧肢体僵硬、不自主抖动1年余"入院,头MRI示:"双侧基底核对称性异常信号,双额皮质下点片状缺血脱髓鞘改变,脑萎缩"临床特点:患者一年前无明显诱因出现左上肢活动不灵活,穿衣服系扣子困难,伴有不自主抖动,活动和静止时均出现,紧张时加重,睡眠时消失,伴运动迟缓,小便次数增多,发病以来曾两次尿失禁,无嗅觉减退、便秘及直立性低血压,家庭中母亲有类似疾病。

问题与思考:
分析该病的病因及临床表现?

(一)定义

帕金森病(Parkinson's disease,PD)又名震颤麻痹(Paralysis Agitans),是一种常见的中老年的神经变性疾病,1817年由Parkinson首先描述。临床上以静止性震颤、运动迟缓、肌强直和姿势步态不稳为主要特征。

我国65岁以上人群总体患病率为1000/10万,总患病率随年龄的增长而升高,男性稍高于女性,致残率随病程增加,10年以上病程致残率达到80%以上。

(二)病因

1. 环境因素 20世纪80年代初研究者发现一种嗜神经毒1-甲基-4-苯基1-、2、3、6-四氢吡啶(MPTP)经转化代谢,导致多巴胺能神经元变性、缺失。流行病学调查发现,长期接触农药、杀虫剂、除草剂和某些工业化学品可能是PD发病的危险因素。

2．遗传因素 目前认为有10%左右的帕金森患者家族史阳性，大多数为散发。20世纪90年代后期，有学者发现帕金森病患者发病与多种基因突变有关，基因易感性如细胞色素P4502D6基因等可能是PD的易感因素之一。

3．年龄因素 生理性多巴胺（DA）神经元退变，是PD促发因素。

目前认为帕金森病并非单一因素所致，而是多因素交互作用。

（三）分类

根据病因常分为原发性帕金森和继发性帕金森。

1．原发性帕金森 慢性进行性变性，病因不明，与年龄老化、环境因素或家族遗传因素有关。

2．继发性帕金森 脑血管病、药源性中毒、脑炎、脑外伤、脑肿瘤、基底核钙化、神经系统变性疾病的部分表现。

（四）临床表现

本病起病隐匿，缓慢发展，进行性加重。

1．静止性震颤（static tremor） 为首发症状，震颤于肢体静止时出现或明显，随意运动时减轻或停止。大多始于一侧上肢远端，患者示指屈曲与拇指相对，不自主震颤，似"搓丸样"动作。随病情进展，逐渐扩展到同侧下肢及对侧上下肢，呈"N"字形，最后可累及头部、下颌、口唇、舌。

2．肌强直（rigidity） 是由于锥体外系肌张力增高所致。强直多从一侧上肢或下肢近端开始，逐渐蔓延到远端、对侧乃至全身，出现特殊屈曲姿势。表现为被动运动关节时，阻力大小始终保持一致，感觉似在弯曲软铅管，故称为"铅管样强直"。关节做被动运动时，开始阻力明显，随后迅速减弱，称"折刀样强直"。如患者合并有震颤，可感觉均匀的阻力上出现断续停顿，称为"齿轮样强直"。

3．运动迟缓（bradykinesia） 患者动作缓慢，行走时起动和停止均有困难。面部肌肉僵直，表情呆滞，呈"面具脸"。手指精细动作困难，如解纽扣、系鞋带。书写时字歪曲不正，越写越小，呈"写字过小征"。

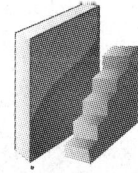

知识链接

帕金森病病理生理

帕金森病是由于中脑黑质的多巴胺能神经元退化、变性，使通过黑质纹状体束、作用于纹状体的神经递质多巴胺（DA）减少。多巴胺是纹状体抑制神经递质，在正常状态下，与乙酰胆碱（Ach）处于拮抗平衡。当多巴胺减少而乙酰胆碱相对增加，过度兴奋的输出，影响到皮质脊髓束、网状脊髓束、红核脊髓束等径路，导致骨骼肌和梭形肌运动的活性普遍增高，其结果是肌强直和运动缓慢的表现。震颤的产生与基底核中五羟色胺水平降低有关。

4．姿势步态障碍 由于平衡功能减退、反射性姿势调节障碍所致。起病初期，患者步行中上肢、躯干、髋部协同动作减少、消失，走路拖步，呈现"僵步现象"，或者步行中突然全身僵住，动弹不得，发生"冻结现象"。随病情进展，步距减小，越走越快，不能即时停步或转弯，称"慌张步态"。

5．非运动症状 常见的有顽固性便秘、直立性血压、多汗、溢脂性皮炎、排尿障碍、抑郁等，少数患者晚期可发生痴呆。

二、主要功能障碍

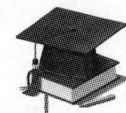

案例 6-6B

综合上述临床表现，入院查体：神志清楚，BP 130/70mmHg，P 80次/分，言语含糊、四肢肌张力增高，左侧为著，左上肢可见不自主抖动，运动时明显，颈部肌肉强直，走路时身体前倾，上身摆动幅度减小，转身困难，偶有小便失禁。

问题与思考：
1. 该患者发生了哪些功能障碍？
2. 应进行哪些康复护理评估？

（一）运动功能障碍

患者运动不能或运动减少是帕金森病致残的主要原因。主要表现在以下方面：

1. **震颤**　在发病早期，震颤影响患者书写、持物等一般日常活动，以及出现解系鞋带和纽扣、穿脱鞋袜或衣服、剃须、洗脸、刷牙等精细动作困难。严重者丧失生活自理能力。

2. **肌强直**　患者多出现特殊的屈曲姿势，严重限制患者的活动程度。强直带来的疼痛也影响其生活质量，到后期全身肌肉僵硬，呈现木僵、甚至植物状态。

3. **异动症**　主要表现为不自主的舞蹈样、手足徐动样或简单的重复动作，常见于面部肌肉，颈背、肢体也有出现，是引起患者窘迫的主要原因。

4. **运动迟缓**　患者随意动作减少、缓慢，从一种姿势过渡到另一种姿势困难。

5. **姿势与平衡异常**　由于四肢、躯干及颈部肌肉强直，患者出现特殊的姿势，站立时头颈与躯干前倾，驼背弯腰，肘关节、膝关节呈不同程度的屈曲；患者行走时步幅小而快，呈"慌张步态"，造成身体不稳定，容易跌倒。

（二）认知功能障碍

帕金森病患者早期出现执行功能障碍（顺序、时间次序和工作记忆、执行计划性操作方面均受损）、视空间障碍（可能是多巴胺缺乏引起的一种异常知觉注意偏差）；学习新信息以及对新信息的自由回忆困难，而再认保持良好。注意力缺乏、信息处理能力低下等，晚期发生痴呆（特征是显著的执行功能障碍和视知觉障碍）。

（三）言语障碍

患者音量降低、语调衰减、音调单一、音质变化、语速快、难以控制的重复和语音模糊，不能正常交流。主要是口、咽、腭肌肌张力高造成发音器官协调能力下降所致。

（四）吞咽障碍

由于咽喉部肌肉运动功能障碍，引起患者流涎，严重时出现吞咽困难，甚至引起呛咳和误吸。

（五）感觉障碍

主要表现为麻木、疼痛、痉挛、不安腿综合征、嗅觉障碍等，患者感觉躯体产生各种不舒适，甚至难以忍受。

（六）膀胱功能障碍

患者常表现为尿频、尿急、尿流不畅等。可能原因是由于逼尿肌的过度反射性收缩（75%的患者）和外括约肌功能丧失（17%的患者）引起。

（七）自主神经功能障碍

皮脂腺分泌亢进可引起脂颜，汗腺分泌亢进可引起多汗，消化道蠕动障碍引起顽固性便秘以及交感神经功能障碍所致的直立性低血压等。

（八）精神心理障碍

随着临床症状加重，患者在社会活动中难免产生窘迫心理，担心完全失去生活自理能力，从而产生一些精神心理症状。主要表现为抑郁、焦虑、睡眠障碍以及幻觉。

（九）活动和参与受限

帕金森病的早期仅表现为手足震颤，姿势的改变，并不影响患者的日常生活活动能力。晚期的患者可以出现活动受限和参与受限。

三、康复护理评估

（一）单项评定

1. **运动功能评定** 包括肌力评定、肌张力评定、关节活动范围测量、平衡与协调能力评定及步态分析五个方面，具体方法详见第三章第一节。

2. **认知功能评定** 包括视空间能力评定和记忆力、智力评定，具体方法详见第三章第三节。

3. **日常生活活动能力评定** 临床上有Barthel指数量表、功能独立性评定（FIM）量表以及Schwab & England日常活动能力量表等，具体详见第三章第七节。

4. **精神心理障碍评定** 多采用精神状态简易速查表（MMSE），对于有抑郁、焦虑等精神症状倾向的患者可采用相应抑郁量表和焦虑量表。

5. **其他** 如言语障碍评定、吞咽功能评定、膀胱功能障碍，具体方法详见第三章相关章节。

（二）综合评定

1. **修订的Hoeh-Yahr分级** 修订的Hoehn-Yahr分级表（表6-11）是一个评价帕金森病病情分级的表。原表于1967年发表于美国Neurology刊物上，作者为Melvin Yahr和Margaret Hoehn，只有1期到5期，近年来医学家加入0期、1.5期和2.5期。

表6-11 修订的hoehn-Yahr分级

级别	
0级	无疾病体征
1级	单侧肢体症状
1.5级	单侧肢体+躯干症状
2级	双侧肢体症状，无平衡障碍
2.5级	轻度双侧肢体症状，后拉试验可恢复
3级	轻至中度双侧肢体症状，平衡障碍，保留独立能力
4级	严重障碍，在无协助的情况下仍能行走或站立
5级	患者限制在轮椅或床上，需人照料

2. **帕金森病统一评分量表（UPDRS）** 由Fahn等人在1987年制定，现已取代Hoehn-Yahr分级表，广泛应用于帕金森病临床评估中。UPDRS包含6个分量表，分别从帕金森患者的精神活动和情感障碍、日常生活能力、运动功能、治疗的并发症、病情严重程度等方面做出客观评判，每一项计分为5个等级（0~4分），0正常，4分最重。

3. 韦氏帕金森病评定法（Webster's Parkinson disease evaluation form） 此表从手动作、强直程度、姿势、上肢协调能力、步态、震颤、面容、言语和生活自理能力9个方面进行评估，每项4个等级（0～3分），总分为每项累加分，1～9分为早期，10～18分为中度，19～27为严重进展阶段。

四、康复护理措施

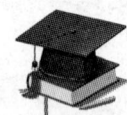

案例 6-6C

该患者双上肢肌张力高，解系纽扣、鞋带、刷牙、洗脸、起床转身缓慢、讲话缓慢、语调变低，Hoeh-Yahr 分级3级，智力障碍。给予低盐低脂饮食、吸氧、泰舒达 50mg 1次/日、美多巴 125mg 1次/日，症状有所缓解。

问题与思考：
1. 该患者康复护理的原则和目标是什么？
2. 该患者应该采取哪些康复护理措施？

（一）康复护理原则及目标

1. 康复护理原则 合理用药、控制缓解疾病相关症状的发生、发展、康复训练、指导日常生活、合理饮食、心理护理提高生存质量。

2. 康复护理目标

（1）短期目标：患者能适应现有生活状态，生活基本需要得到满足，情绪稳定，舒适感增加，能配合进行功能康复训练，维持正常的营养供给，语言表达能力、躯体活动能力和吞咽功能逐步恢复正常。

（2）长期目标：通过实施康复与运动疗法、心理疏导和照料护理等措施，最大限度地促进功能的恢复，减缓并发症的发生，争取患者达到生活自理，回归社会。

（二）康复护理方法

1. 运动疗法

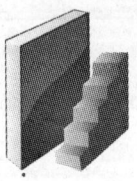

知识链接

帕金森病运动治疗的原则

①抑制异常运动模式、学会正常的运动模式：通过对简单的正确动作进行大量的重复，让患者学会正常的运动形式；②充分利用视听觉：患者运动困难，但听觉正常，在训练中应利用视听反馈；③患者主动参与：患者主动参与才能学会正常的运动模式；④避免疲劳：帕金森患者一旦产生疲劳，则疲劳消失很慢，有研究显示与抑郁和睡眠障碍显著相关。⑤避免抗阻运动：抗阻运动可加重肌紧张，肌紧张可引发所有原有症状，造成患者不愉快的感觉，同时，肌紧张一旦加重，消失很慢，所以禁止抗阻运动。

（1）松弛训练（图6-26）：帕金森患者由于肌张力高，震颤，容易产生疲劳，应进行松弛训练。

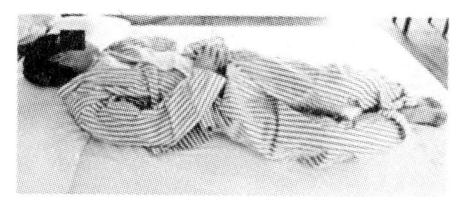 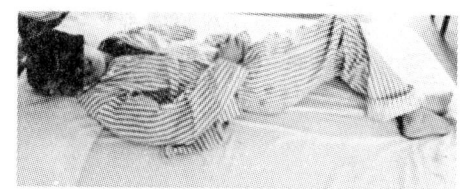

头、下肢反向运动

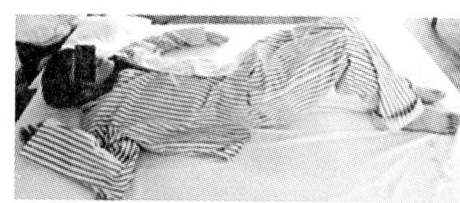 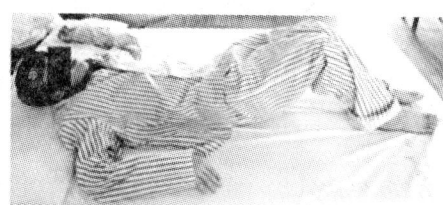

双肩部反向运动

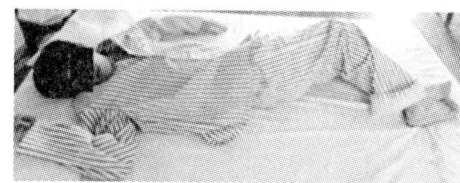 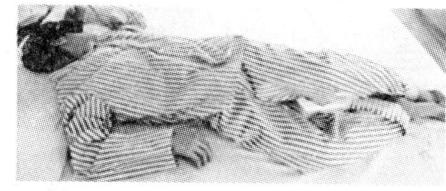

头、颈、肩、腰部组合运动
图 6-26 松弛训练

(2) 面部肌肉训练：皱眉、展眉，用力睁、闭眼，鼓腮、吸腮，龇牙和吹口哨、微笑、大笑等训练，交替进行，反复练习。

(3) 头颈部训练（图 6-27）：

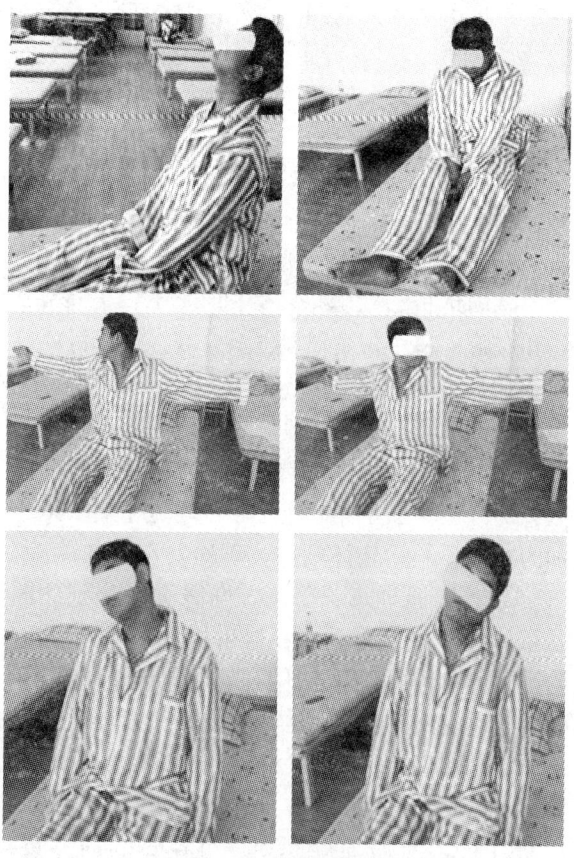

图 6-27 颈部训练

1）前后运动：头后仰，双眼注视上方约5s，然后向下，下颌尽量触及胸部。

2）左右转动：头向右转，试着用下颌触及肩部，并向右后看大约5s，然后同样的动作向左转。

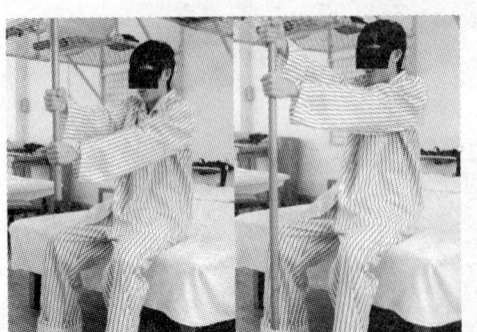

图6-28 手抓放训练

3）左右摆动：面向前方，头缓慢地向左右肩部侧靠，尽量用耳朵去触到肩膀。

4）前后运动：下颌前伸保持5s，然后内收5s。

（4）手部训练：伸直一只手掌，用另一只手抓住手指向手背方向搬压，防止掌指关节畸形。将手心平展紧贴桌面，反复练习手指分开和合并的动作，防止手指关节的畸形。反复练习握拳和伸指的动作（图6-28）。

（5）上肢训练（图6-29）：两肩尽量向耳朵方向耸起，然后尽量使两肩下垂。伸直手臂，高举过头向后，双手向后在背部扣住，往回拉，将手滑至肩上，肩内收，试用面部接触肘部，然后双肘分开，肩外展，挺胸，每个动作均保持10s。双手臂置于头上，肘关节弯曲，双手抓住对侧肘关节，身体向两侧弯曲，以上每项练习3～5次。

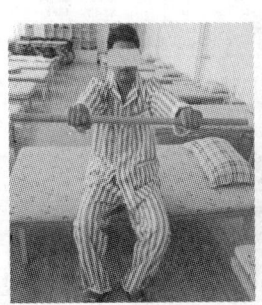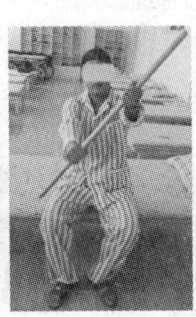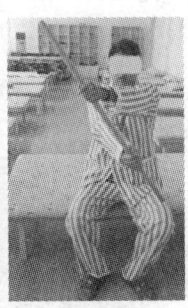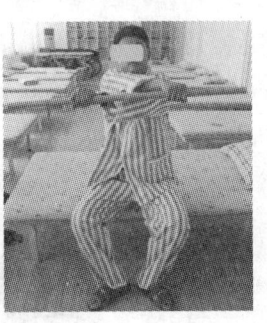

图6-29 上肢翻转训练

（6）下肢训练：双腿稍分开站立，双膝微屈，向下弯腰，双手尽量触地。左手扶墙，右手抓住右脚向后拉维持数秒钟，然后换对侧。面向墙壁站立，双腿稍分，双膝紧靠，手掌贴墙，身体前倾，感觉小腿肌肉牵拉。双膝屈曲盘坐，双脚掌相对，将膝部靠向地板。双腿呈"V"形坐下，上身先后分别靠向右腿、双脚之间和左腿，每个位置维持5～10s。以上每项练习3～5次。

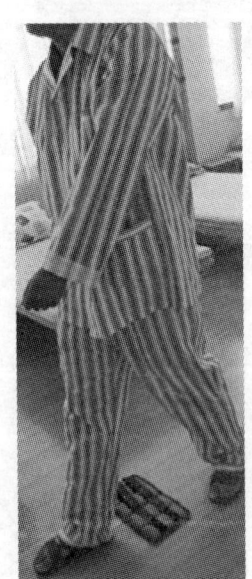

图6-30 行走训练

（7）躯干训练：

1）侧弯运动：双脚分开与肩同宽，双膝微曲，伸直一侧上肢，掌心向内，躯干向对侧侧弯，来回数次。

2）转体运动：双脚分开，略宽于肩，双上肢屈肘平端于胸前，分别向左后、右后转体两次，动作要富有弹性。

（8）腹肌训练：平卧，两膝关节分别曲向胸部，持续数秒钟，然后双侧同时做这个动作；双手抱住双膝，慢慢地将头部伸向两膝关节。俯卧，腹部伸展，腿与骨盆紧贴地板，用手臂上撑维持10s；手臂和双腿同时高举离地维持10s，然后放松。反复多次。

（9）步态训练（图6-30）：挺胸抬头，双眼直视前方，起步足尖要尽量抬高，先足跟着地再足尖着地，跨步要尽量慢而大，双上肢尽量在行走时做前后摆动。可在脚的前方每一步的位置摆放一块高

10～15cm 的障碍物，做脚跨越障碍物的行走锻炼，亦可借助"L"形拐杖。

（10）平衡训练（图6-31）：练习从坐位到立位的重心移动和平衡。双足分开25～30cm，向左右、前后移动重心，并保持平衡。躯干和骨盆左右旋转，同时上肢进行大的摆动，练习平衡、缓解肌张力。

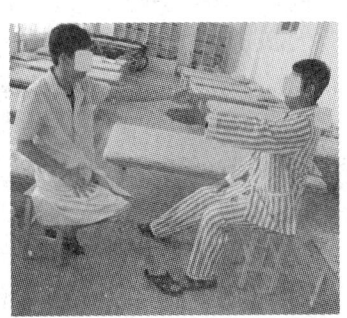 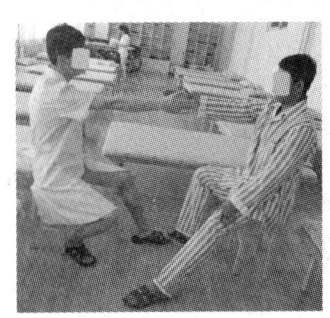

图6-31 平衡训练

2．吞咽困难的训练

（1）口面部肌肉训练：指导患者每日进行微笑、皱眉、鼓腮、伸舌训练和双侧面部按摩，进食时身体坐直，给予充足的时间和安静的环境减少外界刺激，对于消化、咀嚼功能减退的患者一般给予易消化、易咀嚼的无刺激性食物

（2）进食训练：患者取坐位，身体坐直稍向前倾20°，颈部稍向前弯曲，或取30°～60°半卧位，头向前屈，食物从舌中间放入，小于一口量、每次证实完全咽下后再喂第二口，速度不宜过快，30min 为宜。食物的选择以糊状为宜；禁止以吸管饮水，以免误入气管。

3．语言训练

（1）肌肉协调能力训练：舌头重复伸出缩回，在齿间快速左右移动；围绕口唇环形快速运动舌尖。尽快准确说出"la-ka-la"、"ka-ka-ka"、"ka-ka-ka"，重复数次。反复做嘴唇开闭张动作。上下唇用力紧闭数秒钟，再松弛；反复撅嘴，再松弛；尽快说"ma-ma-ma"，休息后再重复。

（2）发音训练：指导患者做深呼吸训练，学着控制呼吸停顿。先深吸气，分别读出词组中每一个字，然后过渡到朗读词组、诗歌、散文，并注意语速、语调。

4．认知功能训练 建立患者每日生活作息卡片，以便患者记忆；多与患者沟通，可采取编故事法让患者便于记忆，鼓励患者在疾病早期参与日常工作，多接触社会参加社交活动，以延缓衰退速度；为生活不能自理者提供必要的照顾，以防发生意外；建立联系卡片注明：患者姓名、联系电话、家庭住址，以防患者外出丢失。

5．心理障碍治疗 帕金森病患者多存在焦虑、抑郁等心理障碍，可能不愿与人交往，拒绝接触社会，整日闷闷不乐，病情继续发展可能出现生活不能自理，易产生自卑、焦虑，甚至可能出现自杀倾向；要重视改善患者的焦虑抑郁等心理障碍，予以有效的心理疏导和抗抑郁药物治疗，在与患者接触过程中要仔细观察患者的心理反应，多与患者沟通；生活中尽量安排亲人陪伴，满足基本生活需要，注意维护形象，创造良好的亲情氛围；指导患者做一些力所能及的工作，根据自己的爱好兴趣积极参加社交活动。

五、康复护理指导

1．培养良好的心态 告知患者及家属保持良好的心态，指导其转移不良情绪的技巧和方法，避免情绪紧张和激动，鼓励患者尽量多与人沟通，表达其心里的感受，积极参与社交活动，培养良好的兴趣和爱好，教育家庭成员多与患者沟通。

2. 用药指导 要遵医嘱正确服药，不可随意增减药物剂量，让患者了解疾病的基本知识，告知用药的种类、计量、用法、副作用和注意事项，记录症状加重及缓解方式，不良反应出现的时间，及时随诊调整用药。

3. 安全防护 预防跌倒，患者可穿防滑鞋，必要时使用拐杖、助行器等助具；对于尿频者，头晕时注意监测血压变化，不要从事开车、登高等危险工作；中晚期患者及时进行环境改造，如厕所安装扶手；使用带扶手的高脚椅子，床不宜太高或太低，方便起居，床上安置固定的架子，上有悬带下垂，方便患者借助吊带坐起、独自翻身等；对有精神障碍的患者外出有人陪同，使用安全卡片，注明姓名、家庭住址、联系电话等。

4. 康复锻炼 指导患者肢体功能锻炼，改善运动的灵活性及协调性，增强姿势的稳定性，改善或维持患者的独立生活能力和生活质量，鼓励患者多与人交流，通过长期有效的交流谈话来保持语言的功能。

5. 预防并发症 出汗较多的患者要及时更换棉质衣裤，天气变化随时增减衣服，避免受凉，预防呼吸道感染，以免加重病情；晚期患者完全丧失生活自理能力，以及出现吞咽困难，可导致营养不良和肺部感染、压疮、尿路感染等并发症，应随时就医。

6. 合理膳食，增加抵抗力 患者应多进食含维生素和纤维素的食物、适量摄入蛋白质，采取易消化饮食，保证充足的水分摄入；禁食辣椒、浓茶等刺激性食物，每晚睡前1h饮牛奶，以增加营养，促进睡眠。

7. 定期复查 建议患者尽量在固定的医院进行定期门诊复查，出现并发症及时就诊。

小 结

1. 帕金森病又名震颤麻痹，是一种常见的中老年的神经变性疾病。临床上以静止性震颤、运动迟缓、肌强直和姿势步态不稳为主要特征。病因可能与环境因素、遗传因素、年龄因素有关。根据病因分原发性帕金森和继发性帕金森。

2. 主要功能障碍为运动功能障碍（静止性震颤、肌强直、运动迟缓、姿势异常及平衡障碍），认知功能障碍主要是早期出现执行功能障碍（顺序、时间次序和工作记忆、执行计划性操作方面均受损）、视空间障碍（可能是多巴胺缺乏引起的一种异常知觉注意偏差）；学习新信息和对新信息的自由回忆困难，而再认保持良好。集中力和注意力缺乏、信息处理能力低下等，晚期发生痴呆。言语障碍表现为音量降低、语调衰减、音调单一、音质变化、语速快，难以控制的重复和语音模糊，不能正常交流。吞咽障碍主要包括呛咳和误吸，还有感觉障碍、膀胱功能障碍、自主神经功能障碍、自主神经功能障碍、自主神经功能障碍。

3. 康复护理评估 包括单项评估（运动功能、认知功能、语言功能、吞咽功能、膀胱功能、排便功能、精神和心理）和综合评估。

4. 康复护理措施早期主要针对主要功能进行运动治疗、吞咽治疗、言语治疗和心理治疗，其目的是早期减缓疾病进展和并发症的发生，晚期是对症护理保证基本生活需要，提高生活质量。

5. 康复护理指导包括疾病知识、用药指导、康复锻炼、饮食指导、安全防护、心理护理、定期复查、并发症预防等。

自 测 题

一、选择题

1. 下列哪项不是帕金森病的病因
   A．接触有毒物质
   B．家族遗传中的基因突变
   C．神经系统老化等多因素交互作用
   D．高血脂
   E．长期接触农药

2. 下列哪项是帕金森病的首发症状
   A．便秘
   B．静止性震颤
   C．体位性低血压
   D．尿失禁
   E．油面

3. 下列哪项是帕金森病患者肌肉障碍最正确的描述
   A．肌张力正常
   B．肌张力低下
   C．铅管样僵直
   D．肌力增高
   E．肌肉萎缩

4. 对认知障碍的帕金森患者预防丢失的方法是
   A．随身携带安全卡
   B．经常在家庭周围活动
   C．多参加社交活动
   D．可自己去医院随诊
   E．为防止丢失不出门

5. 帕金森患者的饮食应
   A．少进食含维生素和纤维素的食物
   B．高蛋白质饮食
   C．禁食刺激性食物
   D．少喝水
   E．睡前饮牛奶

6. 下列哪项是帕金森患者运动训练不正确的方法
   A．抗阻训练
   B．松弛训练
   C．平衡训练
   D．躯干扭转训练
   E．协调训练

二、简答题

1. 简述帕金森病运动障碍的特点。
2. 简述帕金森患者吞咽训练的方法。

三、案例分析

患者刘某，女性，65岁，因"肢体抖动10年、动作迟缓4年、步态不稳1年"，以帕金森病入院，头MRI示："脑萎缩"，穿衣服系扣子困难，伴有不自主抖动，活动和静止时均出现，紧张时加重，患者一年前动作迟缓明显加重，出现姿态步伐异常，表现为头部前倾、步伐前冲，身体向左侧偏斜，跌倒一次，伴记忆力减退，流涎明显，小便次数增多，发病以来曾经常尿失禁。查体：T 36.5℃，P 92次/分，R 20次/分，BP 120/70mmHg，神情、言语含糊、饮水呛咳，四肢肌张力增高，左侧为著，左上肢可见不自主抖动，运动时明显，颈部特殊体位时僵硬，走路时身体前倾。

问题：1. 该患者发生了哪些功能障碍？
2. 该患者应该采取哪些康复护理措施？

（黄燕南）

第七节 老年期痴呆

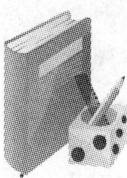

学习目标

通过本节内容的学习,学生应能够:
◎ 识记
1. 列举痴呆的主要类型。
2. 描述老年期痴呆的主要临床表现和主要功能障碍。
◎ 理解
1. 比较痴呆各期的不同典型体征。
2. 归纳老年期痴呆的各部位康复治疗方法。
◎ 运用
评估老年期痴呆患者,并为其制订康复护理计划。

一、概述

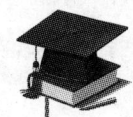

案例 6-7A

患者男性,72岁,职业:退休前酒厂工人,因"记忆力下降4年"由家属搀扶至门诊就诊,患者4年前出现记忆力减退,以近事记忆力为主,记忆力下降逐渐加重,陌生环境下方向感差,但未走失;既往:有饮酒史50年,0.5kg/d。
问题与思考:
1. 本病发病的病因有哪些?
2. 本病的主要类型有哪些?

(一)定义

老年期痴呆(senile dementia),是患者在意识清醒的状态下出现的持久的全面的智能减退,以进行性认知功能障碍和行为损害为特征的中枢神经系统退行性病变,临床上表现为记忆障碍、失语、失用、视空间能力损害、抽象思维和计算力损害、人格和行为改变等为主要特征。

(二)病因

1. **遗传因素** 大部分为散发性或非家族性。
2. **免疫学因素** 随着年龄的增长,免疫功能下降,自身免疫病随之增加。
3. **病毒** 可能与铝中毒有关。
4. **血栓性或栓塞性脑血管病** 最常见的闭塞性脑血管病是动脉粥样硬化和糖尿病性血管病,由于脑内血管闭塞导致多梗死性痴呆。此外多发性脑血管栓死性闭塞是产生多梗死性痴呆的另一类疾病。栓子的主要来源是心脏病及动脉和颈内动脉的粥样硬化斑,可产生胆固醇和纤维蛋白栓子，堵塞脑内血管。

（三）分类

目前对于痴呆的分类尚无统一标准，国际上将老年期痴呆分为三类：

1. 老年性痴呆 最为多见的是阿尔茨海默病（Alzheimer's disease，AD），其发病缓慢，为逐渐进展的进行性痴呆。

2. 血管性痴呆（vascular dementia，VD） 是指由脑血管疾病导致脑供血障碍而出现的智能全面减退。常在50～60岁起病，约半数患者并发原发性高血压和脑卒中反复发作，随着病情逐渐加重，智力减退呈阶梯式发展。

3. 混合性痴呆 指既有老年性痴呆，又有血管性痴呆。

（四）临床表现

老年期痴呆通常隐匿起病，持续进行性发展，一般生存5～6年，近年由于早期治疗和适当康复护理，生存可大于10年，根据临床症状可分为轻、中、重三度。

1. 轻度 主要表现是记忆障碍，首先出现的是近事记忆减退，常将日常所做的事和常用的一些物品遗忘，逐渐发展可出现远期记忆力减退，部分患者可出现视空间障碍，外出找不到回家的路，不能精确地临摹立体图，面对生疏和复杂的事物容易出现疲乏、焦虑和消极情绪。

2. 中度 此期除记忆障碍继续加重外主要表现为社会接触能力减退，特别是原已掌握的知识和技巧出现明显衰退，出现逻辑思维、综合分析能力减退，还可出现失语、失用和失认，此时患者常有明显的行为和精神异常，出现明显的人格改变。

3. 重度 此期患者除上述各项症状逐渐加重外，还有感情淡漠、哭笑无常、言语能力丧失，以致生活完全不能自理等全面性痴呆、极度的智能障碍，此期常可并发全身系统疾病的症状，表现为肺部及泌尿系统感染、压疮及全身性衰竭症状等，最终因并发症而死亡。

二、主要功能障碍

案例 6-7B

综合上述临床表现，入院后查体：神志清楚，BP 120/70mmHg，HR 84次/分，不知道当前日期，伴有计算力下降，有找词困难，言语中断，过于担心病情，情绪焦虑、多疑。

问题与思考：

1. 该患者发生了哪些功能障碍？
2. 怎样进行康复护理评估？

（一）认知障碍

1. 记忆功能障碍 主要是容易忘记最近发生的事情，学习新知识能力下降，不能准确复述以前学会的知识，患者表现做事情丢三落四，行为重复等。

2. 执行功能障碍 首先是计算困难，逐渐发展为理解能力、判断、概括能力丧失，不能完成组织、计划和制定策略等工作。

3. 语言功能障碍 可表现为失语、失用、失认，早期表现言语表达不如以前丰富，可出现命名性失语，语言组织能力下降，谈话中间可出现停顿，不断重复已经讲过的话，逐渐发展词不达意，令人难以理解。

4. 视空间功能障碍 对环境的辨别能力下降，不能绘画，严重者不认识家人，找不到回家的路造成走失。

（二）精神障碍

精神障碍包括行为和精神症状，痴呆老人经常出现感知、思维内容、情绪或行为紊乱，行为症状有激越躁动、坐立不安、丧失意志力、反社会行为、食欲或饮食失调、昼夜节律失调不合礼仪的行为；心理精神症状包括情绪障碍、焦虑抑郁情绪，甚至发展到抑郁症、冷漠、妄想出现幻觉和错觉、情绪不稳定等。

（三）日常生活障碍

痴呆老人常出现的生活健康问题有感冒、发热、跌倒、便秘、腹泻、失禁、压疮和一些慢性疾病如高血压、糖尿病、脑卒中、冠心病等。

三、康复护理评估

（一）综合评定量表

1. 简易精神量表（mini-mental state examination, MMSE） 该量表最高得分为30分，分数27~30分为正常，分数<27为认知功能障碍。痴呆严重程度分级方法：轻度 MMSE≥21分；中度 MMSE 10~20分；重度 MMSE≤9分，具体内容参见第三章康复护理评价。

2. 哈金斯基缺血指数（Huggins ischemia index, HIS） 可区分两种主要类型 AD 和（multi-infarct dementia, MID）的痴呆。总分18分；≥7分，考虑 VD；≤4分考虑 AD；4~7分考虑混合型痴呆，见表6-12。

表6-12 哈金斯基缺血指数评分表（HIS）

序号	特征	分数	
1	急性起病	0	2
2	阶段性恶化	0	1
3	病程波动性	0	2
4	夜间谵妄	0	1
5	人格保持	0	1
6	抑郁	0	1
7	躯体的主诉	0	1
8	情感失控	0	1
9	高血压既往史	0	1
10	脑卒中既往史	0	2
11	合并动脉硬化的证据	0	1
12	局限性神经系统症状	0	2
13	局限性神经病学体征	0	2
总分			

注：HIS包括13个项目。评分：评为阴性记0分，评为阳性记1或2分，项目2、4、5、6、7、8、9、11记1分，项目1、3、10、12、23记2分。满分18分，≥7分时考虑脑血管性痴呆，≤4分应考虑阿尔茨海默病。

3. 临床痴呆评定量表（clinical dementia rating, CDR） 该量表从记忆力、定向力、判断力和解决问题能力、社会事务、家庭和爱好及个人料理等六项内容评估痴呆的严重程度（表6-13）。

表6-13 临床痴呆评定量表（CDR）

项目	无痴呆 CDR 0	可疑痴呆 CDR 0.5	轻度痴呆 CDR1.0	中度痴呆 CDR2.0	重度痴呆 CDR3.0
记忆力	无记忆力缺损或只有轻度不恒定的健忘	轻度、持续的健忘；对事情能部分回忆，属"良性"健忘	中度记忆缺损；对近事遗忘突出，有碍日常活动的记忆缺损	严重记忆缺损；能记住过去非常熟悉的事情，新材料则很快遗忘	严重记忆丧失；仅存片段的记忆
定向力	能完全正确定向	除时间定向有轻微困难外，能完全正确定向	时间定向有中度困难；对检查的地点能定向；在其他地点可能有地理性失定向	时间定向有严重困难；通常对时间不能定向，常有地点失定向	仅有人物定向
判断力+解决问题能力	能很好解决日常问题、处理职业事务和财务；判断力良好，与过去的水平有关	在解决问题、判别事物间的异同点方面有轻微缺损	在解决问题、判别事物间的异同点方面有中度困难；社会判断力通常保存	在解决问题、判别事物间的异同点方面有严重损害；社会判断力通常受损	不能做出判断，或不能解决问题
社会事务	在工作、购物、志愿者和社会团体方面独立的水平与过去相同	在这些活动方面有轻微损害	虽然可能还参加但已不能独立进行这些活动；偶尔检查是正常	不能独立进行室外活动；但可被带到室外活动	不能独立进行室外活动；病重得不能被带到室外活动
家庭+爱好	家庭生活、爱好和需用智力的兴趣均很好保持	家庭生活、爱好和需用智力的兴趣轻微受损	家庭活动轻度障碍是肯定的，放弃难度大的家务，放弃复杂的爱好和兴趣	仅能做简单家务，兴趣保持的范围和水平都非常有限	丧失有意义的家庭活动
个人料理	完全有能力自我照料	完全有能力自我照料	需要督促	在穿着、卫生、个人财务保管方面需要帮助	个人料理需要很多帮助；经常大小便失禁

4．长谷川简易痴呆量表（Hastgawa dementia scale，HDS）　我国学者根据我国国情，按文化程度将其评分标准化（表6-14）。

表6-14 长谷川简易痴呆量表（HDS）

指导语：下面要问您一些非常简单的问题，测验一下您的记忆力和注意力，请不要紧张，尽力完成。	
问题	评分
1．今天是几月几号（星期几）	3 答错为0分，答对3分
2．这是什么地方？	2.5（5s内正确回答给2分）
3．你多大年龄（±3年为正确）	2 答错为0分，答对3分
4．最近发生什么事情（提前问问知情者）	2.5 答错为0分，答对3分
5．你出生在哪里	2 答错为0分，答对3分
6．中华人民共和国成立年份（±3年为正确）	3.5 答错为0分，答对3分

7. 一年有几个月	2.5	答错为0分,答对3分
8. 国家现任总理是谁	3	答错为0分,答对3分
9. 100-7.93-7		2～4减对1次给2分,减对2次及以上给4分
10. 请倒背如下数字：6-8-2, 3-5-2-9		2～4倒背对1次给2分,倒背对2次及以上给4分
11. 将纸烟、火柴、钥匙、手表、钢笔摆在受试者面前,请说一遍这5样物品,然后把物品拿走,请其回忆		说出5种3.5分,四种2.5分,三种1.5分,两种0.5分。一种及以下0分

(二) 记忆功能评估

认知障碍的首发症状是记忆功能障碍,可使用韦氏记忆量表进行评估,共有10项分测验,A～C测长时记忆,D～I测短时记忆,J测瞬时记忆,MQ值表示记忆的总水平,注意鉴别器质性和功能性记忆障碍。记忆评价见第三章康复评定。

(三) 注意力评估

1. **视觉注意** ①视跟踪：要求患者的目光跟随光源做上、下、左、右移动；②形态辨认：要求患者临摹画出垂线、圆形、正方形和A字各一个；③删字母测试要求患者用铅笔以最快的速度划去列表中指定的字母。

2. **听觉注意** ①听认字母测试：要求在一定时间内无规则给患者念字母,听到特定字母时要求患者举手,达到10次符合正常；②背诵数字：要求以一定的速度念一系列数字给患者听,念完后要求患者立即背诵,背诵大于5个符合要求；③词辨认：是向患者放送一段短文录音,其中有10个是指定的同义词,要求患者听到后举手,举手10次为正常。

3. **声辨认** ①声音辨认：是向患者放送四种声音,要求患者听到一种声音时举手,并达到一定的比例要求；②词辨认：在杂音背景中辨认词,要求同上,但录音中有喧闹集市背景。

(四) 失认症评估

1. **单侧忽略** 是指患者对脑损害部位对侧一半的身体和空间内的物体不能辨认的症状,常用评估方法包括平分直线,是让患者将一条横线用一条垂线将其评分,垂线明显的偏向一侧为阳性；看图说物方法是在一张纸上从左向右画有多种图案,让患者说出物品的名称,如果漏说一侧物品即为阳性；绘图方法是准备几幅画,让患者模仿着画,如果画出的缺少一半或明显偏歪为阳性；删字方法是将一组阿拉伯数字摆在患者面前,让其删除指定的数字,如果只删除一侧为阳性；Albert试验是最敏感的试验,方法是在患者面前散布一些无规律的线条,让患者用笔与线条正交并删去,达到一定比例未删为阳性。

2. **触觉失认** 是指虽然触觉、温度觉、本体感觉功能正常,但不能通过手的触摸来辨认物体的形态,评估方法是准备几种物品,让患者闭眼触摸其中一种,睁开眼后从物品中挑出刚才触摸的物品。

3. **疾病失认** 患者否认自己有病,对自己漠不关心,主要依靠临床检查来确定。

4. **视觉失认** 包括对物体、形状、颜色、物品不能辨认其名称和用途,但通过触摸、听到声音或闻到气味可辨认。

(五) 失用症评估

常见的类型有：①结构性失用：可通过画空心十字试验和火柴棍拼图试验来测定；②运用失用：通过对面颊、上肢、下肢和全身做相应的吹火柴、刷牙、踢球、做拳击姿势等动作来确定功能；③穿衣失用：通过让患者自己穿衣服、系扣子、系鞋带等动作来评估患者；④意念性失用：是不能产生运动的意念；⑤意念运动性失用：是患者不能执行别人运动的口头指令。

案例 6-7C

MMSE 评分 23 分,不知道现在时间和住哪,多日未解大便,入院后医嘱一级护理、低盐低脂饮食、陪住、降脂、营养脑细胞、通便治疗。

问题与思考:
1. 对该患者的康复护理原则和目标是什么?
2. 对该患者应该采取哪些康复护理措施?

四、康复护理措施

(一)康复护理原则

根据患者情况保证患者基本生活需要,保持日常生活活动能力;促进患者与人沟通和参加社交活动的能力,通过合理用药改善认知功能和控制精神症状。

(二)康复护理目标

1. 早期发现患者症状,进行筛查,遵医嘱对症治疗,可以缓解疾病的发生发展。
2. 对患者进行有关老年性痴呆疾病的基本知识、用药知识、饮食注意事项、生活起居、安全防范、家庭支持等方面的健康教育,使患者及家属配合工作。
3. 对患者出现的症状给予对症的康复治疗可改善患者症状,提高患者生存质量。

(三)康复护理方法

1. 记忆力训练

(1) 记忆位置:将 3~5 个日常用物放在患者面前,让患者记忆,之后撤去,让患者叙述其中一种物品的位置,如此反复多次,让患者加深记忆。

(2) 记忆词语:将一个词组让患者记忆,之后撤去,再将多个词组显示在患者眼前,让其挑出记忆词组,多次训练。

(3) 记忆数字:在患者面前显示某个数字,让患者记住后,将数字消失,显示十个数字,让患者猜出消失的数字,多次训练。

(4) 路线地图记忆训练:在患者面前放几大建筑物,中间有街道的地图,由工作人员展示从某处出发到某处最后到某一点停住,让患者短时间内准确还原之前经过的路线,反复训练,直至无错误再增加难度。

(5) 缅怀活动记忆治疗:物品准备包括旧照片、历史图片、曾经使用过的物品、穿过的衣服、熟悉的音乐歌曲,采取回忆、对答的方式,时间在 10~15min,通过缅怀过去的岁月和成就,可增加生活的信心。

2. 注意力训练

(1) 给患者一张图片和提示语,按提示语和图片涉及的内容回答问题,还可对涉及的一些生长规律进行提问。

(2) 选择多个图片,其中一张图片与其他图片有不同点,用最短的时间指出不同图片。

(3) 给患者一块秒表,让患者按工作人员口令启动并于 10s 内由患者自动停止它,然后将时间延长到 1min,慢慢减少误差,然后不让患者看表,启动后让患者心算从 10s 延长到 2min 停止,多次训练逐渐减少误差,到改为一边与患者交谈一边让患者进行同上训练,让患者尽量控制自己不受交谈分散注意力,以增强时间感。

3. 解决问题能力训练 它涉及推理、分析、综合、比较、抽象等多种认知过程,最简单的训练方法是物品分类，给患者多种物品清单，让患者按物品的共性分类，如食物、衣服、家具、文具等，出现错误给予患者指导、帮助，逐渐正确后可增加难度，如衣服细分为上衣、下衣、袜子等。

4．失认症训练

（1）触觉失认症训练：刺激增强衰减法：先让患者打开物品，先用健手触摸、后用双手触摸、再用患手触摸、最后闭目进行，反复多次。暗箱法让患者看图片在暗箱中找出相应的物体。

（2）听觉失认训练：可根据失认的类型针对性地进行训练，可展示图片，如看狗图片、听狗叫认识狗。

（3）视觉失认：①颜色失认可提供各种颜色色板让患者配对；②物品失认可将多种物品放在一起，其中有相同物品，工作人员先拿出一个，让患者拿相应的另一个，并告知名称和作用；③形状失认可用拼版拼出图案，让患者模仿复制图案；④面容失认可拿照片和写好的名字配对辨认；⑤视空间失认让患者在地图上用手指指出从某处开始到某处终止，再原路找回出发点；从一堆衣服中找出长袖和短袖。

（4）一侧空间失认：对失认侧经常进行触摸、拍到、挤压擦洗等感觉刺激，将患者急需的物品经常放在其失认侧，让患者用另一只手越过中线去拿，在失认侧用鲜艳的颜色或灯光提醒患者对该侧的注意；阅读时可让患者摸着书边，从书边开始阅读避免遗漏；各项活动尽量在患侧进行，增加患者的注意力。

（5）身体失认：拍打失认侧让患者说出名称，说出名称让患者指出其部位，让患者先指出工作人员的某一部位再指出自身相应的部位，组装小型的人体模型。

5．失用训练

（1）意念性失用：训练时要遵循从易到难、从简单到复杂的原则，由于困难工作人员可分解动作分开训练并进行提醒，如沏茶后喝茶。

（2）意念运动性失用：可边说边做让患者模仿或把实物放在患者手中。

（3）运动性失用：要给予大量的暗示、提醒，或手把手教，改善后可减少暗示再加入复杂动作。

（4）结构性失用：可先示范搭积木，再让患者复制遵循从简单到复杂、从平面到立体，开始可多一些提醒暗示，逐步增加难度。

（5）穿衣失用：可在衣服的左右做上明显的记号，或在领口、袖口贴上明显的颜色，患者穿衣时可在旁边提醒暗示，进步后再减少提醒暗示的次数，直到患者能独立穿衣。

（6）步行失用：可用障碍物诱发迈步，或喊口令配合行走，鼓励患者摆动手臂帮助行走。

五、康复护理指导

（一）加强教育

准确评估患者存在的危险因素，根据患者情况如记忆力下降、语言障碍、空间障碍、攻击性行为等，给予有针对性的宣教。

（二）安全防护

卫生间、浴室应配置安全扶手、地面要防滑、防止跌倒；做好防走失的护理：有专人陪护、随身佩戴家人联系卡，防止走失等意外的发生。

（三）用药护理

指导患者和家属遵医嘱正确服药，注意观察服药后反应、疗效和副作用，及时随诊；所有口服药物应由陪护人员按时督促服下，以免遗忘或错服。

（四）适当锻炼

坚持适当的运动和锻炼，维持肢体功能，提高生活自理能力。注意循序渐进，避免劳累。

（五）合理饮食

保证营养供给，给予低盐低脂、高维生素、高蛋白质、易消化饮食。多吃新鲜蔬菜水果，禁饮酒、咖啡、浓茶等，吞咽困难者应缓慢进食，必要时遵医嘱给予鼻饲饮食，防止误吸、窒息及吸入性肺炎。

（六）预防并发症

1. 预防感染 根据季节增减衣服，及时擦干汗液，避免感冒受凉、轻中度患者鼓励多活动，卧床患者加强翻身拍背，防止坠积性肺炎发生；进食时采取合理的体位，避免呛咳和误吸，以免发生吸入性肺炎；做好口腔的清洁，保证每日饮水量，尿失禁的患者注意会阴部的清洁，观察尿液性质和颜色，减少泌尿系统感染的机会；每日测量体温，观察有无咳嗽咳痰。

2. 预防压疮 卧床患者定时翻身，保持皮肤清洁，及时清理排泄物、保持床单位整洁无碎屑。

3. 预防下肢深静脉血栓 卧床患者可被动活动下肢，或应用血栓泵，穿弹力袜等；尽量避免在下肢静脉输液、注意观察下肢有无肿胀，颜色温度有无改变，疼痛主诉等。

4. 矫正失用综合征 早、中期的患者应鼓励和协助完成日常生活活动，指导患者功能锻炼，注意姿势正确，预防关节畸形；晚期患者每天要进行四肢关节被动活动和四肢肌肉按摩。

（七）心理护理

避免情绪紧张和激动，尊重患者，不歧视，给予患者理解、宽容、多与患者交谈，并鼓励家属多与患者沟通交流、鼓励患者培养兴趣爱好。

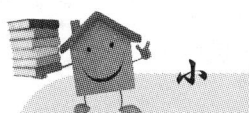

小 结

1. 老年期痴呆是患者在意识清醒的状态下出现的持久全面的智能减退，临床上表现为记忆障碍、失语、失用、视空间能力损害、抽象思维和计算力损害、人格和行为改变等为主要特征。病因有遗传、免疫学、病毒和反复发作的脑血管病。国际将其分为三类：老年性痴呆、血管性痴呆和混合性痴呆。

2. 功能障碍主要包括认知障碍、精神症状。认知障碍包括记忆功能障碍、语言功能障碍、执行功能障碍和视空间功能障碍等；精神症状包括行为和精神异常包括行为和精神症状，痴呆老人经常出现感知、思维内容、情绪或行为紊乱，行为症状有激越躁动、坐立不安、丧失意志力、反社会行为、食欲或饮食失调、昼夜节律失调不合礼仪的行为；心理精神症状包括情绪障碍、焦虑抑郁情绪，甚至发展到抑郁症、冷漠、妄想出现幻觉和错觉、情绪不稳定等。

3. 康复护理评估主要从认知障碍方面进行评估，包括综合功能评估、记忆功能评估、注意力评估、失认症评估和失用症评估等方面。

4. 对于康复护理措施，最重要的是基本的运动功能训练、认知功能训练、社交能力和日常生活活动能训练，提高生存质量来提供心理支持、改造生活环境。

5. 康复护理指导包括疾病常识和用药指导、心理护理、饮食、运动和防安全指导、并发症的预防等。

自测题

一、选择题

1. 老年期痴呆的首发症状是
   A. 记忆损害
   B. 心理障碍
   C. 视空间障碍
   D. 焦虑
   E. 感觉障碍
2. 老年期痴呆的患者在保证营养供给的基础上应给予的饮食为
   A. 高盐低脂、低维生素、低蛋白、易消化
   B. 低盐低脂、低维生素、高蛋白、易消化
   C. 高盐低脂、高维生素、高蛋白、易消化
   D. 低盐低脂、高维生素、高蛋白、易消化
   E. 低盐低脂、高维生素、高蛋白、高脂肪
3. 老年期痴呆患者错误的护理是
   A. 定期复诊
   B. 加强心理护理
   C. 一切事情均由护士完成
   D. 带腕带、防止走失
   E. 适当进行运动训练
4. 老年期痴呆患者出现精神症状时的用药原则是
   A. 大剂量开始
   B. 小剂量起始
   C. 大剂量结束
   D. 不许用药
   E. 终生服药

二、简答题

1. 什么是老年期痴呆？
2. 老年期痴呆的主要功能障碍有哪些？

三、案例分析

李某，80岁，于3年前与朋友外出游玩时丢失三轮车，一人外出寻找，结果自己却走失，由警务人员协助找回。而后出现记忆力下降，喜欢出门坐公交车，但常常找不到回家的路，以上情况呈进行性加重，甚至在小区内也找不到家在哪里。个人生活无法独立料理，需家人督促。时感焦虑心烦，自言自语，反复说要回家。2011年6月，李大爷住院治疗。

一般问诊：李大爷自发病以来，无发热、抽搐、昏迷病史，无冲动倾向和行为。饮食尚可，睡眠欠佳，大便未见异常，小便时有尿等待现象。

精神检查：神清，衣饰整齐，貌龄符，定向力不准确，接触被动合作，问话能答，应答部分切题，思维迟缓，语量减少，语速减慢，多诉"我要回家"。情感反应与周围环境不协调。意志行为活动减退，自知力不存在。

请问：该患者目前主要的诊断是什么？该患者目前应采取的康复护理措施是什么？

（窦　娜　黄燕南）

第七章　骨骼肌肉系统疾病的康复护理

第一节　颈椎病

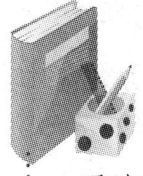

学习目标

通过本节内容的学习，学生应能够：
◎ **识记**
1. 列举颈椎病患者的康复护理措施。
2. 描述颈椎病患者的临床表现及主要功能障碍。
◎ **理解**
1. 说明颈椎病的病因和临床分型。
2. 比较颈椎病的护理评估。
◎ **运用**
应用有效的康复护理方法治疗颈椎病并进行日常生活指导。

一、概述

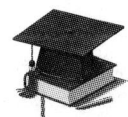

案例 7-1A

患者王某，男，55岁，头枕、颈部及右上臂疼痛4个月余，右手指端麻木，最近2周疼痛加重，时有睡眠中痛醒，并影响正常休息。患者十分担心会引起瘫痪。

问题与思考：
1. 本病的病因是什么？
2. 本病的临床分型有哪些？

（一）定义

颈椎病（cervical spondylosis）是颈椎间盘组织退行性改变及其继发病理改变累及周围组织结构（神经根、脊髓、椎动脉、交感神经等），并出现一系列的临床症状和体征。颈椎病是临床常见病、多发病，以中老年人群居多，长期从事伏案工作者发病率较高，随着人们工作和生活方式的变化，颈椎病发病率逐年增高，且发病年龄逐年降低，青少年颈椎病呈现逐年增多的趋势。

（二）病因

1. 颈椎间盘退行性变　因椎间盘退变，可导致椎间隙狭窄、关节囊及韧带松弛、脊柱活动时稳定性下降，继而引起椎体、关节突关节、前后纵韧带、黄韧带等部位的变性、增生、钙化，形成颈段脊柱不稳定的恶性循环，最后出现脊髓、神经、血管受到刺激或压迫的表现，是颈椎病发生和发展最基本的原因。

2. **急、慢损伤** 急性损伤可加重原已退变的颈椎间盘的损害而诱发颈椎病；慢性损伤可加速已退变颈椎的退行性变的过程，提前出现临床症状。

3. **先天性椎管狭窄** 由于在胚胎或发育过程中椎弓根过短，使椎管矢状径小于正常（14～16mm）。因此，即使退行性变比较轻，也可出现压迫症状而发病。

（三）临床表现

颈椎病根据病理变化，结合症状体征可分为四种类型，即神经根型、脊髓型、交感神经型、椎动脉型颈椎病。

1. **神经根型颈椎病**（cervical spondylotic radiculopathy） 由于颈椎间盘侧后方突出、钩椎关节或关节突关节增生、肥大，刺激或压迫神经根所致，占颈椎病的50%～60%，发病率最高。

主要症状为颈部活动受限，颈、肩部疼痛。疼痛向上臂、前臂和手指放射，手指麻木和疼痛呈神经根性分布，活动不灵，仰头咳嗽可加重疼痛，并伴有头痛、头晕、视物模糊、耳鸣等表现。

检查可见颈部活动受限，棘突、棘突旁或沿肩胛骨内缘有压痛点。可出现压头试验及臂丛神经牵拉试验阳性。

压头实验阳性：患者端坐，头后仰并偏向患侧，术者用手掌在其头顶加压，出现颈痛并向患手放射；上肢牵拉试验阳性：术者一手扶患侧颈部，一手握患腕，向相反方向牵拉。此时因臂丛神经被牵拉，刺激已受压的神经而出现放射痛。

X线片可见颈椎骨赘形成、椎间隙变窄、椎间孔变形、生理曲度改变等。常有外伤、长时间从事伏案工作和睡眠姿势不当的病史。

2. **脊髓型颈椎病**（cervical spondylotic myelopathy） 由于椎间盘后方突出，椎体后缘骨赘或椎管狭窄压迫脊髓，占颈椎病的10%～15%。

表现为颈肩痛伴有四肢麻木、肌力减弱或步态异常。严重者发展至四肢瘫痪、卧床不起、尿潴留。

检查可见颈部活动受限不明显，肢体远端常有不规则的感觉障碍、肌张力增高、腱反射亢进和病理反射。X线片可见颈椎生理曲度改变、椎间隙狭窄。

3. **椎动脉型颈椎病**（cervical spondylotic vertebroarterial impairment） 椎间关节退变压迫并刺激椎动脉，引起椎基底动脉供血不足的临床症状。

典型症状为体位性眩晕、恶心、呕吐、四肢无力、共济失调，甚至倾倒，但意识清醒。卧床休息数小时，数日后症状可消失。症状严重或病程长久者，可出现脑干供血不足，进食呛咳，咽部异物感，说话吐字不清，以及一过性耳聋、失明等症状。有时与交感颈椎病很难区别。X线片可见钩椎关节增生。

4. **交感型颈椎病**（cervical spondylotic sympathetic imbalance） 本型的发病机制尚不太清楚，目前认为，椎间关节退变累及交感神经，引发交感神经功能紊乱而致。主要表现为头痛、心慌、胸闷、听力减退、视物模糊、心律失常、多汗、肢体或面部区域性麻木，出汗异常等表现。

5. **混合型颈椎病** 常累及颈脊神经根、脊髓颈段、椎动脉或颈交感神经节等结构，可能同时刺激或压迫几种组织结构，临床症状多样且复杂，各组织受累可同时出现，更多的是先后发生，故临床上早期表现为单一型，而后期演变成混合型。

二、主要功能障碍

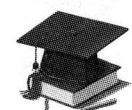

案例 7-1B

结合上述临床表现，检查：颈后肌肉紧张，颈部活动受限，$C_4 \sim C_6$ 棘突压痛，肩胛骨内侧和斜方肌中部压痛，椎间孔挤压试验（+），臂丛神经牵拉试验（+），拇指感觉强度减退。

问题与思考：
1. 该患者发生了哪些功能障碍？
2. 该患者的康复护理评估有哪些？

（一）神经根型颈椎病

神经根型颈椎病主要的功能障碍为疼痛、感觉异常、麻木、无力等上肢功能障碍，严重者可影响 ADL 能力。

（二）脊髓型颈椎病

依严重程度，脊髓型颈椎病可能表现为四肢麻木、肌力下降、步态异常、影响上下肢功能，严重者可能截瘫。

（三）椎动脉型颈椎病

椎动脉型颈椎病一般影响四肢功能，轻度影响生活和工作，但头晕严重者亦可影响日常生活能力。

（四）交感型颈椎病

交感型颈椎病不影响四肢功能。

三、康复护理评估

颈椎病的评估可从疼痛、关节活动度、感觉、肌力、压痛点、反射等方面进行单项评定，也可根据临床症状、工作和生活能力进行综合评估。

（一）神经根型颈椎病评价

日本学者田中靖久对神经根型颈椎病从症状和体征等方面进行综合评价，其正常值为20分，见表7-1。

表7-1 神经根型颈椎病评价表

	项目	评分
症状	A. 颈肩部的疼痛与不适	
	a. 没有	3
	b. 时有	2
	c. 常有或有时有	1
	d. 常很严重	0
	B. 上肢疼痛与麻木	
	a. 没有	3
	b. 时有	2
	c. 常有或有时有	1
	d. 常很严重	0
	C. 手指疼痛与麻木	
	a. 没有	3
	b. 时有	2
	c. 常有或有时有	1
	d. 常很严重	0

续表

项目		评分
体征	A. 椎间孔挤压试验	
	a. (-)	
	b. 颈肩痛（+）颈椎运动受限（-）	3
	c. 颈肩手痛（+）颈椎运动受限（-）	2
	或颈肩手痛（+）颈椎运动受限（+）	1
	d. 颈肩手痛（+）颈椎运动受限（+）	0
	B. 感觉	
	a. 正常	2
	b. 轻度障碍	1
	c. 明显障碍	0
	C. 肌力	
	a. 正常	2
	b. 轻度障碍	1
	c. 明显障碍	0
	D. 腱反射	
	a. 正常	1
	b. 减弱或消失	0
工作生活能力和手功能	A. 工作和生活能力	
	a. 正常	3
	b. 不能持续	2
	c. 轻度障碍	1
	d. 不能完成	0
	B. 手的功能	
	a. 正常	0
	b. 仅有无力、不适而无功能障碍	-1
	c. 有功能障碍	-2

（二）脊髓型颈椎病的评估

采用日本整形外科学会JOA评分法，从上下肢运动功能、感觉和膀胱等方面对脊髓型颈椎病进行评价，满分17分。见表7-2。

表7-2 脊髓型颈椎病JOA评分标准

项目	评分
Ⅰ. 上肢运动功能	
0. 不能自己用筷子或匙进食	0
1. 可以用匙进食，但不会使用筷子	1
2. 勉强可以用筷子进食	2
3. 平常可以用筷子进食，但不灵活	3
4. 正常	4
Ⅱ. 下肢运动功能	
0. 不能行走	0
1. 走平路需用手杖或其他支持物	1
2. 平地不需手杖或其他支持物，但上下楼梯时用	2
3. 平地、上下楼梯时均不需支持物，但不灵活	3
4. 正常	4

项目	评分
Ⅲ．感觉	
A．上肢：	
0．有明确的感觉障碍	0
1．轻度的感觉障碍或有麻木感	1
2．正常	2
B．下肢：0、1、2均与上肢相同	
C．躯干：0、1、2均与上肢相同	
Ⅳ．膀胱	
0．尿闭	0
1．重度排尿困难（残尿感、屏气排尿、淋沥）	1
2．轻度排尿困难（尿频、排尿迟缓）	2
3．正常	3

四、康复护理措施

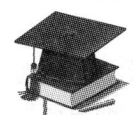

案例 7-1C

患者经过 X 线检查发现颈椎生理曲度变直，$C_5 \sim C_6$ 椎体后缘增生，椎间隙变窄，相应椎间孔狭窄。为进一步诊断行 CT 检查，结果判定：$C_5 \sim C_6$ 椎体关节间隙狭窄、消失，椎间孔及横突孔变形、狭窄，椎间盘右后外侧突出。

问题与思考：

1．该患者康复护理的原则和目标是什么？

2．该患者应采取哪些康复护理措施？

（一）康复护理原则及目标

颈椎病的康复护理原则以保守治疗为主，注重预防，避免日常生活和工作中的不良姿势，坚持颈部肌肉和关节活动度的训练，保护颈部，防止发生外伤。其目标为减轻疼痛，改善颈部关节活动度，加强颈部肌肉训练，改善焦虑和抑郁情绪。

（二）康复护理方法

1．良姿位　坐姿为躯干直立，颈部轻度后伸，长期低头工作或躺在床上、沙发上看电视都可使颈椎过度屈曲或后伸，引起关节囊、肌肉的劳损，加速退变。卧姿以仰卧位最佳，侧卧位次之，长期取一侧卧位，使颈椎侧弯，侧方受力失衡。因此，侧位睡姿应经常改变侧卧方向。俯卧位由于破坏颈椎自然曲度不可采用。

2．运动疗法　通过颈背部的肌肉锻炼，增强颈背肌肉力量，以保持颈椎的稳定；通过颈部功能练习，恢复及增进颈椎的活动功能，防止僵硬，改善血液循环，促进炎症的消退；还可缓解肌痉挛，减轻疼痛。

训练方法：端坐，全身放松不动，头部运动，分别做头部前屈、后伸、左屈、右屈、左旋、右转、前伸、后缩。每次坚持5min，动作要轻缓、柔和。也可采用前俯后仰、举臂转身、左右旋转、提肩缩颈、左右摆动、波浪屈伸等医疗体操。注意在症状急性发作期不宜增加运动刺激。对于脊髓型颈椎病禁忌运动，特别应禁忌颈椎后伸，以免压迫造成脊髓缺血。椎动脉型颈椎病颈部旋转运动宜轻柔缓慢，幅度要适当控制，以免由于突然眩晕造成猝倒，引发意外。

3．颈椎制动 可解除颈部肌肉痉挛，缓解疼痛；减少突出的椎间盘或骨赘对脊髓、神经根及椎动脉的刺激；颈椎术后制动是为了使手术部位获得外在稳定，有利于手术创伤的早日康复。制动方法包括颈托（图7-1）、围领（图7-2）和支架（图7-3）三类。

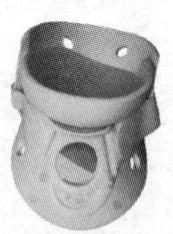
图7-1 颈托

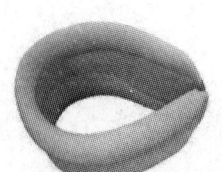
图7-2 围领

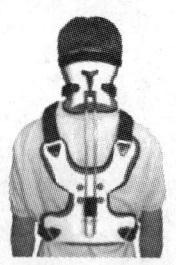
图7-3 支架

围领的作用是固定颈椎于适当的体位维持正常的生理曲度，限制颈椎的异常活动，减少不稳定的因素，减轻椎间关节创伤性反应，有利于组织水肿的消退，对急性期患者尤为重要。围领的高度以保持颈椎处于中间位最适宜。急性期过后围领应去除，长期应用围领会引起颈部肌肉萎缩、关节僵硬、不利于颈椎病的康复。

4．颈椎牵引 颈椎牵引是缓解临床症状的有效方法之一，具有简便、安全、疗效肯定等优点，常作为首选疗法广泛应用于各种类型的颈椎病，但对严重的脊髓型颈椎病和有明显颈椎节段性不稳者宜慎用或不用。

（1）颈椎牵引的作用：①增大椎间隙；②牵伸挛缩组织；③纠正椎间小关节紊乱，恢复脊柱正常排序；④扩大椎间孔，减轻神经根压迫症状；⑤恢复颈椎的正常排序。牵引的方式有简易牵引、气囊牵引、电脑自动牵引以及手法牵引等。牵引的姿势可采用卧式牵引（图7-4）、坐式牵引（图7-5）两种。

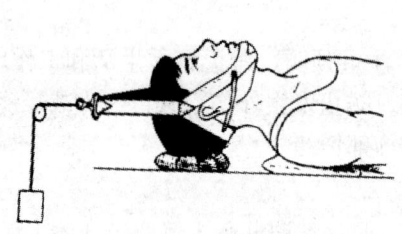
图7-4 卧位牵引

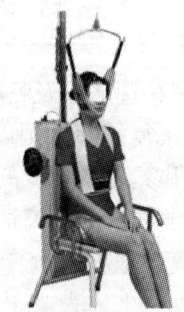
图7-5 坐位牵引

（2）牵引方法：

1）牵引前做好各项器械准备工作，康复护士应向患者讲明牵引治疗的机制、可能出现的不适及治疗时的注意事项，严格掌握适应证和禁忌证。

2）对老年或体型瘦者的下颌部及肩部要适当衬垫棉垫，以减轻局部疼痛和不适。

3）牵引角度大多采用微屈曲位或垂直位，不做后伸位牵引。除保持15°左右的前倾角外还应让患者自然内收下颌，个别患者枕骨较平者应在枕部垫一毛巾以避免牵引中头后仰。

4）相当于正常成年人（总）体重的10%，年老体弱者为体重的5%。首次牵引从3～6kg开始，牵引最大重量不得超过20kg。

5）牵引时间一般为 10～30min，最佳的牵引时间是 15～20min，牵引频率门诊患者一般为每日 1 次，住院患者牵引可每天 2 次，10 次为一疗程，直到症状体征消失，一般需要 2～3 个疗程。

6）牵引结束后，解除颈牵套，松开肩部垫物，询问患者的自觉症状，嘱患者静卧 5min，然后以双膝跪起，慢慢向后退下牵引床，以防晕倒，可在颈部肌肉起止点进行手法按摩。

使用手机浏览器扫此二维码可以进入颈椎牵引视频

5．理疗 其作用是通过镇痛、消除炎症组织水肿、解除痉挛、改善血液循环、调节自主神经系统功能等，从而达到缓解症状的目的。常用方法有蜡疗、红外线、磁疗、直流电离子导入、超短波、微波、超声波、低中频电疗等。

6．手法治疗 包括关节松动技术和推拿按摩技术，是治疗神经根性颈椎病的主要方法，其作用是减轻疼痛、麻木，缓解肌紧张与痉挛，加大椎间隙与椎间孔，整复滑膜嵌顿及小关节半脱位，改善关节活动度。但手法应得当，切忌粗暴。手法治疗前，让患者略做休息，全身放松，操作前，医护人员要剪短指甲，一般以饭后 1～2h 治疗为宜，每周 2～3 次。

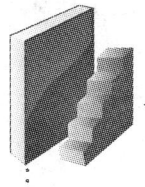

知识链接

关节松动技术

关节松动技术由澳大利亚的 Matland 创立。关节松动技术与我国的推拿术和按摩术共同构成治疗骨科疾患的三大基本技术。颈椎关节松动技术是其中的一部分，主要作用是缓解颈椎疼痛、改善关节活动度、提高颈椎关节本体感受器的敏感度。基本技术包括颈椎生理运动（前屈、后伸、侧屈、旋转活动）。附属运动包括分离牵引、侧屈摆动、旋转摆动、后伸摆动、垂直按压棘突、垂直按压横突、松动椎间关节。根据手法操作时关节活动范围分为 4 级。

7．针灸疗法 取颈部夹脊穴、大椎、风池、肩中俞、大杼、大宗。每次选用 2～4 穴，针刺得气后，也可采用电针仪，刺激 20min 左右。

8．封闭疗法 局部痛点封闭、星状神经节阻滞等药物注射治疗，起到消炎止痛、解除痉挛的作用。

9．心理护理 颈椎病病程较长，非手术治疗症状易反复，患者往往有悲观心理和急躁情绪，严重时可引起精神抑郁和睡眠障碍，影响工作和生活。因此应对患者进行心理疏导，使其了解病因，保持良好的心理状态，积极配合治疗，增强疾病康复的信心。对于交感神经型患者出现焦虑情绪更应给予同情和关怀，鼓励患者树立乐观主义精神、配合治疗。

五、康复护理指导

1．选择合理的睡枕 睡枕的高度不宜过高，亦不宜过低。枕高应结合体型进行选择。仰卧位时，枕头置于枕颈后部，枕中央在受压状态下高度 8～15cm 为宜，枕的两端应比中央高出 10cm 左右，枕头的高度以醒后颈部无任何不适为宜。枕芯过高、过硬、过短、过窄及充填物不合适都与颈椎病的发生有关，枕芯需具有良好的透气性，避免因潮湿而加重颈部不适。

2．纠正不良姿势 合理调整头与工作面的关系，注意纠正头、颈、肩、背的姿势，看书时要正面注视，不要过度扭曲颈部。长时间视物时应将物体放置于平视或略低于平视处，长时间工作时应定时改变头颈部体位，定时远视前方，每 30min 一次，每次 1～2min。床上屈颈看书、看电视是一种不良习惯，应予改正。

3. 坚持锻炼 合理适度的运动锻炼可以调整颈部组织间的相互关系，使相应的神经肌肉得到有规律的牵拉，有助于颈部功能的恢复，增加颈椎的稳定性，长期坚持对巩固疗效、预防复发有积极的意义。其中颈椎操可以加强颈部肌肉，增强其运动功能，保持颈椎具有较好的稳定性。运动时以舒适为宜，避免运动过度而引起损伤。每次运动时间以30～40min为宜，主要是医疗体操。

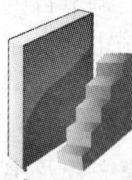

颈椎康复保健操

首先患者取端坐位，头颈部做前屈，后伸，左、右屈曲，左、右旋转6个基本方向的颈椎运动，每次运动幅度都要达到最大关节活动范围，运动到极限时保持2～3s，然后回到头部中立位。运动过程中，动作平稳，缓慢，有力，每个动作重复8～10次。如颈椎病症状缓解或消失后可配合颈部肌肉保健体操，颈部体操包括双手交叉，掌面置于枕后，头颈用力后倾，双手抗阻；双手置于额前，额部前倾，双手抗阻；一手抱住对侧颞部，颞部与手抗阻；双手交叉抱住肩部，双肩高耸，双手抗阻。对抗时间2～3s，每个动作重复8～10次。

4. 预防颈部外伤 在日常生活中应避免各种意外及运动损伤，如劳动或走路时不要摔伤颈椎，乘车时不要打瞌睡，因急刹车时极易造成颈椎损伤。若出现头颈部外伤后，应及时去医院早期诊断、早期治疗。

5. 禁烟忌酒，注意颈部保暖 因烟酒可加速椎体、椎间盘的退化，应戒烟戒酒。颈椎病患者常与风寒、潮湿等季节气候变化有密切关系。风寒使局部血管收缩，血流速度降低，有碍组织的代谢和血液循环。冬季外出应戴围巾或穿高领毛衣等，防止颈部受风、受寒。

6. 合理饮食 颈椎病患者尤其应多摄取如豆品、瘦肉，海带等营养价值高的食品，可达到增强体质，延缓衰老的作用，尤其是新鲜的蔬菜、水果等富含维生素C的食品，对防止颈椎病进一步发展更加有益。

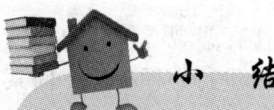

小 结

1. 颈椎病是由于颈椎间盘组织退行性改变及其继发病理改变累及周围组织结构（神经根、脊髓、椎动脉、交感神经等），并出现一系列的临床症状和体征。颈椎病的病因一般由颈椎间盘退行性变，急、慢性损伤，先天性的椎管狭窄等原因引起，其中颈椎间盘退行性变是颈椎病发生和发展的最基本原因。

2. 不同类型的颈椎病功能障碍不同。神经根型颈椎病：主要的功能障碍为疼痛、麻木等上肢功能障碍，严重者可影响ADL能力；脊髓型颈椎病：依严重程度，可能表现为肌力下降、步态异常、影响上下肢功能，严重者可能截瘫；椎动脉型颈椎病：一般影响四肢功能，头晕严重者亦可影响日常生活能力；交感型颈椎病：不影响四肢功能。

3. 颈椎病的康复护理评估包括单项评定和综合性的评定。单项评定：可进行疼痛程度、颈椎活动范围评定。综合性评定：从症状、体征以及影响ADL的程度进行评定，常用的有神经根型颈椎病评价表和脊髓型颈椎病JOA评分。

第七章 骨骼肌肉系统疾病的康复护理

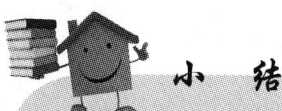

小 结

4. 康复护理措施包括正确的睡姿及使用睡枕；可使用颈托和围领进行颈部制动；采用枕颌带牵引进行颈椎牵引；采用超声波、红外线等物理疗法进行康复护理等。

5. 康复护理指导主要有颈椎病的康复护理指导包括选择合理的睡枕、纠正不良姿势、坚持锻炼、预防颈部外伤、防寒防湿、饮食。

自 测 题

使用手机浏览器扫此二维码可以进入第七章第一节自测题参考答案

一、选择题

1. 颈椎病发病与哪一项不相关
   A．先天性遗传
   B．自身免疫
   C．慢性创伤
   D．慢性劳损
   E．长期生病
2. 最常见的颈椎病类型
   A．神经根型
   B．脊髓型
   C．交感型
   D．椎动脉型
   E．其他
3. 哪一项不是神经根型颈椎病症状
   A．颈僵活动受限
   B．头、枕、颈痛
   C．手麻
   D．下肢无力、步态不稳
   E．肘部痛
4. 合适的颈椎高度起到的主要作用
   A．睡眠舒适
   B．避免上肢麻木
   C．有利于上肢远端的血液循环
   D．使颈椎保持生理前突曲线
   E．减轻颈椎病不适症状
5. 下列哪一项是交感神经型颈椎病不具备的症状或体征
   A．头晕
   B．头疼
   C．视力障碍
   D．上肢肌力减弱
   E．耳鸣

二、简答题

1. 简述各型颈椎病的康复护理目标。
2. 颈椎病患者怎样预防不良姿势。
3. 简述颈椎病患者睡枕的选择。

三、案例分析

患者，男性，42岁，体重70kg，长期从事文秘工作，颈肩酸痛、头晕头胀伴左手麻木1年余，近2个月来症状加重，左手麻木放射至拇指，记忆减退，思维不能集中。检查：C_5、C_6棘突旁压痛明显，左侧神经牵拉试验（+），压头试验（±）。颈椎X线检查：C_4～C_7轻度退行性改变。CT：C_5～C_6椎间盘向后突出，硬膜囊前脂肪间隙消失。诊断：神经根型颈椎病。

问题：1. 目前患者有哪些功能障碍？
2. 应该采取哪种颈椎牵引的方法？

（李桂玲　窦　娜）

第二节 肩周炎

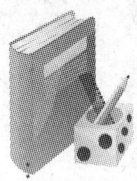

学习目标

通过本节内容的学习,学生应能够:

◎ 识记
1. 陈述肩周炎患者的功能障碍。
2. 列举肩周炎的分期及病因。

◎ 理解
1. 比较肩周炎的康复护理评定方法。
2. 解释肩周炎患者的康复护理措施。

◎ 运用
对肩周炎患者进行功能评估并制订康复护理计划。

一、概述

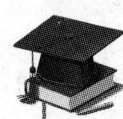

案例 7-2A

王女士,58岁,教师,患者5个月前无明显诱因感到左肩关节周围疼痛不适,穿衣、梳头时因疼痛不能按正常进行,也不能从高处取物,夜间疼痛加重,有时影响睡眠。

问题与思考:
1. 本病的病因是什么?
2. 本病的病理分期有哪些?

肩周炎(scapulohumeral periarthritis)又称粘连性肩关节囊炎,是由肩关节周围软组织病变引起的肩关节疼痛和运动功能障碍综合征的一种疾病。好发于40～70岁的中老年人。本病有自愈趋势,需要2年左右,常因疼痛及功能障碍而就诊。

(一)病因

因急、慢性劳损或其他原因所致的肌腱、韧带、滑囊及关节囊等软组织退行性病变引起,部分患者可有局部外伤史或某些诱因如慢性劳损、局部受湿、受寒或继发于肩部软组织及全身性疾病。长期姿势不良及过度活动等所产生的慢性致伤力是主要的诱发因素。

(二)分期

1. **急性期** 病变主要位于肩关节囊,关节腔容量减少,肱二头肌腱粘连。肩部自发性疼痛,常呈持续性。

2. **冻结期** 关节囊挛缩,关节周围大部分软组织僵硬。持续性肩痛,夜间加重,不能入眠,上臂活动及盂肱关节活动受限达高峰,通常持续2～6个月。

3. **缓解期** 炎症逐渐消退,疼痛逐渐减轻,肩部粘连缓慢性、进行性松解,活动度逐渐增加，7～12个月。

二、主要功能障碍

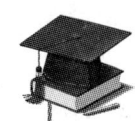

案例 7-2B

该患者体检发现颈部肌肉紧张，颈生理曲度前屈变小，颈后左侧、左背部多处压痛，左侧肩关节旋前、旋后受限，前屈和后伸不能达到正常关节活动度，中度疼痛，活动时，痛苦面容，担心不能治愈，影响睡眠。

问题与思考：
1. 该患者发生了哪些功能障碍？
2. 康复护理评估的内容有哪些？

1. 肩关节疼痛 疼痛是突出的症状，一般位于肩部前外侧，可牵涉颈部、肩胛部、三角肌以及上臂和前臂背侧。肩周炎急性期疼痛严重，持续性肩痛，夜间疼痛加重，不敢患侧卧位，影响睡眠。

2. 肩关节活动受限 因肩痛、肌痉挛、关节囊和其他肩部软组织挛缩及粘连，三角肌出现萎缩，肩关节活动受限，活动障碍以外展和内旋受限为主，其次为外旋，肩关节屈曲受累常较轻，严重影响日常生活活动。

3. 日常生活活动能力下降 因疼痛及肩关节活动受限，导致日常生活和工作受到极大影响，如穿衣、梳头及处理日常卫生的能力明显下降。

三、康复护理评估

（一）疼痛的评估

疼痛的评估可采用视觉模拟评分法、数字疼痛分级法、Wong-Banker面部表情量表法和口述疼痛程度分级评分法。

（二）关节活动度和肌力的评估

测量关节前屈、后伸、旋前、旋后及外展的关节活动度，对于肩周围肌肉采用徒手肌力检查进行评价。

（三）ADL评估

如患者出现穿衣、洗澡、如厕等日常生活活动受限应进行ADL的评价。

（四）Gonstant-Murley综合评价

Gonstant-Murley从疼痛、ADL、关节活动度和肌力等方面对肩周炎患者进行了综合评价。总分100分，疼痛15分；ADL20分；关节活动度40分；肌力25分。其中疼痛和ADL来自患者的主观感觉，关节活动度和肌力来自临床客观检查（表7-3）。

表7-3 Gonstant-Murley肩功能评价标准

项目	评分
Ⅰ. 疼痛	
无疼痛	15
轻度疼痛	10
中度疼痛	5
重度疼痛	0

续表

项目	评分
Ⅱ．ADL	
日常生活活动的水平	
全日工作	4
正常的娱乐和体育活动	3
不影响睡眠	2
有时影响睡眠	1
手的位置	
上抬到腰部	2
上抬到剑突	4
上举到颈部	6
上举到头颈部	8
举过头顶部	10
Ⅲ．ROM	
前屈、外展、后伸、内收（每项活动最高分 10 分）	
0°～30°	0
31°～60°	2
61°～90°	4
91°～120°	6
121°～150°	8
151°～180°	10
外旋（最高分 10）	
手放在头后，肘部保持向前	2
手放在头后，肘部保持向后	2
手放在头顶，肘部保持向前	2
手放在头顶，肘部保持向后	2
手放在头顶，再充分向上伸直上肢	2
内旋（最高分 10）	
手背可达大腿外侧	2
手背可达腰骶部	4
手背可达腰 3 椎体水平	6
手背可达胸 12 椎体水平	8
手背可达肩胛下角水平（胸 7）	10
Ⅳ．肌力	
0 级	0
1 级	5
2 级	10
3 级	15
4 级	20
5 级	25

（五）心理评估

肩周炎从急性期到恢复期需要1年的时间，长期的疼痛和活动受限会造成患者焦虑和抑郁，应注意心理的评价，可采用汉密顿焦虑量表和汉密顿抑郁量表进行评价。

四、康复护理措施

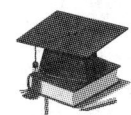

案例 7-2C

该患者采用 Gonstant-Murley 进行综合评价，评价结果：疼痛5分，ADL9分，ROM前屈、外展12分，外旋6分，12分，肌力20分。

问题与思考：

1．该患者康复护理的原则和目标是什么？
2．应采取哪些康复护理措施？

（一）康复护理原则及目标

1．**康复护理原则** 积极干预肩周炎的诱发因素，延缓或改善疾病的发生和发展，针对其发病的分期及临床症状采取不同的护理措施。

2．**康复护理目标**

（1）短期目标：缓解或解除疼痛，预防功能障碍的发生。

（2）长期目标：加强健康教育，积极进行功能锻炼，预防并发症，达到全面康复。

（二）康复护理方法

1．**物理因子治疗** 理疗能改善肩部的血液循环及营养代谢，促进水肿的吸收，松解粘连，缓解肌痉挛，减轻疼痛。急性期可采用超声波治疗、中药局部熏蒸、红外线局部照射等方法。超短波治疗每日1次，每次15min，15～20次为一个疗程。缓解期加用低频波、中频波等松解粘连，锻炼肌肉，促进功能恢复。

2．**缓解疼痛**

（1）药物治疗：早期可口服消炎镇痛或舒筋活血等药物，也可外用止痛喷雾剂、红花油等。

（2）提高患者自我控制和自我处理疼痛的能力，教会患者肌肉完全运动、腹式深呼吸和局部自我按摩等。

3．**保护肩关节** 在同一体位下避免长时间患侧肩关节负荷，如患肢提举重物等；疼痛明显时要注意患侧肩关节的休息，防止有过多的运动，同时避免再次发生疲劳性损伤；疼痛减轻时，可尽量使用患侧进行ADL技能的训练。维持足够关节活动度范围和肌力训练。

4．**良肢位** 患者应维持良好姿势，减轻对患肩的挤压，较好的良肢位是：

（1）仰卧位时患侧肩下放置一薄枕，使肩关节呈水平位，可使肌肉、韧带及关节获得最大限度的放松与休息。

（2）健侧卧位时，在患者胸前放置普通木棉枕，将患肢放在上面。

（3）避免患侧卧位，以减少对患肩的挤压。

（4）避免俯卧位，因其影响呼吸道的通畅且不利于保持颈、肩部的平衡及生理曲度。

5．**关节松动术** 可改善血液循环、减轻肌痉挛、松解关节粘连等，主要是用来活动、牵伸关节。实施者在治疗过程中抓握和推动关节动作应轻柔，不应引起患者的疼痛为宜，切忌手法粗暴，避免出现骨折、脱位等并发症。患者在治疗时，身体完全放松，感到舒适，做完后嘱患者立即进行主动活动，否则常不能收到预期的效果。

> **知识链接**
>
> ### 肩关节松动技术
>
> 肩关节松动技术主要对盂肱关节、肩锁关节、肩胛胸壁关节进行手法操作。在急性期，因疼痛剧烈，多采用 Maitland 第Ⅰ级手法，即在肩关节活动的起始端小范围松动，频率为每秒 1～2 次，时间为 45～60s，在僵硬期，因肩关节活动受限，多采用 Maitland 第Ⅱ、Ⅲ级手法，即在肩关节活动范围内大幅度松动，两者以是否接触关节活动的终末端来区别，每次 30min，每天 1 次，10 次为 1 个疗程。Maitland 第Ⅲ、Ⅳ级手法都接触终末端，改善活动度效果显著，但若使用不当，可引起较明显的疼痛。每种手法可重复使用 2～3 次。对于并发肩关节脱位或严重骨质疏松症的患者应慎用或不用。

6. 按摩　按摩是中国传统医学治疗肩周炎的有效方法之一，按摩治疗每日 1 次，10 次为 1 疗程。常用手法有：松肩、通络、弹筋拨络、动摇关节、抖法、搓法等治疗。

7. 摆动练习（codman exercise）　适用于疼痛较重，难以进行关节主动运动者。患者站位腰部前屈，双手下垂（或健侧手扶桌），患侧手持小哑铃（或其他合适的重物），持物重量 1～2.5kg，做前后、左右摆动及顺、逆时针划圈动作，通过改变力的方向使肩关节做减重状态下的 ROM 训练，每项动作 1min，2 次 / 天（图 7-6）。切忌操之过急，尤其在急性期。

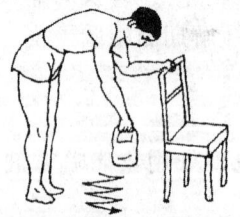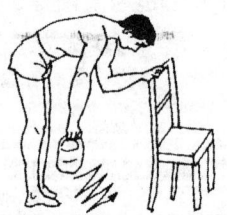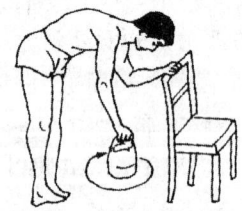

图 7-6　摆动练习（codman exercise）

8. 上肢无痛或轻痛范围内的功能练习　由于粘连组织有时不能单纯依靠摆动得到足够牵张，此时宜在无痛或轻痛（可承受）范围内做牵张练习，包括用体操棒或吊环等，用健侧带动患侧的各轴位练习。每次 10～15min，1～2 次 / 天。此项操作需在无痛或轻痛范围内活动，因疼痛常可反射性地引起或加重肌肉痉挛，不利于功能恢复。

五、康复护理指导

1. 生活护理　注意局部保暖，避免病痛关节受风寒和潮湿刺激而加重病情，训练应劳逸结合，适量运动避免肩关节受损。避免肩部长时间不活动。减少使用患侧的手提举重物或过多活动肩关节，以免造成疲劳性损伤。

2. 家庭锻炼　肩周炎患者一般不用住院治疗，除门诊治疗外最有效的治疗是自我锻炼，自我锻炼方法如表 7-4 所示。

表7-4 肩周炎患者自我锻炼

名称	实施方法
拉轮练习	在墙或树上安装滑轮,通过滑轮进行关节活动的锻炼
爬墙练习	患肢用力上举尽量向上爬墙。每日争取多向上数一道砖缝,逐渐可锻炼抬高患肢,直至正常
屈肘甩手	背部靠墙站立或仰卧于床上,上臂贴身,屈肘,以肘部为点进行外旋活动
梳头练习	双手交替由前额、头顶、枕后、耳后向前纵向绕头一圈,类似梳头动作,每组可15～20次,每日3～5组
展翅练习	站立,上肢自然下垂,双臂伸直,手心向下缓缓向上用力抬起,到最大限度后停10s左右,然后回到原处,反复进行

3. 预防复发 避免局部外伤,如劳损、受压等。工作劳逸结合,肩关节劳损或损伤后及时治疗,老人应每日做各种体育锻炼太极拳等。在肩周炎不痛后,需坚持运动肩关节,持之以恒,以防肩周炎再次复发。

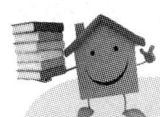

小　结

1. 肩周炎的病因是由于急、慢性劳损或其他原因所致的肌腱、韧带等软组织退行性病变。长期姿势不良及过度活动等所产生的慢性致伤力是主要的诱发因素。

2. 肩周炎的主要功能障碍是肩关节疼痛,肩周炎急性期疼痛严重,持续性肩痛,夜间疼痛加重不敢患侧卧位,影响睡眠;肩关节活动受限,严重影响日常生活活动。

3. 疼痛的程度评估可采用视觉模拟评分法;肩关节活动障碍采用ROM测量;此外还采用Rewe肩功能评定量表进行综合性评估。

4. 肩周炎的康复护理措施可采用超声波治疗、中药局部熏蒸等物理因子治疗及药物治疗等缓解疼痛;在同一体位下避免长时间患侧肩关节负荷来保护肩关节及采取良好姿势,减轻对患肩的挤压等康复护理措施。疼痛严重或出现关节挛缩的患者可实施关节松动技术。

5. 肩周炎的康复护理指导包括生活护理、家庭锻炼、预防复发等内容。

 自　测　题

使用手机浏览器扫此二维码可以进入第七章第二节自测题参考答案

一、选择题

1. 肩关节周围炎最常见的病因
   A. 结核
   B. 风湿
   C. 损伤
   D. 细菌感染
   E. 类风湿

2. 冻结肩不常伴有的情况
   A. 旋转袖肌腱炎
   B. 外伤后长期制动
   C. 颈神经根病
   D. 糖尿病
   E. 冠心病

3. 肩周炎的止痛药主要有
   A. 抗生素
   B. 激素
   C. 非甾体抗炎药

D. 安眠药
E. 麻醉药
4. 肩周炎的康复评定一般从以下几个方面评定（多选）
   A. 疼痛
   B. 稳定性
   C. ADL
   D. 活动度
   E. 肌力
5. 肩周炎的主要症状、体征可归纳为（多选）
   A. 肩关节周围疼痛
   B. 肩胛骨骨折
   C. 肩关节活动受限
   D. 肩关节周围压痛点
   E. 肌肉萎缩

二、简答题

简述肩周炎的病理分期。

三、案例分析

患者，女，55岁。近4周左肩部疼痛难忍，手臂活动功能受限，抬起困难，无明显外伤史，到医院就诊，体检发现左肩压痛阳性，外展、外旋和后伸受限，肩部肌肉萎缩。影像学显示关节腔变狭窄和轻度骨质疏松。

问题：1. 该患者主要的功能障碍有哪些？
2. 对此患者实施康复护理中如何更好地摆放良肢位？

（李桂玲　窦　娜）

第三节　腰椎间盘突出症

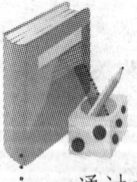

学习目标

通过本节内容的学习，学生应能够：

◎ 识记
1. 陈述腰椎间盘突出症的定义。
2. 描述腰椎间盘突出症的主要临床表现。

◎ 理解
1. 列举腰椎间盘突出症的主要功能障碍。
2. 分析腰椎间盘突出症的主要评价方法。

◎ 运用
评估腰椎间盘突出症患者，并为其制订康复护理计划。

一、概述

案例 7-3A

患者，男性，64岁，患者于2年前无明显诱因出现腰疼向右下肢放散，当时疼痛剧烈难以下床活动，在当地医院经CT诊断后住院治疗7天，住院时静点甘露醇等药物后腰疼明显减轻，可下地走路，但出现较轻右下肢麻木，后出院再未治疗。近2个月来感觉右下肢麻木疼痛加重，行走50m需下蹲休息方可再走。

问题与思考：
1. 该患者目前的临床诊断是什么？
2. 该患者具有哪些功能障碍？

（一）定义

腰椎间盘突出症（lumbar disc herniation，LDH）是由于腰椎间盘变性、纤维环破裂、髓核突出刺激或压迫神经根所表现的一种综合征。好发部位为 $L_4 \sim L_5$、$L_5 \sim S_1$。年龄以 20～50岁多发，随年龄增大 $L_3 \sim L_4$、$L_2 \sim L_3$ 发生突出的危险性增加。男性多于女性，男女比例为 5∶1。

（二）病因

1. 腰椎间盘的退行性改变 这是本病发生最基本的因素，主要原因是长期慢性积累性劳损及随年龄的增加，退变的腰椎间盘纤维变性、弹性减低、张力降低，软骨板囊性变。

2. 慢性劳损 慢性劳损是加速椎间盘变形的主要原因，约有1/3的患者有不同程度的外伤史。各种形式的腰扭伤，躯干背伸肌、屈肌群的肌力失衡均可导致腰椎间盘突出症。

3. 腰椎间盘内压力突然升高 在剧烈咳嗽、打喷嚏、大便秘结、用力屏气或长期处于坐位及颠簸状态时腰椎间盘承受的压力过大也可加速椎间盘突出症。

4. 吸烟 吸烟者因烟草中的许多有害物质被吸收到血液，使小血管痉挛，血供减少，加速腰椎间盘退变；嗜烟引起慢性支气管炎，当发生咳嗽时，腰椎间盘内压力增加突然升高，也是腰椎间盘突出症的一个诱发因素。

5. 分类
（1）腰椎间盘膨出：纤维环没有完全破裂，髓核从破损处凸出压迫神经根。
（2）腰椎间盘突出：纤维环破裂，髓核从破裂处挤出，压迫神经根。
（3）腰椎间盘脱出：纤维环破裂，髓核从破裂处挤出后，突破后纵韧带，游离到椎管，压迫神经根脊髓。

（三）临床表现

1. 腰痛 是腰椎间盘突出症的主要症状，发生率在95%以上。多以持续腰背钝痛为多见。主要部位在下腰背部和腰骶部，可向一侧或两侧放射。

2. 坐骨神经痛 常为放射痛。放射性痛是指由上而下沿坐骨神经过电一样痛。牵涉痛是指在受损神经支配区肌肉、关节同时出现的疼痛。

3. 间歇性跛行 椎管狭窄压迫马尾神经时，患者长距离行走引起腰背痛或不适，同时患肢出现疼痛麻木加重，当取蹲位或卧床休息后，症状逐渐消失，称为间歇性跛行。

4. 感觉异常 肢体麻木和冷感，轻者肌力减弱，重者肌肉失去功能；如压迫马尾神经，其主要表现为会阴部麻木、刺痛，排便及排尿障碍，阳痿（男性），以及双下肢坐骨神经受累症状。

5. 局部体征 腰椎不对称性活动障碍；局部压痛；直腿抬高试验及加强试验阳性，仰卧挺腹试验阳性；腱反射改变、伸趾力量减弱。

二、主要功能障碍

1. 疼痛 腰腿痛，下肢放射痛，下肢麻木感，腰椎活动受限。多数下腰段椎间盘突出伴有坐骨神经痛。

2. 神经功能障碍 ①感觉神经障碍：表现为麻木、疼痛敏感及感觉减退等；②运动神经障碍：肌力可减退，严重者完全丧失功能等；③反射功能障碍：神经根受压的早期，神经反射功能多出现亢进，中后期神经反射功能多为减弱或消失。

3. 日常生活功能障碍 患者因疼痛、感觉异常，部分患者还会出现大小便异常或失禁等，导致日常生活的能力下降。

4. 姿势异常 在急性期或神经根受压明显时，患者可出现跛行、跳跃式步态等。疼痛较重者导致步态急促不稳。

5. 躯体活动受限 主要是腰椎前屈、旋转及侧向活动受限，合并腰椎椎管狭窄症者，后伸亦受影响。

6. 心理和社会能力障碍 长期反复发作严重影响患者的工作及正常生活，由于心理压力大，患者易产生焦虑、抑郁、愤怒甚至产生心理障碍等。

三、康复护理评估

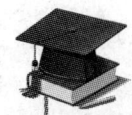

案例 7-3B

该患者再次入院治疗，查体：神清清楚，走路强迫姿势，腰椎周围压痛明显，下肢放射。感觉腿部发冷，右下肢直抬试验60°阳性，加强试验阴性，右下肢肌肉无萎缩，右拇趾背伸肌力稍弱，腱反射正常。CT：腰椎生理曲度存在，$L_3 \sim L_4$、$L_4 \sim L_5$ 间盘变性突出，以 $L_4 \sim L_5$ 最重，突出约6mm，压迫硬膜囊。诊断：$L_3 \sim L_4$、$L_4 \sim L_5$ 间盘突出。

问题与思考：
该患者除上述检查外，还应进行哪些康复护理评估？

1. 腰椎活动度评估 正常腰椎活动度前屈90°，后伸30°，侧屈左右各30°，侧旋30°。

2. 疼痛的评估 常采用视觉类比疼痛评价，让患者根据自己主观疼痛感受在标尺中做标记，表示主观疼痛程度。

3. 综合评价 采用日本骨科协会下腰痛评价表法（JOA score），评估内容包括主观症状9分、体征6分、ADL受限14分、膀胱功能-6分，见表7-5。

表7-5 JOA下腰痛评价表法

项目	评分
1. 主观症状（9分）	
（1）下腰痛（3分）	
无	3
偶有轻痛	2
频发轻度腰疼或偶有严重疼痛	1

续表

项目	评分
频发或持续性严重疼痛	0
(2) 腿痛或麻木（3分）	
无	
偶有轻度腿痛	3
频发轻度腿痛或偶有重度腿痛	2
频发或持续性重度腿痛	1
有时影响睡眠	0
(3) 步行能力（3分）	
正常	3
能步行500m以上，可有痛、麻、肌弱	2
步行＜500m，有痛、麻、肌弱	1
步行＜100m，有痛、麻、肌弱	0
2. 体征（6分）	
(1) 直腿抬高（包括加强试验）（2分）	
正常	2
30°～70°	1
＜30°	0
(2) 感觉障碍（2分）	
无	2
轻度	1
明显	0
(3) 运动障碍（MMT）（2分）	
正常（5级）	2
稍弱（4级）	1
明显弱（0～3级）	0
3. ADL受限（14分）重轻无	
卧床翻身	0　1　2
站立	0　1　2
洗漱	0　1　2
身体前倾	0　1　2
坐（1h）	0　1　2
举物、持物	0　1　2
步行	0　1　2
4. 膀胱功能（-6分）	
正常	0
轻度失控	-3
严重失控	-6

注：＜10分，差；10～15分，中度；16～24分，良好；25～29分，优。

4. **身体状况评定** 可出现腰椎不对称性活动障碍；局部压痛；直腿抬高试验及加强试验阳性，仰卧挺腹试验阳性；腱反射改变、姿势异常。

5. **影像学评定** 腰椎 X 线平片、CT 扫描、MRI 检查显示腰椎间盘突出的征象。

6. **心理评定** 常用 Beck 抑郁问卷、自评抑郁量表、抑郁状态问卷、汉密尔顿抑郁量表、焦虑自评量表、汉密尔顿焦虑量表。

四、康复护理措施

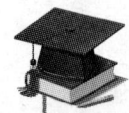

案例 7-3C

该患者除上述体征外，还进行了康复护理评价，结果为腰椎活动度前屈 65°，后伸 20°，侧屈左右各 15°，侧旋 25°；视觉类比疼痛评价为中度；JOA 下腰痛评价 22 分。

问题与思考：
1. 该患者的康复护理目标怎样制订？
2. 采取哪些康复护理措施？

（一）康复护理原则及目标

康复护理原则为防治结合，动静平衡，早期介入，综合治疗，患者主动参与，长期坚持。康复护理目标为减轻椎间压力、镇痛、消炎、解痉、松解粘连；恢复腰椎及其周围组织的正常结构和功能；改善心理状况。

（二）康复护理方法

1. **卧床休息** 卧位状态时腰椎间盘压力最低，肌肉松弛，可使椎间盘处于休息状态，使损伤的纤维环得以修复，突出髓核回纳。一般使用木板床，取自由体位，一般卧床不超过 3 周，活动时佩戴腰围。

2. **佩戴腰围** 疼痛、麻木等症状减轻后可佩戴腰围适当离床活动，佩戴时间不宜过长，以防发生腰肌肌力下降。

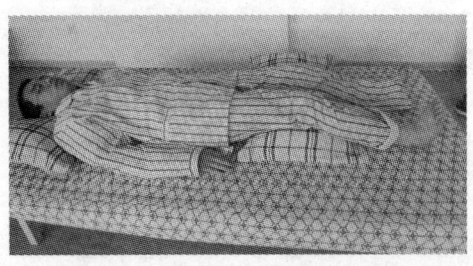

图 7-7 仰卧位

3. **正确卧位** 仰卧位，髋、膝关节屈曲 30°，膝下垫一软枕（图 7-7）。侧卧位，脊柱不要扭曲，上下肢的前方放枕支撑，躯干放松。

4. **牵引** 腰椎牵引可使椎间隙增宽，有利于突出物部分还纳，减轻对神经根的压迫。主要适用于腰椎间盘突出症，尤其是适用于脊神经损害者；腰椎退行性疾患；腰椎小关节功能障碍、腰椎肌肉疼痛导致的痉挛或紧张等。

(1) 牵引方式：持续牵引和间歇牵引，临床常采用间歇牵引。

(2) 牵引体位：根据患者的病情和治疗需要，选择仰卧位和俯卧位等体位。

(3) 牵引角度：髋/膝的位置可在全伸展位到 90°屈曲范围内调节。

(4) 牵引力量：首次牵引力量选择 >25% 体重，适应后逐渐增加牵引力量。常用的牵引力量范围为 20～60kg。

(5) 治疗时间：10～30min。

(6) 疗程：频度为每天 1 次天或每周 3～5 次，疗程为 3～6 周。

在牵引治疗前或治疗中可用超短波、红外线等放松局部肌肉。

5．理疗 物理治疗有消炎、镇痛、消除神经根水肿，松解粘连，促进组织再生，兴奋神经肌肉等作用。临床上常用的有局部冰敷、电脑电刺激、直流电药物离子导入、红外线、超声波、蜡疗、光疗、音频电疗法、磁疗等。

6．手法治疗 手法的主要作用为缓解疼痛，改善脊柱活动度。手法技术包括肌筋膜放松、关节松动或推拿、肌肉能量技术和牵伸技术。针对不同病因，采用适宜的手法。

7．运动疗法 运动疗法应遵循肌肉放松、柔和缓慢、循序渐进、持之以恒的基本原则，着重进行腰腹肌的训练和下肢的柔韧性训练。可采用体位疗法、肌力训练、稳定性训练等方法。

（1）肌力训练：当症状和体征好转后，开始进行循序渐进、持之以恒的腰背肌和腹肌的肌力训练。常用的方法有：Williams 式腹肌训练（图 7-8A）和 Mckenzie 式背伸肌训练（图 7-8B）等。适用于疾病的亚急性期和慢性期。

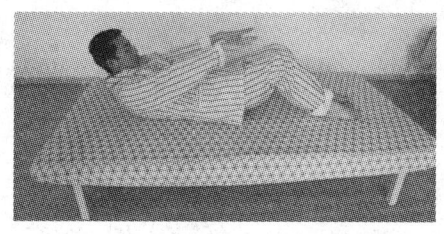
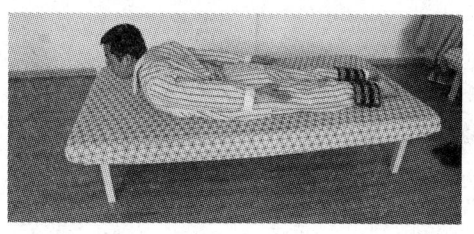

A　　　　　　　　　　　　　　B

图 7-8　腰背肌和腹肌训练

在脊柱损伤、椎间盘病变后或手术后，需要尽早进行腰背肌训练，可又不宜使脊柱屈曲或过伸，防止椎间隙变形以致椎间盘压力增加。训练包括腰椎屈曲、左右侧弯及左右旋转运动。动作节奏应平稳、缓慢、幅度尽量大。但以不引起明显疼痛为度。

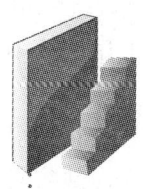知识链接

McKenzie 技术

McKenzie 技术是由澳大利亚 Robin McKenzie 先生独创的一种专门治疗颈肩腰腿痛的技术。该技术是目前治疗颈肩腰腿痛的最新非手术疗法。具有安全、见效快、疗程短、容易预防复发的特点。McKenzie 先生认为坐姿不良和反复低头弯腰是造成颈肩腰腿痛的重要因素，因此，维持正确姿势和针对性运动会消除患者颈肩腰腿痛的症状。他提出的动态间盘模型的理论，其正确性已被许多研究证实。并提出了通过运动试验来确定患者的力学诊断。McKenzie 技术对腰椎间盘突出后引起的疼痛和麻木具有良好的治疗作用。

（2）腰椎稳定性训练：腰背部肌肉是维持腰椎稳定性的重要结构之一，加强项腰背部肌肉的锻炼，有助于维持及增强腰椎的稳定性，从而延缓腰椎劳损退变的进程，可以有效地预防急慢性腰部损伤和腰痛的发生。

腰背肌稳定性训练的方法（图 7-9）：①五点支撑法：适合腰肌力量较弱、肥胖者和老年人。患者仰卧位双膝屈曲，以足跟、双肘、头部当支点，抬起骨盆，尽量把腹部与膝关节抬平，然后缓慢放下，连续 20～30 次。②四点支撑法：适用于年龄较轻、体力较好的患者。用双手及双足支撑身体，使患者头部、背部、腰部呈拱桥形状。③三点支撑法：待腰背肌稍有力量进行

三点支撑法练习,用头部及双足将身体支撑起,使腰背部尽可能地呈弓形。④飞燕式:不适合腰肌力量较弱或者肥胖者。俯卧床上,去枕,双手背后,用力挺胸抬头,使头胸离开床面,同时膝关节伸直,两大腿用力向后也离开床面,持续3~5s,然后肌肉放松休息3~5s为一个周期。

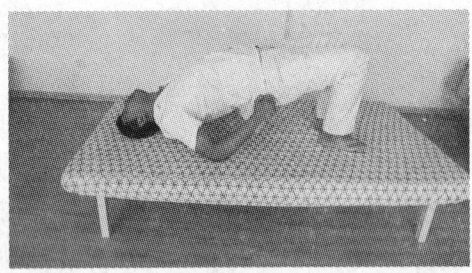
五点式

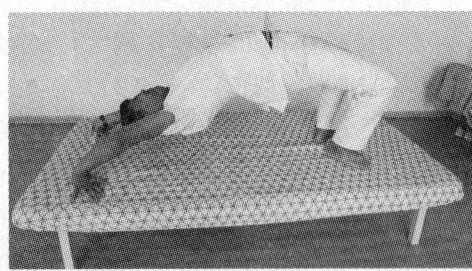
四点式

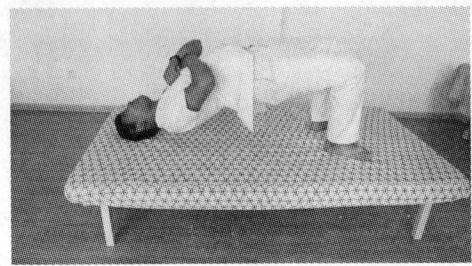
三点式

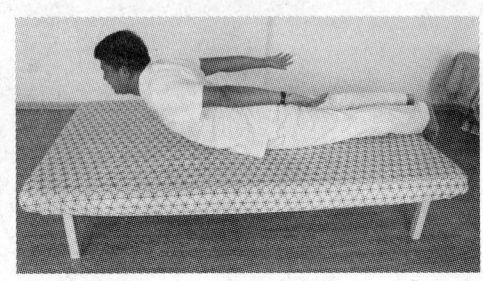
燕飞式

图7-9 腰背肌稳定性训练

8. 心理护理 患者因疼痛和功能障碍,导致生活难以自理,患者会出现焦虑、烦躁、恐惧等不良心理状态。护士要多沟通,了解患者的心理状态,给予患者安慰、解释和鼓励。

五、康复护理指导

1. 防止疲劳和受凉 日常生活中保持良好的生活习惯,防止腰腿部着凉,工作生活中要劳逸结合,防止过度疲劳。

2. 正确的站姿和坐姿 脊柱不正,会造成椎间盘受力不均匀,从而造成椎间盘受损、引发突出。日常生活中应减少背负重物,预防肌肉、韧带、肌腱等软组织受伤。保持正常的腰椎生理前凸。站立时,胸部挺起,腰部平直,同一姿势不要过久,如需保持这一姿势应进行原地活动或腰背活动。坐位时要坐正,坐直,不要斜靠在椅子上(图7-10)。避免久坐,需要久坐时使用脚踏,使膝与髋保持同一水平,身体靠向椅背,同时在腰背部放一靠垫。

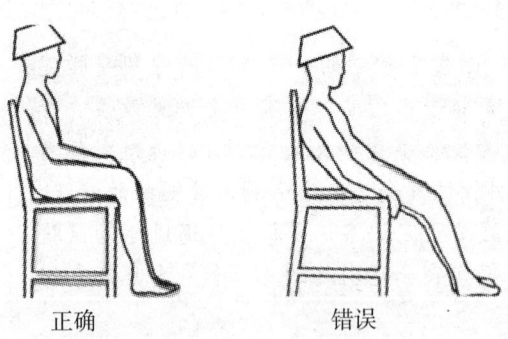

正确　　　错误

图7-10 坐位姿势

3. 加强劳动保护 正确的劳动姿势和劳动保护,能减少劳动损伤和避免加速腰椎间盘退变。长期伏案工作时,应坐直,不要弯腰驼背。站位工作时要面向工作台,不要扭腰侧身工作(图7-11)。搬运重物时,应蹲下将重物从地上搬起,不要直腿弯腰搬物,所搬物体尽量靠近身体并放低,不要将所搬物体上提或远离身体(图7-12)。工作时不宜久坐久站,姿势要正确。需要长时间弯腰或长期伏案工作的人,可以通过不断调整座椅和桌面的高度来改变坐姿;驾驶员应调整合理的座椅角度,以免因座椅上的颠簸、震动,增加腰椎间盘的压力导致腰椎间盘突出症。腰部劳动强度大的工人,应佩戴适合的腰围保护腰部。

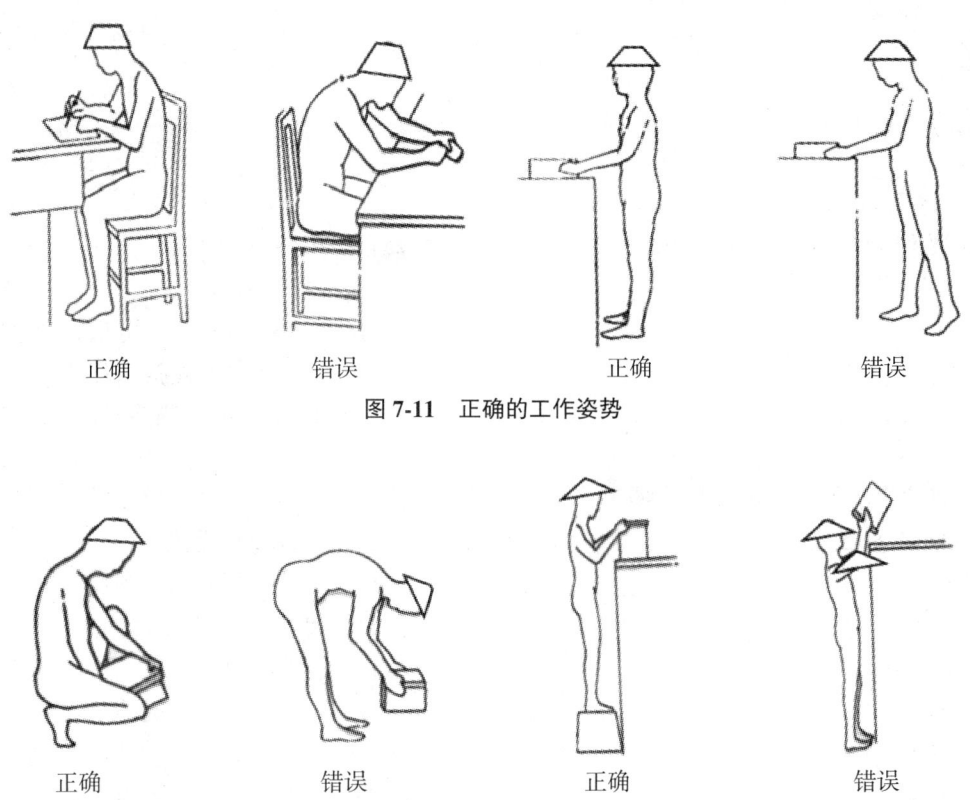

| 正确 | 错误 | 正确 | 错误 |

图 7-11 正确的工作姿势

| 正确 | 错误 | 正确 | 错误 |

图 7-12 正确的搬运姿势

4．坚持运动训练 运动训练时压腿弯腰的动作幅度不要过大，防止发生腰椎间盘突出。

5．饮食均衡 尽量选择高蛋白、高热量、高纤维、低脂饮食，防止肥胖，因为过度肥胖会导致腰痛；保持大便通畅，减少腹压；戒烟。

6．用药指导 中西医药物起到辅助的对症治疗作用，达到消除炎症、改善症状的作用，常用的药物有非甾体消炎镇痛药（乙酰氨基酚、双氯芬酸钠）、肌肉松弛剂（氯唑沙宗）等，神经水肿的患者可应用激素治疗，还可配合应用中医中药治疗。

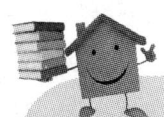

小 结

1. 腰椎间盘突出症是由于椎间盘变性、纤维环破裂，髓核突出刺激或压迫神经根所表现的一种综合征。好发部位为 $L_4 \sim L_5$、$L_5 \sim S_1$。其病因为腰椎间盘退行性改变、慢性劳损、腰椎间盘内压力突然升高、吸烟等，按照病理分为腰椎间盘膨出、腰椎间盘突出、腰椎间盘脱出三类。主要临床表现为腰痛、坐骨神经痛、间歇性跛行、感觉异常和局部体征。

2. 主要功能障碍有疼痛、感觉神经障碍、运动神经障碍、反射功能障碍、日常生活功能障碍、姿势异常、躯体活动受限、心理和社会能力障碍。

3. 康复护理评估可从疼痛、心理、身体状况、日常生活能力、关节活动度等方面进行单项评定，也可根据临床症状进行综合评估。

4. 康复护理原则为防治结合，动静平衡，早期介入，综合治疗，患者主动参与，长期坚持。康复护理目标为减轻椎间压力，镇痛、消炎、解痉、松解粘连；恢复腰椎及其周围组织的正常结构和功能；改善心理状况。康复护理措施以保守治疗为主，主要包括卧床休息、佩戴腰围、正确卧位、牵引、理疗、手法治疗、运动疗法和心理护理。

5. 康复护理指导有防止疲劳和受凉，日常生活中保持正确的站姿和坐姿，加强劳动保护，坚持运动训练，饮食均衡，用药指导。

自测题

一、选择题

1. 腰椎间盘突出最易发生在
   A. $L_1 \sim L_2$
   B. $L_2 \sim L_3$
   C. $L_3 \sim L_4$
   D. $L_4 \sim L_5$
   E. $S_1 \sim S_2$

2. 急性腰部关节扭伤应坚持卧床
   A. 1～2 周
   B. 2～3 周
   C. 3～4 周
   D. 4～5 周
   E. 5～6 周

3. 以手术治疗为主的腰椎间盘突出症类型是
   A. 退变型
   B. 膨出型
   C. 突出型
   D. 脱出后纵韧带下型
   E. 脱出后纵韧带后型

4. 腰椎间盘突出症 80% 发生在
   A. 20～50 岁
   B. 20～60 岁
   C. 30～50 岁
   D. 30～60 岁
   E. 40～60 岁

5. 李某，男，48 岁，司机，吸烟 20 余年，近 10 日出现腰痛伴大腿前外侧、小腿内侧、足后侧感觉障碍，膝反射减弱。患者为
   A. L_2 神经根受累
   B. L_3 神经根受累
   C. L_4 神经根受累
   D. L_5 神经根受累
   E. S_1 神经根受累

6. 张某，男 43 岁，提重物时突然出现腰痛，向臀部、大腿后方、小腿外侧直到足部放射。查体：$L_4 \sim L_5$ 棘突及其右侧压痛，右侧直腿抬高试验（+），确诊为腰椎间盘突出症，目前最基本的治疗方法是
   A. 推拿按摩
   B. 止痛药
   C. 理疗
   D. 完全卧床休息
   E. 腰背肌锻炼

二、简答题

1. 简述腰椎间盘突出患者腰椎稳定性训练的目的和方法。
2. 日常生活中怎样预防腰痛？

三、案例分析

刘某，女性，52 岁，因右臀部胀痛 2 年，腰骶部伴右小腿外侧麻胀痛 8 个月，加重 20 天入院。患者 2 年前无明显诱因出现右侧臀部胀痛，无腰痛及放射痛，到当地医院就诊，CT 检查示 $L_4 \sim L_5$ 椎间盘突出，现病情进一步加重，不能独立下床活动，疼痛无法忍受求诊。入院查体：腰部活动度严重受限，直腿抬高试验（阳性），腰侧弯试验（阳性），跟腱反射左侧正常（++）、右减弱（-），右下肢肌力明显下降。腰椎 CT 示 $L_4 \sim L_5$ 椎间盘向后突出，硬膜囊及神经根受压，周围小关节增生。

请问：1. 如何对该患者进行评估？
2. 该患者目前应采取的康复护理措施是什么？

（柳明仁）

第四节 骨性关节炎

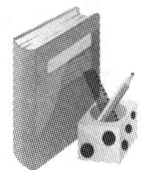

学习目标

通过本节内容的学习，学生应能够：

◎ 识记

1．列举骨性关节炎发病的病因。
2．描述骨性关节炎的临床表现和典型体征。

◎ 理解

1．掌握骨性关节炎的主要功能障碍。
2．归纳骨性关节炎各期康复护理的特征和目标。

◎ 运用

评估骨性关节炎患者，并为其制订康复护理计划。

一、概述

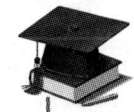

案例 7-4A

患者，女，60岁，农民。左膝关节反复疼痛伴活动受限5年，加重7天入院。自诉5年前开始出现左膝关节反复疼痛，呈持续性钝痛无放射痛，疼痛可因体位改变而诱发，劳累时加重，休息后可缓解，由于病情较轻没有进行特殊治疗。于1周前病情加重，并出现左下肢放射痛，伴左下肢乏力、活动受限，晨起出现左膝关节僵硬，时间小于30min，活动后改善，近几天出现静息痛，休息不能缓解。否认外伤、既往史和家族病史。

问题与思考：
1．本病的病因可能是什么？
2．本病的主要临床表现有哪些？

（一）定义

骨性关节炎（osteoarthritis，OA）以关节软骨变性、损害为主，最终导致关节退变、骨质增生的骨关节疾病。该病又称为骨性关节病、退行性关节炎、增生性关节炎、老年关节炎和肥大性关节炎等。多见于50岁以上中老年人，女性多于男性。病变限于几个关节，好发于膝关节、髋关节、脊柱及手指远端指间关节等负重关节。最突出的表现是关节疼痛，负重或过度活动后疼痛加重，休息后疼痛缓解，可伴有关节肿胀、积液、活动受限和畸形。

（二）病因

骨性关节炎的发生发展是一种长期、慢性、渐进的病理过程。一般认为是由机械性因素和生物性因素相互作用所致。原发性骨性关节炎的病因迄今尚未完全明了，与遗传和体质有一定关系。继发性骨性关节炎的病因有：

1. **年龄** 年龄是骨性关节炎发生的主要高危因素。随着年龄增长其发病率逐渐增高，多见于50岁以上中老年人，男女之比为1:2。

2. **性别** 发病率男女之比为1:2，女性在绝经后发病率明显增加，可能与关节软骨中的雌激素受体有关。

3. **机械损伤** 包括外伤导致的关节内骨折、关节面生物力学的应力平衡失调、劳损累积的微小创伤、肥胖、负重导致的关节负载增加等。

4. **内分泌、代谢障碍** 软骨营养、代谢异常、生物化学的改变，以及酶对软骨基质的异常降解均可引起骨性关节病。

（三）临床表现

临床表现与病理分期有关。病理早期表现为关节软骨局灶性软化，表面粗糙，随之出现裂隙、剥脱，软骨下骨质暴露、增生、硬化，关节边缘新骨形成，关节间隙变窄，最终关节面完全破坏、畸形（图7-13）。最突出的症状是关节疼痛，常感到关节活动受限，上下楼困难，晨起或长时间保持某个体位时关节僵硬，出现骨摩擦音或关节绞锁。

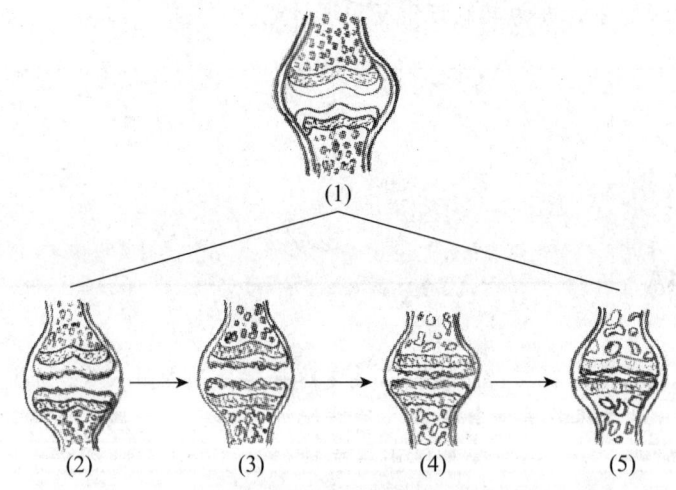

图7-13 骨性关节炎病理变化示意图
(1) 正常 (2) 关节面软骨早期退行性变 (3) 关节面软骨软化
(4) 软骨下骨裸露 (5) 磨损严重处关节软骨下骨质硬化

1. **关节疼痛及压痛** 初期为轻度或中度间断性钝痛，休息时好转，负重或过度活动后疼痛加重，晚期可出现持续性疼痛或夜间痛，常与天气变化、潮湿受冷有关。疼痛的关节可伴有肿胀和压痛，多为关节腔积液或滑膜肥厚所致，是滑膜炎和周围组织炎的体征。有些患者在静止或晨起时感到疼痛，活动后疼痛减轻，称之为"休息痛"。

2. **关节僵硬** 早晨起床后关节及其周围僵硬及发紧感，称为晨僵，活动后可缓解。关节僵硬在气压降低或空气湿度增加时加重，持续时间一般较短，常为几分钟至十几分钟，很少超过30分钟。

3. **关节肿大** 手部关节肿大变形明显，可在远端指间关节出现赫伯登（Heberden）结节和近端指关节出现布夏尔（Bouchard）结节。部分膝关节因骨赘形成或关节积液也会造成关节肿大。

4. **骨摩擦音（感）** 由于关节软骨破坏、关节面不平，关节活动时出现各种不同响声，多见于膝关节。

5. 关节无力、活动障碍 关节疼痛、活动度下降、肌肉萎缩、软组织挛缩可引起关节无力,行走时腿软或关节绞锁,不能完全伸直或活动障碍。

二、主要功能障碍

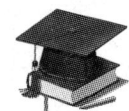

案例 7-4B

入院后查体:T 36.7℃,P 85 次/分,R 20 次/分,BP 114/71mmHg。神志清醒,痛苦面容,被动卧床,查体合作。左膝关节局部压痛,局部皮肤温度无明显升高,左膝关节活动疼痛,左膝关节研磨试验(+),浮髌试验(-)。

辅助检查:X 线提示左膝关节间隙变窄,关节边缘有骨赘形成,关节面不平。

问题与思考:
1. 该患者发生了哪些功能障碍?
2. 康复护理评估有哪些?

1. 疼痛 最常见、首发的症状是关节疼痛,常侵犯远端指间关节及第一腕掌、膝、脊柱等负重较大的关节,休息时好转,负重或过度活动后加剧。疼痛的关节在伴有关节肿胀时压痛尤为明显。

2. 关节僵硬与活动受限 晨僵是判断滑膜关节炎症活动性的客观指标,炎症的严重程度与其持续时间相一致。早期关节活动受限主要因关节疼痛、肿胀导致。晚期则主要由关节骨质破坏、纤维骨质粘连和关节半脱位引起。关节活动严重障碍,可逐渐导致关节丧失正常功能。

3. 肌力降低 由于长期的关节僵硬与活动受限,患者的肌力也会逐渐随之改变。

4. 日常生活活动能力障碍 由于疼痛、关节僵硬与活动受限及肌力降低等多种功能障碍并存,OA 患者常出现严重的日常生活活动能力障碍。

三、康复护理评估

1. 一般状况 一般状况包括性别、年龄、体重、职业及工作环境,营养状况,是否伴有高血压、糖尿病、骨质疏松等其他疾病。

2. 疼痛 可采用视觉模拟评分法、语言评价量表、数字评价量表、口述描绘评级法等。视觉模拟评分法(VAS)是临床最常用且操作简单。结果评分越高,疼痛程度越大。0~3,轻度疼痛;4~7,中度疼痛;8~10,重度疼痛。

3. 关节僵硬与活动受限 关节僵硬与活动受限的程度在临床上用关节活动度(ROM)进行评定,进而判断对患者日常生活的影响。

4. 肌力评估 根据徒手肌力检查评价关节周围肌肉的肌力。膝关节 OA 主要测量股四头肌、股二头肌、半腱肌和半膜肌;髋关节 OA 可检测屈、伸髋肌群,内收、外展肌群和内、外旋肌群;手关节 OA 可选择测量掌指关节、近端或远端指间关节的屈伸肌群,及手指内收、外展肌群;脊柱 OA 主要检测颈椎、腰椎屈伸相关肌群。

5. 日常生活活动能力 OA 患者的 ADL 常用 Barthel 指数评分法进行评价。

四、康复护理措施

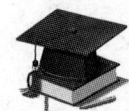

案例 7-4C

该患者采用视觉类比疼痛评分评价结果为中度,左膝关节活动度 0~125°,股四头肌肌力 4 级,股二头肌肌力 4 级,检查时发现患者表情单一,没有笑容,总是唉声叹气。

问题与思考:
1. 针对上述评估结果如何为该患者制订康复护理目标?
2. 怎样实施康复护理?

(一)康复护理原则及目标

1. 康复护理原则 干预骨性关节病的危险因素,积极进行康复训练,延缓疾病的发展,合理饮食,加强心理护理、疾病相关知识和日常生活指导。

2. 康复护理目标 短期目标为控制炎症,减轻或消除疼痛,矫正不良姿势,防止畸形,维持或改善肌力、体力及关节活动范围,最大限度地恢复患者的日常生活、工作和社交能力。长期目标是通过以物理疗法、作业疗法为主的综合康复护理,最大限度地恢复患者正常功能,防止失用和误用综合征,争取达到生活自理,回归社会。

(二)康复护理方法

1. 急性期 以关节疼痛、肿胀,局部炎症及全身症状为主要表现。康复护理目标是消炎、止痛和预防功能障碍。

(1)合理休息:一般无需卧床休息,当出现负重关节或多动关节受累时,应限制该关节的活动,达到休息的目的。如关节肿胀,伴有疼痛加重时,应卧床休息,减少活动,但卧床时间不宜过长,注意动静结合,避免休息时间过长造成关节僵硬、肌肉萎缩和体能下降。

(2)体位摆放:在保证休息的同时,还应保持良好的体位,不适当体位和姿势常引起肢体挛缩。卧床时应维持关节功能体位:①仰卧、侧卧交替,侧卧时避免颈椎过度向前屈,晚上睡觉枕头不宜过高;②床垫不宜过软,以防臀部下沉而引起髋关节屈曲畸形;③足部放置支架将被服架空,避免加速足下垂发生,同时定期将双足前部抵于床尾横档处,以矫正足下垂。坐位时采用硬垫直角靠椅,双足底平置于地面,膝屈曲呈 90°,注意保持伸屈肌力的平衡。而站立时头部保持中立,下颌微收,肩取自然位、不下垂、不耸肩,腹肌内收,髋、膝、踝均取中立位。

(3)关节保护:肥胖患者应减轻体重,以减少关节负荷。病变关节可给予夹板、支具短期固定或使用拐杖、手杖,既可减轻负荷,又能保护关节、维持平衡。制动时应将关节置于功能位,夹板每天去除一次并进行适度训练,防止出现关节僵硬。各个关节夹板固定的姿势见表 7-6。

表7-6 各个关节夹板固定的姿势

病变关节	关节固定姿势
手	掌指关节略屈曲呈 25°,防止手指尺偏
腕	伸腕 30°~45°
肘	屈曲 100°,前臂中立位

续表

病变关节	关节固定姿势
肩	前屈30°，外展45°，外旋15°
脊柱	正常生理弧度
髋	屈曲20°，轻度外展，不旋转
膝	伸直0°
踝	屈曲90°
足	正常位，跖趾关节稍屈曲，趾间关节伸直位

（4）物理治疗：①局部冷疗法；②水疗，包括矿水浴、盐水浴、硫化氢浴等，温度以38～40℃为宜，有发热者不宜用水疗法；③紫外线红斑量照射，具有消炎和脱敏的作用；④磁疗，有消炎、消肿、镇痛作用；⑤低中频电疗，可改善局部血液循环，促进渗出吸收，缓解肌紧张，达到镇痛作用；⑥蜡疗，有改善循环和缓解挛缩的作用。

（5）运动治疗：当患者可以主动运动时，进行单个或多个关节的活动，并达到患者能忍受的最大ROM。运动训练程序为：①患者卧床进行肌肉的等长收缩练习和主动助动练习；②坐位继续锻炼并逐步延长锻炼时间；③站立位训练，重点练习平衡；④在扶车或有他人支持下进行走路练习，也可使用轮椅代步；⑤使用拐杖练习行走。

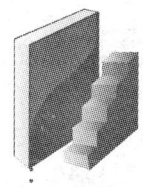

知识链接

膝关节松动技术

OA急性期，关节肿胀，疼痛较明显时可采用Ⅰ、Ⅱ手法进行关节松动技术；OA慢性期出现关节僵硬和关节周围软组织粘连挛缩时，可采用Ⅲ、Ⅳ手法。膝关节由股胫关节、髌股关节和上胫腓关节组成，其生理运动有屈曲和伸展，在膝关节屈曲位小腿可做外旋和内旋。关节的附属运动包括长轴牵引、前后向或后前向滑动和侧方滑动，对于膝关节的松动技术应针对以上三个关节分别实施，具体操作手法包括：长轴牵引、分离牵引、关节前后向滑动、关节后前向滑动、关节侧方滑动、伸膝摆动和旋转摆动。

（6）药物治疗：关节肿胀和疼痛明显时可给予糖皮质激素类、消炎镇痛药（非甾体抗炎药）。关节腔内注射玻璃酸钠，能减轻或消除关节摩擦，缓解关节疼痛，并促进软骨细胞合成代谢。对早、中期OA患者疗效较好，对晚期OA患者也有一定疗效，对重症患者或反复治疗无效者，建议手术治疗。

（7）手术治疗：主要有游离体摘除术、关节镜下关节清理术和截骨术等。晚期OA患者可依年龄、职业和生活习惯等行人工关节置换术。

2. 慢性期 目标是缓解肌痉挛和疼痛，改善关节及其周围组织的血液与淋巴循环，延缓组织的退行性改变，尽可能增加关节活动范围、肌力、耐力和身体协调平衡能力。

（1）物理治疗：①全身温热：如湿包裹法、温泉疗法、蒸汽浴、沙浴、泥疗等；②局部温热疗法：如热水袋、温水浴、蜡疗、红外线、高频电疗法、微波，同时结合中草药熏洗或熨敷，效果更好；③电热手套：热疗时手套内温度可达40℃，可减轻疼痛，但不能改善晨僵程度，也不能阻止关节受损。

（2）运动治疗：通过徒手训练或各种康复器械进行关节功能训练，达到增强肌力、耐力，增大 ROM，提高 ADL 能力，增加骨密度，强健体质。

1）肌力锻炼：目的是预防和治疗肌无力和肌肉萎缩，增加关节稳定性。在关节能耐受的情况下，加强关节的主动运动，进行渐进的抗阻力练习。以关节不负重或少负重的等长收缩练习为主。关节炎症已消失的患者可进行水中等张运动，因为浮力使作用于关节的应力减少，温水有助于关节周围肌肉等软组织松弛。

2）手法按摩和牵伸：有利于改善病变关节和周围软组织的血液循环，减轻炎症、水肿，放松肌肉，缓解疼痛，解除组织粘连，防止肌肉萎缩，提高关节活动能力。

3）关节操：可有效地预防关节僵硬，改善关节活动能力，恢复 ROM。做操时用力应缓慢，切忌粗暴，应尽量达到关节最大的活动范围，但以不引起疼痛为度。

4）有氧运动：包括行走、跑步、自行车、游泳、划船、太极拳等运动，能提高机体有氧代谢能力，增强心血管功能，提高体质。根据关节炎症情况和心肺功能确定运动强度。配合饮食调节可减轻体重，减少关节负荷。

（3）作业治疗：选用不增加关节负担的作业项目，如养花、打拳等，并鼓励患者尽量独立完成日常生活活动训练，如进食、拧毛巾、穿脱衣裤、上下楼梯等。

（4）矫形器及辅助用具的使用：在坚持训练的前提下使用长柄梳、长柄勺、夹板、拐杖、助行器、轮椅等矫形器及辅助器具，能延缓关节畸形发展，减轻负荷，缓解疼痛。必要时还应进行家居环境改造，来适应功能障碍者的需要。

（5）关节保护：在日常生活中应重视保护关节，合理使用关节，方法包括：①姿势正确：休息时保持良好的姿势，工作时采用省力姿势，并经常更换，避免关节劳损；②劳逸结合：合理安排工作与休息；③量力而行：用力以不引起关节明显疼痛为度；④以强助弱：以健全的关节扶助有炎症的关节，减轻受累关节的负担；⑤以物代劳：用各种辅助器具协助完成日常生活活动，以弥补关节功能缺陷，避免劳损；⑥简化工作：提前做好工作计划，并完成所有准备工作，把复杂工作分成多项简单工作来完成。

（6）心理护理：使患者了解本病虽然有一些痛苦和不便，但一般不致严重残疾，更不会造成瘫痪。受累关节软骨虽不能恢复正常，但积极合理的治疗和康复训练可明显改善病程的进展，应长期坚持下去。

五、康复护理指导

1. **合理饮食** 早期防治骨质疏松，多食用含维生素 C、D、E 的食物，以改善骨胶原合成所需的营养。

2. **合理用药** 糖皮质激素类药物不宜短时内多次大量注射，否则会加重对骨关节的损害。非甾体抗炎药对胃肠道、肝、肾等脏器有副作用，指导患者合理、按时服药，不可随便停药，出院后要定期随诊。

3. **运动指导** 患者在日常生活中应重视保护关节，合理使用关节，以减轻关节疼痛；减轻关节负担，避免劳损；预防关节损害及变形。

4. **局部保暖** 避免局部手寒冷刺激，佩戴护膝，注意保暖。

5. **积极预防** 控制肥胖、高血压、高血糖和类风湿关节炎等。

第七章 骨骼肌肉系统疾病的康复护理

小 结

1. 骨性关节炎的发病与年龄、肥胖、外伤、内分泌、代谢障碍、劳损、应力平衡失调及遗传因素有关。
2. OA患者的主要功能障碍包括关节疼痛、关节僵硬与活动受限、肌力降低和日常生活活动能力障碍。
3. 可从患者的健康状况、疼痛、ROM、肌力和ADL等方面进行评估。
4. 急性期康复护理的目标是消炎、止痛和预防功能障碍。包括合理休息、正确的体位摆放、关节制动保护、物理治疗、运动治疗、药物和手术治疗等。慢性期康复目标是改善功能障碍，包括运动治疗（肌力锻炼、手法按摩和牵引、关节操和有氧运动）、物理治疗、作业治疗和ADL训练、矫形器及辅助用具的使用、关节保护以及心理护理等。
5. 康复护理指导包括进行合理饮食、合理用药、局部保暖和运动指导，控制肥胖、高血压、糖尿病和骨质疏松，减少退变的进程。

自 测 题

使用手机浏览器扫此二维码可以进入第七章第四节自测题参考答案

一、选择题

1. 肥胖是下列哪种疾病的易感因素
   A. 强直性脊柱炎
   B. 骨性关节炎
   C. 类风湿关节炎
   D. 风湿性关节炎
   E. 狼疮性关节炎
2. 骨关节炎最常累及的关节是
   A. 腕关节，踝关节，远端指间关节
   B. 膝关节，肘关节，近端指间关节
   C. 腕关节，肘关节，近端指间关节
   D. 膝关节，髋关节，远端指间关节
   E. 肘关节，腕关节，近端指间关节
3. 不符合骨性关节炎特点的是
   A. 晨僵
   B. 骨摩擦音
   C. 好发于青壮年人
   D. 关节肿胀
   E. 关节疼痛
4. 关于骨性关节炎运动疗法的目的，下列哪一项不正确
   A. 对抗肌萎缩
   B. 减少关节肿胀
   C. 促进骨刺脱落
   D. 增加关节活动度
   E. 缓解疼痛
5. 骨关节炎的康复方法，下列哪一项不正确
   A. 适当增加运动量
   B. 增加关节负荷训练
   C. 增加无负重肌力训练
   D. 适当的肌力耐力训练
   E. 肌肉的等长收缩训练

二、简答题

简述骨性关节炎急性期体位摆放的方法。

三、案例分析

患者，女，66岁。主诉：右膝关节疼痛，活动障碍18天入院。既往有高脂血症病史，否

认其他各系统疾病史。入院查体：T 36.7℃，P 80次/分，BP 140/80mmHg。神志清醒，步入病房，跛行，全身皮肤黏膜无感染，全身浅表淋巴未触及肿大。专科查体：右膝关节弯曲畸形，肿胀，压痛（-），屈伸活动障碍。其余肢体各关节无明显红肿热痛，活动尚可。

问题：1. 该患者可能发生哪些功能障碍？
2. 目前可采取的康复护理措施有哪些？

（安子薇）

第五节 骨 折

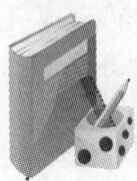

学习目标

通过本节内容的学习，学生应能够：

◎ 识记
1. 列举骨折发病的病因、常见分型。
2. 描述骨折的临床表现和主要功能障碍。

◎ 理解
1. 比较不同类型骨折的分类。
2. 归纳骨折康复治疗分期的特征。

◎ 运用
评估骨折患者，并为其制订康复护理计划。

一、概述

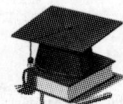

案例 7-5A

女性，40岁，跌倒后左上臂疼痛，不敢活动1h，查体：神清语利，表情痛苦，左上臂肿胀青紫及压痛，左上臂向外成角并缩短，有骨擦感及骨擦音。

问题与思考：
1. 该患者的目前临床诊断是什么？
2. 为了确诊需要什么检查？

（一）定义

骨折（fracture）是指由于骨的完整性或连续性受到破坏，所引起的以疼痛、肿胀、青紫、功能障碍、畸形及骨擦音等为主要表现的疾病。

（二）病因

骨折可由创伤和骨骼疾病（骨髓炎、骨质疏松等骨质破坏、受到轻微的外力即可发生骨折）所致，后者称为病理性骨折。临床上最常见的还是前者，病因如下：

1. **直接暴力** 暴力直接作用使受伤部位发生骨折，常伴有不同程度软组织损伤。
2. **间接暴力** 暴力通过传导、杠杆、旋转和肌肉收缩使肢体远端发生骨折。
3. **疲劳性骨折** 长期、反复、轻微的直接或间接损伤可致使肢体某一特定部位骨折。如士兵长期拉练，第二、三跖骨及腓骨下 1/3 骨干骨折。

（三）分类

1. 根据骨折的稳定性分为稳定性骨折和不稳定性骨折。
2. 根据骨折断端是否与体外相通分为闭合性骨折和开放性骨折。
3. 根据骨折的原因分为外伤性骨折和病理性骨折。
4. 根据骨折的连续性分为完全性骨折和不完全性骨折。
5. 根据骨折时间长短分为新鲜骨折和陈旧骨折。

（四）骨折的愈合过程

骨折的愈合大体分为四期。

1. **血肿机化期** 骨折局部出现创伤性反应，形成血肿，大量间质细胞增生分化，血肿被吸收、形成肉芽组织，进而转化为纤维组织，将骨折端连在一起形成纤维愈合。这一过程在伤后 2~3 周内完成。
2. **骨痂形成期** 骨膜内成骨细胞开始大量丧生，将骨折断端间纤维组织变成新生骨，即形成骨痂，这个过程称为骨痂形成期，这一过程在伤后 6~10 周内完成。
3. **骨性愈合期** 骨痂内的新生骨小梁逐渐增加，排列渐趋规则。经死骨吸收，新骨爬行替代，原始骨小梁被改造为成熟的板状骨。X 线片上显示骨折线消失，骨痂密度增加，髓腔被骨痂所充填，骨痂与骨皮质的界线不清，这一阶段称为骨性愈合期。这一过程在伤后 8~12 周内完成。
4. **塑形期** 在骨折后一段时期内，骨结构根据人体运动并按照力学原则重新改造，经过不断的成骨和破骨过程，骨折部位在形态和结构上恢复或接近到正常骨。这个过程称为塑形期，成人需 2~4 年。

骨折愈合的时间与患者的年龄、骨折类型、部位及治疗方法密切相关。成人常见骨折临床愈合时间见表 7-7。

表7-7　成人常见骨折愈合时间表

上肢骨折	愈合时间	下肢骨折	愈合时间
锁骨骨折	1~2 个月	股骨颈骨折	3~6 个月
肱骨外科颈骨折	1~1.5 个月	股骨转子间骨折	2~3 个月
肱骨干骨折	1~2 个月	股骨干骨折	3~3.5 个月
肱骨髁上骨折	1~1.5 个月	胫腓骨骨折	2.5~3 个月
尺桡骨干骨折	2~3 个月	踝部骨折	1.5~2.5 个月
桡骨下端骨折	1~1.5 个月	距骨骨折	1~1.5 个月
掌指骨骨折	3~4 周	脊柱椎体压缩性骨折	1.5~2.5 个月

二、主要功能障碍

（一）疼痛

发生骨折的原因是某种外力因素对身体突然造成的巨大冲击力而使肢体受力结构超出承受范围形成的骨中断或者分离，组织内的神经末梢传递到大脑而感到疼痛。

（二）局部肿胀

骨折后，由于损伤毛细血管、肌肉、韧带等骨折端周围组织，导致局部明显肿胀疼痛，当损伤发生后，血管内的水分通过扩大内皮细胞间隙进入组织之间，形成肿胀。

（三）畸形
创伤或手术后肢体弯曲或长度改变，存在成角或旋转畸形等。

（四）关节活动受限
骨折端畸形愈合形成的骨痂阻碍了邻近关节的活动。如肱骨髁上骨折，畸形愈合影响肘关节弯曲。

（五）肌肉萎缩
骨折后的固定、手术、疼痛限制了肢体活动，导致肌肉萎缩。

三、康复护理评估

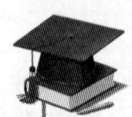

案例 7-5B

该患者经 X 线检查提示左肱骨中下 1/3 交界处横断骨折，左侧上臂局部疼痛、环状压痛及传导叩痛，局部肿胀明显，肢体远端的感觉、运动及桡动脉搏动正常。

问题与思考：
该患者的康复护理评估有哪些？

（一）临床检查
1．**全身及局部状况**　包括患者的生命体征、精神心理状况的评估以及局部疼痛、皮肤颜色、肢体肿胀、感觉等方面的评估。

2．**关节活动范围**　包括受累关节和非受累关节的关节活动范围评估。

3．**肌力**　着重评估受累关节周围肌肉的肌力。

4．**肢体长度及周径**　评估肢体长度可了解骨折后有无肢体缩短或延长，在儿童骨折愈合后期是否影响生长发育。肢体的周径有助于判断肢体水肿、肌肉萎缩的程度。

5．**日常生活活动能力及劳动能力**　对上肢骨折患者重点评估生活能力和劳动能力，对下肢骨折患者着重评估步行、负重能力。

（二）影像学检查
X 线摄片是骨折的常规检查，目前三维 CT 成像技术日渐成熟，在临床上也已广泛应用，它对了解骨折的类型、移位情况、复位固定和骨折愈合情况等均有重要价值。

四、康复护理措施

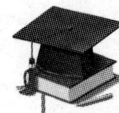

案例 7-5C

该患者左肱骨中下 1/3 交界处横断骨折，无移位。采用单臂外固定架固定石膏固定。现已经手术后 5 天，患者肿胀、疼痛稍有减轻，伤口换药时渗出物较少。临床医生建议石膏固定 6 周；解除外固定后，骨折完全愈合估计需要 12 周。

问题与思考：
1．该患者早期的康复护理措施有哪些？
2．如何为该患者制订早期、中期和后期愈合的康复护理计划？

(一)康复护理原则及目标

1. **康复护理的基本原则** 复位、固定、功能锻炼。

2. **康复护理的目标** 消除疼痛肿胀;防止关节僵硬、粘连,恢复关节活动;改善心理障碍;恢复肌力,提高日常生活的能力及劳动能力,减少并发症的发生。

(二)康复护理方法

骨折后康复训练一般分为三期。

1. 骨折愈合早期 骨折后1~2周内,肢体肿胀、疼痛、骨折断端不稳定,容易再移位。此期康复训练的主要目的是改善血液循环,促进血肿和炎性渗出物吸收,增强肌力,防止失用性肌萎缩,预防关节挛缩,防止并发症的发生,促进骨折愈合,防止骨质疏松等。

(1)主动及被动运动:伤肢近端与远端未固定的关节,需进行各个方向的全关节范围的运动。固定关节也应及早进行关节活动度练习,当骨折累及关节面时更易发生关节内粘连,遗留严重的关节功能障碍。关节的主动运动和被动运动,可改善血液循环,消除肿胀,防止肌肉及关节挛缩,上肢注意肩外展及外旋,掌指关节屈曲。下肢注意踝背屈运动。中老年人防止关节挛缩。术后1~2天开始训练,每日训练3次,每次5~10min。

(2)肌力训练:在骨折复位固定后肌肉即可开始缓慢、有节奏的等长收缩运动,尽量大力收缩,然后放松,反复训练,每天2~3次,每次5~10min或更长,以不引起肌肉疲劳为宜。训练时骨折部位邻近的上、下关节应固定不动。

(3)正常活动和呼吸训练:对健肢和躯干尽量维持其正常活动,早期起床活动。绝对卧床患者,尤其是年老体弱的患者,需要每日做床上保健操,以改善全身状况,预防失用性综合征、压疮、呼吸系统疾病等的发生。严重患者易并发坠积性肺炎,通过呼吸训练、有效咳嗽训练及背部叩击排痰训练来预防肺部并发症。

(4)疼痛和肿胀的处理:局部冰敷能减轻炎症反应,减轻消肿和疼痛。对于肢体肿胀的处理,遵循PRICE(保护protection,休息rest,冰敷ice,包扎compress,患肢抬高elevation)治疗方案,对肢体肿胀起到有效防治。患肢抬高有助于减轻或消除肿胀,为了使抬高肢体收敛,患侧肢体的远端要高于近端,近端高于心脏平面。

(5)物理因子治疗:温热疗法、低频磁疗、超声波疗法、直流电钙离子导入疗法等有改善肢体血液循环,促进渗液吸收,减轻肿胀、疼痛及瘢痕粘连,促进骨折愈合等作用。此治疗可在石膏或夹板外进行,但有金属内固定时禁用。

2. 骨折愈合中期 骨折后3~8周,患肢肿胀逐渐消退,疼痛减轻,逐渐形成骨痂,骨折处逐渐稳定。此期康复训练的主要目的是消除残余肿胀,促进骨痂形成,恢复关节活动范围,增加肌力,提高肢体活动能力。

(1)关节活动的主动和被动运动:外固定刚去除时,可先采用主动助力运动,以后随关节活动范围的增加而相应减少助力。被动运动主要对有严重组织挛缩、粘连时的患者,训练动作应柔和、平稳、有节奏,以不引起明显疼痛为度。对每个受累关节做各方向的主动运动,运动幅度逐渐增加,每个动作可重复多遍,每日3~5次。配合器械或支架进行辅助训练,如CPM机等。

(2)增强肌力训练:肌力训练方式可选用等长训练、等张训练或等速训练。①肌力0~1级时,可采用水疗、按摩、可选用神经肌肉电刺激、被动运动、助力运动等。②肌力2~3级时,训练以主动运动或主动助力运动为主,辅以水疗、经皮神经电刺激。③肌力达到4级时,应渐进抗阻运动训练,争取最大限度地恢复肌力。

(3)日常生活活动能力训练:上肢可选择相应的作业治疗,增强上肢的功能,改善动作技能技巧和熟练程度,下肢主要进行行走和步态训练,以恢复正常运动功能,进行职业训练,注意平衡性和协调性训练。

(4) 物理因子治疗：局部紫外线照射可促进钙质沉积与镇痛，红外线、蜡疗超声波疗法可以促进血液循环、软化瘢痕，局部按摩对促进血液循环、松解粘连也有较好作用。

3. 骨折愈合后期 骨折后 8~12 周，骨性骨痂已逐步形成，已达到临床愈合。此期康复训练的主要目的是最大限度地恢复关节活动范围，增加肌肉力量，减少瘢痕粘连，增强动作精确度，恢复肢体功能。

（1）关节活动度训练：关节主动运动、主动助力运动、被动运动外，可进行关节功能牵引、关节松动技术等，中度和重度的关节挛缩者，运动和牵引的间隙配合夹板，减少纤维组织的挛缩。训练控制在每次 10~15min，每日 2~3 次。

（2）肌力和负重训练：可选用等张抗阻训练及等速训练。上肢骨折，尽早下地进行步行训练。下肢骨折，需根据骨折的类型、固定的方式，可在平行杆或腋杖支持下开始负重练习。另外应加强站立位平衡训练。

（3）日常生活活动能力训练：肌力和关节活动度恢复后，尽早进行作业治疗和职前训练，提高动作技能，恢复日常生活活动能力和职业能力。

五、康复护理指导

1. 心理康复 骨折因突然发生，又担心预后，患者易产生紧张、焦虑、烦躁等不良心理，了解患者的心理状态，并鼓励患者及时调整，以保持良好的心理状态。

2. 功能锻炼 功能训练遵循循序渐进的原则，运动范围由小到大，次数由少到多，时间由短到长，强度由弱到强，训练以不感到疲劳为宜。

3. 饮食指导 指导患者进食高钙饮食，补充维生素 D 和钙剂。适量的高蛋白质、高热量饮食有助于骨折愈合和软组织修复。

4. 观察病情 观察生命体征，观察骨折患侧肢体末端的血液循环、皮肤颜色、温度及有无疼痛和感觉异常等。

5. 定期随访 患者术后 1 个月、3 个月、6 个月骨科随访 X 线摄片，复查。

小　结

1. 骨折是指由于骨的完整性或连续性受到破坏，所引起的以疼痛、肿胀、青紫、功能障碍、畸形及骨擦音等为主要表现的疾病。骨折的病因由直接暴力、间接暴力、积累性劳损引起，以创伤性骨折多见，如交通事故、坠落或跌倒等。骨折的愈合过程分为血肿机化期、骨痂形成期、骨性愈合期、塑形期四期，骨折愈合的时间受患者的年龄、骨折类型、部位及治疗方法等的影响。应严格按照上下肢骨折愈合的时间进行评价和治疗。

2. 骨折后的主要功能障碍包括疼痛、局部肿胀、畸形、关节活动受限和肌肉萎缩。

3. 康复护理评估可从患者健康史、临床评估、影像学检查等方面进行评估。

4. 康复护理措施一般分为三个阶段进行。骨折愈合早期以疼痛的处理、肌力、关节活动范围、呼吸等训练为主，骨折愈合中期以关节活动范围、肌力训练、理疗以及改善日常生活活动能力训练为主。骨折愈合后期是以肌力训练、关节活动范围训练、负重练习及步态训练和日常生活活动能力训练为主等。

5. 康复护理指导包括心理康复、功能锻炼、饮食指导、观察病情、定期随访等。

 自 测 题

使用手机浏览器扫此二维码可以进入第七章第五节自测题参考答案

一、选择题

1．易引起开放性骨折的是
   A．直接暴力
   B．间接暴力
   C．肌肉拉力
   D．积累性劳损
   E．骨质病变破坏
2．有关闭合性骨折，不正确的是
   A．常由间接暴力引起
   B．骨折处常远离受力点
   C．骨折处皮肤或黏膜完整
   D．骨折端不与外界相通
   E．出血量较开放性骨折少
3．易致开放性骨折的是
   A．肱骨骨折
   B．胫骨骨折
   C．尺桡骨骨折
   D．桡骨远端骨折
   E．股骨头骨折
4．易致桡神经损伤的骨折部位是
   A．肱骨外科颈
   B．肱骨中上 1/3
   C．肱骨中 1/3
   D．肱骨中下 1/3
   E．肱骨髁上
5．骨折后急救固定的最主要目的是
   A．防止搬运时加重软组织损伤
   B．可以止痛
   C．便于运输
   D．防止加重移位
   E．防止损伤血管神经
6．现场急救时骨折固定采用
   A．髓内针固定
   B．石膏绷带外固定
   C．持续皮牵引加小夹板固定
   D．小夹板骨折处外固定
   E．长夹板超关节固定
7．预防骨科卧床患者尿路结石，正确的方法是
   A．留置导尿
   B．使用抗生素
   C．使用溶石药
   D．使用利尿药
   E．多饮水
8．骨折固定应保持于
   A．仰卧位
   B．截石位
   C．自选位
   D．功能位
   E．解剖位
9．骨折诊断的主要依据是
   A．病史和体征
   B．X 线检查
   C．肢体肿胀
   D．休克
   E．肢体功能障碍

二、简答题

1．简述骨折愈合的分期。
2．简述骨折后疼痛和肿胀的处理方法。

三、案例分析

男性，60 岁，不慎跌倒后诉右侧髋部疼痛 1 天，患者因右侧肢体力弱不慎跌倒，出现右侧髋部疼痛，不敢站立和走路。X 线检查显示股骨颈骨折，当日行切开复位内固定术。

问题：1．该患者可能出现哪些功能障碍？
2．该患者目前应采取的康复护理措施是什么？

（柳明仁）

第六节 手外伤

学习目标

通过本节内容的学习，学生应能够：
◎ 识记
1. 列举手外伤的病因。
2. 描述手外伤的主要功能障碍。
◎ 理解
1. 比较不同类型手外伤的分类。
2. 归纳手外伤康复治疗分期的特征。
◎ 运用
评估手外伤患者，并为其制订康复护理计划。

一、概述

案例 7-6A

患者，男，45岁，因工作不慎造成左手切割伤，伤后出血，疼痛，检查时发现2、3、4指近端指间关节不能屈曲。手内肌完整，掌指关节屈曲不受限。

问题与思考：
1. 该患者的目前临床诊断是什么？
2. 怎样进行康复护理评估？

（一）定义

1. **定义** 手外伤是指各种致伤因子造成的手部组织结构的连续性破坏。手外伤多为骨、神经、血管、肌腱及其他软组织的复合性创伤，制动后失用性变化和瘢痕挛缩都会导致手部功能损害，尤其在深度烧伤后易引起瘢痕增生、挛缩畸形而致残。

2. **手的"休息位"** 是指手处于自然静止状态时的姿势，半握笔状。腕关节背伸10°～15°，并有轻度尺偏；手指轻度屈曲，拇指轻度外展。其临床意义是骨折复位后稳定，肌腱修复缓解张力，减轻疼痛（图7-14）。

3. **手的"功能位"** 是指在该位置上能够很快地做出不同动作时手的姿势，握小球和茶杯状。腕背伸20°～25°，拇指处于对掌位，掌指及指间关节微屈。其他手指略为分开，掌指关节及近侧指间关节半屈曲，远侧指间关节微屈曲。其临床意义是外伤后很快使手功能恢复（图7-15）。

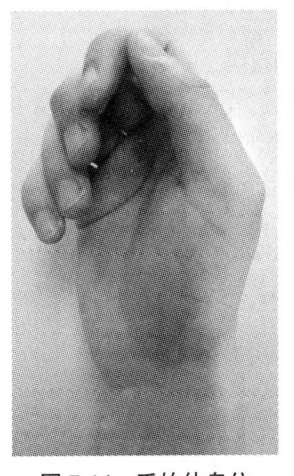

图 7-14 手的休息位

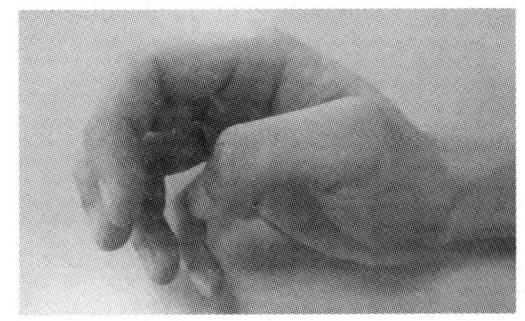

图 7-15 手的功能位

（二）病因

1. **刺伤** 特点是进口小、损伤深，并伤及深部组织，导致异物存留及腱鞘或深部组织感染。如钉、针、竹尖、小木片、小玻片等刺伤。

2. **切割伤** 伤口一般较整齐，污染较轻，伤口出血较多。伤口的深浅不一，所致的组织损伤程度不同，常造成深部组织如神经、肌腱、血管的切断伤，严重者导致指端缺损、断指或断肢。如刀、玻璃、罐头的切割伤及电锯伤等。

3. **钝器伤** 钝器砸伤引起组织挫伤。重者可致皮肤裂伤，撕脱，肌腱、神经损伤和骨折。

4. **其他** 如挤压伤、火器伤均可造成手部不同程度的损伤。

（三）分类

手外伤常为复合性损伤，涉及手部皮肤、皮下组织、肌肉、肌腱、骨、关节、神经、血管等。通常分为骨折、肌腱损伤、周围神经损伤、烧伤、断指再植等。

二、主要功能障碍

1. **运动功能障碍** 手外伤后可出现各种并发症，如水肿、粘连、瘢痕、挛缩、慢性疼痛、肩手综合征等，导致肌肉萎缩、无力、关节僵硬；肌萎缩和瘫痪、组织缺损、伤口长期不愈等造成运动功能障碍。

2. **感觉功能障碍** 手具有丰富的感觉神经末梢，特别是手掌和正中神经支配区及指腹，手的精细触觉和温度觉非常灵敏。部分伤及周围神经，可出现感觉功能障碍。

3. **心理障碍** 患者因手部外伤、畸形及活动不灵敏有自卑感，损伤严重的患者可发生抑郁。

4. **日常生活活动能力降低** 运动、感觉、心理障碍均导致日常生活活动能力降低。职业能力和社会生活能力下降。

三、康复护理评估

（一）一般状况评估

通过对手的观察和触诊，了解手及上肢的完整性、活动度、皮肤的营养状况，色泽、有无瘢痕、伤口、红肿以及手指有无畸形等。

（二）运动功能评定

1. **肌力评定** 利用握力计、捏力计和徒手检查法评价手的握力；分别评定拇指与示、中、环、小指的捏力；拇指与示、中指同时的捏力；拇指与示指桡侧的侧捏力。握力的正常值用握力指数表示：

$$握力指数 = 健手握力（kg）/ 体重（kg）\times 100$$

正常握力指数应大于50。另外，利手握力常比非利手大5%～10%；女性握力常只有男性的1/3～1/2；男性在50岁以后，女性在40岁以后常比年轻时的握力减少10%～20%。

2．**关节活动度的测量** 先测量主动的关节活动度，再测量被动的关节活动度。被动范围测量时要使肌肉充分放松，尽量排除肌肉缩短和肌腱粘连的影响；对急性期和术后患者要注意避免再次损伤。

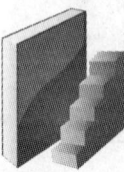

知识链接

手指肌腱总活动度的评价

肌腱损伤是手外伤较常见的类型，为了评价手指肌腱损伤的功能情况，对比手术前后的主动、被动活动情况，常采用手指肌腱总活动度（total activity measurement，TAM）评价法。

测量方法：MP关节、PIP关节、DIP关节的主动屈曲角度之和减去各关节主动伸直受限角度之和，即为TAM。

屈曲角度（MP+PIP+DIP）－伸直受限角度（MP+PIP+DIP）=TAM

正常TAM=（80°+110°+70°）－（0°+0°+0°）≈260°。评价标准：优：正常，TAM约260°；良：TAM＞健侧的75%；中：TAM＞健侧的50%；差：TAM＜健侧的50%。

3．**灵巧性、协调性的评定** 手的灵巧性和协调性依赖于综合的感觉、运动、视觉、触觉等的功能健全，需要用专用的检查工具或方法才能得到比较精确的评价结果。评定方法有多种，日本学者金子翼的简易上肢功能检查法（simple test for evaluating hand function，STEF）、Jebson手功能测试、明尼苏达操作等级测试、Purdue钉板测试等。

（三）感觉功能评定

1．手指触觉、痛觉、温度觉和实体觉测定。

2．**两点辨别试验** 正常人手指末节掌侧皮肤的两点区分试验距离为2～3mm，中节为4～5mm，近节为5～6mm。该试验是神经修复术后，常采用的检查方法。两点辨别试验的距离越小，越接近正常值范围，说明该神经的感觉恢复越好。

3．**Moberg拾物试验** 检查用具有木盒，5种常用日常小物件，如钥匙、硬币、火柴盒、茶杯、纽扣和秒表。让患者先睁眼用手拣拾物品，并放入木盒内，每次只能拣拾一件，用秒表记录患者完成操作所花费的时间。然后闭眼重复上述动作，并记录时间。假如患者的拇指、示指、中指感觉减退，或正中神经分布区皮肤感觉障碍，在闭眼时很难完成该试验。

四、康复护理措施

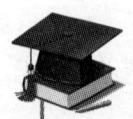

案例7-6B

患者入院后，立即进行修补手术，手术后手指肿胀、疼痛。康复护士给予冷疗，抬高患者，心理疏导等护理，现患者已经手术后5天，伤口肿胀及疼痛减轻。

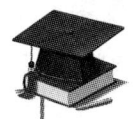

案例 7-6B

问题与思考：
1. 为该患者制订康复护理计划。
2. 还应为该患者配合哪些理疗项目？

（一）肌腱修复术

术后 1~3 周：开始行手指的被动运动，并了解手术创口情况，消肿、镇痛、抬高患肢，屈肌腱修补后做被动屈指，伸肌腱修补后做被动伸指运动，其余手指行主动运动。

第 3 周：行患指的主动运动并逐步加大用力的程度和幅度，以扩大肌腱的滑移幅度，但在运动时要限制腕与掌指关节的姿势，如屈肌修复后腕与掌指关节应保持被动屈曲位，而伸肌修复后则与此相反。

第 4 周：不再限制腕与掌指关节的姿势，继续做主动运动，并开始做肌腱的主动运动。

第 5 周：增加关节功能和抗阻力性训练。

第 6~12 周：强化肌力，增加肌腱的滑动性训练、双手协调性训练，矫正关节挛缩，也可用矫形支架进行被动训练。

术后 12 周以后：利用不同的握法和握力进行功能训练，帮助患者恢复动态工作能力。

（二）肌腱粘连松解术

实施肌腱松解术前：应根据病情对僵硬的关节做被动运动，使僵硬的关节尽量达到满意的活动后再进行松解术。否则术后会因关节活动不好而易再次发生粘连。

术后 1~2 日：去除辅料后行手指的屈伸动作，此时，患者因为局部的疼痛、肿胀而不敢充分练习，护士应鼓励患者忍受疼痛的同时，并给予对症处理，指导患者尽可能用最大力量伸屈手指，反复练习，防止发生术后粘连和挛缩而丧失恢复功能的时机。

术后 3~5 日：可开始做被松解肌主动收缩和拮抗肌动力收缩练习，尽量加大幅度。

术后 2 周：开始做抗阻肌力练习和加大关节活动幅度的被动运动及功能牵引，防止因锻炼而加重肿胀。

2~3 周：进行轻微的 ADL 活动。

4~6 周：开始抓握力量练习。

6~8 周：开始抗阻肌力练习。

8~12 周：恢复工作。

（三）手部骨折

1. **掌骨干骨折** 患者复位固定后，保持关节功能位，抬高患肢，减轻局部肿胀，也可配合超短波、红外线等理疗方法，加强局部血液循环，促进水肿吸收，减轻局部炎症反应，防止局部组织纤维化。3 周后均开始康复治疗，固定期间鼓励未受累手指活动及全上肢活动，去除外固定后开始活动患手。

2. **指骨骨折** 患者由于固定较牢固，待疼痛及肿胀消退后，复位后固定 2 周开始被动运动指导，6 周后拆除固定，逐步加强患者掌指关节、指间关节的被动运动和主动运动，休息时应该保持手的功能位。在不影响骨折愈合的情况下，进行早期主动运动。早期对无痛的关节行被动运动及主动运动，可以有效地预防关节僵硬、肌肉萎缩等并发症。

（四）神经损伤

1. **制动期** 首先指导患者保护和代偿患肢，避免肌肉过度牵拉，必要时佩戴支具，维持未受累关节运动,同时可清除肿胀和减轻创伤后伤口疼痛,防止修复的神经再次发生断裂。

2．抬高患肢　以减轻肿胀和加速炎症反应的消退,包括使用抗生素和进行肌肉刺激等理疗法。

3．被动活动　损伤神经支配的肌腱行被动运动,以减少粘连,逐渐进行主动活动以改善关节功能,由小关节运动逐步过渡到精细动作,让患者有意识地进行抓、握、捏、夹及手拇指外展、内收、屈曲、对掌、对指等训练,尽力达到正常手的活动性。

（五）烧伤

1．早期

（1）功能位固定：即腕关节背伸30°,掌指关节屈曲70°～90°,指间关节伸直,虎口张开,拇指外展,对掌。应在患者入院第一天,用夹板将手固定,最初固定24h。各关节制动,以防肌腱断裂。

（2）控制炎症：应用无热量或微热量超短波,Ⅰ～Ⅲ级红斑量紫外线照射。

（3）减轻水肿：抬高患肢,夹板固定。

2．后期

（1）防止挛缩：①尽早进行关节全范围活动,被动运动不能过度,否则会加重损伤、水肿和出血。②保持正确的体位,烧伤发生6个月内,应注意观察,特别是闭合性创口的下面。如不告诉患者正确的体位,患者常处于屈曲位。③继续使用手夹板。

（2）防止瘢痕肥厚：可用弹力绷带、压力手套等,可配合使用中频电、超声波等治疗瘢痕肥厚。

（六）断肢再植

断肢再植术后的康复要求严格,因术后早期血供不稳,常出现并发症,且断肢一般是开放性的,常合并肌腱、神经损伤。康复目标是保护修复后组织,促进愈合,减轻肿胀及疼痛,避免关节僵硬,加速功能恢复,特别是触觉恢复。

1．Ⅰ期　术后1～3周,密切观察植肢血供及将伤肢保持在功能位。

（1）夹板固定：术后早期尚有出血时,需厚敷料包扎,夹板暂不适用。1周后,可用夹板。因断肢时肌腱损伤多为屈、伸肌腱合并损伤,故合适的夹板是把腕关节固定于中立位（0°）,掌指关节屈曲40°,指间关节伸直,拇指外展45°及背伸。视肌腱缝合的牢固度,逐步调节角度。

（2）主动运动：未受伤的部位要适当活动,如肘、肩关节等。受伤部位在可行条件下（如血管缝合理想、创面较小、肌腱和骨折缝合、固定理想）,亦可做早期渐进、轻柔、无阻力的主动运动,以活动关节为原则。

（3）被动运动：要小心保护肌腱。术后4～10天可进行温和的、保护性的被动运动。方法：屈腕,掌指及指间关节慢慢伸直,接着伸腕,掌指及指间关节屈曲。术后10～14天,可做掌指关节背伸,指间关节屈曲,到掌指关节屈曲,指间关节伸直活动。当关节和肌腱得到适当舒展时,可指导患者把关节维持在被动运动所达到的屈伸位置。活动时如疼痛难忍,则要终止活动,以免影响植肢存活。

（4）控制肿胀：在血供许可时,患肢置于心脏水平。如水肿出现或加重,患肢抬高,高于心脏水平。伤后3周内,不宜用其他辅助治疗消肿。

2．Ⅱ期　术后3～6周。

（1）夹板固定：逐渐增加脱下夹板活动的时间。亦可逐渐改变夹板的角度,使其接近功能位。

（2）主动活动：逐渐加强Ⅰ期主动活动。

（3）被动活动：继续进行Ⅰ期被动活动,亦可进行附属活动。

(4) 控制肿胀：轻柔地向心性按摩，或用弹力绷带，由远端至近端包扎伤肢。

3．Ⅲ期 术后6~12周，逐渐加强上述运动，及整体的关节运动，如屈伸所有手指关节。8周后，逐渐增加抗阻运动、手的灵巧性活动，进行脱敏训练和感觉再训练，使用压力衣和压力垫来控制肿胀。

4．Ⅳ期 术后12周，强化日常生活的手功能，增加手指的灵巧性、握力、捏力、耐力，恢复功能性触觉，进行职能训练。

五、康复护理指导

1．伤口清洁 讲究卫生，保持伤口周围皮肤的清洁。

2．加强营养 加强营养，增强机体抵抗力，有利于肌肉、神经、血管的修复。禁止吸烟饮酒。

3．功能位固定 手外伤固定时，一般情况下，手指应取屈曲位即轻微握拳的姿势。这种位置有利于各种组织的修复，且防止手指的关节发生僵硬。

4．按摩患肢 对患肢从指尖开始向心脏方向推按。注意手法应由轻到重，循序渐进。如有瘢痕增生，更可在瘢痕处揉捏按摩，以促进瘢痕转化，松解粘连。

5．早期进行功能训练 应早期进行功能锻炼，尽早改善关节活动度和肌力。手外伤康复的关键是正确进行手指活动，锻炼时应循序渐进，具体的锻炼方法和时间视不同的手外伤类型而定，通常早期可进行适当的被动运动，后期主动运动为主。

6．作业治疗 术后3~4周进行，此时，缝合肌腱或神经的吻合已较牢固，创伤愈合较好；要坚持不懈地训练3个月，或更长时间，逐步恢复手功能。

7．物理治疗 采用红外线、超短波等物理疗法外，也可鼓励患者进行热水浴，将手放在40~50℃热水中浸泡，每日1~3次，每次10~20min。

8．心理调适 手受伤疼痛多比较敏感，此时可采取与其他人聊天、看有益的电视等方法，转移患者对疼痛的注意力，缓解疼痛。尽量使患者的生活丰富多彩，从消极的情绪中解脱出来。

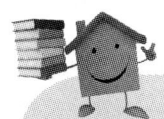

小 结

1. 手外伤是指各种致伤因子造成的手部组织结构的连续性破坏。手外伤多为骨、神经、血管、肌腱及其他软组织的复合性创伤，制动后失用性变化和瘢痕挛缩都会导致手部功能损害。手的休息位是指手处于自然静止状态时的姿势，利于骨折复位后的稳定，肌腱修复缓解张力，减轻疼痛。手的功能位是指在该位置上能够很快地做出不同动作时手的姿势，握小球和茶杯状。外伤后很快使手功能恢复。

2. 手外伤后的主要功能障碍包括运动障碍、感觉障碍、心理障碍、日常生活活动能力降低、职业能力和社会生活能力下降。

3. 手外伤康复护理评估包括一般评估、感觉功能和运动功能。

4. 手外伤康复护理措施根据损伤部位不同，康复护理措施也不同。肌腱修复术和肌腱粘连松解术主要是早期改善关节活动度，改善肿胀，增加协调性和灵活性训练。手部骨折注意抬高患肢，减轻肿胀，加强关节活动度训练和主动运动。肌腱损伤早期注意肩肘关节的活动，主动运动和手协调性训练。烧伤患者注意功能位固定，防止瘢痕挛缩和肥厚，使用压力治疗控制水肿。断肢再植应加强并发症的预防，减轻肿胀，加速触觉和运动功能恢复。

小 结

5. 康复护理指导　手指应固定于功能位，避免与健指一同固定，定期按摩患肢，早期进行功能训练，并开始作业和物理疗法，逐步恢复手功能。

自 测 题

一、选择题

1. 手的休息位是
   A. 直拳
   B. 钩拳
   C. 完全握拳
   D. 半握拳姿势
   E. 握玻璃杯姿势
2. 下列哪项不是手适应抓握的解剖特征
   A. 手掌有垂直的纤维间隔，连接皮肤和深层组织，以避免抓握中滑动
   B. 5个掌骨头形成横弓，其高度随手指屈伸增减，能适应物体的形状
   C. 关节附近皮肤有许多纹理，分别适应关节活动
   D. 手不具有丰富的感受器和神经纤维
   E. 手的斜弓在充分抓握圆柱物体时发挥重要作用
3. 手外伤后屈肌练习方式错误的是
   A. 直拳
   B. 钩拳
   C. 完全握拳
   D. 以上都是
   E. 半握拳
4. 手屈肌腱修复术后中期（术后6~8周）可进行
   A. 主动练习3种方式的握拳
   B. 做腕背夹板，改用腕支具，以便掌指关节充分活动
   C. 木工作业
   D. 轻微ADL练习
   E. 以上均可以
5. 手肌腱松懈术后2~3周可进行
   A. 木工作业
   B. 微ADL练习
   C. 阻力练习
   D. 恢复工作
   E. 抓握力量练习

二、简答题

1. 简述手的休息位和功能位的临床意义。
2. 简述肌腱粘连松解术后的康复护理措施。

三、案例分析

王某，男性，37岁，工人，因在工厂里不慎将左手掌切割伤后2h急诊入院。检查：示指可主动屈伸，固定示指中指，远端指间关节无关节运动。诊断：示指指深屈肌腱断裂。

问题：1. 该患者主要发生了哪些功能障碍？

2. 肌腱修复术后的康复护理措施是什么？

（柳明仁）

第七节 截 肢

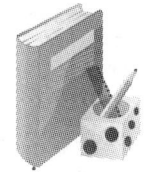

学习目标

通过本节内容的学习，学生应能够：
◎ 识记
1. 列举截肢的原因。
2. 描述截肢的主要功能障碍。
◎ 理解
1. 说明全身状况的评估。
2. 归纳残肢的评估。
◎ 运用
评估截肢患者，并为其制订康复护理计划。

一、概述

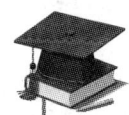

案例 7-7A

患者，男，25岁，房屋倒塌挤压右大腿6h，被他人发现急救送医院。查体：右下肢明显肿胀出血，右下肢足部感觉消失，X线显示右股骨粉碎性骨折。

问题与思考：
1. 该患者的目前临床诊断是什么？
2. 为了确诊需要什么检查？

（一）定义

截肢（amputation）是指通过手术将没有生存能力和生理功能，或因局部疾病严重威胁人体生命的部分或全部肢体切除，包括截骨（将肢体截除）和关节离断（从关节处分离）两种。它是一种临床较常见的残疾。血管疾病造成的截肢在中老年人最多见，创伤及后遗症造成的截肢常见于年轻成年人，儿童则以先天性缺如为主。

（二）截肢的原因

造成截肢的原因主要是有严重的外伤（包括烧伤和冻伤造成的肢体坏死）、肢体血液循环障碍性疾病、肿瘤、严重的感染、神经系统疾病、先天性畸形和发育异常等。在发达国家，50%~90%截肢的原因是动脉粥样硬化闭塞性疾病和糖尿病的并发症，其次是创伤、肿瘤和其他疾病。在我国，外伤是截肢的主要原因，但因血管疾病而截肢者逐渐增加，平均截肢年龄逐年增高。

（三）类型

临床常根据截肢的部位进行分类。

1. **上肢截肢** 包括肩胛带截肢、肩关节离断、上臂截肢、肘关节离断、前臂截肢、腕关节离断、掌故截肢、指骨截肢。

2. **下肢截肢** 包括半骨盆截肢、髋关节离断、大腿截肢、膝关节离断、小腿截肢、足部截肢。

二、主要功能障碍

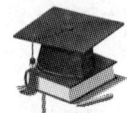

案例 7-7B

入院后查体：面色苍白，四肢湿冷，BP 60/40mmHg，P 130次/分，R 25次/分，尿量减少。立即行右大腿截肢术。

问题与思考：
1. 该患者发生了哪些功能障碍？
2. 该患者的康复护理评估有哪些？

1. **运动功能障碍** 截肢后运动功能障碍表现为关节挛缩，活动范围受限、肌肉萎缩、关节僵直及畸形。常见原因为术后长期处于不合理的体位、残肢关节没有合理固定以及瘢痕挛缩造成。

2. **幻肢痛** 据临床报道，50%以上的截肢患者术后伴有幻肢痛（phantom limb pain）。疼痛多为持续性，尤其以夜间为甚。应用放松疗法等心理治疗手段逐渐消除幻肢痛。对于持续性时间长的患者，可轻叩残端，或用理疗、封闭、神经阻断方法消除幻肢痛。

3. **心理障碍** 在截肢与假肢治疗中常见的心理问题有抑郁、焦虑恐惧、自我概念的改变、强迫的敏感性增高、社会适应力改变、残疾认同等心理问题。

三、康复护理评估

（一）全身状况评估

患者年龄、性别、截肢日期、原因、截肢部位、截肢水平、术后伤口处理，患者心理素质及精神状态、家庭和经济情况等。身高、体重、职业、截肢日期、截肢部位、安装假肢时间。

（二）残肢的评估

1. **残肢形状** 以圆柱形为佳，而不是圆锥形。
2. **残肢皮肤** 皮肤瘢痕、溃疡、游离植皮、皮肤松弛等都影响假肢的佩戴。
3. **残肢长度** 对假肢的种类选择，残肢对假肢的控制能力，对假肢的悬吊能力、稳定性和代偿功能等有着直接的影响。
4. **关节活动度** 髋或膝关节活动度受限，对下肢假肢的代偿功能将产生不良影响。
5. **肌力** 肌力强弱对假肢佩戴和功能发挥十分重要，对于前臂截肢者，残存肌力和产生肌电信号的多少，是判断能否佩戴肌电假手的重要依据。肌力不良者佩戴假肢后会出现异常步态。
6. **幻肢痛** 重者不能佩戴假肢。
7. **残肢畸形** 如膝上截肢伴有髋关节的屈曲外展畸形，膝下截肢伴有膝关节屈曲畸形，假肢的佩戴就很困难。

（三）佩戴临时假肢后的评估

1. **临时假肢接受腔适合程度的评估** 包括评定接受腔的松紧是否合适、是否全面接触、是否全面负重、有无压迫和疼痛等。

2. **假肢悬吊能力的评估** 观察是否有上下窜动即出现"唧筒"现象。对于下肢假肢的悬吊能力，可以通过站立位对残肢负重与不负重时拍片，测量残端皮肤与接受腔底部的距离变化来判断。

3. **临时假肢对线的评估** 评定生理力线是否正常，站立时有无身体向前或向后倾倒的感觉等。

4. **穿戴假肢后残肢情况的评定** 如观察皮肤有无红肿、硬结、破溃、皮炎及残端有无由于与接受腔接触不良、腔内负压造成局部肿胀等。

5. **步态评定** 观察行走时的各种异常步态，分析产生的原因，予以纠正。

6. **悬吊带与操纵索系统评估** 上肢假肢要对悬吊带与操纵索系统是否合适进行评估。

7. **假手功能评估** 评定假手自口到会阴范围内开闭功能的协调性和灵活性，尤其是对日常生活活动能力的评定。

（四）穿戴正式（永久性）假肢的评估

1. **上肢假肢主要是日常生活活动能力的评估** 对于一侧假手，主要是观察其辅助正常手动作的功能。

2. **下肢假肢的步态评估** 可通过步态分析仪检查。

3. **行走能力评估** 一般以行走的距离，上下阶梯及过障碍物的能力等作为标准。截肢水平不同行走能力也各不同，一般截肢水平越高行走能力越差，以双侧大腿截肢的行走能力为最差。

4. **对假肢部件及整体质量进行评估** 使患者能获得满意的、质量可靠的、代偿功能好的假肢。

四、康复护理措施

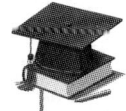

案例 7-10

手术中根据患者的情况，进行了膝部截肢，股骨完整，现患者已经恢复 2 周，残端形状为圆柱形，伤口 1 期愈合，NRS 评分 3 分，但患者常感患侧踝部疼痛，常在夜间疼醒。

问题与思考：

1. 该患者应介入哪些康复护理措施？
2. 怎样预防并发症？

（一）心理护理

大部分患者因躯体缺陷而导致自我概念降低。对于医护人员来说，了解患者心理状态，热情与患者交流，帮助正确认识疾病，接受现实，帮助他们树立正确的人生观，使他们认识到虽然失去了肢体但同样可以成为对社会有贡献的人。患者方面，他们对自己的身体需要重新认识，对别人的反应也要重新评价，而且必须适应与接受这些改变，以符合其形象，才能重新适应自我概念。

（二）幻肢痛护理

截肢术后仍有已截肢的手或脚的幻觉即幻肢，发生在该幻肢的疼痛即为幻肢痛，幻肢痛多为持续性疼痛，表现为针刺痛、挤压痛、烧灼痛，以夜间为甚。

1. 建立良好的护患关系 关心患者,理解其痛苦,使患者充分表达真实想法,通过平等交谈,使压抑的情感得以释放。医护人员热情耐心的态度,可使患者具有一种安全感,从而减轻不良情绪影响。

2. 评估疼痛 通过与患者交谈,对患者的表情、活动、睡眠及饮食等方面进行全面评估。采用数字分级法(NRS),方法是将疼痛分为0~10分,用0~10的数字代表不同程度的疼痛,0为无痛,10为最强烈的疼痛,让患者自己翻出一个最能代表其疼痛程度的数字,并将计分粗略分为三级,即轻度(3分以下),中度(4~6分)和重度(7~10分)。

3. 评估引起疼痛的因素 护理操作动作轻柔,避免诱发因素;同时重视心理护理,转移注意力,调节患者的情绪。

4. 给予充分止痛治疗 客观评估,认同患者感受。指导按摩残肢,遵医嘱给予止痛药物或肌松剂。必要时给予理疗、针灸辅助治疗。

(三)残肢皮肤护理

保持残端皮肤完好,提高皮肤耐磨耐压很重要,避免皮肤与假肢摩擦出现破损甚至溃烂。伤口愈合后,指导患者每日用中性肥皂清洗残肢,不能浸泡或在残肢上涂冷霜或油,以免软化残肢的皮肤,也不可擦乙醇,乙醇会使皮肤干裂。早期加强残端护理,促进局部血液循环,并注意残端皮肤的磨擦、拍打,提高皮肤的耐磨、耐压能力。

(四)残肢端包扎

截肢术后早期残端包扎塑形对患者康复后假肢安装有举足轻重的作用。残端妥善包扎,包扎前要评估患者的皮肤情况,骨突处要用软绵垫保护,弹力绷带包扎,直至安假肢为止。弹力绷带包扎不可过紧,斜行环绕,直至关节近侧。注意不能在残端近端包扎,以免远端缺血引起疼痛水肿,包扎绷带的力度应由远侧到近侧渐渐减轻,尽可能把残端塑成圆锥形利于佩戴假肢。

(五)保持合理的残肢姿势

下肢截肢后,应从第一天起每日坚持俯卧数次,预防产生不良姿势。为防止残肢屈曲畸形,应尽量保持肢体残端于伸直位。如大腿中上段截肢,应常常俯卧位,练习髋关节后伸但不要外展活动。小腿截肢后应经常练习膝关节伸直活动,术后应尽早离床,早期在康复人员指导下进行ROM和肌力训练。

(六)康复锻炼

截肢后康复应在手术后立即开始,术后早期康复锻炼的目的是防止发生术后并发症,促进伤口愈合,防止残端挛缩,维持全身其他部位的耐力和活动功能;鼓励患者做呼吸操,防止肺部感染;促进残端的血液循环,有助于残端的康复,使患者以后更容易适应佩戴假肢。运动和按摩残端是行之有效的办法。主动运动使残端肌肉收缩,可增加残端肌肉的血运,还可防止局部肌肉和手术瘢痕粘连。伤口缝线拆除后即可开始进行。利用重力使局部血量增加和抬高患肢加速静脉血液回流的方法,可促进局部血运及增加血管张力。不同部位的下肢截肢后,还可做一些特殊体操,在拆线后即可进行。

1. 膝上截肢术 坐位练习法:双下肢伸出坐椅边缘,练习两腿分开、屈伸,并拢。卧位法:由于屈肌力量常占优势,故需加强伸髋锻炼,使髋关节维持伸直位。具体做法,双手置前胸,健肢屈曲至贴近腹壁,患侧骨盆前挺,残肢后伸。这样维持几秒钟,然后放松,反复进行。

2. 膝下截肢 坐位:两腿伸出坐椅边缘,双膝分开后做伸、屈膝活动及并膝活动。应特别注意加强伸膝锻炼、防止残肢屈膝畸形。残端瘢痕对于穿戴假肢影响很大。瘢痕是血运很差的纤维结缔组织,过早过度负重和牵扯,可使局部裂开。要采取措施防止瘢痕和深部组织粘连,为达到此目的,要鼓励做肌肉主动收缩锻炼。残端用润滑油润滑后,在患者能耐受的情况下摩擦及按摩残端。还需经常用残端顶在软垫上锻炼残端部分负重。

(七) 常见残肢主要并发症的护理

1. **关节挛缩** 术后固定或包扎患肢时，维持残肢残端于伸展位，保持残端固定于功能位。鼓励患者勤翻身，每天俯卧 2 次以上，每次 30 min 并在腹部及大腿下放置一枕，用力下压软枕，以增强伸肌肌力。膝下截肢患者在两腿间放置一软枕，残肢用力向内挤压，以增强内收肌肌力，防止外展挛缩。

2. **残端大出血** 搬动残肢时，注意保护残端。妥善包扎残端，所有骨隆突处均应用软棉垫保护，再用弹力绷带裹扎，防止过早下地步态不稳而跌伤导致大出血。

五、康复护理指导

1. 鼓励患者加强功能锻炼，增强体质。争取早日回归社会，恢复力所能及的工作。
2. 做好社会、家庭爱护、尊重残疾人的宣传，让人人都关心、帮助伤残人。决不能歧视、慢怠、冷落等，避免加重患者不良心态反应。
3. 根据不同部位，为患者选合适的假肢，帮助并指导装卸。并将假肢使用的注意事项，如假肢的保养、保洁方法，使用中有何不适等情况，给患者讲清楚，以便于保护及调整。
4. 给予高营养饮食，提高抗病能力。
5. 让患者适当参加社会娱乐活动，如体育锻炼、文艺演出等，参加一些力所能及的工作，使患者消除心理障碍，保持心情舒畅。
6. 如发现残肢疼痛、皮肤溃疡等，应及时到医院就诊。

小 结

1. 造成截肢的原因主要有严重的创伤、肿瘤、周围血管疾病和感染。最常见的原因是动脉粥样硬化闭塞性疾病和糖尿病的并发症，其次是创伤、肿瘤和其他疾病。
2. 截肢患者的主要功能障碍有残端出血和血肿、残端感染、残端窦道和溃疡、残端骨突出、外形不良、残肢疼痛以及幻肢痛等。
3. 康复护理评估包括患者全身状况、残肢的评估以及临时假肢和正式假肢的评估。
4. 康复护理措施包括心理护理、术前护理、安装假肢前的康复护理和安装假肢后的康复护理。
5. 康复护理指导包括保持适当休息、肌肉力量训练、防止残肢肿胀和脂肪沉积、保持残肢皮肤清洁、假肢定期保养以及注意安全等。

 自测题

使用手机浏览器扫此二维码可以进入第七章第七节自测题参考答案

一、选择题

1. 关于截肢的描述错误的是
   A. 截肢仅仅是一个破坏性的手术
   B. 截肢是重建与修复性手术
   C. 截肢不是治疗的结束，而是截肢者康复的开始
   D. 截肢手术是患者回归到家庭和社会进行康复的第一步
   E. 截肢手术是为安装义肢做准备，

为残肢创造良好的条件

2. 患者行左下肢截肢后，仍觉得左脚疼痛，这属于
   A. 神经性疼痛
   B. 功能性疼痛
   C. 幻肢痛
   D. 心因性疼痛
   E. 外源性疼痛

3. 对有幻肢痛的截肢者治疗疼痛可进行的干预不包括
   A. 心理支持
   B. 催眠术
   C. 经皮神经电刺激
   D. 针灸
   E. 长期使用毒麻药品

4. 对有幻肢痛的截肢者治疗疼痛可进行的干预是
   A. 皱缩袜
   B. 坚硬的化妆修饰物
   C. ACE 包裹
   D. β 受体阻滞剂
   E. 术后即刻安装义肢

5. 以下哪项不是截肢后关节痉挛的原因
   A. 长期处于不合适的体位
   B. 进行了残留关节的主动运动
   C. 手术后残肢原动肌和拮抗肌肌力不平衡
   D. 术后疼痛
   E. 术后残肢关节没有合理固定

二、案例分析

患者，女，55 岁，6h 前因交通事故致双下肢受到重物挤压，解除压力后，可见右大腿部分皮肤片状撕脱，肌肉暴露，部分肌肉组织碾锉坏死，送医院急诊抢救，行截肢术治疗，输血 300ml，现 30h 无尿。查体：T 36.2℃，P 56 次/分，R 18 次/分，BP 100/800mmHg，血钾 6mmol/L。神志模糊，贫血貌，心音弱，心律不齐，四肢发冷，皮肤青紫。右下肢明显肿胀出血，右下肢足部感觉消失，X 线显示右股骨粉碎性骨折。

问题：
1. 该患者最可能的诊断是什么？诊断依据是什么？
2. 试述促进截肢后残肢定型的护理措施。

（柳明仁）

第八节　关节置换术后

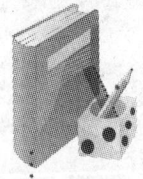

通过本节内容的学习，学生应能够：

◎ 识记

1. 陈述关节置换术的主要功能障碍。
2. 列举人工髋、膝关节置换术后康复护理措施。

◎ 理解

归纳关节置换术患者的康复护理评估方法。

◎ 运用

举例说明关节置换术后患者功能评估的内容及康复护理计划的实施。

一、概述

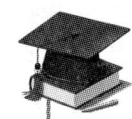

案例 7-8A

患者王女士，38岁，因双髋部疼痛，活动受限5年入院，诊断为双侧股骨头缺血性坏死，系统性红斑狼疮。术前Harris评分45分，行右侧人工全髋关节置换术。

问题与思考：
1. 人工髋关节置换术的适应证有哪些？
2. 该患者术后存在哪些功能障碍？

1．人工全髋关节置换术（total hip arthroplasty，THA） 是利用人工髋关节假体代替人体已发生病变的髋关节，其目的是解除疼痛，恢复关节功能，提高患者生存质量。

主要用于治疗髋骨关节炎、股骨头缺血坏死、股骨颈骨折、类风湿关节炎、先天性髋关节发育不良等。髋关节假体主要分骨水泥固定型、非骨水泥固定型；骨水泥固定型适用于高龄合并骨质疏松患者，非骨水泥固定型假体适用于年轻人。

2．人工全膝关节置换术（total knee arthroplasty，TKA） 主要用于关节结构广泛破坏所致的严重膝关节疼痛、不稳、畸形和功能障碍，且经保守治疗无效者，可考虑手术治疗。对于膝关节骨性关节炎和类风湿关节炎造成的严重关节畸形和活动障碍可以选择人膝关节置换术。

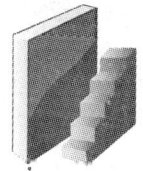

知识链接

髋关节置换术后的异位骨化

髋关节置换术后异位骨化的发生率在5%～81%，通常发生在手术后3个月内，异位骨化是指在软组织出现成骨细胞，并形成骨组织，早期局部有明显肿痛，关节活动受限。晚期由于骨组织形成，导致关节活动限制。发病机制不清，导致异位骨化的主要危险因素有①性别：男性高发；②手术：软组织损伤和出血。

二、主要功能障碍

1．疼痛 关节置换术后，因手术等创伤，患者会感受较为剧烈的急性疼痛，后期因被动活动关节使部分挛缩的肌肉伸展而出现疼痛，可实施药物、理疗等治疗措施。

2．感染 感染的途径很多，如牙龈炎、扁桃体炎等感染灶引起的血源性感染；术中植入物未严格消毒灭菌、手术区污染；术后伤口引流管引流不畅，治疗护理时未严格按照无菌操作原则等。

3．神经损伤 THA术后患者神经损伤表现为患肢感觉及运动障碍，膝及足背伸展无力。表现为小腿后外侧麻木，足趾背伸肌肌力下降。

4．关节挛缩 多为屈曲挛缩，常因体位不当或早期未行关节活动，使关节不能有效伸展、长期处于屈曲状态所致，术前有关节挛缩者术后更易发生。

5．日常生活活动能力受限 疼痛、关节活动度减小等原因使患者保持个人卫生、步行、上下楼梯等活动能力受到限制。

三、康复护理评估

(一)髋关节置换术后

关节置换术后的康复护理评估主要包括关节活动度、肌力、关节功能评分和运动评分,以及日常生活活动能力等,也可采用髋关节相关的特定综合评估量表。

1. Harris 评分 由美国 Harris 医生在 1969 年提出(表 7-8),是目前国内外最为常用的评估标准,内容包括疼痛、功能、关节活动度和畸形四个方面,主要强调功能和疼痛的重要性,满分为 100 分,90~100 分为优,80~89 分为良,70~79 分为可,70 分以下为差。

表7-8 人工髋关节置换术Harris评分表

项目			评分
1. 疼痛			
	无	无疼痛	44
	弱	偶痛,不影响功能	40
	轻度	一般活动不受影响,过量活动后可出现	30
	中度	可忍受,日常活动稍受限,能正常工作,偶服止痛药	20
	剧烈	有时剧痛,但不必卧床,日常活动受限,常服止痛药	10
	病废	被迫卧床,卧床也有剧痛,疼痛跛行严重	0
2. 功能			
	功能性活动	上楼梯	步一阶,不用扶手	4
			步一阶,用扶手	2
			用某种方法能上楼	1
			不能上楼	0
		穿袜/系鞋带	穿袜、系鞋带方便	4
			穿袜、系鞋带困难	2
			不能穿袜、系鞋带	0
		乘公共交通	有能力进入公共交通工具	1
			不能进入公共交通工具	0
		坐椅子	在任何椅子上坐1h以上而无不适	5
			在高椅子上坐30min以上而无不适	3
			在任何椅子上坐均不舒服	0
		步态	无跛行	
			稍无跛行	
			中等跛行	
			严重跛行	
		行走辅助器 (平稳舒适行走)	不需要	
			长距离行走用单手杖	11
			多数时间用单手杖	8
			单拐	5
			双手杖	0
			双拐	11
			完全不能走(必须说明原因)	7

续表

项目			评分
	行走距离	不受限	5
		1Km 以上	3
		500m 以上	2
		室内活动	2
		卧床或坐椅（轮椅）	0
3. 畸形	无下列畸形		4
		固定的屈曲挛缩畸形≥30°（−1分）	
		固定的内收畸形≥10°（−1分）	
		固定的伸展内旋畸形≥10°（−1分）	
		肢体短缩＞3.2cm（−1分）	
4. 髋关节活动度	屈+展+收+内旋+外旋	210°～300°	5
		160°～209°	4
		100°～159°	3
		60°～99°	2
		30°～59°	1
		0°～29°	0

（2）Charnley标准：评价内容有疼痛、运动、行走功能三项，每项6分。Charnley将患者分为A、B、C3类：A类，患者仅单侧髋关节受累，无其他影响患者行走能力的伴发疾病；B类，双侧关节均受累；C类，患者有其他影响行走能力的疾病。A类或进行双髋关节置换术的B类患者适合三项指标的评估，而行单侧髋关节置换术的B类患者和所有C类患者只适合疼痛和活动范围的评估，对行走能力的评估应综合考虑（表7-9）。

表7-9　人工髋关节置换疗效评定Charnley标准

分级	疼痛	功能	活动度
1	自发性严重疼痛	卧床不起或需轮椅	0°～30°
2	试图起步时即感严重疼痛，拒绝一切活动	常需单拐或双拐行走，时间、距离均有限	30°～60°
3	疼痛能耐受，可有限活动，有夜间痛或检查时疼痛	常需单拐，有明显跛行，长距离行走时跛行明显	60°～100°
4	痛仅在某些活动时出现，休息后减轻	单杖可长距离行走，无杖受限，中度跛行	100°～160°
5	疼痛轻微或间隙性，起步时疼痛，活动后减轻	无杖行走，轻度跛行	160°～210°
6	无痛	步态正常	＞210°

注：活动度为前屈、后伸、内收、外展、内旋、外旋6个方向活动度的总和。

（二）膝关节置换术后

HSS评分系统是TKA术后较早也最广泛应用的评分标准，评分满分为100分，疼痛30分、功能22分、活动范围18分、肌力10分、屈曲畸形10分、关节稳定性10分。扣分项目内容涉及是否需要助步器，内外翻畸形及伸直不全等，优大于85分，良70~84分，中60~69分，差小于59分，见表7-10。

表7-10 膝关节HSS评分标准

随访内容	分数	随访内容	分数
Ⅰ．疼痛（30分）		Ⅱ．功能（22分）	22
任何时候均无疼痛	30	行走站立无限制	10
行走时无疼痛	15	行走2500~5000m和站立半小时以上	8
行走时轻度疼痛	10	行走500~2500m和站立可达半小时	4
行走时中度疼痛	5	行走少于500m	0
行走时严重疼痛	0	不能行走	22
休息时无疼痛	15	屋内行走，无需支具	5
休息时轻度疼痛	10	屋内行走，需要支具	2
休息时中度疼痛	5	能上楼梯	5
休息时严重疼痛	0	能上楼梯，但需支具	2
Ⅲ．活动度（18分）		Ⅳ．肌力（10分）	
每活动8°的1分，最高18分		优：完全能对抗阻力	10
		良：部分对抗阻力	8
		中：能带动关节活动	4
		差：不能带动关节活动	0
Ⅴ．屈曲畸形（10分）		Ⅵ．稳定性（10分）	
无畸形	10	正常	10
小于5°	8	轻度不稳0~5°	8
5°~10°	5	中度不稳5°~15°	5
大于10°	0	严重不稳大于15°	0
Ⅶ．减分项目			
单手杖	-1	伸直滞缺5°	-2	每5°外翻扣1分	-1
单拐杖	-2	伸直滞缺10°	-3	每5°内翻扣1分	-1
双拐杖	-3	伸直滞缺15°	-5		

四、康复护理措施

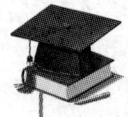

案例7-8B

该患者手术后48h，采用视觉类比进行疼痛评价为8分，术后第1天康复护理指导其仰卧位下进行踝泵训练，患者因疼痛和睡眠不足消极配合。

问题与思考：
1. 如何为该患者制订整个恢复期的康复护理计划？
2. 怎样对置换关节进行保护指导？

(一)人工全髋关节置换(THR)术后

1. 术后早期 一般指术后5天内。

(1) HR术后必须保持患肢外展中立位。术侧肢体下方垫软枕,使髋关节稍屈曲,两腿间可放置软枕或三角垫,穿防外旋鞋。搬动和移动患者时应将整个髋关节抬起,不能只牵拉抬动患肢。

(2) THA术后第1天:①仰卧位等长收缩,首先进行仰卧位训练,包括踝泵、股四头肌及臀肌、足跟滑动使髋屈曲至45°角、髋关节内旋至中立位。②坐位膝关节伸直及髋关节屈曲练习,在训练的同时注意髋部禁忌动作,告知患者一次坐位时间不得超过1h,以免引起髋部不适及僵硬。③站立训练,若患者条件允许可进行站立训练,包括站立位髋关节后伸、外展及膝关节屈曲练习。④当采用健侧卧位时,两腿必须用软的大枕头相隔,避免髋关节超过45°~60°屈曲,发现患肢缩短,应立即与医生联系,及时摄片检查是否脱位。

(3) 肌力及关节活动度训练:①术后当日即可进行患肢自足背开始的向心性按摩,足趾、足踝关节主动、被动伸屈练习。②第2~3日,拔除引流管,去防外旋鞋,便可进行髋关节屈伸、伸展和旋转练习,屈伸练习逐渐由被动向主动加辅助,到完全主动练习过渡。③常用被动活动机(CPM)进行被动训练。其活动范围可随时调节并逐步增加,活动速度比较缓慢、均匀,易被患者接受。一般将CPM开始的最大活动角度定为40°,此时髋关节活动范围为25°~45°,以后每日增加5°~10°,每日训练3~4h。至术后1周左右,CPM最大活动角度为90°,髋关节活动范围为25°~85°,此时可停用CPM,而以主动活动为主。④关节旋转练习包括伸直位和屈髋位,屈髋位练习时双手拉住床上支架做上身轻度左右摇摆。⑤加强上肢肌力练习,以便日后较好地使用拐杖。

2. 术后中期 指术后5天~2周。

中期训练的目的是恢复关节活动度,进一步提高肌力。以主动和抗阻力训练为主。

(1) 卧位练习:髋关节半屈曲位主动或主动抗阻力屈髋练习是锻炼屈髋肌的最好办法。宜在术后7天后进行主动直腿抬高的练习,同时训练髋关节活动度和肌力,若早期增加髋臼承受的压力,不利于非骨水泥固定的髋臼假体的骨组织长入。

仰卧位或健侧卧位髋膝关节伸直,进行髋关节内收外展运动(抗阻或不抗阻)。仰卧屈膝双下肢外展位,进行膝关节靠拢和分开运动锻炼髋关节内外旋,注意术中髋关节外旋位不稳定的患者要避免做外旋动作。另外通过床架上的滑轮装置,依靠绳索和大腿吊带的向上牵引力支撑术侧大腿,可分别做主动辅助屈髋练习、抗阻力伸髋练习、主动伸膝练习和髋关节外展和内收练习、俯卧侧卧位伸髋练习等。

(2) 坐位练习:术后5~6天,协助患者把术侧肢体移近床边,靠近床沿放下后坐起,坐起时双手后撑,髋关节屈曲不超过80°。由于坐位是髋关节最容易出现脱位和半脱位的体位,因此,术后6~8周,患者以躺、站或行走为主,坐的时间短,每日可坐4~6次,每次限半小时,如果术中关节稳定性欠佳,可放弃坐位功能训练。坐位时的练习包括伸髋练习和屈髋位内外旋练习。

(3) 立位练习:当患者坐起无头晕及其他不适时,可进行由坐到站的位置练习,并进行扶拐立位练习,在术后6~7天进行。

髋关节伸展的练习:术侧下肢后伸;髋关节内收外展练习:骨盆左右摇摆,主要是髋关节外展动作;伸直健肢并垫高,患肢踩地面保持患肢外展位以矫正髋关节内收畸形,患肢垫高屈髋屈膝,上身前倾加大髋关节屈度,并通过调节板凳高度训练屈髋,站立位令健侧下肢前后移动可练习术侧髋关节内外旋。

(4) 步行练习:术后开始下地行走和负重的时间因人工关节置换手术程序不同而有所区别。①假体为骨水泥固定者:一般可早期下地活动练习行走,最初在步行器或拐杖帮助下练习，2～3天后可逐步负重行走。②非骨水泥固定者：手术后1周在不负重情况下扶双拐练习行走。在练习行走过程中，双拐勿太靠后以免重心不稳，两下肢步幅尽可能一致，在行走或站立时，术侧膝关节应始终处于伸直位，保持挺胸伸腰；上下楼梯要求健侧先上，术侧先下。

3. 术后晚期　术后2周以后。

此期关节已不易发生脱位，手术切口及周围组织已纤维瘢痕化，关节周围软组织较牢固，应注意加强患髋外展、外旋和内收功能锻炼。

(1) 患者坐在椅子上，伸直健侧下肢，在双上肢的帮助下，屈膝、屈髋将患肢小腿置于健侧膝前，一手握住患肢足底，一手放于患膝内侧，轻轻向下按压，并逐渐屈曲健侧肢体膝关节，这个动作包含了髋关节屈曲、内收和外旋。

(2) 踏车练习，根据患者具体情况调整车速、时间及坐垫高度。一般在术后2～3周开始。

(3) 走斜坡、上下楼梯等，进一步增强肌力和关节活动度，加强平衡力和协调力。

(二) 人工全膝关节置换 (THR) 术后

1. 术后早期　术后4天内。

早期训练的目的是促进伤口愈合，防止肌肉萎缩，增强肌力，改善ROM，减少并发症的发生。此期疼痛较重，为了防止牵拉挛缩的软组织，减轻疼痛和出血，术后通常用石膏托固定膝关节于伸直位3～4天。

(1) 术后当日，抬高患肢，保持中立位，防止患肢外旋压迫腓总神经引起麻痹；踝关节被动伸屈及旋转运动，使用静脉泵或患肢穿弹力袜促进血液循环。

(2) 术后第1日，进行股四头肌等长收缩练习，尽力背屈踝关节，尽量伸膝，使髌骨向近端牵拉，持续5～10s，每小时做50次。

(3) 第2～3日，拔除伤口引流管后，进行膝关节持续被动活动，开始从0°～40°开始，逐日增加5°～10°，2～3次/日，每次1h。有的学者主张术后进行CPM活动，从第1日开始，每日连续活动12h；当股四头肌及腘绳肌肌力得到一定程度的恢复，伤口疼痛较轻时，在CPM锻炼的同时，进行主动膝关节屈伸活动，训练屈伸肌肌力。具体方法包括，辅助主动膝关节屈伸活动、随意主动膝关节屈伸活动和抗阻力主动膝关节屈伸活动。膝关节屈伸训练可取仰卧位、俯卧位及坐位。

2. 术后中期　术后4天至2周。

中期训练的目的是改善关节活动度，膝关节至少达到0°～90°，其次是肌力的训练。

(1) 继续CPM和主动膝关节伸屈训练。

(2) 仰卧位直腿抬高锻炼股直肌，可抗阻也可不抗阻，股中间肌及内、外侧肌练习采用坐位主动伸膝。

(3) 术后第4日，使用骨水泥的患者，开始练习下地行走，不用骨水泥者推迟至术后5～6周，以免影响骨组织长入而达不到生物固定的目的。正确的行走姿势是扶双拐，抬头挺胸收腹，站立位伸膝屈髋，迈出第一步，站稳后身体略前倾，再迈出另一条腿。如关节不稳，可带膝支架。对术前有较为严重屈膝畸形的患者，夜间仍用石膏托固定于伸膝位至术后4～6天。

(4) 训练髋关节活动度和髋肌肌力，健侧肢体及上肢、背、腹部肌肉肌力，恢复体力。

3. 术后晚期　术后2～6周。

晚期训练的目的是增强肌力，保持关节活动度。

(1) 进行主动抗阻力运动，可利用徒手、滑车、重锤、沙包或摩擦力、浮力、流体阻力等进行练习。

(2) 生活功能训练，包括屈膝坐位起立、下蹲起立、上下楼梯、静态自行车等。

(3) 其他 ADL 训练、作业治疗、理疗等。

五、康复护理指导

(一) 健康宣教

1. 及时随诊，若出现手术后关节异常，应及时就医。如需接受其他治疗或手术，应告诉医生曾行关节置换术。

2. 注意预防和及时控制感染，以防细菌血运传播造成关节感染。

3. 避免在凹凸不平或过于光滑的路面上行走；家居地面干爽，无杂物堆放以防跌倒；鞋底宜用软胶，不穿高跟鞋或鞋底过滑的拖鞋等；座椅高度要适中，不宜坐矮椅或跪下。还要注意适当控制体重，减轻关节负重。

4. 避免重体力劳动和剧烈运动。

5. 告诫患者术后 6～8 周内避免性生活，性生活时要防止下肢极度外展，并避免受压。

(二) 关节保护训练

1. THR 术后 8 周内应避免易致假体脱位的体位，髋关节屈曲不应超过 90°，髋关节内收不超过中线，髋关节内旋不超过中立位（图 7-16）。8 周后，经评估后，方可解除禁忌。

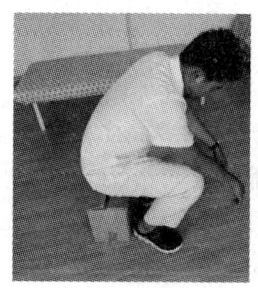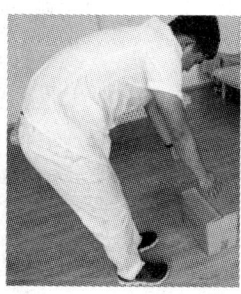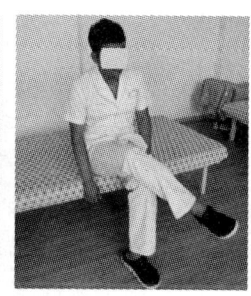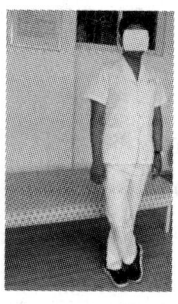

图 7-16　THR 术后禁忌动作

2. THR 术者出院后避免内收内旋体位，继续进行俯卧位髋关节伸展训练、侧卧位髋关节外展练习。

3. 继续进行直腿抬高及单腿平衡、残余髋屈拉伸练习，并逐步提高其抗阻力强度，延长训练时间以提高肌肉耐力。

4. 加强肌力、关节活动度、平衡、患肢负重练习。

5. 持续使用拐杖，达到无疼痛及跛行时方可弃拐。为了减少人工关节磨损和防止跌倒和长距离行走，部分患者最好终生使用单手杖。

小　结

1. 人工髋、膝关节置换术主要用于因外伤、骨病、肿瘤等引起的关节损伤、破坏、畸形等，以减轻或消除疼痛、矫正畸形、改善关节功能。

2. 关节置换术后，可出现疼痛、感染、神经损伤、关节挛缩，日常生活活动能力受限。

3. 关节置换术后的康复护理评估主要包括关节活动度、肌力、关节功能评分和运动评分以及日常生活活动能力等的评估，也可采用髋关节、膝关节相关的特定综合评估量表。人工髋关节置换术可采用 Harris 评分表；TKA 术后膝关节功能评估采用 HSS 评分标准。

小 结

4．THR 和 TKA 术后康复护理措施都包括：术后早期、中期和晚期的训练。肌力训练、关节活动度训练、平衡训练、患肢负重练习均需遵循循序渐进原则。

5．康复护理指导包括疾病健康知识宣教，康复训练指导和康复过程中的注意事项指导。

自测题

一、选择题

1．关节置换手术后 1～2 天，进行手术一侧关节周围肌肉的
  A．等长收缩
  B．等张收缩
  C．离心性收缩
  D．向心性收缩
  E．不收缩

2．关节置换术使用 CPM 机可以
  A．增加关节活动度
  B．减轻水肿
  C．预防术后下肢深静脉血栓形成
  D．可能缩短住院时间
  E．以上选项全对

3．关节置换术后何时开始对关节进行牵伸练习
  A．1～2 周
  B．2～4 周
  C．4～6 周
  D．0～1 周
  E．以上选项全对

4．以下哪些叙述是正确的（多选）
  A．牵伸练习可以应用到患者自身体重、治疗师或外界的力量
  B．牵伸力量的方向应与肌肉或软组织挛缩的方向相反
  C．在关节可活动范围内，先被动、后抗阻活动关节到受限处
  D．牵伸练习前不能进行物理治疗
  E．牵伸不可用强力，使关节超过正常活动范围

5．关节置换术后康复护理包括（多选）
  A．密切观察患者的四大生命体征和一般状况
  B．体位的摆放
  C．伤口护理观察早期伤口的渗出，伤口周围有无红肿，有无疼痛
  D．呼吸道护理
  E．药物护理

二、案例分析

患者张先生，男，26 岁，因双髋部疼痛活动受限 3 年余，加重伴活动受限 6 个月余入院，诊断为双侧股骨头缺血性坏死。Harris 评分 46 分，行双侧人工全髋关节置换术。

问题：
1．患者术后早期康复训练的方法有哪些？
2．术后中期采取哪些护理措施？

（柳明仁 马素慧）

第八章 常见心肺疾病的康复护理

第一节 冠状动脉粥样硬化性心脏病

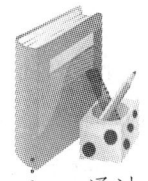

学习目标

通过本节内容的学习,学生应能够:
◎ **识记**
1. 陈述冠心病及冠心病康复的定义。
2. 列举冠心病的常见类型及主要功能障碍。
◎ **理解**
分析不同类型冠心病的典型临床表现。
◎ **运用**
1. 评估冠心病患者的主要功能障碍。
2. 为冠心病患者制订康复护理计划,实施康复护理。

一、概述

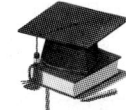

案例 8-1A

患者,男,65岁,干部,因胸骨后无明显诱因出现持续性疼痛3h急诊入院。患者3h前无明显诱因出现持续性胸痛,呈压榨性闷痛,向左肩背放射。患者呈强迫体位,有濒死感,伴大汗淋漓,面色苍白,恶心,无呕吐、无咳嗽及咳痰,休息和含服速效救心丸症状均不能缓解。既往有高血压病史20年,无药物过敏史。

问题与思考:
1. 该病的诊断是什么?
2. 该病的病因是什么?

冠心病康复是指对患者的功能障碍进行全面评估后,通过积极的运动训练、心理干预、行为和社会活动指导,缓解患者症状,改善其心血管功能,降低疾病再次发作的风险,最终达到提高其生活质量的目的。

(一)定义

冠状动脉粥样硬化性心脏病(coronary heart disease,CHA),指冠状动脉粥样硬化使血管腔狭窄或阻塞,和(或)因冠状动脉功能性改变(痉挛)引起心肌缺血缺氧或坏死导致的心脏

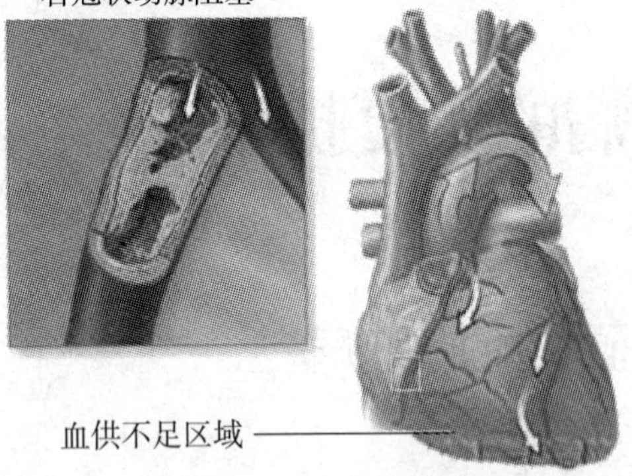

病,简称冠心病(图8-1)。

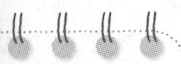
图8-1 右冠状动脉阻塞

(二)流行病学

冠状动脉粥样硬化性心脏病是动脉粥样硬化导致器官病变的最常见类型,也是严重危害人类健康的常见病。在我国年发病率为120/10万人口,年平均病死率男性为90.1/10万人口,女性为53.9/10万人口。由于我国高血压、高血脂和糖尿病的发病率正在逐年增高,所以冠心病的发病率和病死率也在逐年增高。

(三)病因

1. **高血压** 高血压是发生冠心病的重要因素,无论是收缩压还是舒张压,血压越高,动脉粥样硬化程度越严重,发生冠心病的可能性也越高。

2. **高血脂和高胆固醇血症** 血清总胆固醇(TC)水平与冠心病的发病率和死亡率成正比。血清总胆固醇/高密度脂蛋白胆固醇比值大于4.4,冠心病发病危险性明显增高。TC升高的年龄越早,发生冠心病的机会也越多。

3. **超重/肥胖** 由于肥胖能使血液和血清总胆固醇升高,超标准体重的肥胖是冠心病的高危因素。

4. **糖尿病** 糖尿病患者最常见的并发症是冠心病,有糖尿病的高血压患者,发生冠心病的概率较无糖尿病的患者高一倍。

5. **生活方式**

(1)吸烟:烟中含有许多有害物质,尼古丁可刺激血管收缩,使血管内膜受损,亦可引起冠状动脉痉挛,从而诱发心绞痛和心肌梗死。

(2)饮食:高脂肪、高胆固醇、高热量等不合理的饮食是冠心病发生的危险因素,尤其是肉类和乳制品。

(3)体力活动:随着生活水平的提高和生活方式、生活节奏的改变,体力活动的量和强度趋向减少,在一些脑力和注意力高度集中的人群中,冠心病的发病率增加。研究显示缺乏体力活动的人患冠心病的危险度是正常运动量者的1.5~2.4倍。

6. **其他** 如过量饮酒、感染及社会心理因素均与冠心病发病相关。

(四)临床表现

1. **心绞痛(angina pectoris)** 是冠状动脉供血不足,心肌急剧的、暂时缺血与缺氧所引起的临床综合征。其特点为阵发性的心前区胸骨后压榨性疼痛感觉,可伴有呼吸困难、出汗、恶心、呕吐或心悸等症状,疼痛部位主要位于胸骨后部,可放射至心前区与左上肢,体力劳累或情绪激动后发病,每次发作约5min,很少超过15~30min,可数日一次,也可一日数次,休息或用硝酸酯制剂后消失。

2. **心肌梗死(myocardial infarction,MI)** 是在冠状动脉病变的基础上,发生冠状动脉血供急剧减少或中断,相应的心肌严重而持久地急性缺血而导致心肌坏死。大多患者在发病前数日有乏力,胸部不适,活动时心悸、气促、烦躁等前驱症状。其疼痛部位和性质与心绞痛相同,但诱因多不明显,且常发生于安静时,程度更重,持续时间更长,可达数小时或更长,休息和含服硝酸甘油多不能缓解,疼痛剧烈时常伴有不同程度的恶心呕吐、上腹胀痛。全身症状表现为发热、心动过速、白细胞增高和红细胞沉降率增快。

3. **急性冠脉综合征(acute coronary syndrome,ACS)** 冠状动脉粥样硬化斑块破裂或侵蚀,继发完全或不完全闭塞性血栓为病理基础的一组临床综合征。典型表现为发作性胸骨后闷痛，紧缩压榨感或压迫感、烧灼感，可向左上臂、下颌、颈、背、肩部或左前臂尺侧放射，呈间断性或持续性，伴有出汗、恶心、呼吸困难、窒息感，甚至晕厥，持续10～20min，含硝酸甘油不能完全缓解时常提示急性心肌梗死。不典型表现有牙痛、咽痛、上腹隐痛、消化不良、胸部针刺样痛或仅有呼吸困难。

二、主要功能障碍

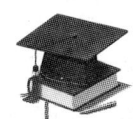

案例 8-1B

结合上述临床表现。入院后查体：BP 140/100mmHg，HR 90次/分。口唇发绀，颈静脉怒张，叩诊心界向左下扩大，心律不齐。

问题与思考：
1. 该患者发生了哪些功能障碍？
2. 该患者的康复护理评估有哪些？

1. **心血管功能障碍** 缺乏运动本身可导致心血管功能减退；冠心病发病后，患者往往因减少或缺少体力活动而导致心血管系统适应性降低，引起血液循环功能障碍。因此，适当的运动可以改善患者的心血管功能。

2. **呼吸功能障碍** 冠心病患者由于循环功能下降表现为缺氧。长期的心血管功能障碍均会伴随不同程度的肺循环功能障碍，使肺血管和肺泡气体交换的效率降低，吸氧能力下降，进一步诱发或加重缺氧。

3. **全身运动耐力下降** 冠心病可导致机体吸氧能力减退、肌肉萎缩和氧代谢能力下降，从而限制了全身运动耐力；而且全身运动耐力减退与年龄增长有关，冠心病加重了年龄相关的全身运动耐力减退。因此，改变和提高运动训练的适应性是提高运动功能和耐力的重要环节。

4. **代谢功能障碍** 主要是脂质代谢障碍和糖代谢障碍。脂质代谢障碍主要表现为胆固醇和三酰甘油（甘油三酯）增高，高密度脂蛋白、胆固醇降低，脂肪和能量摄入过多而消耗不足（缺乏运动）是其基本原因。缺乏运动还可导致胰岛素抵抗，除了引起糖代谢障碍以外，还可促使形成高胰岛素血症和血脂升高。

5. **行为障碍** 不良的生活习惯和心理、情绪等方面的因素影响冠心病患者日常生活和治疗。

三、康复护理评估

（一）健康状况评估

1. **一般情况** 包括姓名、性别、年龄、体重、性格、职业、家庭情况、心理及社会评估、生活方式等。

2. **发病状况评估** 心绞痛、心肌梗死情况评估包括心绞痛的诱因、部位、性质、强度、持续时间、缓解方式等。

3. **药物的疗效和不良反应** 评估治疗心绞痛的药物疗效及有无不良反应。

4. **家族史与既往史** 是否有心血管疾病、糖尿病、高血脂病史。

（二）心电图运动试验

1. **心电图运动试验**（electrocardiogram exercise test） 是心电负荷试验中最常用的一

种,故又称运动负荷试验,它是目前诊断冠心病最常用的一种辅助手段。许多冠心病患者,尽管冠状动脉扩张的最大储备能力已下降,但静息时冠状动脉血流量也可维持正常,而无心肌缺血现象,心电图可以完全正常。为揭示已减少或相对固定的冠状动脉血流量,可通过运动或其他方法给心脏以负荷,增加心肌耗氧量,诱发心肌缺血,辅助临床对心肌缺血做出诊断。

2. **超声心动图运动试验** 超声心动图可直接反映心脏形态、结构和心肌活动情况,从而揭示心肌收缩和舒张功能,以及心脏内血流变化情况。采用卧位踏车或活动平板运动方式,有利于发现潜在的异常症状,提高试验的敏感性。

3. **代谢当量**(metabolic equivalent,MET) 是以安静、坐位时的能量消耗为基础,表达各种活动时相对能量代谢水平。1MET 相当于耗氧量 3.5ml/(kg·min)。代谢当量主要应用于判断体力活动能力及预后,判断心功能及相应的活动水平,制订运动处方,指导日常生活活动与职业活动。

(三)危险评估

危险评估主要用于冠心病患者运动训练风险的评估,一般情况下低危患者与大多数成年人一样,可以在无监护条件下进行锻炼;中、高危患者应延迟运动,或在医生监护下进行锻炼。危险分层见表8-1。

表8-1 冠心病患者的危险分层

分层	低危	中危	高危
指标	运动或恢复期无心绞痛症状或心电图缺血改变	中度运动(5~6.9 METs)或恢复期出现心绞痛的症状或心电图缺血改变	低水平运动(<5 METs),或恢复期出现心绞痛的症状或心电图缺血改变
	无休息或运动引起的复杂心律失常		有休息或运动时出现的复杂室性心律失常
	AMI 溶栓血管再通 PCI 或 CABG 术后血管再通且无合并症		AMI、PCI 或 CABG 术后合并心源性休克或心力衰竭
	无心理障碍(抑郁、焦虑等)		心理障碍严重
	LVEF > 50%	LVEF 40%~49%	LVEF < 40%
	功能储备 ≥ 7 METs		功能储备 ≤ 5 METs
	血肌钙蛋白浓度正常		血肌钙蛋白浓度升高
判断	以上每一项都存在时为低危	不符合典型高危或低危者为中危	以上存在任何一项为高危

注:LVEF=左心室射血分数;METs=代谢当量;AMI=急性心肌梗死;PCI=经皮冠状动脉介入治疗;CABG=冠状动脉旁路移植人。

(四)冠状动脉造影

冠状动脉造影是目前冠心病诊断的"金标准"。利用血管造影机,通过特制的心导管经皮穿刺入股动脉、肱动脉或桡动脉,沿血管逆行至升主动脉根部,插入左、右冠状动脉口,注入造影剂,使冠状动脉的主干及其分支得到清晰的显影,并可通过电影摄像、快速连续摄片对显影结果进行记录。可明确血管有无狭窄、狭窄的部位、范围和严重程度,可据此决定治疗方案(采用介入性治疗、旁路移植手术或内科治疗),还可判断疗效。

四、康复护理措施

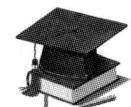

案例 8-1C

心电图示：$V_1 \sim V_5$ ST 段显著下移，偶发室性期前收缩。入院诊断：冠心病，急性非 ST 段抬高型心肌梗死，心率失常，高血压。入院后给予二级护理、吸氧、心电监护、降脂、通便治疗。

问题与思考：
1. 该患者康复护理的原则和目标是什么？
2. 该患者应采取哪些康复护理措施？

（一）康复护理原则及目标

1. 康复护理原则 积极干预冠心病的危险因素，以阻止或延缓疾病的发展进程；进行主动、积极的身体运动和社会适应能力训练，改善心血管功能，增强身体耐力，提高生活质量。

2. 康复护理目标 分为短期目标和长期目标。

（1）短期目标：能够缓解胸痛或控制疼痛，采用正确措施预防心绞痛的发作，通过适量的活动训练逐步恢复一般日常生活活动能力，稳定患者的情绪，提高康复疗效。

（2）长期目标：通过综合康复护理，使患者改变不良的生活习惯，控制危险因素，提高体力、耐力和心血管功能，恢复发病前的生活和工作。

（二）康复护理分期

国际上根据冠心病康复治疗的特征，将康复治疗分为三期：

1. Ⅰ期（院内康复期） 指急性心肌梗死或急性冠脉综合征住院期康复，一般为发病后的 1～2 周。此期主要帮助患者通过适当减少活动或消除绝对卧床休息带来的不利影响，缩短住院时间，促进日常生活能力及运动能力的恢复。适应证为急性心肌梗死或急性冠状动脉综合征住院期康复，包括冠状动脉旁路移植术（CABG）或经皮冠状动脉腔内成形术（PTCA）术后。

2. Ⅱ期（院外早期康复） 出院至病情完全稳定，一般为 5～6 周。该期为冠心病康复的核心阶段，主要是帮助患者逐步适应家庭活动。康复适应证为急性冠状动脉综合征恢复期、稳定型心绞痛、行经皮冠状动脉介入治疗（PCI）和行冠状动脉旁路移植术（CABG）6 个月内的患者。禁忌证：不稳定型心绞痛发作期、心功能Ⅳ级、未控制的严重心律失常以及未控制的高血压（静息收缩压 > 160 mmHg 或静息舒张压 > 100 mmHg）患者。

3. Ⅲ期（院外长期康复） 指病情长期较稳定，或Ⅱ期过程结束的冠心病患者，一般为 2～3 个月。此期主要是巩固与维持已形成的健康生活方式和运动习惯。

（三）康复护理方法

1. Ⅰ期康复护理 一旦患者生命体征稳定，无并发症时即可开始。对患者进行心理康复，通过适当的活动，消除或减少绝对卧床休息所造成的不利影响。一般根据患者的自我感觉，循序渐进增加活动量，进行可以耐受的日常活动。此期康复一般在住院期间进行。Ⅰ期目标为运动能力达到 2～3METs，患者心理能够适应疾病发作时和生活中的情绪问题。

（1）床上活动：早期康复从此活动开始。先活动远端肢体的小关节，进行不抗重力的活动，活动时强调呼吸自然、平稳，无憋气和用力现象。然后做抗阻运动，如捏气球、皮球或拉橡皮筋等，一般不需要专用器械。

（2）呼吸训练：主要指腹式呼吸，吸气时腹部隆起，让膈肌尽量下降，在呼气时腹部收缩，将肺内的气体尽量排出。呼气与吸气之间要均匀、连贯、缓慢，但不可憋气。呼气与吸气之比为2:1。

（3）坐位训练：坐位是重要的康复起始点，应从入院第一天就开始。坐位训练开始时可用枕头或被子在背后支撑，也可以将床头抬高。坐位时由于回心血量减少，同时射血阻力降低，心脏负荷较卧位时低。通过无依托坐位训练，患者逐步过渡到独立坐位。

（4）步行训练：此时的心脏负荷增加很大，常是意外发生的诱因。因此，步行训练应从床边站立开始，克服卧床休息导致的直立性低血压。当运动能力达1.5～2METs时，逐步进行床边步行训练。开始时应加强心电监护，特别要注意避免上肢高于心脏水平的活动，如患者自己手举补液盐水瓶上厕所等。

（5）大便：调整饮食结构，务必保证患者大便通畅。如出现便秘，应使用通便剂，例如开塞露。患者有腹泻时也应密切观察，因为过多的肠道活动可以诱发迷走神经反射，导致血管扩张，组织灌注不足，还可使心率减慢，心输出量减少。建议坐位排便，禁忌蹲位排便或在大便时过度用力。

（6）上下楼：上楼的运动负荷主要取决于上楼的速度，一般每上一级台阶可以稍事休息，以保证无症状出现，而下楼的运动负荷不大。

（7）康复教育：康复护士应对患者进行医学常识教育，使其理解冠心病的危险因素、发病特点、注意事项和预防再次发作的方法。特别强调戒烟、戒酒、低盐低脂饮食、规律的生活习惯、加强个性修养等。

（8）康复方案调整与监护：为保证安全，患者所有的新活动都要在医生或心电监护下开始，重复性的活动可以不用连续监护。运动或活动时康复方案调整情况见表8-2。

表8-2 运动或活动时康复方案调整

条件	康复方案调整
心率增加＜10次/分	次日训练进入下一阶段
心率增加到20次/分左右	继续同一级别的运动
心率增加＞20次/分或出现任何不良反应	返回到前一阶段运动，甚至暂停运动训练

（9）出院前评估及治疗策略：一般主张3～5天出院，但要确保患者按正常节奏可以连续行走100～200m或上下1～2层楼无症状和体征，心电图也无异常。如出现并发症或运动试验异常者则需要适当延长住院时间，并做进一步检查。

2. Ⅱ期康复护理 通过适当的运动训练，逐步恢复一般日常生活活动能力，包括进行轻度家务劳动、娱乐活动等。Ⅱ期康复护理在家庭完成，对体力活动没有更高要求的患者可停留在此期。目标：运动能力达到4～6METs，改善并提高生活质量。

（1）活动：可以自己完成一些日常生活活动，如洗澡、穿衣等，还可以做轻度的家务劳动、到邻近区域购物等，运动强度为40%～50%HR_{max}（最高心率）。

注意事项：①为确保安全，进行较大强度活动时，可采用远程心电图监护系统检测，或在有经验的康复治疗人员指导下进行；②无并发症的患者可在家属帮助下逐渐过渡到无监护活动；③训练时要注意保持一定的活动量，但日常生活和工作时要合理安排程序，强调能量节约，提高工作效率和体能利用率；④所有上肢高于心脏平面的活动均为高强度运动，应该避免或减少，还要避免进行举重、挖掘、攀高等剧烈活动和各种竞技性活动。

（2）娱乐：适度进行有轻微体力活动的娱乐项目，如散步、医疗体操（降压舒心操、太极拳等）、气功（主要为静功）、园艺活动等。注意避免疲劳和气喘。

(3) 出院前评估及治疗策略：出院后每周需要门诊随访一次。出现任何不适均应暂停运动，及时就医。

3. Ⅲ期康复护理 根据患者实际情况制订个体化的方案，有氧训练是最重要的核心。康复方案包括有氧训练、循环抗阻训练、放松性训练、柔韧性训练、医疗体操、作业训练、行为和心理治疗等，采用的方式如步行、登山、游泳、骑车、中国传统形式的拳操等。此期在康复中心或社区进行。Ⅲ期的目标是巩固Ⅱ期康复成果，控制危险因素，提高体力活动能力和心血管功能，恢复发病前的工作和生活。

（1）运动方式：分为间断性和连续性运动。间歇性运动指训练期间有若干次高峰靶强度，高峰靶强度之间强度降低。优点是可以获得较强的运动刺激，时间较短，不至于引起不可逆的病理性改变。缺点是操作较麻烦。连续性运动指训练时靶强度保持不变。优点是操作简便，患者比较容易适应。

（2）运动量：运动量是康复护理的核心，无明显性别差异，只有达到一定阈值才能产生训练效应（表8-3）。

表8-3 运动量

数值	运动效应
700～2000卡/周（步行10～32km）	合理的训练效应
运动量＜700卡/周	维持身体正常活动水平，而不能提高运动能力
运动量＞2000卡/周	不能增加训练效应

1）运动强度：又称靶强度，指运动训练所必须达到的基本训练强度。可用最大心率（HR_{max}）、心率储备、最大吸氧量（VO_{2max}）、代谢当量（METs）等方式表达。靶强度通常为40%～85% VO_{2max} 或METs、或70%～85% HR_{max}、或60%～80%的心率储备。靶强度越高，产生心脏中心训练效应的可能性越大。

2）运动时间：即每次运动锻炼的时间。靶强度运动一般持续10～60min。在额定运动总量的前提下，训练时间与强度呈反比。准备活动和结束活动的时间需另外计算。

3）训练频率：指每周训练的次数。国际上多采用3～5天/周。运动到稍出汗，轻度呼吸加快但不影响对话的程度为宜。早晨起床时感觉舒适，无持续的疲劳感和其他不适感。

（3）训练实施：每次训练都必须包括准备、训练和结束活动。充分的准备与结束活动是防止训练时心血管意外发生的重要措施，还能积极预防运动损伤。

1）准备活动：预热作用。运动强度较小，运动方式为牵伸运动和大肌群运动，要确保全身主要关节和肌肉都得到活动。一般采用医疗体操、太极拳等，也可附加小强度步行。

2）训练活动：指达到靶强度的活动。中、低强度训练的主要机制是外周适应作用，高强度训练的机制是中心训练效应。

3）结束活动：冷却作用。让高度兴奋的心血管应激逐步降低。运动方式可以与训练方式相同，但强度逐渐减小。

（4）性功能障碍及康复：Ⅲ期康复时应将恢复患者性生活作为一个重要康复目标，患者经过充分的康复训练，心功能状态稳定，并得到医师的许可方可进行。判断患者是否可以进行性生活的简易试验有：①上二层楼试验：做心电监测。通常性生活时心脏射血量比安静时约高50%，与快速上二层楼的心血管反应相似；②能否完成5～6METs的活动：因为采用放松体位的性生活最高能耗4～5METs。

性生活健康指导：①如无并发症，心肌梗死后6～8周便可开始恢复性生活；②如患者能操作每分钟消耗6～8卡的活动（如木工、除草）而无症状，心电图无异常时，可安全地恢复性生活；③在性交前含服硝酸甘油，必要时在开始恢复性生活时采用心电监测；④性生活应该采用放松姿势和方式，轻音乐、温水浴等有助于身体放松；⑤性交前最好能有一段休息时间，建议在早晨进行；⑥避免在大量进食后进行；⑦禁止婚外性行为，以免增加心脏负荷。

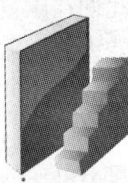

知识链接

冠心病患者的能量节省技术

坐在高脚凳上做饭或熨衣服；在室内用推车搬运物品取代徒手搬运；站位洗浴改为椅坐位洗浴；洗浴的水温、室温不要过高，洗浴时间不要过长；过头顶的上肢活动易产生较强的心血管反应，应尽量避免；鼓励患者在洗衣、铺床、购物等活动中给予适量的帮助，但不能过度依赖；制订每天或每周的活动和休息时间表，根据运动量及自我感觉疲劳的程度定期进行调整，以免引起疲劳造成不适及能量消耗过度引发心血管反应。

五、康复护理指导

1．**健康宣教**　向患者及家属介绍冠心病药物治疗和康复训练的重要性，介绍冠心病危险因素干预方法，有效预防二次发作。

2．**饮食指导**　指导患者采取低脂、高纤维素、高维生素、易消化饮食，避免摄入酸、辣等刺激性食物；每日饮水量至少1200ml；减少钠盐摄入，每天食盐摄入在5g以内；增加钾盐摄入，控制总热量，维持正常体重。

3．**运动指导**　运动方式以有氧训练为主，配合适当的抗阻运动和协调训练，平时应进行一些低强度的体力活动，运动训练尽量安排在下午三点至晚上九点，训练时间控制在30~60min。

4．**情绪管理**　评估患者有无焦虑、孤单、抑郁、情绪易激动等心理障碍，可通过个人或小组形式进行咨询和教育，教会患者放松的方法等；促进患者的伴侣和家庭成员、朋友等参与对其的干预；轻度焦虑抑郁治疗以运动康复为主；对焦虑和抑郁症状明显者给予对症药物治疗，或转诊至专科治疗。

5．**用药指导**　帮助患者掌握服用硝酸甘油的注意事项：随身携带，避光保存，发生心绞痛立即舌下含服，如无效则连服3次。若服用3次仍无效则高度怀疑心肌梗死，立即送医院诊治；硝酸甘油勿与乙醇、咖啡、浓茶同时服用。用药原则遵循正确用药、长期用药、对症用药和预防用药。

6．**日常生活指导**　少食多餐，戒烟限酒，定期复查，保持大便通畅。保证充足的睡眠，睡前温水泡脚，或喝一杯热牛奶，保持睡眠环境安静，光线温度适宜。

7．**性生活指导**　年龄在50岁以下，能上三楼而无不适症状的患者可以过性生活，为预防心绞痛发作，可在同房前10min服用硝酸甘油；如上三楼而感到不适，心率在110次/分以上者暂不要过性生活。

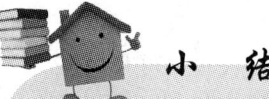

小 结

1. 冠心病不可改变的危险因素包括性别、年龄和家族史，可改变的危险因素包括高血压、高血脂和高胆固醇血症、超重/肥胖、糖尿病和不良生活方式等。

2. 冠心病患者的主要功能障碍除了由冠状动脉狭窄、阻塞、供血不足直接导致的心功能障碍外，还包括一系列继发性躯体和心理功能障碍。如心血管系统适应性降低，肺气体交换受损，诱发缺氧，全身运动耐力减退，血脂、血糖增高，不良的生活习惯和恐惧心理。

3. 康复护理评估可从患者健康状态、心电图负荷试验、超声心动图运动试验、冠状动脉造影等方面进行评估。

4. 康复护理措施包括Ⅰ期、Ⅱ期康复，主要是早期的床上、床边活动和一般日常生活活动、轻度家务劳动和娱乐活动等。Ⅲ期康复治疗的核心是有氧运动，包括步行、登山、游泳、骑车、中国传统形式的拳操等。

5. 康复护理指导包括疾病常识宣教和心理指导，饮食和运动指导，身体和环境因素对运动的影响，警惕病情加重的征兆，并提供有关性生活方面的指导。

自 测 题

使用手机浏览器扫此二维码可以进入第八章第一节自测题参考答案

一、选择题

1. 冠心病最常见的病因
   A. 重度主动脉瓣病变
   B. 冠状动脉栓塞
   C. 冠状动脉粥样硬化
   D. 肥厚型心肌病
   E. 病毒性心肌炎

2. 冠心病康复治疗适应证不包括
   A. 陈旧性心肌梗死者
   B. 稳定性心绞痛入院者
   C. 缺血性心脏病者
   D. CABG
   E. PTCA

3. 哪一项不是冠心病自我监测的指标包括
   A. 脉搏
   B. 代谢当量值
   C. 血压
   D. 心电运动试验
   E. 超声心电图

4. 急性心肌梗死患者应避免用力排便，其目的主要是防止
   A. 用力过度引起虚脱
   B. 腹压加剧导致呕吐
   C. 血压陡升致脑出血
   D. 诱发心律失常致猝死
   E. 引发痔疮

5. 冠心病Ⅰ期康复治疗方案不包括
   A. 床上活动
   B. 腹式呼吸训练
   C. 卧位大便
   D. 室内外散步
   E. 独立坐位

二、简答题

1. 简述冠心病Ⅰ期康复的目的。
2. 简述冠心病的主要功能障碍。

三、案例分析

患者，男，62岁，7天前因"无明显诱因出现持续性压榨性胸痛"入院，疼痛部位主要位于胸骨体中段并放射至心前区，休息和含服硝酸甘油均不能缓解，伴有气促、濒死感、恐惧感。原发性高血压史10年，平时血压在130～180/70～110mmHg，规律服用降血压药物。Ⅱ型糖尿病病史3年，仅用饮食疗法。入院时查体：口唇发绀，颈静脉怒张，左侧肺底有水泡音，心界向左下扩大。心电图示：异位心律，V_1～V_3导联ST段抬高，偶发室性期前收缩。实验室检查：白细胞计数增高、红细胞沉降率增快、肌钙蛋白Ⅰ、肌红蛋白增高。目前患者病情平稳，P 86次/分，R 19次/分，BP 136/80mmHg。

试分析：

1．该患者目前处于冠心病康复治疗的哪期？应如何指导患者进行康复运动？
2．应从哪些方面对患者进行健康宣教，以促进患者的康复及预防二次发作？

（安子薇）

第二节 慢性阻塞性肺疾病

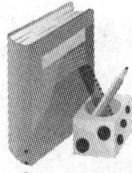

学习目标

通过本节内容的学习，学生应能够：

◎ 识记
1．列举慢性阻塞性肺疾病的定义及发生原因。
2．描述慢性阻塞性肺疾病常见的功能障碍。

◎ 理解
解释慢性阻塞性肺疾病的主要临床表现。

◎ 运用
对慢性阻塞性肺疾病患者的肺功能状况进行评定并为其制订康复护理计划。

一、概述

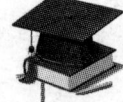

案例 8-2A

患者，男性，60岁。有35年的吸烟史，慢性咳嗽近20年，晨间较重。排较多白色黏液痰。近日夜晚睡觉时常因心慌气短而惊醒，坐起后呼吸困难有所改善；食欲降低，下肢出现水肿而入医院就诊。

问题与思考：
1．分析该患者的可能诊断？
2．该患者会出现哪些功能障碍？

(一) 定义

慢性阻塞性肺疾病（chronic obstructive pulmonary disease，COPD），简称慢阻肺，是以持久性气道阻塞为特征，气流受限不完全，可抑制，病情呈进行性发展，与肺部有害气体或有害颗粒引起的异常炎症反应有关。COPD主要累及肺，但也可引起全身（或称肺外）的不良反应。

(二) 病因

引起COPD的危险因素包括个体易感因素以及环境因素两个方面，两者相互影响。

1. 个体因素 遗传因素可增加COPD发病的危险性。已知的遗传因素为α_1-抗胰蛋白酶缺乏。临床研究显示，非吸烟者的肺气肿形成与重度α_1-抗胰蛋白酶缺乏有关。支气管哮喘和气道高反应性是COPD的危险因素，气道高反应性可能与机体某些基因或环境因素有关。

2. 环境因素

（1）吸烟：吸烟为COPD发病的重要因素。吸烟者肺功能的异常率较高，第一秒用力呼气容积（FEV_1）的年下降率较快，因此吸烟者死于COPD的人数较非吸烟者多。被动吸烟也可导致呼吸道症状以及COPD的发生。孕妇吸烟可能会影响胎儿肺生长及正常的宫内发育，并对胎儿神经系统、免疫系统发育有一定影响。某些特殊的物质、刺激性物质、有机粉尘及过敏原等能使气道反应性增强。

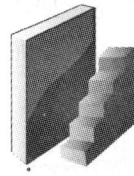

知识链接

吸烟与肺功能

烟雾可损伤气道，香烟中所含的尼古丁、焦油、亚硝胺、一氧化碳等有害物质对呼吸道黏膜有损害作用。尼古丁可导致成人正常支气管上皮成纤维细胞表型的转变，使其向肌成纤维细胞转化，这些有害物质还可激活肺泡巨噬细胞、T淋巴细胞和中性粒细胞，释放多种介质破坏肺的结构，引起气道炎症反应，还可引起气道内黏液分泌增加，使气流阻塞不可逆转，是COPD的重要发病原因。同时吸入的烟雾直接损伤呼吸道黏膜，影响肺泡的气体交换，造成肺功能下降，并有致癌风险。

（2）空气污染：化学气体如氯、氧化氮、二氧化硫等，对呼吸道黏膜有刺激和细胞毒性作用。空气中的烟尘或二氧化硫明显增加时，COPD急性发作显著增多。其他粉尘如二氧化硅、棉尘、煤尘、蔗尘等也刺激呼吸道黏膜，使气道清除功能受损，为细菌入侵创造条件。烹调时产生的油烟和生物燃料产生的烟尘均与COPD发病有关，生物燃料所产生的室内空气污染可能与吸烟具有协同作用。

（3）感染：呼吸道感染是COPD发病和加剧的另一个重要因素。病毒能引发COPD的发生和发展，儿童期重度呼吸道感染和成年时的肺功能降低及呼吸系统症状可引发COPD。

（4）社会经济地位：COPD的发病与患者社会经济地位相关。这也许与工作环境和温度、家庭社会交往环境、保健意识、营养状况、就医条件或其他经济因素等差异有一定内在的联系。

(三) 临床表现

1. 早期症状

（1）慢性咳嗽：通常为首发症状。初起咳嗽呈间歇性，早晨较重，以后早晚或整日均有咳嗽，但夜间咳嗽并不显著。少数病例咳嗽不伴咳痰。也有部分病例虽有明显气流受限但无咳嗽症状。

（2）咳痰：咳嗽后通常咳少量黏液性痰，部分患者在清晨较多；合并感染时痰量增多，常有脓性痰。

（3）气短或呼吸困难：COPD的标志性症状，是使患者焦虑不安的主要原因，早期仅于劳力时出现，后逐渐加重，以致日常活动甚至休息时也感气短。

（4）喘息和胸闷不是COPD的特异性症状。部分患者特别是重度患者有喘息；胸部紧闷感通常于劳动后发生，与呼吸费力、肋间肌等容性收缩有关。

2．晚期症状

（1）自发性气胸：如有突然加重的呼吸困难，并伴有明显的发绀，患侧肺部叩诊为鼓音，听诊呼吸音减弱或消失，应考虑并发自发性气胸。

（2）慢性呼吸衰竭：常在COPD急性加重时发生，其症状明显加重，发生低氧血症和（或）高碳酸血症，可具有缺氧和二氧化碳潴留的临床表现，往往呼吸功能严重受损，某些诱因如呼吸道感染、分泌物干结潴留，使通气和换气功能障碍进一步加重，可诱发呼吸衰竭。

（3）慢性肺源性心脏病和右心衰竭：由于COPD肺病变引起肺血管床减少及缺氧致肺动脉痉挛、血管重塑，导致肺动脉高压、右心室肥厚扩大，心脏负荷加重，加上心肌缺氧和代谢障碍等因素，最终发生右心功能不全。

3．全身性症状　在疾病的临床过程中，特别在较重患者，可能会发生全身性症状，如体重下降、食欲减退、外周肌肉萎缩和功能障碍、精神抑郁和（或）焦虑等。合并感染时可咳血痰或咯血。

二、主要功能障碍

1．**有效呼吸降低**　患者呼吸运动障碍，有效通气能力降低，呼吸末残留气体增加，气体交换功能受阻；长期慢性炎症，呼吸道分泌物的排出不畅，加重换气障碍，使通气/血流比例失衡，常导致缺氧和二氧化碳潴留；持续缺氧，又引起血管痉挛，出现驼背、肋软骨钙化等体征，限制胸廓活动，导致肺功能进一步下降。

2．**病理性呼吸模式**　慢性支气管炎并发肺气肿时，肺通气功能明显降低，肺组织弹性日益减退，影响了呼吸过程中膈肌的上下移动，减少肺通气量；为了弥补呼吸量的不足，患者会加快胸式呼吸，以增加频率来提高氧的摄入，甚至动用辅助呼吸肌（如三角肌、胸大肌、斜方肌等），即形成了病理性呼吸模式。

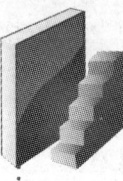知识链接

慢阻肺的病理性呼吸模式

由于肺气肿患者的气道狭窄、阻塞、肺泡膨胀、失去弹性、肺血管增生、纤维化及肺动脉高压限制了膈肌的活动范围，影响了患者平静呼吸时膈肌的上下移动，造成肺通气量较少，患者为了弥补呼吸量的不足，往往采用胸式呼吸，从而影响腹式呼吸模式的建立，这样造成气道更加狭窄，肺泡通气量进一步下降，解剖无效腔和呼吸耗能增加，有效呼吸降低，加重缺氧和二氧化碳潴留，最终导致呼吸衰竭。

3．**呼吸肌无力**　患者呼吸困难及病理性呼吸模式，导致活动量减少，有效呼吸降低，影响膈肌、肋间内肌、肋间外肌、胸大肌等呼吸肌的正常运动，失代偿后出现呼吸肌无力。

4．**能耗增加和活动能力减退**　由于呼吸肌失代偿，许多非呼吸肌参与呼吸运动，同时气短、气促常使患者精神和颈背部乃至全身肌群紧张，使体能进一步消耗。此外，患者应避免出

现劳累性气短，限制自己的活动，甚至长期卧床，丧失了劳动能力和活动能力。

5．**心理障碍**　患者因长期阻塞性肺病，有效通气功能下降，机体供氧不足，造成乏力、气短、萎靡、精神紧张，部分重度患者可出现喘息，影响休息和睡眠，使患者出现抑郁、焦虑、烦躁、易怒等心理障碍。

三、康复护理评估

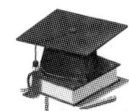

案例 8-2B

该患者入院后查体发现桶状胸，呼吸运动减弱；叩诊双肺呈过清音，心浊音界缩小；听诊心音遥远，肺动脉瓣区第二心音亢进，呼吸音减弱，呼气延长，肺部有湿啰音。肝大、肝在肋下 3cm 触及，腹水征阳性，两下肢有凹陷性水肿。心电图检查为右心室肥大。呼吸功能检查为第一秒用力呼气量占用力肺活量的 50%，残气量与肺总量的比值大于 40%。动脉血气分析为 PaO_2 54mmHg，$PaCO_2$ 62mmHg，WBC 11.6×10^9/L，中性粒细胞数增高。

问题与思考：
该患者除了上述临床检查外还应补充哪些康复护理评定？

（一）一般状况评估

1．**询问患者的一般情况**　包括姓名、性别、年龄、职业、工作环境和家族史过去病史等，是否患有慢性支气管炎、肺气肿、哮喘及病毒感染等。

2．**吸烟是 COPD 最重要的致病因素**　应询问吸烟史和吸烟量。

（二）肺功能检查

肺功能检查是判断气流是否受限的客观指标，其重复性好，对 COPD 的诊断、严重程度评价、疾病进展、预后及治疗反应等均有重要意义。吸入支气管舒张剂后 $FEV_1/FVC\% < 70\%$ 者，可确定为不能完全可逆的气流受限。气流受限可导致肺过度充气，使肺总量（TLC）、功能残气量（FRC）和残气容积（RV）增高，肺活量（VC）减低。TLC 增加不及 RV 增加的程度大，故 RV/TLC 增高。肺泡隔破坏及肺毛细血管床丧失可使弥散功能受损，一氧化碳弥散量（DLCO）降低，DLCO 与肺泡通气量（VA）之比（DLCO/VA）比单纯 DLCO 更敏感。深吸气量（IC）是潮气量与补吸气量之和，IC/TLC 是反映肺过度膨胀的指标，它在反映 COPD 呼吸困难程度甚至反映 COPD 生存率上具有意义。

（三）运动功能评价

1．**平板或功率自行车运动试验**　通过平板或功率自行车试验测得最大摄氧量、最大心率、最大代谢当量值等相关量化指标来评价患者的运动能力。

2．**6min 或 12min 行走距离测定**　对于不能进行上述运动试验的患者，可通过 6min 或 12min 行走的距离来判断其运动能力及运动中发生低氧血症的可能性。通常用于一般情况差、体能低下的患者，方法：在室内、走廊或室外平地，测量出一段距离，如 30m、50m，嘱患者在这段距离内尽最大速度往返行走 6min。如果不能耐受，可停下休息，可以吸氧。在测试过程中，应告诉患者剩余时间。在试验的前、中、后监测心率、血压、血氧饱和度，有条件时最好采用遥测心电图。试验结束后，记录患者行走的总距离，以及暂停和吸氧的次数和时间等。

（四）日常生活活动能力评估

COPD 患者日常生活能力的评估依据活动中有否气短来判定（表 8-4）。

表8-4 COPD日常生活活动能力分级

分级	判定标准
0	虽存在不同程度的肺气肿，但活动如常人，对日常生活无影响，活动时无气短
1	一般劳动时出现气短
2	平地步行无气短，速度较快或登楼、上坡时，同龄健康人不觉气短而自己有气短
3	慢走不及百步即有气短
4	讲话或穿衣等轻微动作时即有气短
5	安静时出现气短、无法平卧

（五）COPD严重程度评估

对于确诊的COPD患者，可以根据其$FEV_1\%$预计值下降幅度做出严重程度的分级见表8-5。

表8-5 COPD严重程度分级

分级	程度	判定标准
0	高危	有患COPD的危险因素（吸烟、职业性粉尘和化学物质、感染等），肺功能在正常范围，有慢性咳嗽、咳痰的症状
1	轻度	轻度$FEV_1/FVC<80\%$预计值，有或无慢性咳嗽、咳痰症状
2	中度	$FEV_1/FVC<70\%$，$50\%\leq FEV_1<80\%$预计值，有或无慢性咳嗽、咳痰症状
3	重度	$FEV_1/FVC<70\%$，$30\%\leq FEV_1<50\%$预计值，有或无慢性咳嗽、咳痰症状
	极重度	$FEV_1/FVC<70\%$，$FEV_1<30\%$预计值，或$FEV_1<50\%$预计值，伴有慢性呼吸衰竭

此外COPD急性加重次数（AECOPD）也可作为COPD严重程度的一项监测指标。COPD患者1年内平均出现1~3次AECOPD，可导致患者死亡率增高，病愈后患者的健康状况也明显下降。因此，所有AECOPD都是COPD的重要评估指标。呼吸困难加重、咳嗽或咳痰增加及痰液性状转为脓性为AECOPD的临床诊断指标。

（六）心理社会评估

患者长期患病可能会产生焦虑、抑郁的心理障碍，对呼吸困难有恐惧心理，甚至会影响患者的心情、性格、生活方式、社交活动等。

四、康复护理措施

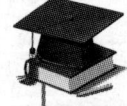

案例 8-2C

该患者经过丹参滴丸、单硝酸异山梨酯促进心肌供血、小剂量地高辛、双氢克尿噻联合氨苯蝶啶片治疗，辅助低盐低脂饮食、忌油腻、戒烟忌酒、稳定心情，病情已经稳定，医生建议进行呼吸训练及排痰训练。

问题与思考：
1. 呼吸训练及排痰训练的具体方法有哪些？
2. 康复护士怎样给患者进行康复护理指导？

(一)放松技术

COPD 患者由于气促常处于比较紧张的状态,同时,由于呼吸肌力减弱,呼吸时常过度使用颈肩和上胸部肌肉进行代偿,这些肌肉对改善肺通气帮助很小,却使呼吸做功明显加大,从而导致呼吸运动本身需氧量增加,使呼吸困难进一步加重。所以,在开始进行呼吸训练之前,缓解肌肉的紧张是先决条件。放松训练是缓解肌肉紧张的有效方法。常用抗阻等长收缩法、音乐疗法、生物反馈疗法等。

(二)呼吸训练

慢阻肺患者进行呼吸锻炼很有重要,不仅能锻炼呼吸肌,改善患者的乏力、疲劳和呼吸困难,提高对体力活动的耐受性,增强体质,建立有效的呼吸模式,还可预防和减少由于缺氧、二氧化碳潴留等造成的肺功能损害,降低了呼吸功能不全患者的异常消耗和退行性变,改善患者无力及呼吸困难的症状以及身体的一般情况,提高患者的生存质量。若能正确选择训练方式并能恰当运用,可以缩短病程,促进康复,因此呼吸锻炼是治疗有症状的慢阻肺的重要方法。

1. 缩唇呼吸 口唇缩小呈口哨状,尽量将气呼出,同时口腔压力增加,传至末梢气道,避免小气道过早关闭,以改善肺泡有效通气量。具体方法:取舒适的体位;先放松,以鼻吸气;口唇缩成口哨状;将气从口呼出;呼气时腹部内陷、胸部前倾;吸气与呼气时间比例为 1:2 或 1:3;呼出的气体以能吹动眼前 30cm 处的蜡烛而不使火焰熄灭为宜;每天练习 2~4 次;每次 10~20min;每分钟缩唇呼吸 7~8 次(图 8-2)。

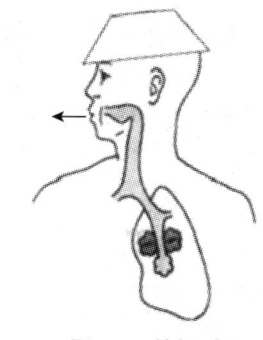

图 8-2 缩唇呼吸

2. 腹式呼吸 老年 COPD 患者胸廓多呈筒状,多处于吸气状态。患者为了获得足够的氧而改用胸式呼吸,随着病情的进展,胸式呼吸也发生困难,则动用呼吸肌增加通气量,出现病理式呼吸模式。腹式呼吸可增加膈肌的运动,减少呼吸频率,提高呼吸效率。

(1)仰卧位腹式呼吸法:髋关节、膝关节轻度屈曲,患者把利手放在腹部上,另一只手放在上胸部,辅助者手与患者的手重叠放置。吸气时,辅助者发出指令让患者放于腹部的手轻轻上抬,同时辅助者在呼气结束时快速地徒手晃动并对横膈膜进行伸张以促进呼吸肌的收缩,每次 5~10min(图 8-3)。

使用手机浏览器扫此二维码可以进入腹式呼吸视频

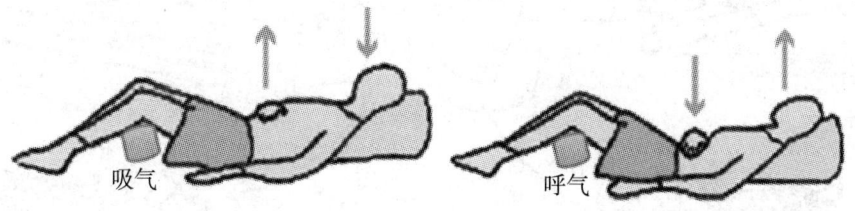

图 8-3 腹式呼吸模式图

(2)仰卧腹部加压暗示呼吸法:嘱患者取坐位或仰卧位,将手按压在剑突下两侧,在呼气末收缩腹部的同时挤压上腹部或两侧下胸部,吸气时缓缓将下胸部和腹部隆起,每日 2~3 次,每次 10~15min,持续 6~8 周,以后逐渐增加次数至自然呼吸。

(三)清除气道分泌物

1. 咳嗽训练 COPD 患者咳嗽机制受到损害,最大呼气流速下降,纤毛活动受损,痰液黏稠。因此正确的咳嗽方法,可促进分泌物排出,减少反复感染的机会。具体步骤:①深吸气;②短暂闭气;③关闭声门,当气体分布达到最大范围后再紧闭声门,以进一步增强气道中的压力;④通过增加腹内压来增加胸膜腔内压,使呼气时产生高速气流;⑤声门开放,当肺泡内压力明显增高时,突然将声门打开,即可形成由肺内冲出的高速气流,促使分泌物移动,随咳嗽排出体外。

2. 哈咳技术 声门打开的咳嗽,方法是咳嗽时发"哈"音。哈气技术可以将远端气道内的分泌物移向近端,且由于哈气时胸腔内压力较咳嗽时低,所以比较安全。在膈肌-缩唇呼吸中间间断进行哈气或咳嗽是常用的排痰技术。当过多的分泌物在气道的远端,咳嗽和哈气无效时,应采用叩击法、震颤法和体位引流等其他排痰技术。

3. 叩击法(percussion) 利用叩击产生的机械震动波,通过胸壁传递至气道,使其内部的分泌物松动而易于排出。将双手拇指与其余四指内收并对握成杯口状,在需要治疗的肺部所对应的胸壁上,进行由下而上,由外到内有节奏的叩击。

4. 震颤法(vibration) 患者呼气时,康复护士通过在患者胸壁上加压并震颤,使气道内浓稠的分泌物松动,并从远端向近端移动。嘱患者深吸一口气,在吸气末,开始震颤并加压,此震力一直持续到呼气结束。操作时,康复护士的双手可置于患者胸壁两侧,或置于胸壁一侧,或双手重叠置于一侧。

5. 体位引流(postural drainage) 主要是利用重力促进各个肺段内积聚的分泌物排出,不同的病变部位采用不同的引流体位方法,主要目的是使病变部位的痰液向主支气管垂直引流。体位引流餐前进行为宜,每次引流一个部位,时间5~10min;分泌物少者,每天上、下午各引流一次,痰量多者可每天引流3~4次,如引流部位较多,则总时间不超过30~45min,以免引发疲劳。为加强疗效,体位引流同时,常配合叩击法和摇震法(图8-4)。

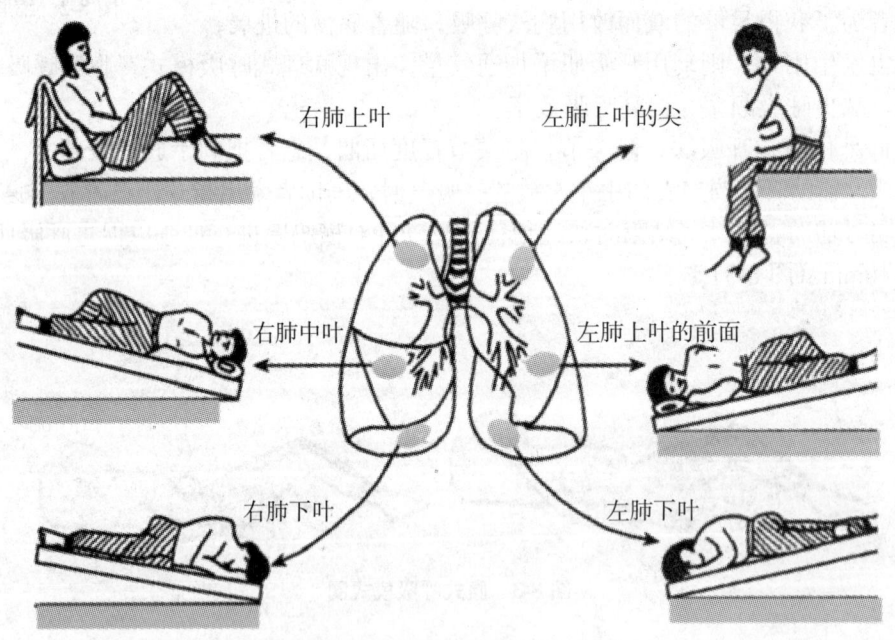

图8-4 体位引流部位及体位

6. 躯干活动 通过颈、肩、胸壁、脊柱、肢体等主要部位的主动活动,增加关节活动度,促进肌肉放松,提高胸壁及整个躯体的柔韧性。躯干活动常与呼吸运动相结合,以强化呼吸运动的作用。

（四）运动训练

1. **步行训练** 采用12min行走试验，即受试者在12min内做最大努力，平地行走的最长距离。随着全身活动量的增加，12min平地行走距离增加。试验时根据患者主观感觉呼吸困难与心悸的程度，结合呼吸频率、心率、肺通气量等客观指标确定锻炼强度。疗效的评定主要根据12min行走距离以及锻炼前后呼吸、心率的变化。步行的速度可根据患者的心功能情况而定，慢速每分钟60～80步，中速每分钟80～100步，快速每分钟100～120步。步行中可结合上肢扩胸动作，以增加效果。

2. **上楼梯训练** 上楼梯运动配合呼吸训练，先用鼻吸气，然后缩小口唇呼气，每上2级台阶呼吸一次。

3. **肌肉放松锻炼** 患者可舒适地平卧在床上或坐在椅子上，也可取立位，使所有肌肉尽可能放松，缓慢地吸气，缩小口形呼气。取坐位时躯干前倾20°左右，双肘弯曲90°，肩部放松，双上臂及肩关节前后做环形运动，动作应轻柔，缓和，头部缓慢地左右旋转。改为立位，两脚分开，与肩同宽，两臂自然下垂、放松，然后缓慢地前后摆动，躯干左右缓慢旋转。上述每个动作要求做10～20次。然后取卧位，对以下各部分进行锻炼：

(1) 面部：双眼紧闭皱眉，咬紧牙关，然后放松。

(2) 颈部：下颌尽量与胸骨接近，颈部前屈，保持10s，然后左右旋转头部，放松颈部肌肉。

(3) 肩部：双肩上提维持10s，然后放松。

(4) 上肢：上肢前伸，双手用力，保持紧张5s，然后平放于床上放松。

(5) 腹部：缓慢深吸气后屏气，使胸背部肌肉保持紧张5s，然后放松，并缩唇缓慢呼气，经鼻吸气，从口呼气，呼吸应缓慢均匀。

(6) 骨盆：腹部、臀部、肛周肌肉用力收缩5s，然后放松。

(7) 下肢：将一侧下肢伸直抬离床面，踝背屈，维持5s，然后平放床上，使肌肉放松，两侧下肢交替进行。

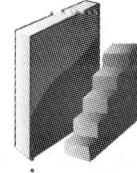

知识链接

自我放松作业

慢阻肺患者由于长期的呼吸功能障碍和精神紧张造成全身肌肉紧张，应该学会在各种活动中放松，在日常活动和职业劳动中选择合适的体位，头肩背和躯干有支撑时采取坐位，减少肌肉紧张，有计划地安排工作和生活，保证充足的时间；采用缓慢、深长的呼吸，坐位上肢进行前后摆动，悠闲散步和园艺活动，也可通过音乐疗法调节情绪和放松肌肉，减少体能消耗，改善缺氧状态。

（五）改善饮食结构

25%的COPD患者体重指数下降，而体重指数下降是COPD患者死亡的独立危险因素。饮食上首先要改变患者的饮食习惯，主要是高热量、高蛋白质，少量多餐，以及指导患者如何摄取维生素和矿物质，如何正确饮水等。患者每天消耗热量是休息时能量消耗的1.7倍，其中蛋白质摄入应大于1.7g/(kg·d)。

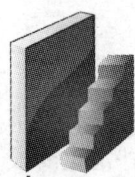

知识链接

COPD 患者的合理营养

长期的营养摄入不足和营养成分吸收不完全可引起 COPD 患者骨骼肌和呼吸肌功能障碍，呼吸肌的质量、耐力、强度都降低，也可增加感染的机会。因而，根据患者体重和活动强度确定每日热量供给和比例分配，按照三大营养物质所占总热量的比例合理调配。建议营养治疗的总原则：①采用高蛋白质、高脂肪、低碳水化合物的膳食或胃肠外营养；②蛋白质、高脂肪、低碳水化合物的热量比为20%、20%~30%、50%~60%；③每日摄入蛋白质量为 1.5~2.0g/（kg·d）；④每日适量补充各种维生素及微量元素。但是COPD患者的饮食不宜含过多的碳水化合物，因其产生的 CO_2 能增加呼吸负荷导致 CO_2 潴留。

五、康复护理指导

1. 慢性阻塞性肺疾病的预防主要是避免发病的高危因素、急性加重的诱发因素以及增强机体免疫力。

2. 戒烟是预防慢阻肺的重要措施，也是最简单易行的措施，在疾病的任何阶段戒烟都有益于防止该病的发生和发展。

3. 控制职业和环境污染，减少有害气体或有害因子的吸入，可减轻气道和肺的炎症反应。

4. 积极防治婴幼儿和儿童期的呼吸系统感染，减少对呼吸系统的不良刺激，可能有助于减少以后该病的发生。

5. 在流感季节到来之前注射流感疫苗、肺炎链球菌疫苗等，积极防治呼吸道反复感染。

6. 加强体育锻炼，提高机体免疫力，增强体质，合理营养，改善机体一般状况。

7. 对于有慢性阻塞性肺疾病高危因素的人群，应定期进行肺功能监测，以尽可能早期发现慢性阻塞性肺疾病并及时予以治疗。

小 结

1. 慢阻肺（COPD）是以持久性气道阻塞为特征，气流受限不完全，可抑制，病情呈进行性发展，与肺部有害气体或有害颗粒引起的异常炎症反应有关。其病因分遗传因素和环境因素，环境因素中吸烟、职业性粉尘、空气污染和感染是主要原因。主要临床表现包括早期症状、晚期症状和全身症状。

2. 主要功能障碍包括有效呼吸降低、病理性呼吸模式、呼吸肌无力、能耗增加和活动能力减退、心理障碍。

3. 康复护理评估可从健康评估、肺功检查、运动功能评价、日常生活活动能力评估、COPD 严重程度评估、心理社会评估等进行评估，其中肺功能检查是判定 COPD 呼吸功能状态重要的指标。

4. 康复护理措施主要有放松技术、呼吸训练、清除气道分泌物和改善饮食结构，其中缩唇呼吸和腹式呼吸是非常重要的训练。

5. 康复护理指导包括告知患者增强机体免疫力、戒烟，减少有害气体或有害因子的吸入，积极防治婴幼儿期和儿童期的呼吸系统感染，应定期进行肺功能监测。

自 测 题

使用手机浏览器扫此二维码可以进入第八章第二节自测题参考答案

一、选择题

1. COPD 患者的训练哪一项不正确
   A．缩唇呼吸
   B．仰卧位腹式呼吸
   C．胸式呼吸
   D．吹口样呼吸
   E．仰卧位加压腹式呼吸

2. COPD 的主要功能障碍是
   A．有效呼吸降低
   B．呼吸肌不受累
   C．活动能力减退
   D．能耗减低
   E．反张呼吸

3. COPD 的气道内有浓稠的分泌物时正确的处理方法是
   A．胸部加压法
   B．腹部加压法
   C．腹部震颤法
   D．胸部震颤法
   E．吹口哨法

4. 患者朝右侧呈 3/4 俯卧，病变区在上，将头及肩膀抬高 45°，直接在左肩胛骨上叩击
   A．病变区在左上部
   B．病变区在右上部
   C．右肺前叶病变
   D．左肺下叶
   E．左肺中叶

5. 患者朝左侧呈 3/4 俯卧，病变区在上，床呈水平，直接在右肩胛骨上叩击。
   A．病变区在左上部
   B．病变区在右肺上部
   C．右肺前叶病变
   D．后顶叶
   E．左肺下叶

6. 直接于两侧乳头或乳房上叩击。
   A．病变区在左上部
   B．病变区在右肺上部
   C．右肺前叶病变
   D．后顶叶
   E．左肺下叶

7. 老年 COPD 患者胸廓多呈筒状采用的腹式呼吸训练是为了
   A．呼气时膈肌下降
   B．呼气时膈肌紧张
   C．呼气时腹肌松弛
   D．吸气时膈肌下降
   E．吸气时胸廓扩张

二、简答题

1. 简述 COPD 患者咳嗽训练的方法。
2. 简述 COPD 患者腹式呼吸的方法。

三、案例分析

患者，男性，72 岁，哮喘多年，现合并慢性阻塞性肺疾病，重度阻塞性通气功能障碍，急性发作 2 天。入院查体：喘息貌，桶状胸，双肺满布哮鸣音，心率 94 次 / 分，心律不齐，闻及频发期前收缩（早搏），血压 155/85 mmHg，双下肢不肿。入院后给予低流量吸氧，白细胞 C 反应蛋白指标正常，二氧化碳分压正常。针对患者的病情给予左氧氟沙星 0.6g qd，可必特 + 普米克雾化 q8h，甲强龙 40mg q8h，每天半支茶碱静脉滴注，1 周后症状明显缓解。

问题：该患者康复护理评定的项目有哪些？应采取哪些康复护理措施？应怎样进行日常生活指导？

（安子薇）

第九章 其他疾病的康复护理

第一节 糖尿病

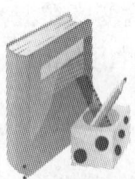

学习目标

通过本节内容的学习，学生应能够：

◎ 识记
1. 列举糖尿病发病的病因、常见类型。
2. 描述糖尿病的临床表现和主要功能障碍。

◎ 理解
1. 解释糖尿病出现典型症状的原因。
2. 比较糖尿病的急性并发症和慢性并发症的不同。

◎ 运用
评定糖尿病患者的生理指标，并为其制订康复护理计划。

一、概述

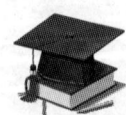

案例 9-1A

患者，男性，50岁，身高175cm，体重87kg，因"口干多饮多食一个月，加重一周"入院。患者一个月前无诱因出现口干，多饮、多尿、多食、易饥，未予重视。近一周上述症状加重，烦渴、多饮，每日饮水量3000ml左右，伴明显乏力。姐姐肥胖，有高血压病史10年，每日饭前口服瑞格列奈片。

问题与思考：
1. 请指出病例中哪些信息支持2型糖尿病的诊断？
2. 要想明确诊断是否患有糖尿病应做哪些检查？

（一）定义

糖尿病（diabetes mellitus）是一组因胰岛素绝对或相对分泌不足，以及靶组织细胞对胰岛素敏感性降低引起蛋白质、脂肪、水和电解质等一系列代谢紊乱的综合征，其中以高血糖为主要标志。

糖尿病是一种常见病。1997年全世界糖尿病患者已达1.3亿，预期到2025年将达3亿；我国1997年19省市20余万人普查结果表明，糖尿病患病率为2.51%，糖耐量低减的患病率为3.2%，预计今后将以每年100万的速度增加。目前我国是糖尿病的第二高发国。

（二）病因

糖尿病的发病原因至今尚未完全阐明。根据1997年WHO对糖尿病分型和诊断的新建议，按病因把糖尿病分为四种类型：1型糖尿病，即胰岛素依赖型（insulin dependent diabetes mellitus，IDDM）；2型糖尿病，即非胰岛素依赖型（non-insulin dependent diabetes mellitus，NIDDM）；其他特殊类型糖尿病和妊娠期糖尿病。其中，1型和2型的糖尿病是最为常见的。

1. 1型糖尿病 患者的胰岛B细胞被破坏，引起胰岛素绝对缺乏，有酮症酸中毒倾向。可发生于任何年龄，但多见于青少年。起病急，代谢紊乱症状明显，患者需注射胰岛素以维持生命。1型糖尿病包括免疫介导和特发性两种亚型。免疫介导糖尿病常有一种或多种自身抗体存在，例如，胰岛细胞抗体（ICA）、胰岛素自身抗体（IAA）和谷氨酸脱羧酶65（GAD65）抗体等。

2. 2型糖尿病 患者大部分超重或肥胖，可发生于任何年龄，但多见于成年人。以胰岛素抵抗为主伴胰岛素分泌不足，或以胰岛素分泌不足为主伴或不伴胰岛素抵抗。患者在疾病初期甚至终生，不需要胰岛素治疗。通常无酮症酸中毒倾向，但在感染等应激情况下，也可诱发酮症酸中毒。2型糖尿病的遗传易感性较1型糖尿病强烈。由于2型高血糖发展缓慢，许多患者早期因无典型症状，未能引起足够注意，多年未发现糖尿病，但却有大血管和微血管病变的发生。

3. 其他特殊类型糖尿病 此类型按病因及发病机制分为八种亚型，包括1985年WHO分类标准中所有继发性糖尿病，同时也包括已经明确病因和发病机制以及新近发现的特殊类型。

4. 妊娠期糖尿病 指妊娠期初次发现任何程度的糖耐量降低或糖尿病，原来已有糖尿病而现在合并妊娠者不包括在内。这一类型的临床重要性在于有效地处理高危妊娠，从而降低许多与之有关的围生期疾病的患病率和病死率。部分妇女在产后糖耐量恢复正常，但在产后5~10年发生糖尿病的危险性仍然很高。

（三）诊断标准

1997年美国糖尿病协会建议修改标准：有糖尿病症状（三多一少），加上随机血糖≥11.1mmol/L（200mg/dl），（或）空腹血糖≥7.0mmol/L（126mg/dl），或OGTT（口服葡萄糖耐量试验）中2HPG（2小时血糖）≥11.1mmol/L可诊断为糖尿病。症状不典型者，需另一天再次证实。

（四）临床表现

糖尿病患者出现代谢综合征表现，随着病情的进展，可出现各种急慢性并发症。

1. 代谢紊乱症候群

（1）典型症状："三多一少"，即多饮、多食、多尿、体重减轻。

（2）皮肤瘙痒：由于高血糖及末梢神经病变导致皮肤干燥和感觉异常，患者有皮肤瘙痒。女性患者可因尿糖刺激局部皮肤，出现外阴瘙痒。

（3）其他症状：四肢酸痛、麻木、腰疼、性欲减退、阳痿不育、月经失调、便秘、视物模糊等。

2. 糖尿病急性并发症

（1）糖尿病酮症酸中毒（diabetic ketoacidosis，DKA）：1型糖尿病患者有自发DKA倾向，2型糖尿病患者在一定诱因下也可发生。

1）主要的诱因：感染、创伤、手术、妊娠和分娩、胰岛素治疗中断或不适当减量、饮食不当等。

2）临床表现：早期是原有症状加重，出现代谢性酸中毒，表现为食欲下降、恶心、呕吐、极度口渴、尿量显著增加，常伴有头痛、嗜睡、烦躁、呼吸深快，有烂苹果味。后期严重失水、尿量减少、皮肤黏膜干燥、眼球下陷、脉搏细速、血压下降。晚期各种反射迟钝甚至消失，终致昏迷。

(2) 高血糖高渗状态 (hyperglycemic hyperosmolar status, HHS): 与糖尿病酮症酸中毒不同的是患者酮症和酸中毒的症状一般不重, 但血糖和血浆渗透压很高, 患者很容易发生昏迷, 一旦发病, 死亡率也远比糖尿病酮症酸中毒更高, 应特别警惕。多见于50~70岁的老人, 常见诱因有:

1) 有糖尿病而毫无察觉: 没有采取正规的治疗, 甚至因误诊为脑血管意外而给予高浓度的糖溶液, 使血糖显著升高。

2) 应激: 有感染、心绞痛或心肌梗死、脑血管意外、外科手术等急性情况。

3) 渴感减退: 患者因年老, 饮水中枢不敏感, 而造成进水太少、血液浓缩等。临床表现: 起病时先有多饮、多尿, 但多食不明显, 或反而食欲减退; 随着脱水的加重, 神经精神系统症状也逐渐加重, 可表现为嗜睡、幻觉、定向障碍、偏盲、上肢拍击样粗震颤、癫痫样抽搐等, 最后陷入昏迷。

(3) 感染: 疖、痈等皮肤化脓感染多见, 足癣、甲癣等皮肤真菌感染也较常见。

(4) 低血糖: 是糖尿病在治疗过程中经常会发生的一种并发症。轻度低血糖时可有心慌、手抖、饥饿、出冷汗等表现。严重时可昏迷、甚至死亡。

3. 糖尿病慢性并发症

(1) 大血管病变: 主要表现为动脉粥样硬化。主要侵犯主动脉、冠状动脉、大脑动脉、肾动脉等。糖尿病性心脏病的特点为典型的心绞痛(持续时间长、疼痛较轻、扩张冠脉药无效), 心肌梗死多为无痛性, 可诱发顽固性心力衰竭、心律失常、休克和猝死。脑血管疾病的发生率也较高, 均为糖尿病死亡的重要因素。

(2) 微血管病变: ①糖尿病肾病: 由于肾小球系膜和基底膜增厚, 肾小球硬化, 肾小球滤过率 (GFR) 下降, 患者逐渐出现蛋白尿、水肿、高血压、肾功能逐渐减退甚至衰竭。②糖尿病视网膜病变: 新生血管形成, 玻璃体积血, 继发视网膜脱落、失明。这是影响糖尿病患者生活质量最主要的疾病之一, 糖尿病患者的糖尿病眼底病变发生率是非糖尿病患者的25倍。

(3) 神经病变: 糖尿病性神经病变是最常见的并发症, 90%以上糖尿病患者合并糖尿病性神经病变。其病变部位以周围神经最常见, 四肢皮肤感觉异常、麻木、针刺、蚁走感。足底踩棉花感, 腹泻和便秘交替; 自主神经病变也较常见, 并可较早出现, 临床表现为瞳孔改变、排汗异常、心血管自主神经功能失常、胃肠功能失调、泌尿系统变化、性功能改变。

(4) 糖尿病足 (diabetic foot, DF): 糖尿病足是糖尿病的严重慢性并发症之一, 具有高发病率、高截肢率和高死亡率的特点, 患者在治疗过程中, 往往会出现多次截肢现象。

二、主要功能障碍

案例 9-1B

该患者查空腹葡萄糖为16.48mmol/L, 餐后2小时血糖为28.16mmol/L; 尿糖(-), 酮体(-); 糖化血红蛋白9.0%。否认高血压、心脏病史, 否认肝炎、结核病史, 其姐姐有糖尿病。入院时神清, 精神可。口中无烂苹果味; 无深大呼吸, 双肺呼吸音清, 未闻及干、湿性啰音; P 79次/分, 律齐; 双下肢无水肿, 双侧足背动脉搏动良好。

问题与思考:

1. 该患者会存在哪些功能和能力障碍?
2. 除了上述临床检查还应进行哪些康复护理评估?

(一)机体器官功能障碍

1. 心功能障碍累及心肌组织,引起心肌广泛性坏死损害,可诱发心力衰竭、心律失常、心源性休克和猝死,可引起冠心病等并发症。
2. 神经功能障碍引起缺血性或出血性脑血管病。
3. 泌尿生殖功能障碍累及肾引起肾小球动脉硬化和肾动脉硬化,出现肾功能减退,伴高血压、水肿,最终出现氮质血症、肾衰竭。尿潴留可并发尿路感染。
4. 视觉功能障碍引起视网膜病变,还可引起白内障、青光眼、黄斑病变,导致视力障碍,甚至失明。

(二)运动功能障碍

糖尿病若出现糖尿病足坏疽,可出现行走障碍,糖尿病可加速骨关节炎发生,以及出现神经病变、软组织溃疡的皮肤病变、关节脱位、关节肿胀和畸形,影响患者的运动功能。

(三)感觉异常

有 1/10 的糖尿病患者,患有周围神经系统的病变。例如感觉异常,包括有皮肤麻木、针刺感、疼痛或灼痛感等,特别是患者的足部,更容易发生感觉异常。

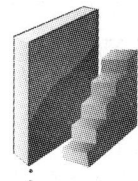

知识链接

糖尿病足

由于神经病变和周围血管病变造成下肢远端大血管病变和神经异常,发生踝关节以下部位的皮肤溃疡、肢端坏疽和感染,是造成截肢的重要原因。其治疗方法常采用综合治疗,除必要的清创和应用抗生素外,还应减轻足部的压力,如穿宽松的鞋袜,经常进行运动训练,改善足部血液循环,禁止长时间行走、跑步和爬楼梯。对于新鲜的创面还可采用超短波、红外线、高压氧和涡流浴等进行治疗,增加血液供应,促进创面愈合。

(四)日常生活活动能力障碍

糖尿病患者全身症状有乏力、易疲劳、生活工作能力下降等,若合并眼、脑、心、肾、大血管和神经并发症,则日常生活活动严重受限。

(五)心理功能障碍

心理功能障碍包括抑郁、焦虑、消极态度,缺乏自信,不能坚持治疗。

三、康复护理评估

(一)生理功能评估

1. **葡萄糖耐量试验、胰岛素、C 肽释放试验** 此项检查是糖尿病体检中最重要的一项。葡萄糖耐量试验是国际公认的糖尿病的诊断试验,是指测定静脉空腹血糖及葡萄糖负荷后血糖,空腹血糖 ≥ 7.0mmol/L,餐后 2 小时血糖 ≥ 11.1 mmol/L,可以诊断为糖尿病。在做葡萄糖耐量试验的同时,可以采血测定胰岛素、C 肽,了解胰岛 B 细胞在葡萄糖负荷下的最大分泌能力,可以协助判断胰岛 B 细胞的储备功能,尤其对治疗方法的选择有指导意义。

2. **糖化血红蛋白测定** 该测定已经成为糖尿病控制的重要监测指标之一,可反映采血前 2 个月的平均血糖水平,是目前反映血糖控制水平最有效和最可靠的指标。正常值为

4.0%～6.5%。一般认为 < 6.2% 为控制良好，6.2%～8.0% 为一般，> 8% 为控制不良。每 3～4 个月测定一次即可，1 型糖尿病可缩短检测间隔时间，但也不要短于 2 个月。

3．空腹血糖检查 是糖尿病常规检查中最重要的项目之一。早晨空腹 6～8 点抽血检测。早期和轻型糖尿病患者的空腹血糖往往轻度升高或正常，对糖尿病的诊断敏感性低于餐后 2 小时血糖。

4．餐后 2 小时血糖检查 餐后 2 小时血糖测定也是诊断和监测糖尿病的另一种重要方法。从进食开始计时，2 小时后准时采血。如检查目的为确定有无糖耐量异常，应给予标准餐负荷，进食 100g 馒头或米饭；如检查目的为观察糖尿病治疗效果，了解糖尿病控制程度，检查日应按平时进食和治疗用药，不要改变原有治疗方法。临床上有不少患者，空腹血糖不高，但餐后 2 小时血糖明显增高，也可诊断为糖尿病。

（二）糖尿病控制水平评估

血糖、血压、血脂和体重等各项指标都应达标。所谓达标是指达到治疗的目标，即控制血糖至正常或接近正常水平，血压正常，血脂正常，并尽可能使体重控制在标准体重 ±20% 范围内，见表 9-1。

表9-1　糖尿病控制目标

		理想控制	较好控制	控制差
血糖（mmol/l）	空腹	4.4～6.1	≤ 7.0	> 7
	餐后 2h	4.4～8.0	≤ 10	> 10
GHbA1$_C$（%）		< 6.5	6.5～7.5	> 7.5
总胆固醇（mmol/l）		< 4.5	≥ 4.5	≥ 6.0
HDL-C（mmol/l）		> 1.1	0.9～1.1	< 0.9
甘油三酯（mmol/l）		< 1.5	< 2.2	≥ 2.2
血压（mmHg）		< 130/80	< 160/95	> 160/95
体质指数（BMI）（kg/m^2）	男	< 25	< 27	≥ 27
	女	< 24	< 26	≥ 26

（三）日常生活活动能力评定

由于容易产生疲劳、糖尿病足、控制饮食和长期用药造成的心理障碍，糖尿病可影响患者的日常生活活动，临床常采用 Barthel 指数和 FIM 对其进行评定。

四、康复护理措施

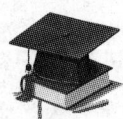

案例 9-1C

该患者按照医嘱服用格列喹酮（糖适平），每日口服 90mg，分 3 次餐前服用，查空腹葡萄糖为 9.6mmol/L，餐后 2 小时血糖 14.2mmol/l；尿糖（−），酮体（−）；糖化血红蛋白 7.0%。

问题与思考：

1．该患者血糖控制正常吗？
2．除应用药物外还应介入哪些康复护理措施？

(一)康复护理原则及目标

1. **康复护理原则** 应遵循早期诊治、综合康复、个体化方案及持之以恒的原则。

2. **康复护理目标**

(1) 短期目标:①控制血糖,纠正各种代谢紊乱,维持三大营养物质代谢正常化,使血糖长期达到或近于正常;②控制病情,防止并发症的发生和发展;③保证育龄期妇女的正常妊娠、分娩和生育;④巩固和提高糖尿病患者的饮食治疗和药物治疗的效果。

(2) 长期目标:①掌握控制血糖的方法,掌握低血糖或感染发生的表现及处理方法,保证血糖长期达到或近于正常;②能够掌握监测血糖、尿糖的方法;③保证儿童、青少年的正常生长和发育;④加强患者的自理能力,保存现有的功能或延缓功能衰退,提高生活质量。

(二)康复护理方法

1. **饮食疗法** 是糖尿病治疗中一项最基本的治疗措施。

(1) 计算总热量:计算标准体重,按患者身高、性别、年龄查表得出,也可运用公式粗略计算:标准体重(kg)=身高(cm)-105;总热量=每千克体重热量×标准体重见表9-2。

表9-2 成人每千克标准体重所需热量

劳动强度	消瘦(千卡)	正常(千卡)	肥胖(千卡)
卧床休息	20~25	15~20	15
轻度劳动	35	25~30	20~25
中等劳动	40	35	30
重度劳动	40~45	40	35

(2) 饮食热量分配:三餐热量分布大概定时定量:1/3、1/3、1/3 或 1/5、2/5、2/5,或四餐为 1/7、2/7、2/7、2/7,可按患者的生活习惯、病情及配合治疗的需要来调整。

(3) 饮食中营养素的结构:饮食中碳水化合物是人类获得能量最经济、最主要的来源,为脑组织、骨骼肌和心肌活动提供的能量占全天总热量的50%~60%;限制脂肪摄入,脂肪是美味佳肴的创造者,不易产生饱腹感,因此常易超量食用,脂肪的摄入要求低于总热量的30%;适量蛋白质是生命和机体的物质基础,对人体的生长发育组织的修复细胞的更新起着主要作用,蛋白质的摄入占总热量的10%~20%,优质蛋白质尤其动物蛋白质至少应占1/3;增加膳食纤维的摄入,膳食纤维也是复合糖,但胃肠道不能被消化吸收而不产生热量功效,具有降血糖、降血脂保持大便畅通并减少饥饿感的作用,应每日增加膳食纤维的摄入量,每日25~30g;增加维生素及矿物质的摄入,加B族维生素、维生素C和维生素E,对人体有很好的保护作用,对神经系统有重要的营养作用;同时要限盐和忌酒。

(4) 饮食疗法的注意事项:①每天的进食量要结合患者平日的饮食量、心理特点、平日活动量等个体差异,不能单纯应用理论来进行计算;②要充分尊重患者的个人饮食习惯、经济条件和市场条件,患者要尽量同家属一起进餐;③要注意患者进食与血糖、尿糖变化的规律,如血糖和尿糖增高,饮食要适当减少,而当胰岛素用量较大时,两餐间或晚睡前应加餐,以防止低血糖反应的发生。

2. **运动疗法** 是糖尿病的一种基础治疗方法。

(1) 适应证和禁忌证:

1) 适应证:病情控制稳定的2型糖尿病;体重超重的2型糖尿病是最佳适应证;稳定期的1型糖尿病;稳定期的妊娠糖尿病。

2) 禁忌证:合并各种急性感染;伴有心功能不全、心律失常、并且活动后加重;空腹血糖大于16.8mmol/L；严重糖尿病肾病；糖尿病足；严重的眼底病变；新近发生的血栓；有明显酮症或酮症酸中毒；血糖控制不佳者。

(2) 2型糖尿病患者：运动处方对患者制订的运动计划应根据患者的工作、生活习惯、个体差异及实际病情来制订。

1) 运动时间：选择运动时间应从第一口饭算起的饭后1h开始运动，此时血糖较高，运动时不易发生低血糖，不要在空腹时运动。每次运动持续时间1h左右。包括运动前准备和运动后恢复整理运动时间。达到运动强度后，应坚持30min左右。

2) 运动强度：运动强度根据感觉制订，感觉周身发热、出汗，但不是大汗淋漓，气喘吁吁，能说话，无气喘。心率=（220－年龄）×（60%～70%）；简易计算法：脉率=170－年龄。

3) 运动频率：每周锻炼3～5次为最适宜，若每次运动量较小，而身体条件又较好，每次运动后均不觉疲劳的患者，运动频率可为每天1次，运动锻炼不应间断，若运动间歇超过3～4天，则效果及蓄积作用将减弱。

4) 运动方式：糖尿病患者可选择中、低强度的有氧运动方式，即有较多肌群参加的持续性周期性运动，如步行、慢跑、登楼、游泳、划船、有氧体操及球类等活动，也可利用活动平板、功率自行车等器械来进行，运动方式可以根据患者的喜好来确定。

5) 注意事项：①运动训练前，应全面查体，检查内容包括血糖、糖化血红蛋白、血压、心电图或运动试验、眼底、尿常规或尿微量白蛋白、足部和关节，以及神经系统等；②确定个体化的运动处方，并注意饮食和药物治疗运动处方的关系；③选择合适的鞋和袜，防止足部受伤；④训练环境要安全，空气新鲜。⑤运动时，先做热身运动15min，运动过程中注意心率变化，若出现乏力、头晕、心慌、胸闷、憋气、出虚汗、腿痛等不适，应立即停止运动。⑥运动结束时，做10min左右的整理活动。⑦注射胰岛素的患者，应尽量避开运动肌群，以免引起低血糖反应。⑧最好在运动前和运动后各测一次血糖。如果血糖大于13.9mmol/L，且出现酮体，应避免运动；如果血糖大于13.9mmol/L，但未出现酮体，应谨慎运动；如果血糖小于5.6mmol/L，应摄入额外的碳水化合物后，方可运动，以免引发低血糖反应。

6) 运动训练的实施：包括准备活动、运动训练和放松活动。①准备活动：包括5～10min四肢和全身缓和伸展运动，如缓慢步行或打太极拳等运动。②运动训练：为达到靶心率的中等强度的有氧运动。③放松活动：包括5～10min的慢走、自我按摩。

3．药物治疗 糖尿病患者的药物疗法分为口服降糖药和注射胰岛素两大类。口服降糖药分为磺脲类、双胍类、瑞格列奈、胰岛素增敏剂等；而胰岛素制剂根据起效的快慢和作用时间的长短又可以分为短（速）效、中效和长（慢）效胰岛素。在饮食治疗和运动治疗的基础上，还要根据病情的实际需要选择胰岛素制剂的剂量，同时还要对患者的血糖进行监测，以便及时调整胰岛素的剂量。胰岛素泵可以对正常胰岛素的分泌模式进行实际模拟，胰岛素采用"输注"的方式较为符合人体的生理状况，并且吸收会更有预测性，可以降低严重低血糖反应的危险性。

4．健康教育 是防治糖尿病的核心。糖尿病健康教育的目的一方面是教育正常人群提高糖尿病防治的认识，减少糖尿病的发病率；另一方面对已患糖尿病的患者进行教育，通过传授糖尿病的知识，充分调动患者及其家属的主观能动性，使他们学会应用这些知识很好地控制影响糖尿病病情的因素，使患者了解长期高血糖的危害性，特别是对控制达标的患者，要让其了解慢性高血糖与糖尿病慢性并发症的发生、发展有密切联系，同时认识到糖尿病的可预防性和可治性，最大限度地控制高血糖，减少慢性并发症的发生和发展。

5．血糖监测 是糖尿病管理中的重要组成部分。血糖监测可被用来反映饮食控制、运动治疗和药物治疗的效果并指导对治疗方案的调整。血糖水平的监测可通过血和尿的检查来进行，但血浆血糖的检查是最准确的，指尖血糖的检测比较方便。监测频率取决治疗方法、治疗目标、病情;监测的基本形式是患者的自我血糖监测。教会患者进行快速血糖监测方法。

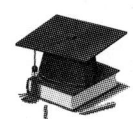

案例 9-1C

如果该患者诊断为 2 型糖尿病,口服二甲双胍,空腹血糖由 16.48mmol/L 降为 9.8mmol/L,餐后 2 小时血糖由原来的 28.16mmol/L,降为 14.2mmol/L,血总胆固醇 5.3mmol/L,甘油三酯 1.2mmol/L,BP 140/95mmHg,心肺功能正常,无严重并发症。

问题与思考:
1. 怎样才能将该患者的各项指标降到正常范围内?
2. 具体的康复护理措施有哪些?

五、康复护理指导

1. 健康教育 要让患者及其家属了解关于糖尿病的基本知识和慢性并发症的严重危害,让其认识到,糖尿病是一种慢性疾病,需要终身进行治疗,要有耐心,以积极的心态来配合康复治疗。除此之外,还要宣传饮食控制和运动治疗的重要性,尽量让患者保持正常的体重,以此来延缓或是减轻糖尿病慢性并发症的发展。

2. 运动训练 要鼓励患者进行适度的运动。可以先从短时间、小运动量开始,然后循序渐进。运动的具体方式有定量步行法、定距离或定时间的走与慢跑结合、练太极拳和气功等,同时还要告知患者在运动的过程中需要注意的事项。

3. 饮食指导 要对糖尿病患者及其家属进行饮食指导,掌握饮食原则和基本方法,如各类食品的营养价值、热量计算方法、三餐热量分配比例和如何编制食谱等。可以依据患者病情的实际发展状况来制订专门的食谱,以利于病情的缓解。

4. 用药指导 要向患者介绍口服降糖药和胰岛素的种类,胰岛素自我注射的方法,使用后可能出现的并发症和不良反应,以及应急处理等。

5. 自我监测指导 患者要对自身的病情进行自我观察和记录,记录的内容包括每天饮食、精神状态、体力活动、胰岛素注射及血糖、尿糖、尿酮的检查结果等。要指导患者掌握血糖及尿糖检测的具体要求和方法,向患者推荐简单、方便、准确的血糖检测仪,使其能进行自我监测。

6. 个人行为干预 患者要注意整体个人卫生,保持全身和局部清洁,勤换衣裤;要认识到精神因素和不良生活习惯对病情的发展是极为不利的;向患者及其家属进行外出旅游的保健指导,并劝导患者禁烟。

7. 预防并发症 向患者及其家属介绍如何进行皮肤护理和足部护理,如何处理各种应急情况,嘱咐随身携带急救卡,遇到感冒、发热等情况不要停止注射胰岛素,必要时要适当增加剂量,防止酮症酸中毒。

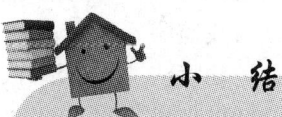

小　结

1. 糖尿病是一种遗传基因和环境因子相互作用所造成的全身性代谢综合征。体内胰岛素的相对或绝对不足而引起糖、脂肪、蛋白质代谢的紊乱。

小 结

2. 糖尿病的主要功能障碍有慢性物质代谢紊乱，急性物质代谢紊乱，机体器官功能障碍，日常生活活动能力障碍及心理功能障碍。

3. 康复护理评估应从糖尿病诊断、糖尿病的慢性病变、糖尿病控制目标、日常生活活动等方面进行评定。

4. 康复护理措施包括糖尿病的康复护理原则应遵循早期诊治、综合康复、个体化方案及持之以恒的原则。

5. 康复护理指导有合理用药指导、饮食指导、运动指导、自我监测的指导、并发症预防指导。

 自 测 题

一、选择题

1. 糖尿病防治管理和教育最有效的形式是
   A. 有计划、有程序地对糖尿病患者进行管理和教育
   B. 有计划、有程序地对糖尿病患者进行治疗
   C. 有计划、有程序地对糖尿病患者使用胰岛素
   D. 有计划、有程序地对糖尿病患者进行综合治疗
   E. 有计划、有程序地对糖尿病患者进行运动治疗

2. 2型糖尿病的发病趋势是
   A. 年轻化
   B. 老年化
   C. 儿童化
   D. 女多男少
   E. 男多女少

3. 下列哪项为诊断糖尿病所必需的条件
   A. 静脉血糖达到诊断标准
   B. 尿糖阳性
   C. 有"三多一少"表现
   D. 有糖尿病家族史
   E. 有注射胰岛素病史

4. 反映近两三个月糖尿病控制情况最理想的指标为
   A. 空腹血糖
   B. 餐后血糖
   C. 尿糖
   D. 糖化血红蛋白
   E. C肽

5. 糖尿病治疗的五驾马车是指：
   A. 饮食控制、运动疗法、药物治疗、戒烟戒酒、自我监测
   B. 饮食控制、运动疗法、药物治疗、作业治疗、自我监测
   C. 饮食控制、运动疗法、药物治疗、心理治疗、按摩理疗
   D. 饮食控制、运动疗法、药物治疗、健康教育、自我监测
   E. 饮食控制、运动疗法、药物治疗、家庭防护、自我监测

二、简答题

1. 简述2型糖尿病运动治疗的禁忌证。

2. 简述糖尿病患者运动治疗时应注意的问题。

三、案例分析

患者，女性，55岁，因"血糖升高10年"入院。患者10年前因反复尿路感染，经久不愈，伴下肢酸痛、乏力，查空腹血糖15.0 mmol/L，诊断为2型糖尿病，先后口服"格列齐特、阿卡波糖"等多种降糖药，起初血糖控制可，5年前患者开始联合口服"瑞易宁5mg qd ＋ 二甲双胍0.25 tid"控制血糖，血糖仍控制欠佳，且常有波动。目前空腹血糖11.1mmol/L，餐后2小时血糖＞12.0mmol/L。其母亲有糖尿病病史。入院查体：T 36.5℃，P 70次/分，R 19次/分，BP 134/73mmHg，身高161cm，体重70kg，BMI 27.0kg/m^2，神清，精神可，心肺（－），双下肢无水肿，足背动脉搏动可。

问题：根据患者的血糖情况制订运动处方，实施运动治疗。

（廖春莲）

第二节 肿 瘤

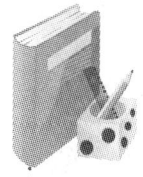

学习目标

通过本节内容的学习，学生应能够：

◎ 识记
1．记忆肿瘤的定义。
2．陈述癌症康复的目的。

◎ 理解
1．列举癌症的主要功能障碍。
2．归纳癌症的康复护理评估。
3．比较乳腺癌、肠癌、肺癌、喉癌的康复护理方法。

◎ 运用
举例说明乳腺癌、肠癌、肺癌术后的康复训练项目及程序。

一、概述

（一）定义

肿瘤（tumor）是机体在各种致瘤因素的作用下，局部组织细胞在基因水平上失去对其生长的调控，从而导致过度增生和异常分化形成的新生物。根据对人体的影响，可分为良性与恶性，恶性肿瘤又称为癌症。对于癌症的康复护理主要是消除患者及家属对癌症的恐惧心理，通过适当的康复医学措施，降低由于癌症所导致的原发性或继发性功能障碍，提高生活质量。

（二）目的

癌症的康复治疗要特别注意与临床措施的结合，强调个体化和循序渐进的基本原则，在保证临床治疗顺利的前提下介入康复治疗。

1. **预防性康复**（preventive rehabilitation） 广泛普及防癌、治癌的知识，采取积极的措施预防癌症的发生。在癌症治疗前及治疗过程中进行康复的目的是尽可能减轻癌症病症及其可能引起的功能障碍对患者精神上造成的冲击，预防残疾的发生，减轻可能发生的功能障碍及残疾的程度。

2. **恢复性康复**（restorative rehabilitation） 患者癌症得到治疗控制、进入恢复期时要使患者的身心功能障碍尽快减轻到最低程度或得到代偿，能够生活自理，参加力所能及的工作和活动，提高生活质量。

3. **支持性康复**（supportive rehabilitation） 在患者治疗过程中或肿瘤仍存在并有进展时进行康复的目的是减缓肿瘤的发展、改善患者的身体健康和功能，提高其生活自理能力，预防继发性残疾和并发症的发生，延长生存期。

4. **姑息性康复**（palliative rehabilitation） 进入癌症晚期的患者，康复的目的主要是尽可能改善患者的一般情况，尽可能减轻症状，预防和减轻并发症及继发性残疾发生和发展，使患者精神得到支持和安慰，直至临终。

二、主要功能障碍

（一）疼痛

疼痛是肿瘤患者最常见的症状，其原因可分三类：

1. **肿瘤直接引起的疼痛** 癌症的生长发展是主要的癌痛原因，肿瘤细胞一般呈膨胀性或者浸润性生长，易形成肿块而压迫周围组织或阻塞各种"管道"，如淋巴管、肠管等引发疼痛。

2. **癌症治疗引起的疼痛** 如化疗药物渗漏出血管外引起组织坏死，化疗引起的栓塞性静脉炎，乳腺癌根治术中损伤腋淋巴系统，可引起手臂肿胀疼痛。

3. **肿瘤间接引起的疼痛** 如机体免疫力低下可引起局部感染而产生疼痛。另外，前列腺、肺、乳腺、甲状腺癌等出现骨转移而引起剧烈的疼痛。

（二）原发性及继发性功能障碍

长期制动或不运动造成的心肺功能、骨关节、消化和代谢、神经和内分泌功能障碍，全身肌力和耐力的下降。

（三）癌症治疗引起的功能障碍

化疗、放疗引起的全身反应，手术、药物治疗的副作用；例如骨肉瘤后肢体活动受限，导致患侧及全身肌力低下。鼻咽癌放化疗导致下颌关节功能障碍；乳腺癌手术后的肩关节功能障碍。

（四）心理障碍

癌症一直被认为是最可怕的一种疾病，癌症就是死亡的"代名词"的错误观念深印在人们脑海里，因此癌症患者出现心理问题相当普遍。如恐惧抑郁、猜疑、失眠、绝望、焦虑等反应及行为退缩、自杀等行为。

三、康复护理评估

（一）疼痛评定

1. **视觉模拟评分法**（Visual analogue scale，VAS） 国内临床上通常采用中华医学会疼痛医学会监制的VAS卡，使用一条长约10cm的游动标尺，一面标有刻度。两端分别表示"无痛"（0）和"极痛"（10），临床使用时将有刻度的一面背向患者，让其将游动标尺放在最能代表疼痛程度的相应位置，医护人员根据患者标尺的位置记录疼痛程度。

2. **数字评分法**（numerical rating scale，NRS） 是VAS方法的一种数字直观的表达方

法，患者被要求用数字（0~10）表达出疼痛的强度，是一种简单有效的评价方法。

3．疼痛的五级评定法　根据用药的种类和方法将癌痛分为五级（表9-3）

表9-3　癌痛的五级评定标准

级别	应用镇痛药情况
0级	不痛
1级	需非麻醉性镇痛药
2级	需口服麻醉剂
3级	需口服和（或）肌肉注射麻醉剂
4级	需静脉注射麻醉剂

（二）心理评定

常用的情绪测验有汉密尔顿抑郁量表（HAMD）和汉密尔顿焦虑量表（HAMA），人格测验临床常使用艾森克人格问卷。

（三）生活功能评定

常采用FLIC评定量表，即Schipper（1984）的癌症患者生活功能指标（The Functional Living Index-Cancer，FLIC），主要根据患者生活自理的程度进行评定（表9-4）。该量表较全面地描述了患者的活动能力、执行角色功能的能力、社会交往能力、情绪状态、症状和主观感受等，适宜预后较好的癌症患者，如乳腺癌患者。每个条目的回答均在一条1~7的线段上化记。

表9-4　FLIC量表各领域及其计分（粗分）方法

领域	条目数	计分方法（相应的条目得分相加）
躯体良好和能力（physical well-being and ability）	9	4+6+7+10+11+13+15+20+22
心理良好（psychological well-being）	6	1+2+3+9+18+21
因癌造成的艰难（hardship due to cancer）	3	8+12+14
社会良好（social well-being）	2	16+19
恶心（nausea）	2	5+17
总量表	22	全部条目

四、康复护理措施

（一）乳腺癌术后的康复护理

乳腺癌是女性最常见的恶性肿瘤，目前常用乳腺癌改良根治术来治疗。所以，乳腺癌术后的常见康复问题为肩关节功能障碍、淋巴水肿、疼痛、肌肉无力及姿势不良和心理障碍。康复护理措施包括：

1．运动疗法

（1）术后当天，不必进行上肢功能训练。

（2）术后第2~3天，进行被动关节活动，外展和前屈不超过40°，进行握拳、松手的反复训练，每次10~20遍，每天4~6次以训练手指各个小关节的功能。

（3）术后第4~5天，轻微尝试做肩关节的前伸、后举、内收、外展。关节活动度从40°开始，每天增加10°~15°，但不能超过患者可耐受的程度。旋转腕关节，每次10~20

遍，每天5～6次。还可在健手的帮助下做屈、伸肘的动作训练肘关节。在手术引流条没有拔出之前，外展必须限制在45°以内。

(4) 术后第6～7天，帮助术侧上肢前屈90°，每次3～5遍，每天3～4次，至有轻微痛时即可停止。

(5) 术后第8～10天，先帮助术侧上肢上举、外展，直至逐步超过头部，然后让术侧上肢单独上举、后伸、外展、内收。每次3～5遍，每天3～4次。

(6) 术后第10～14天，让术侧肩外展，直至手掌能高过头顶，并逐步摸到对侧耳朵。每天做3～5次，每次做4～5遍。

(7) 术后第14～20天，可做肩关节的旋转动作，转的幅度逐渐增大。如果在术后1月内完成上述动作，肩关节的活动便能恢复正常。

(8) 一般术后14天开始拆线，7天后拆完，拆线后的训练包括：①肩关节抗阻训练。②屈肩屈肘训练：站立，双手握拳屈肘，左、右手相对，向上一起伸展，然后握拳收回，做10～20遍。接着左手上，右手下，反复训练，每次10～20遍，每天2～3次。③爬墙训练：面对墙壁，分足站立，双肘弯曲，双手掌以约双肩的高度扶壁，然后通过手指的屈伸向上移动，直至双上臂完全伸展。每天做3～4次，每次做2～3遍。④上肢外展训练：面对房门，系绳于门把，患者手抓绳端，健手放在腰部，术侧上肢外展90°，与地面平行，尽可能大范围旋转绳子，转速逐渐加快。每天2～3次，每次20～30圈。⑤棒操：取1m长的木棒，双手相距约65cm握棒，双臂伸直举棒过头，然后曲肘，将棒置于头后，再伸直，反复训练。每天2～3次，15～20次为一组。

2．淋巴水肿的处理 乳腺癌手术往往进行广泛的腋窝淋巴结清扫，部分患者还要进行术后放疗，约50%的患者发生上肢淋巴水肿，因此应避免在手术侧上肢进行静脉注射、输液或测量血压。应在术后抬高患肢，加强患肢活动，特别是手指的活动，采用等长、等张运动训练，也可进行向心性按摩，配合压力治疗和序贯肢体空气加压泵治疗。保护患肢，避免意外伤害。采用低盐饮食，必要时适当使用利尿剂。

3．改善疼痛 在乳腺切除手术后，常造成同侧感觉异常的现象，以及一些疼痛不适，甚至有术后的幻肢痛，如果症状持续，可以采用局部的按摩及经皮神经肌肉电刺激的方法来缓解。另外棘上肌二头肌腱炎、患侧的肩周炎、表浅静脉栓塞、血栓性静脉炎以及放射线治疗后产生的神经病变，皆会引发疼痛。所以对于疼痛经久不愈的患者，必须经医师的诊治来确定原因。

4．改善肌肉无力及姿势不良 由于部分的组织切除及活动量减少，常会造成肌力的下降，可以配合一些活动，逐步训练肌肉的力量。当患者无力的现象一直持续时，也必需要排除是否有臂丛神经受损的情况，以免延误患者的治疗甚至造成二次伤害。

5．作业治疗 对于由于手术或放疗造成臂丛神经损伤的患者，进行握持不同形状和不同触觉的物体的训练，对手术侧上肢进行拍打、冷热交替等刺激，尽可能地利用手术侧上肢完成穿脱上衣、系纽扣、洗漱等日常活动。

6．心理治疗 乳癌手术后的患者，要逐步适应术后所面临的功能和胸部形态的问题，早期进行心理支持。对于广泛转移或体质较差的患者，要鼓励其正确认识疾病，积极配合治疗。

(二) 肠癌术后的康复护理

肠癌包括结肠癌和直肠癌，是一种早期症状隐蔽的癌症，生长较慢，病灶局限，早期发现可手术根治。肠癌根治手术后造瘘口的处理及心理治疗是康复护理的重点内容。

1．结肠造口的处理

(1) 观察造口有无异常，结肠造口一般于术后2～3天，待肠蠕动恢复后开放，造口开放前应观察肠段有无回缩、出血、坏死等现象。

(2) 保持造口清洁，用生理盐水、聚维酮碘（碘伏）溶液等清洁结肠造口黏膜及周围皮肤。

(3) 造口扩张：造口开放后，即开始扩张，戴上手套，用食指涂以液状石蜡，缓慢插入造口至 2~3 指的关节处，在造口内停留 3~5min，开始时每日 1 次，7~10 天后改为隔日 1 次。指导患者自我护理造口，采用示范，采用自我护理的模式，护理时让患者观看全过程 1~2 次，到独立操作 1~2 次，以确保患者在出院前能完全自我处理造口为止。

2．运动训练　肠癌术后的运动训练可提高患者的生活质量，可根据个体情况选择运动的组数和重复的次数，以不产生疲劳或虽产生疲劳，于休息后缓解为宜。

(1) 屈腿运动：仰卧位，两腿同时屈膝抬起，使大腿贴腹，重复 10 次。

(2) 举腿运动：仰卧位，两腿同时举起（膝关节保持伸直），然后放下。

(3) 踏车运动：仰卧位，轮流屈伸两腿，模仿踏自行车的动作，运行要灵活，屈伸范围尽量大，做 20~30s。

(4) 仰卧起坐：仰卧位，收腹屈伸坐起，两手摸足尖，每次 7~8 下。

3．日常生活指导

(1) 饮食与排便护理：建议均衡饮食，多吃新鲜水果、蔬菜，保持大便成形，并养成定时排便习惯。

(2) 日常沐浴指导：使用有底板的造口袋，只要在底板与皮肤接触处封上一圈防水胶布，即可安心沐浴。

(3) 性生活指导：首先嘱患者应检查造口袋是否封闭，有无渗漏，并排除袋内排泄物，选择合适的体位，避免造口受压。

4．心理护理　肠造口术后患者常有抑郁、自卑、依赖等心理问题。术后应给予患者支持、关心和安慰。鼓励患者尽早学会肠造口的处理方法，正视现实，促进康复。

（三）肺癌术后的康复护理

肺癌术后的康复护理计划包括术后呼吸训练和咳嗽技能训练，以促进排痰，预防肺不张、肺炎、肺水肿、肩关节强直、脊椎侧弯等一系列并发症。

1．早期床上活动　患者全身麻醉清醒后，协助患者抬臀并活动四肢，为患者按摩手术侧上肢和背部肌肉，以改善血液循环，缓解肌肉张力。从术后第 1 天，如生命体征平稳，固定好胸腔引流管，即可鼓励患者做床上活动。拔除引流管后，可每隔 4h 搀扶患者下床室内行走 3~5min，以后可以让患者自行下床活动。

2．肌力训练　术后第 2 天，每隔 4h 协助患者做术侧肩臂弯曲、上举、内收等活动，并随时注意观察患者的坐姿和走路姿态，发现斜肩、上身侧弯要及时纠正，避免脊椎侧弯的发生。术后第 3 天，鼓励并督促患者用术侧手臂端茶杯、吃饭、梳头，术侧手越过头顶触摸对侧的耳朵，每日数次。可在床尾栏上系一根绳子，让患者用术侧手臂拉着绳子，自己练习坐起、躺下和下床，可增强术侧肩、臂、背肌的肌张力。由于肺癌手术切口大，切断肌肉多，术后很容易发生肌肉粘连、强直，关节活动度及肌力训练应及早进行。

3．咳嗽、排痰　在术后 24~48h 内，每隔 1~2h，让患者主动咳嗽、做深呼吸 5~10 次。术后 3 天内，协助患者咳嗽、排痰 4~6 次。其操作方法为康复护士或家属站在患者非手术侧，伸开双臂，十指并拢，从前后胸壁夹住患者手术侧胸廓，让患者跟着自己做深吸气。当吸气时，轻轻扶着切口，然后嘱咐患者用力咳嗽，咳嗽时压紧肋骨，助其排痰，同时给患者轻叩背部。反复数次，直至患者将痰液全部咳出为止。术后早期由于手术切口，不适合做叩击及震动排痰。

（四）喉癌的康复护理

喉癌手术治疗通常采用全喉切除，由于患者的声带在手术时切除，患者失去正常的言语交流能力，还有由于手术时造成副神经切断，出现斜方肌麻痹，出现肩下垂。主要的康复护理方法是食管音训练和肩关节功能障碍的矫治训练。

1. 食管音训练 食管发音为不需要借助工具或者手术而恢复发音的一种方法,其基本原理是利用食管储存一定量的空气,借助胸内压力,如同打嗝一样,将空气从食管内逼出,冲击食管上端或者咽部黏膜而发音。练习方法:吸气时利用食管内负压,并通过舌向后方运动,将空气压入食管,然后练习腹肌收缩,使膈肌上升,增加胸内压力,压缩食管,将空气由上口排出而发音。练习者须经过2~3周的训练,大部分患者可以达到比较满意的效果。食管发音的主要特点是清晰度较好,缺点是发音基音低,音量小,连贯性差。

2. 人工电子喉 对于食管音训练失败的患者可采用人工电子喉,人工电子喉分为经口、经颈以及口内植入式多种。以经颈式使用较多,它是一个带有塑料振动膜的手握式装置,电子喉的末端被子放置在颈部,这样塑料模就能够复制声带的运动。一些患者需要一定时间的训练才能将电子喉放到颈部合适的位置,做到清晰的发音也需要一定的训练,尽管从电子喉里发出的声音是机械的声音。

五、康复护理指导

1. 早期发现 重视卫生宣教及普查,女性应经常进行乳房自检,早期发现肿块,积极治疗癌前期病变。

2. 注意饮食 饮食不宜过饱,不吃刺激性食物,不饮酒,多进食含有维生素C和E的食物,少食肉类食品,少吃盐和腌制品,不吃在常温下放置时间会较长的食物。

3. 适量运动 经常参加体育活动,如游泳、步行、各种拳操及气功等。多到户外活动,以增强机体抵抗力。

4. 心理疏导 癌症患者常有抑郁、自卑、依赖等心理问题。尤其是手术后肢体的受损会加重心理负担,严重的可产生自卑、抑郁等不良情绪,医护人员在术前及术后要与患者进行良好的沟通,给予患者支持、关心和安慰,树立战胜疾病的信心。

小 结

1. 肿瘤是机体在各种致瘤因素的作用下,局部组织细胞在基因水平上失去对其生长的调控,从而导致过度增生和异常分化形成的新生物。癌症患者在不同时期、不同情况的康复措施不同。可分为预防性康复、恢复性康复、支持性康复、姑息性康复。

2. 主要功能障碍包括疼痛、原发性及继发性功能障碍、癌症治疗引起的功能障碍、心理障碍。

3. 康复护理评估包括疼痛评定、心理评定、生活功能评定。

4. 癌症患者由于肿瘤部位不同,康复护理措施也不同。乳腺癌术后主要是肩关节功能训练,改善淋巴水肿,缓解疼痛,改善肌肉无力及姿势不良,加强心理护理。肠癌术后主要是造瘘口的处理、运动训练、日常生活指导及心理治疗。肺癌主要是术后呼吸训练和咳嗽技能训练,以促进排痰,预防肺不张、肺炎、肺水肿、肩关节强直、脊椎侧弯等一系列并发症。喉癌术后主要是食管音训练和肩关节功能障碍的矫治训练。

5. 康复护理指导包括早期发现、早期治疗,注重预防,注意饮食,适量运动和心理护理。

自 测 题

一、选择题

1. 对于癌症晚期的患者应采用的措施正确的是
   A．预防性康复
   B．恢复性康复
   C．支持性康复
   D．姑息性康复
   E．临终关怀

2. 对于癌症患者经过治疗症状得到控制应采用的措施正确的是
   A．预防性康复
   B．恢复性康复
   C．支持性康复
   D．姑息性康复
   E．临终关怀

3. 对于肿瘤仍在进展的癌症患者应采用的措施正确的是
   A．预防性康复
   B．恢复性康复
   C．支持性康复
   D．姑息性康复
   E．临终关怀

4. 乳腺癌术后的康复训练哪项不正确
   A．术后立即进行训练，越早越好
   B．术后2～3天外展和前屈不超过40°
   C．术后4～5天外展和前屈可达到50°～65°
   D．术后6～7天前屈可达到90°
   E．术后10～14天可摸到对侧耳朵

5. 肺癌术后的咳嗽、排痰训练的时间正确的是
   A．术后立即进行，越早越好
   B．术后24～48h开始
   C．术后6～8h开始
   D．术后10～12h开始
   E．术后1周开始

二、简答题

1. 简述肿瘤患者的主要功能障碍。
2. 简述喉癌术后食管音训练的方法。

三、案例分析

患者，女性，40岁，以"左乳房肿"入院，查体：T36.5℃，P84次/分，R21次/分，BP117/69mmHg，患者自述既往冠心病病史1年，无药物过敏史及输血史；乳腺钼靶提示左乳房外上象限有约2cm×2.4cm的肿块，边界不清，其余检查均正常。诊断为乳腺癌。准备2天后行左侧乳腺根治术，现患者术后2天，一般情况良好，左侧乳腺切口疼痛，睡眠较差，T38.1℃。

问题：请为该患者制订康复护理计划。

（马素慧）

中英文专业词汇索引

A

阿尔茨海默病（Alzheimer's disease，AD） 219

B

摆动练习（codman exercise） 240
被动运动（passive movement） 14
步长（step length） 40
步幅（stride length） 41
步宽（stride width） 41
步频（cadence） 41
步速（walking velocity） 41
步态周期（gait cycle） 40

C

残疾（disability） 28
残损（impairment） 28
残障（handicap） 28
超短波疗法（uhrashortwave therapy） 96
持续性被动活动（continuous passive motion，CPM） 88
磁疗法（magnetotherapy） 97

D

代谢当量（metabolic equivalent，MET） 288
代谢当量（metabolic equivalent of energy，MET） 45
等长收缩（isometric contraction） 15
等张收缩（isometric contraction） 15
调制中频电疗法（modulated medium frequency eletrotherapy） 95

F

非胰岛素依赖型（non-insulin dependent diabetes mellitus，NIDDM） 305
辅助技术（assistive technology，AT） 117
辅助咳嗽技术（assisted cough techniques） 141

G

感觉平面（sensory level） 191
高频电疗法（high frequency electrothempy） 96
高血糖高渗状态（hyperglycemic hyperosmolar status，HHS） 306
功能保留区（zone of partial preservation，ZPP） 192
功能性电刺激（functional electrical stimulation，FES） 94
沟通交流障碍（communication disorders） 173
构音障碍（dysarthria） 59
姑息性康复（palliative rehabilitation） 314
骨（bone） 17
骨膜（periosteum） 17
骨髓（bone marrow） 17
骨性关节炎（osteoarthritis，OA） 251
骨折（fracture） 258
骨质（bone substance） 17
关键点（key point） 191
关键肌（key muscle） 191
关节活动范围（range of motion，ROM） 35
关节活动训练（range of motion training） 88
冠状动脉粥样硬化性心脏病（coronary heart disease，CHA） 285
光疗法（light therapy） 97
《国际残损、残疾和残障分类》（International Classification of Impairment, Disability and Handicap，ICIDH） 28
《国际功能、残疾、健康分类》（International Classification of Functioning, Disability and Health，ICF） 28
《国际功能、残疾与健康分类》（International Classification of Functioning, Disability and Health，ICF） 2

H

红外线疗法（infrared therapy） 97
呼吸训练（breath training） 90
环境改造（environmental adaptation） 123
幻肢痛（phantom limb pain） 272
恢复性康复（restorative rehabilitation） 314

J

机构康复（institutional-based rehabilitation，IBR） 5
肌力（muscle strength） 33
肌强直（rigidity） 209
肌张力（muscular tension） 34
吉兰-巴雷综合征（Guillain-Barre GBS） 204
急性冠脉综合征（acute coronary syndrome，ACS） 286
急性炎症性脱髓鞘性多发性神经病（acute

inflammatory demyelinating polyneuropathies, AIDP）204
脊神经（spinal nerves）23
脊髓损伤（spinal cord injury，SCI）189
脊髓型颈椎病（cervical spondylotic myelopathy）228
脊髓休克（spinal shock）191
记忆障碍（memory deficits）173
假肢（artificial limb）118
间歇导尿术（intermittent catheterization IC）150
肩周炎（scapulohumeral periarthritis）236
交感型颈椎病（cervical spondylotic sympathetic imbalance）228
焦虑（anxiety）69
矫形器（orthosis）118
教育康复（educational rehabilitation）3
截瘫（paraplegia）190
截肢（amputation）271
经皮电刺激神经（transcutaneous electrical nerve stimulation，TENS）94
颈椎病（cervical spondylosis）227
静止性震颤（static tremor）209
局部运动（local movement）15

K

康复（rehabilitation）1
康复工程（rehabilitation engineering）2
康复护理学（rehabilitation nursing）5
康复医学（rehabilitation medicine）3
抗阻运动（resistance movement）14
叩击（percussion）142
叩击法（percussion）300

L

老年期痴呆（senile dementia）218
颅脑损伤（traumatic brain injury，TBI）172
轮椅（wheel chair，W/C）121

M

慢性阻塞性肺疾病（chronic obstructive pulmonary disease，COPD）295
每分钟静息通气量（minute ventilation，VE）48
美国脊髓损伤学会（American Spinal Injury Association，ASIA）191

N

脑神经（cranial nerves）23
脑性瘫痪（cerebral palsy，CP）180
脑血管意外（cerebral vascular accident，CVA）162
脑卒中（cerebral apoplexy）162

P

帕金森病（Parkinson's disease，PD）208
排痰技术（productive technology）140
平衡（balance）38
平衡训练（balance training）90

Q

牵伸训练（stretching exercise）89
牵引治疗（traction）91
全身运动（general movement）14

R

人工全髋关节置换术（total hip arthroplasty，THA）277
人工全膝关节置换术（total knee arthroplasty，TKA）277
认知疗法（cognitive therapy）115
日常生活活动（activities of daily living，ADL）71

S

森田疗法（morita therapy）116
社会康复（social rehabilitation）3
社区康复（community-based rehabilitation，CBR）5
社区康复（community-based rehabilitation，CBR）9
神经根型颈椎病（cervical spondylotic radiculopathy）228
神经肌肉电刺激（neuromuscular electrical stimulation，NMES）94
神经肌肉电刺激（NMES）94
神经胶质细胞（neurogliocyte）22
神经细胞（nerve cell）21
神经元（neuron）21
神经源性肠道（neurogenic bowel）154
生存质量（quality of life，QOL）73
生物反馈疗法（biofeedback therapy）116
失认症（agnosia）53
失用症（apraxia）53
失语症（aphasia）59
四肢瘫（tetraplegia）190

T

糖尿病（diabetes mellitus）304
糖尿病酮症酸中毒（diabetic ketoacidosis，DKA）305
糖尿病足（diabetic foot，DF）306
特发性面神经麻痹（idiopathic facial palsy）204

体位引流（postural drainage） 141
体位引流（postural drainage） 300
通气功能障碍（ventilation disturbance） 49
推理/判断障碍（reasoning/judgment problems） 173
吞咽障碍（deglutition disorders，swallowing disorders） 144

W

微波疗法（microwave therapy） 96
无氧运动（anaerobic exercise） 14
无障碍设计（barrier free design） 123
无障碍设施（barrier free accessibilities） 123
物理治疗（physical therapy，PT） 87

X

协调（coordination） 39
协调训练（coordination training） 91
心电图运动试验（electrocardiogram exercise test，ECG） 287
心肌梗死（myocardial infarction，MI） 286
心绞痛（angina pectoris） 286
心理功能评估（psychological evaluation） 67
行为疗法（behavior therapy） 115
血管性痴呆（vascular dementia，VD） 219

Y

压疮（pressure sores） 84
言语疗法（speech therapy） 108
腰椎间盘突出症（lumbar disc herniation，LDH） 243
医疗康复（medical rehabilitation） 2
胰岛素依赖型（insulin dependent diabetes mellitus，IDDM） 305
抑郁（depression） 69
意识（consciousness） 172
意识障碍（disorders of consciousness） 172
音频电疗法（audiofrequency current therapy） 95
用力肺活量（forced vital capacity，FVC） 49
有效咳嗽训练（effective cough training） 140
有氧运动（aerobic exercise） 14
预防性康复（preventive rehabilitation） 314
运动迟缓（bradykinesia） 209
运动单位（motor unit，MU） 16
运动疗法（therapeutic exercise） 87
运动平面（motor level） 191
运动学（kinesiology） 13

Z

振动（vibration） 142
震颤法（vibration） 300
震颤麻痹（Paralysis Agitans） 208
支持性康复（supportive rehabilitation） 314
执行能力障碍（executive function deficits） 173
直流电疗法（galvanization） 93
职业康复（vocational rehabilitation） 3
中频电疗法（medium frequency electrotherapy） 95
中枢神经系统（central nervous system，CNS） 22
肿瘤（tumor） 313
周围神经（peripheral nerve） 199
周围神经病损（peripheral neuropathy） 199
周围神经系统（peripheral nervous system，PNS） 23
主动运动（active movement） 14
助力运动（assisted movement） 14
助行架（walking frame） 120
助行器（walking aids） 119
注意力障碍（attention/concentration deficits） 173
椎动脉型颈椎病（cervical spondylotic vertebroarterial impaiment） 228
紫外线疗法（ultraviolet therapy） 97
自主性反射障碍（autonomic dysreflexia，AD） 191
足角（foot angle） 41
最大通气量（Maximal ventilatory volume，MVV） 48
作业治疗（occupational therapy，OT） 100

主要参考文献

1. 燕铁斌．康复护理学．3版．北京：人民卫生出版社，2012
2. 马素慧，陈长香．康复护理学．北京：清华大学出版社，2013
3. 黄晓琳，燕铁斌．康复医学．5版．北京：人民卫生出版社，2013
4. 姜贵云，李红玲．康复护理学．2版．北京：北京大学医学出版社，2014
5. 郑彩娥等．实用康复护理学．北京：人民卫生出版社，2012
6. 《新生物学年鉴》编委会．新生物学年鉴．北京：科学出版社，2013
7. 王诗忠，张泓．康复评定学．北京：人民卫生出版社，2012
8. 李小寒，尚少梅．基础护理学．5版．北京：人民卫生出版社，2012
9. 李晓捷．人体发育学．2版．北京：人民卫生出版社，2014
10. 李红玲，许晓冬，王文清等．脑卒中康复．北京：科学技术文献出版社，2011
11. 王刚．社区康复学．2版．北京：人民卫生出版社，2013
12. 陈立典．康复护理学．北京：中国中医药出版社，2010
13. 唐强，张安仁．临床康复学．北京：人民卫生出版社，2012
14. 燕铁斌．物理治疗学．2版．北京：人民卫生出版社，2013
15. 张长杰．骨骼肌肉康复学．2版．北京：人民卫生出版社，2013
16. 黄晓琳，燕铁斌．康复医学．5版．北京：人民卫生出版社，2013
17. 倪朝民．神经康复学．2版．北京：人民卫生出版社，2013
18. 王玉龙．康复功能评定学．2版．北京：人民卫生出版社，2013
19. 贾建平，陈生弟．神经病学．7版．北京：人民卫生出版社，2013
20. 李乐之．外科护理学．5版．北京：人民卫生出版社，2012
21. 刘夕东．康复工程学．北京：人民卫生出版社，2012
22. 窦祖林．作业治疗学．2版．北京：人民卫生出版社，2013
23. 何成奇．内外科疾病康复学．2版．北京：人民卫生出版社，2013
24. 喻洪流．假肢矫形器原理与应用．南京：东南大学出版社，2011
25. 张长杰．骨骼肌肉康复学．北京：人民卫生出版社，2013
26. 李静．康复心理学．北京：人民卫生出版社，2013
27. 美国心肺康复协会．美国心肺康复和二级预防项目指南．4版．北京：人民军医出版社，2010
28. 彭德忠．社区康复学．北京：人民卫生出版社，2012
29. 黄晓琳．人体运动学．2版．北京：人民卫生出版社，2013
30. 李胜利．语言治疗学．2版．北京：人民卫生出版社，2013
31. 陈志斌．临床疾病概要．2版．北京：人民卫生出版社，2013
32. 舒彬．临床康复工程学．北京：人民卫生出版社，2013
33. World Health Organization. Community-based rehabilitation：CBR guidelines. Geneva 27, Switzerland：WHO Press，2010
34. McEwen M, Wills EM. Theoretical basis for nursing (4th ed.). Philadelphia, PA：Lippincott Williams & Wilkins，2014

35. Mauk KL. Rehabilitation nursing: a contemporary approach to practice. Sudbury, MA: Jones & Bartlett Learning, LLC, 2012
36. Jester R. Advancing practice in rehabilitation nursing [M]. Malden, MA: Blackwell Publishing Inc, 2007